供影像学专业使用

核医学临床疑难病例
解析

主　编　黄　钢　李亚明
副主编　（按姓氏笔画排序）
　　　　丁　虹　王全师　左长京　兰晓莉　刘建军

人民卫生出版社
·北京·

图书在版编目（CIP）数据

核医学临床疑难病例解析 / 黄钢，李亚明主编 . —
北京：人民卫生出版社，2020.10
ISBN 978-7-117-30557-0

Ⅰ. ①核… Ⅱ. ①黄…②李… Ⅲ. ①核医学 – 疑难
病 – 病案 Ⅳ. ①R81

中国版本图书馆 CIP 数据核字（2020）第 185845 号

人卫智网	**www.ipmph.com**	医学教育、学术、考试、健康， 购书智慧智能综合服务平台
人卫官网	**www.pmph.com**	人卫官方资讯发布平台

核医学临床疑难病例解析

Heyixue Linchuang Yinan Bingli Jiexi

主　　编：黄　钢　李亚明
出版发行：人民卫生出版社（中继线 010-59780011）
地　　址：北京市朝阳区潘家园南里 19 号
邮　　编：100021
E - mail：pmph @ pmph.com
购书热线：010-59787592　010-59787584　010-65264830
印　　刷：北京盛通印刷股份有限公司
经　　销：新华书店
开　　本：889×1194　1/16　　印张：19.5
字　　数：719 千字
版　　次：2020 年 10 月第 1 版
印　　次：2020 年 12 月第 1 次印刷
标准书号：ISBN 978-7-117-30557-0
定　　价：160.00 元

打击盗版举报电话：**010-59787491**　**E-mail：WQ @ pmph.com**
质量问题联系电话：**010-59787234**　**E-mail：zhiliang @ pmph.com**

编 者
（按姓氏笔画排序）

丁　虹　丁重阳　丁恩慈　于丽娟　于泓煦　于淑红　万卫星　马宁帅　马　妍　马　超　王小松　王全师
王佩琦　王建锋　王　茜　王相成　王剑杰　王冠民　王振光　王莎莎　王　峰　王　娟　王跃涛　王　辉
韦智晓　支　科　牛书俐　牛　荣　方　雷　尹吉林　尹　培　邓智勇　左长京　石华铮　石洪成　叶千春
叶香华　田蓉蓉　付占立　付　彤　冯　珏　冯　菲　冯雪凤　兰晓莉　匡安仁　邢力刚　吉　婷　吉蘅山
成钊汀　吕学民　朱广文　朱　虹　朱　峰　朱高红　朱瑞森　任东栋　全江涛　刘　飞　刘豆豆　刘学公
刘建军　刘思敏　刘剑锋　刘　健　刘　浩　刘雪辉　刘　斌　刘德喜　关建中　关晏星　米宝明　江茂情
江　雪　安小利　安建平　孙　龙　孙　达　孙晓蓉　孙　钺　苏玉盛　李天女　李少华　李　方　李田军
李立伟　李亚明　李师思　李　芳　李肖红　李金山　李京波　李剑明　李素平　李善春　李蓓蕾　杨小丰
杨国仁　杨　明　杨忠毅　杨　鹏　吴　凡　吴书其　吴成秀　吴　华　吴　江　吴培培　吴晶涛　吴湖炳
吴翼伟　邱李恒　何作祥　何国荣　何津祥　汪世存　汪　静　沈　婕　张　云　张乐乐　张伟标　张　庆
张　丽　张秀丽　张宏涛　张国建　张金赫　张　建　张　洁　张祥松　张敬勉　张燕齐　张燕燕　陈文新
陈则君　陈向军　陈贵兵　陈　香　陈秋松　陈亭伊　陈　峰　陈　萍　陈雪红　陈彩龙　陈　璟　邵亚辉
林丽莉　林岩松　林承赫　林　玲　郁春景　欧阳伟　欧阳林　欧晓红　尚玉琨　罗亚平　罗全勇　季　红
周文兰　周庆伟　周振虎　庞小溪　郑建国　郑思廉　郑　辉　房昕晖　屈婉莹　孟宪平　赵小艳　赵红光
赵　芬　赵明玄　赵春雷　赵修义　赵梅莘　赵　铭　赵　葵　赵新明　赵赟赟　荆凡静　胡小莹　胡珊山
查金顺　钟建秋　段晓蓓　段　钰　俞　浩　施秀敏　姜　梅　洪万东　姚立新　姚红霞　姚晓波　姚晓晨
骆柘璜　骆　磊　秦永德　袁孝军　耿园园　贾　鹏　夏仁祥　夏晓天　倪建明　徐志英　徐峰坡　高心怡
高海峰　高　硕　高　翾　郭　悦　郭　崴　黄青清　黄　钢　黄俐俐　黄喆慜　黄斌豪　黄　蕤　康满云
鹿存芝　梁宏伟　巢　琳　彭旭兰　彭盛梅　葛璟洁　董　峰　韩安勤　覃伟武　景红丽　程木华　童冠圣
温广华　温凤萍　游金辉　谢来平　谢　谦　解　朋　管昌田　管　樑　谭　建　滕学鹏　潘卫民　潘建虎
潘　爽　薛建军　霍　力　霍宗伟　戴东方　魏伟军

3

前　言

　　SPECT、PET/CT 和 PET/MRI 与 CT、MRI 放射影像及超声医学等组成了医学影像学科,其在很多疾病的早期诊断、临床分期、预后判断和疗效评价中发挥着重要作用。核医学分子影像更以对疾病代谢及功能的探测能更早反映疾病的病理生理变化,优于以组织器官解剖结构及功能变化为主的 CT 和 MR 影像学技术。

　　本书就 2002 年至 2017 年在《中华核医学与分子影像杂志》(原期刊名《中华核医学杂志》)上发表的"病例报道"中选择了近 200 例有代表性的病例,内容涉及神经系统、心血管系统、肿瘤等领域。每一病例从临床病史、实验室检查、影像学检查及文献复习等方面,展示了这些疾病的影像学特点,为临床诊疗提供思路。

　　本书可供核医学及相关医务工作者参考,尤其对住院医师培训有临床实际的提升价值。

李天羽　李亚明

2020 年 11 月

目　录

第七章　骨、关节与软组织系统 ··· 187

第八章　淋巴、造血系统 ………………………………………………………………………………… 250

第一章 神 经 系 统

第一节 脑和颈部 PET 显像

一、颅内脱髓鞘假瘤 PET/CT 误诊一例

患者女,36 岁。因发作性意识丧失并四肢抽搐 3 个月入院。患者于 2007 年 4 月在进食过程中无明显诱因突然出现左手抽搐,迅速发展至左前臂,四肢抽搐并伴随意识丧失,持续 5~6min 后清醒,恢复正常,未予治疗;之后反复类似发作 5 次。在当地医院诊断为"颅内占位性病变"。2007 年 7 月本院门诊以"右额叶占位性病变"收住院。体格检查:生命体征平稳,神志清,语言流利,双侧瞳孔等大同圆,直径约 3mm,对光反应灵敏,四肢活动基本正常。双侧巴宾斯基(Babinski)征阴性。心肺听诊无异常,腹软,双下肢无凹陷性水肿。

入院后行头颅 MRI 示:右额叶可见大片不规则长 T_1 或长 T_2 信号占位性病变,增强扫描可见病灶内多发环形明显强化灶(图 1-1-1)。磁共振波谱示:病灶天门冬氨酸峰值下降,胆碱峰值升高。右侧额叶病变,考虑恶性肿瘤,胶质瘤可能性大。实验室检查:血常规、血生化及脑脊液生化、脑脊液培养均正常。PET/CT(德国 Siemens Biography HR16 型)显像(图 1-1-1,图 1)示:① ^{18}F-FDG 显像见右侧额叶内一结节状放射性摄取异常增高影,大小约 2.0cm×2.1cm,SUV 最大值为 5.8,平均值为 5.0,CT 于上述部位见高低混杂密度结节影,伴点状钙化,CT 值约为 28.4HU;病变周围见片状低密度水肿区,放射性摄取减低;无明显占位效应。② ^{11}C-胆碱显像亦见右额叶内病灶呈结节状高代谢影,SUV 最大值为 3.4,平均值为 2.6,病灶边界清晰。^{18}F-FDG 和 ^{11}C-胆碱联合显像考虑为恶性胶质瘤。

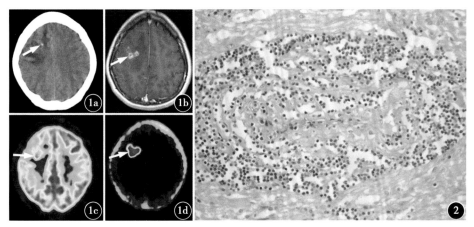

图 1-1-1　图 1 右侧额叶脱髓鞘假瘤患者,女,36 岁。a. CT 平扫示:右侧额叶见斑片状低密度影,其内可见点状钙化;b. MRI T_1WI 增强示:右侧额叶可见多个环形结节状强化灶,周围伴水肿;c. ^{18}F-FDG PET 示:右侧额叶结节状高代谢病灶,大小约 2.0cm×2.1cm,SUV 最大值为 5.8,平均值为 5.0;d. ^{11}C-胆碱 PET 示:右侧额叶形状不规则结节状高代谢病灶,SUV 最大值为 3.4,平均值为 2.6,病灶边界清晰(箭头示病灶)。图 2 右额叶病灶切除术后病理检查示:巨噬细胞、淋巴细胞和浆细胞浸润,胶质细胞和肉芽组织增生(HE×200)

右额叶病灶切除术后病理检查示:(右额叶)炎性病变,脑组织变性,大量组织细胞(即巨噬细胞)、淋巴细胞和浆细胞浸润,胶质细胞和肉芽组织增生,可见血管炎性病变,局部呈肉芽肿性血管炎改变。结合临床较符合脱髓鞘假瘤,考虑感染所致,病毒感染可能性大(图 1-1-1,图 2)。免疫组织化学检查示:CD_{68}(+)、胶质纤维酸性蛋白(-)、神经

丝蛋白(+)、S100蛋白(+)、CD_5(+)、CD_{20}(+)、CD_3(+)、$CD_{45}RO$(+)、CD_{79a}(+)。

讨论　脱髓鞘假瘤是一类中枢神经系统脱髓鞘病变,临床表现为脑实质占位和神经系统功能缺损[1],是介于多发性硬化和急性播散性脑脊髓炎的中间型病变,病因尚不明确[2]。早年的麻疹病毒感染与本病的发生有关,免疫组织化学检查可见病灶区有大量的T淋巴细胞浸润,这与病毒感染诱发的变态反应有关。另有文献[3]报道本病发生与疫苗接种及应用化学治疗药物有关。该病常被误诊为脑原发或继发性肿瘤,往往急性起病。大多数病例激素治疗有效,预后良好,长期随访无复发或病情进展。该病病理特点:脱髓鞘变性、轴索保留、胶质细胞增生和单核巨噬细胞及淋巴细胞在血管周围呈"套袖"状浸润。本病例PET/CT误诊原因分析:①临床发病时间稍长;②病灶呈单发,灶周明显水肿,有明显占位效应;③ ^{18}F-FDG 和 ^{11}C-胆碱显像均见病灶放射性摄取明显增高;④磁共振波谱示胆碱峰明显升高,MRI及磁共振波谱均考虑恶性肿瘤;⑤临床上脱髓鞘假瘤相对少见,本例与脑肿瘤的影像学表现极为相似,因此鉴别诊断较困难。脱髓鞘假瘤在影像学方面是一类很容易误诊的疾病,PET/CT对炎性或感染性病变没有特异性。因此对于颅内占位性病变 ^{11}C-胆碱PET显像阳性及磁共振波谱胆碱峰增高时,并不能诊断为恶性肿瘤。

本文直接使用的缩略语:

FDG(fluorodeoxyglucose),脱氧葡萄糖

SUV(standardized uptake value),标准摄取值

参考文献

[1]张声,游瑞雄,王密,等.易误诊的脱髓鞘假瘤10例临床分析.福建医科大学学报,2007,41(5):447-451.

[2]KEPES JJ. Large focal tumor-like demyelinating lesions of the brain:intermediate entity between multiple sclerosis and acute disseminated encephalomyelitis? A study of 31 patients. Ann Neurol,1993,33(1):18-27.

[3]刘冬戈,杨重庆,刘晓霞,等.瘤块型脱髓鞘病变的临床及病理特点.中华病理学杂志,2002,31(1):16-19.

(摘自中华核医学杂志2010年第30卷第2期,第一作者:郑辉)

二、脉络丛乳头状癌并脑脊液播散转移 ^{18}F-FDG PET/CT 显像一例

患者男,29岁。因头痛、恶心、双下肢渐近性无力伴肌紧张1周入院。体格检查:体温36.6℃,皮肤黏膜无黄染及出血点,全身浅表淋巴结无肿大,右侧颞顶部见手术瘢痕,长约15cm,愈合良好。胸腹部检查(−)。专科检查:左侧视野颞侧偏盲,双上肢肌力正常,左下肢肌力Ⅵ级,右下肢肌力Ⅲ级,腹壁反射(+),肱二头肌及肱三头肌反射(+),膝腱、跟腱反射未引出,闭目难立征(−),颈项强直(−),跟膝胫试验(−),病理反射未引出。患者2008年11月因不明原因头痛行MRI检查,发现右侧侧脑室异常占位,行开颅肿瘤切除术,术后病理示CPP Ⅱ级。术后予以放疗5个疗程。2011年5月患者再次出现头痛、恶心等症状,MRI提示颅内多发占位。再行手术治疗,术后病理示右颞叶、右侧侧脑室CPC。免疫组织化学染色:S-100蛋白(+)、波形蛋白Vimentin(+/−)、CK(+)、胶质纤维酸性蛋白(−)。因术后仍有少量肿瘤组织残留,于外院行伽玛刀治疗。患者于本院行 ^{18}F-FDG(日本住友公司HM-12型回旋加速器生产)PET/CT(德国Siemens Biography True Point 64型)显像(图1-1-2,图1)示右侧颞叶、右侧枕叶、右侧侧脑室(中线右侧)及三脑室内结节状 ^{18}F-FDG 代谢异常增高,其中右侧颞叶及枕叶三角区病灶周围环以大片不规则放射性摄取异常减低区(水肿带或脑积液);第12胸椎至第1骶椎平面椎管内长条形 ^{18}F-FDG 代谢异常增高灶,SUV_{max} 5.3。考虑:①右侧侧脑室CPC治疗后,右侧颞叶及右侧枕叶转移癌残存,右侧侧脑室、三脑室及第12胸椎至第1骶椎平面蛛网膜下腔种植转移癌;②建议行增强MRI,以排除蛛网膜下腔其他部位种植转移可能。患者1周后于外院行头颅及全脊椎增强MRI(图1-1-2,图2)示:右侧侧脑室CPC术后,右侧颞叶、右侧枕叶、三脑室、延髓及脊髓颈段异常强化。考虑:右侧侧脑室、三脑室转移癌残存,延髓及脊髓颈段、第12胸椎至第1骶椎平面蛛网膜下腔种植转移癌。

讨论　CPN发病率较低,约占中枢神经系统肿瘤的0.5%~0.7%,好发于10岁前儿童。根据其良恶性程度,病理学将其分为CPP和CPC 2类[1]。由于CPC与CPP在临床表现及传统影像学征象上有重叠,因此依据临床表现及传统的影像学检查方法(如CT、MRI)对两者进行鉴别比较困难[2]。尽管CT、MRI等对原发病变的定位有非常重要的价值,且MRI因其良好的软组织分辨力在判别有无脑脊液播散转移方面具有独特优势,但对于非典型CPP与CPC的定性诊断,CT和MRI仍有许多不足,临床上两者的鉴别诊断最终依赖免疫组织化学结果[3]。但CPC患者一般发病年龄偏小(90%以上在10岁前发病),发病部位均较深,临床上活组织检查往往难以实施。而PET/CT显像能从分

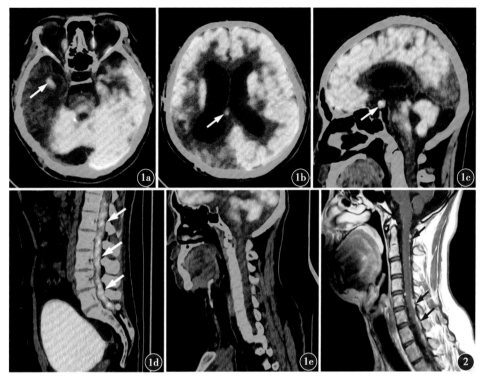

图 1-1-2　图 1 脉络丛乳头状癌患者(男,29 岁),术后 6 个月 ^{18}F-FDG PET/CT 显像图。a~c. 右侧颞叶、中线右侧及三脑室内均见小结节状 FDG 代谢异常增高灶,其中右侧颞叶病变周围环以大片不规则放射性摄取减低区(水肿带,箭头示);d. 第 12 胸椎至第 1 骶椎平面椎管内长条形 FDG 代谢异常增高灶(箭头示);e. 延髓及脊髓颈段椎管内未见明确 FDG 代谢异常增高灶。图 2 本例患者 1 周后增强 MRI 图。可见延髓及脊髓颈段蛛网膜下腔内多发小粟粒样异常强化灶(箭头示)

子水平反映肿瘤组织的增殖及侵袭情况,对于肿瘤的定性诊断具有很高的灵敏度和特异性,因此可尝试利用其作为 CPC 与 CPP 无创性鉴别诊断的方法。

目前关于 CPC PET/CT 显像的报道较少,主要为 ^{18}F-FDG、^{11}C- 胆碱和 ^{11}C-MET PET/CT 显像的个案报道[4]。本例 CPC ^{18}F-FDG PET/CT 显像可见患者右侧颞叶、右侧枕叶三角区、中线右侧及三脑室病变在周围低代谢水肿带及脑脊液的对比下,均显示明显结节状 ^{18}F-FDG 代谢异常增高;第 12 胸椎至第 1 骶椎水平椎管内病变呈条形 ^{18}F-FDG 代谢异常增高(SUV_{max} 5.3),反映了 CPC 沿脑脊液播散、种植转移这一经典转移路径的代谢特征[5];但增强 MRI 提示的延髓及脊髓颈段蛛网膜下腔的粟粒样转移灶,^{18}F-FDG PET/CT 显像未能明确显示,也提示 ^{18}F-FDG PET/CT 显像对低级别微小转移灶探测的局限性[6]。国外研究[7]表明,^{11}C- 胆碱及 ^{11}C-MET PET/CT 显像在探测低级别 CPC 脑实质转移灶方面具有一定优势,特别是 ^{11}C-MET PET/CT 显像能显示直径 4mm 的小转移灶,定性特异性较高。因此,对于 CPC 与 CPP 患者,当 ^{18}F-FDG PET/CT 显像提示有脑脊液播散转移时,应再行全脊椎增强 MRI 或 ^{11}C-MET PET/CT 显像,以提高对蛛网膜下腔微小种植转移灶的检出率。

本文直接使用的缩略语:

CPC(choroid plexus carcinoma),脉络丛癌

CPN(choroid plexus neoplasms),脉络丛肿瘤

CPP(choroid plexus papilloma),脉络丛乳头状瘤

FDG(fluorodeoxyglucose),脱氧葡萄糖

MET(methionine),蛋氨酸

参考文献

[1] WALDRON JS,TIHAN T. Epidemiology and pathology of intraventricular tumors. Neurosurg Clin N Am,2003,14(4):469-482.

[2] DELMAIRE C,BOULANGER T,LEROY HA,et al. Imaging of lateral ventricle tumors. Neurochirurgie,2011,57(4-6):180-192.

[3] GOPAL P,PARKER JR,DEBSKI R,et al. Choroid plexus carcinoma. Arch Pathol Lab Med,2008,132(8):1350-1354.

[4] ISAACS H. Fetal brain tumors:a review of 154 cases. Am J Perinatol,2009,26(6):453-466.

［5］BARRETO AS,VASSALLO J,QUEIROZ LDE S. Papillomas and carcinomas of the choroid plexus:histological and immunohistochemical studies and comparison with normal fetal choroid plexus. Arq Neuropsiquiatr,2004,62(3A):600-607.

［6］王全师,吴胡炳,王明芳,等. 11C-蛋氨酸 PET/CT 显像在脑胶质瘤中的初步应用. 中华核医学杂志,2005,25(5):286-287.

［7］SUNADA I,TSUYUGUCHI N,HARA M,et al. 18F-FDG and 11C-methionine PET in choroid plexus papilloma-report of three cases. Radiat Med,2002,20(2):97-100.

（摘自中华核医学与分子影像杂志 2013 年第 33 卷第 5 期,第一作者：方雷,通信作者：安建平）

三、18F-FDG PET/CT 检出颈部副神经节瘤一例

患者男,50 岁。因间断性胸闷、心慌 1 年入院。平素体健,无糖尿病及肿瘤家族史,2008 年 11 月行 PET/CT 检查。采用美国 GE Discovery ST 16 PET/CT 仪,18F-FDG 放化纯 >95%。患者注射显像剂前禁食 >6h,体质量 77kg,空腹血糖 5.8mmol/L,静脉注射 18F-FDG 296MBq,封闭视听 45min 后显像。CT 扫描：120kV,100mA,进床 17.5mm/周,旋转时间 0.8s,螺距 3.8mm,准直 3.3mm,重建层厚 3.75mm,间隔 3.75mm。PET 扫描：采集 7 个床位,3min/床位,三维模式,用 CT 数据行衰减校正,OSEM 重建得 PET 全身各断层图像,通过 AW 4.3 工作站融合图像。颈部增强 CT 扫描：完成平扫后,用高压注射器经肘静脉以 3ml/s 注入碘海醇（300mg/ml）共 100ml,注射后 25s 采集容积数据。CT 扫描：140kV,250mA,重建层厚 2.5mm。图 1-1-3 示 PET/CT 及颈部增强 CT 检查结果：右侧颈动脉鞘内见一大小约 3.6cm×2.2cm×2.0cm 软组织肿块影,密度不均匀,CT 值 53.3HU,与周围组织界限清晰,FDG 摄取异常增高,SUV_{max} 15.2,延迟后 SUV_{max} 14.3,增强 CT 扫描示肿块明显强化,邻近颈静脉受压,颈内动脉向前推移,动脉晚期 CT 值 148.5HU,考虑右颈部副神经节瘤。患者于 2008 年 12 月行颈部肿瘤切除术,术后病理检查结果：副神经节瘤。

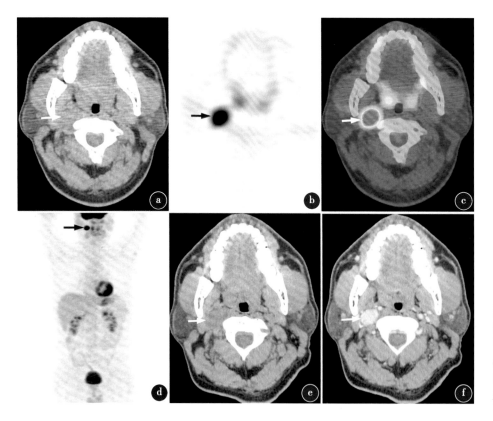

图 1-1-3 患者男,50 岁,右颈部副神经节瘤的 CT 横断面（a）、18F-FDG PET 横断面（b）、PET/CT 融合（c）、PET 最大投影（d）、平扫 CT 横断面（e）和增强 CT 横断面（f）图像（箭头示病灶）

讨论 副神经节瘤是起源于胚胎神经嵴细胞的一种神经内分泌肿瘤,常分布在从颅底到盆腔的中轴线附近,以腹膜后较为常见,其次为纵隔、颈部、颅底等,偶尔出现在非神经节分布的部位。头颈部副神经节瘤主要包括颈静脉球体瘤和颈动脉体瘤,占头颈部肿瘤的 0.6%。副神经节瘤富含血管,生长缓慢,大多数为良性病变,如病理检查见细胞呈明显异形性,包膜外广泛浸润,则诊断为恶性[1]。

数字减影血管造影、CTA、磁共振血管造影、彩色多普勒检查是副神经节瘤的主要诊断手段。其中数字减影血管造影是诊断副神经节瘤的"金标准",但是此方法为有创检查,逐渐被其他无创检查所代替。副神经节瘤的 CT 表现：

多呈圆形或类圆形,边缘清晰、锐利,密度均匀,近似肌肉密度,伴发囊变时病灶可出现低密度区;副神经节瘤为富血供肿瘤,增强扫描多呈均匀性明显强化,瘤体周围有时可见粗大扭曲的供血动脉。

PET/CT 在肿瘤的早期诊断、鉴别诊断、临床分期、预后判断等方面具有重要作用[2]。Takayama 等[3]曾报道 1 例颈部良性副神经节瘤,[18]F-FDG PET 显像呈放射性高浓聚,手术证实为舌下神经来源的副神经节瘤。Thambugala 等[4]应用 ^{18}F-FDG PET 显像检出了 1 例膀胱部位的副神经节瘤。目前关于良性副神经节瘤对 ^{18}F-FDG 高摄取的具体机制尚不清楚,推测可能与肿瘤细胞功能性代谢增高有关。本例患者 ^{18}F-FDG PET/CT 显像偶然发现了颈部孤立性放射性浓聚灶,延迟显像 SUV_{max} 下降,结合颈部增强 CT 检查的特点,可诊断为颈部副神经节瘤。

本文直接使用的缩略语:

CK（creatine kinase）,肌酸激酶

CTA（computed tomography angiography）,计算机断层血管造影

FDG（fluorodeoxyglucose）,脱氧葡萄糖

OSEM（ordered-subsets expectation maximization）,有序集最大期望值迭代法

SUV_{max}（maximum standardized uptake value）,最大标准摄取值

参考文献

［1］ LEE JH,BARICH F,KARNELL LH,et al. National cancer data base report on malignant paragangliomas of the head and neck. Cancer,2002,94（3）:730-737.

［2］ 屈婉莹,郑建国,林嘉滨.PET/CT 临床应用优化选择的思考.中华核医学杂志,2006,26（6）:327-329.

［3］ TAKAYAMA M,KONISHI K,KISHIMOTO C,et al. A case of cervical paraganglioma:usefulness of FDG PET imaging and a possibility of rare origination. Acta Otolaryngol Suppl,2004,554:81-85.

［4］ THAMBUGALA GM,FULHAM MJ,MOHAMED A. Positron emission tomography-computerized tomography findings in a urinary bladder paraganglioma. AustralasRadiol,2007,51:B45-B47.

（摘自中华核医学杂志 2009 年第 29 卷第 5 期,第一作者:张燕齐）

四、线粒体脑肌病 PET 显像一例

患者男,34 岁。2 周来出现视物模糊伴发作性眼前飘彩带,持续几秒,每日发作 5~8 次,曾以"眼疾"治疗无效。此后出现左顶枕部疼痛,为持续性闷痛,且眼前飘彩带范围扩大。头颅 MRI 未见异常。入院体格检查除粗测右半视野缺失外,余无阳性体征。第 2 天行 ^{18}F-FDG PET 显像,于左侧枕叶见不规则形放射性摄取明显增高灶,病灶沿左枕叶走行分布,但范围大于正常皮质,在左丘脑后外侧可见一结节形放射性增高灶（图 1-1-4,图 1）,颈胸腹部显像未见异常,考虑为左枕叶及左丘脑后外侧恶性病变可能性大。次日行头颅 MRI 检查,在水抑制相上可见左侧枕叶及部分颞叶脑回样异常信号,局部脑沟变浅。神经内科会诊认为,定位诊断明确,左枕叶受累为主,波及左颞叶;定性诊断以肿瘤、炎症可能性大,建议行活组织检查证实。第 5 天行脑活组织检查,病理表现为脑灰质神经细胞丢失,有空泡变性,有部分神经细胞保留。水肿明显,无瘤细胞,脑白质正常,为夹层性坏死早期。神经内科再次会诊,考虑为线粒体病可能性大,建议行肌肉活组织检查。第 8 天行左腓肠肌活组织检查,结果为肌纤维内脂肪滴增多伴神经源性损害。住院期间,给予患者能量合剂、抗癫痫等治疗,效果明显。3 周后复查头颅 MRI,示左枕、颞叶异常信号明显减少。次日行第 2 次 PET 显像,见左枕叶皮质和左丘脑外侧病灶放射性分布明显减低,其放射性摄取低于右侧枕叶和左侧颞叶（图 1-1-4,图 2）。最后诊断为线粒体脑肌病。

讨论 线粒体是重要的能量细胞器,其基本功能

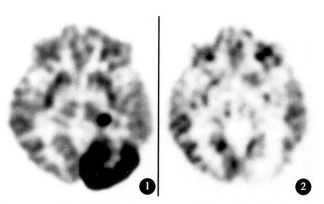

图 1-1-4 图 1 治疗前 ^{18}F-FDG PET 显像示左枕叶和左丘脑后外侧葡萄糖代谢明显增高。图 2 治疗后 ^{18}F-FDG PET 显像示左枕叶葡萄糖代谢明显减低,左丘脑后外侧高代谢灶消失

是氧化可利用的底物,通过呼吸链电子传递合成 ATP。因此,线粒体结构和功能异常往往导致呼吸链乃至整个能量代谢紊乱。脑和肌肉是线粒体含量丰富、氧化磷酸化最活跃的组织,当出现结构功能失调时,将导致能量代谢紊乱。临床上以线粒体脑肌病伴高乳酸血症和 MELAS、MERRF 综合征、KSS 综合征等多种综合征构成线粒体脑肌病(mitochondrial en-cephalomyopathy)[1]。其脑部病理改变可归纳为 3 种类型:①脑组织广泛受累;②大脑皮质灰质损害为主,多累及半球后部颞、顶、枕叶,以 MELAS 为多见;③深部神经核团对称性损害。结合本例临床表现和影像学特点,考虑 MELAS 综合征可能性大。线粒体脑肌病 PET 表现为全脑葡萄糖代谢率下降,定量测量为 25~32μmol·100g^{-1}·min^{-1}(正常为 34μmol·100g^{-1}·min^{-1}),以颞叶和枕叶最为明显,丘脑、壳核和后顶叶次之[2]。本例第 1 次 PET 显像时,左枕叶及左丘脑后外侧出现葡萄糖代谢明显增高灶,可能为癫痫发作所致(眼前飘彩带是一种癫痫发作表现),并非原发恶性病变。治疗后第 2 次 PET 显像,因癫痫发作已被控制,故左枕叶及左丘脑后外侧病变呈代谢减低,为线粒体脑肌病典型表现。以上结果提示,依据脑皮质葡萄糖代谢减低的特征,PET 可用于线粒体脑肌病诊断,但需密切结合临床,尤其要排除癫痫发作等刺激因素对脑代谢的影响。

本文直接使用的缩略语:

FDG(fluorodeoxyglucose),脱氧葡萄糖

MELAS(mitochondrial encephalomyoplathy with lactic acidosis and stroke like episodes),卒中样发作综合征

参考文献

[1] 郭玉璞.线粒体脑肌病.中华神经科杂志,1997,30(5):301-305.

[2] MOLNAR M J,VALIKOVICS A,MOLNAR S,et al. Cerebral blood flow and glucose metabolism in mitochondrial disorders. Neurology,2000,55(4):544-548.

(摘自中华核医学杂志 2003 年第 23 卷增刊,第一作者:苏玉盛)

五、克雅病的脑 ^{18}F-FDG PET 显像一例

患者男,68 岁。因双眼视力进行性下降 1 个月余,伴行走不稳 2 周入院。1 个月前无明显原因出现视物模糊,进行性加重,无复视。2 周前出现行走不稳,步态蹒跚,反应迟钝,伴双上肢肌阵挛发作。患者职业为农民,长期居住于出生地辽宁,既往无其他全身性严重疾病,无外科手术或器官移植史、脑垂体提取激素使用史以及输血献血史。家族中既往无类似症状者。

体格检查:患者神志清楚,口齿清晰,对答尚切题,定向力、记忆力、计算力减退。双眼视力减退,余颅神经检查阴性。眼底、眼压、视网膜均未见异常。双上肢阵挛发作明显,双侧肢体肌力、肌张力基本正常。感觉功能正常。双侧指鼻试验及跟 - 膝 - 胫试验稳、准,Romberg 征检查不配合。四肢腱反射均存在,对称、无亢进。脑膜刺激征、病理反射征阴性。

患者血常规、尿常规、血生化、血清免疫学检查、肿瘤标志物检查均未现明显异常。EEG 示:基本波率为 7~8Hz 脑波节律,两侧调节不良,视反应不明显;双侧可见较多低 ~ 中幅欠规则 θ 波、中 ~ 高幅 δ 波及三相波,枕叶明显;未见典型性放电。头颅 MRI 平扫示两侧基底节区、右额叶腔隙灶;DWI 示双侧枕叶可见"绸带征"。^{18}F-FDG PET 示:双侧顶枕叶皮质葡萄糖代谢弥漫性减低,伴双侧基底节、丘脑和脑干葡萄糖代谢相对增高。PET 与 MRI 融合图见图 1-1-5,图 1。为了进一步观察该患者的脑葡萄糖代谢特点,应用 SPM 对该患者的 ^{18}F-FDG PET 图像与 10 例年龄匹配的健康人(数据来自复旦大学附属华山医院 PET 中心正常人脑库)^{18}F-FDG PET 图像比较[1-2],结果示该患者双侧顶枕叶皮质的葡萄糖代谢减低,而双侧基底节、丘脑、脑干及海马旁回葡萄糖代谢增高(图 1-1-5,图 2)。

给予营养神经、改善脑代谢等治疗,患者病情无明显好转。交代病情后家属要求出院。出院后随访,患者病情继续进行性加重,至出院 1 个月后卧床不起,相继出现反应降低及昏迷,至首发症状后两个半月死亡。根据患者迅速进展的病情,出现视觉障碍、肌阵挛及痴呆,结合 EEG 和影像学检查结果,临床诊断为 CJD 可能性大。

讨论 CJD 又称为皮质 - 纹状体 - 脊髓病变,是一种由朊病毒蛋白感染所致的中枢神经系统变性疾病。CJD 主要分为散发型、遗传型、变异型和医源型,其中以散发型 CJD 最常见。虽然 CJD 在人群中的发病率仅为百万分之一,但近年有持续上升的趋势,国内外报道[3]增多。

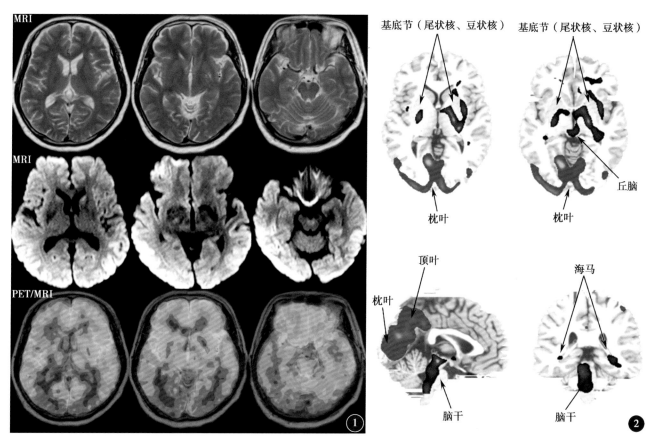

图 1-1-5　图 1 克雅病患者(男,68 岁)^{18}F-FDG PET 与 MRI 融合图。脑部 DWI MRI 断层图显示双侧枕叶"绸带征";^{18}F-FDG PET 断层图显示双侧顶枕叶皮质葡萄糖代谢弥漫性减低,双侧基底节、丘脑和脑干葡萄糖代谢相对增高。图 2 本例患者脑葡萄糖代谢变化的 SPM 结果。图像显示,与健康人相比,患者双侧顶枕叶皮质的葡萄糖代谢减低,而双侧基底节、丘脑、脑干及海马旁回葡萄糖代谢增高

CJD 的临床症状不具有特异性且广泛多变(特别在早期阶段),快速进展的痴呆、肌阵挛、视觉障碍、小脑征、锥体束或锥体外系征有一定的特征性,但这些症状不一定在疾病早期均表现。此外,CJD 早期诊断的困难还在于其需与一系列快速进展性痴呆的疾病,如血管性痴呆、副肿瘤综合征、中枢神经系统感染、中毒性及代谢性脑病等进行鉴别[4-5]。部分与突触表面蛋白相关的自身免疫性脑炎也表现出与 CJD 高度相似的症状[6-8]。CJD 确诊时往往已发展至晚期,甚至患者死亡。

目前临床上常用于辅助诊断及早期诊断 CJD 的检查有 EEG、脑脊液 14-3-3 蛋白以及 MRI 检查。在 CJD 的病程早期 EEG 常表现为非特异性慢波,随着病情进展才出现周期性三相波的典型表现,部分患者可始终不出现三相波,因此 EEG 不适宜作为早期诊断的方法[9]。脑脊液 14-3-3 蛋白的升高提示 CJD,但其灵敏度及特异性并不理想。脑炎、副肿瘤综合征、急性脑损伤、脑梗死及癫痫等其他急性起病的神经系统疾病患者也可出现 14-3-3 蛋白的升高[9]。文献[10]显示,即使存在 CJD 的典型临床表现,CJD 病程中也可能不出现典型的 EEG 改变或脑脊液 14-3-3 蛋白阳性。此外,目前国内开展 14-3-3 蛋白检测的单位较少,本例患者也未被送检。MRI 对 CJD 诊断,尤其是 DWI 序列对诊断具有较高的价值[11-12],其图像特征为基底节(豆状核、尾状核头)或 2 个以上皮质(颞叶 - 顶叶 - 枕叶)高信号[13]。目前认为 MRI 呈现的表现可能与朊蛋白沉积和脑内海绵样病理改变的出现相关[14-15]。研究[16-17]发现 MRI 阳性表现较 EEG 周期性三相波及脑脊液 14-3-3 蛋白升高出现早,因此在疾病早期诊断中的作用可能优于后两者。但也有大样本的研究[18]表明,DWI 在 CJD 确诊患者中的灵敏度为 64%,部分根据病情随访确诊为 CJD 的患者脑部并未出现 MRI 能检测到的改变或改变较轻微。

有研究[19]表明朊蛋白可通过减低神经元表面 Glut3 水平干扰其正常功能,从而使相关神经元发生代谢障碍。因此,反映静息状态下脑部葡萄糖利用情况的 ^{18}F-FDG PET 可能在诊断 CJD 中具有应用前景。特别是在症状不典型或常规辅助检查无法提供有力诊断依据时,^{18}F-FDG PET 可协助诊断或鉴别出类似于 CJD 表现的疾病[20-21]。已有研究[22-25]发现 ^{18}F-FDG PET 可在出现 DWI 信号增强之前的早期检测到 CJD 脑病变区域(包括皮质及皮质下)葡萄糖的代谢改变,且累及脑区范围往往更广泛,提示 PET 在早期诊断上更灵敏。本例 CJD 患者在 MRI DWI 上虽未

出现尾状核、豆状核或大脑皮质等特征性的异常表现,但同期 ^{18}F-FDG PET 已出现双侧顶枕叶皮质广泛的葡萄糖代谢减低,伴双侧基底节、丘脑、脑干及海马旁回葡萄糖代谢的增高;CJD 患者在双侧基底节及顶枕叶葡萄糖代谢的异常改变与该疾病在 MRI DWI 上的特征性表现具有较高的相似性,表明该区域很可能为 CJD 患者脑内局部突触活性和生化稳态异常的关键脑区。该病例提示, ^{18}F-FDG PET 显像可探测到与 CJD 疾病特异性相关的影像学表现,可能在 CJD 早期诊断和鉴别诊断中提供较高的临床价值。

本文直接使用的缩略语:

CJD(Creutzfeldt-Jakob disease),克雅病

DWI(diffusion-weighted imaging),扩散张量成像

EEG(electroencephalogram),脑电图

FDG(fluorodeoxyglucose),脱氧葡萄糖

Glut(glucose transport protein),葡萄糖转运蛋白

SPM(statistical parametric mapping),统计参数图

参考文献

[1] 邱春,管一晖,陈丽敏,等.难治性强迫症的脑内 ^{18}F-FDG 摄取变化及其异常脑功能环路研究.中华核医学杂志,2011,31(5):293-296.

[2] 葛璟洁,吴平,邹剑军,等.进行性核上性麻痹患者脑内葡萄糖代谢特点的 ^{18}F-FDG PET 研究.中华核医学与分子影像杂志,2015,35(1):22-26.

[3] RUEGGER J,STOECK K,AMSLER L,et al. A case-control study of sporadic Creutzfeldt-Jakob disease in Switzerland:analysis of potential risk factors with regard to an increased CJD incidence in the years 2001-2004. BMC Public Health,2009,9:18.

[4] GESCHWIND MD,SHU H,HAMAN A,et al. Rapidly progressive dementia. Ann Neurol,2008,64(1):97-108.

[5] SALA I,MARQUIÉ M,SÁNCHEZ-SAUDINÓS MB,et al. Rapidly progressive dementia:experience in a tertiary care medical center. Alzheimer Dis Assoc Disord,2012,26(3):267-271.

[6] YOO JY,HIRSCH LJ. Limbic encephalitis associated with anti-voltage-gated potassium channel complex antibodies mimicking Creutzfeldt-Jakob disease. JAMA Neurol,2014,71(1):79-82.

[7] GESCHWIND MD,TAN KM,LENNON VA,et al. Voltage-gated potassium channel autoimmunity mimicking creutzfeldtjakob disease. Arch Neurol,2008,65(10):1341-1346.

[8] ROSSI M,MEAD S,COLLINGE J,et al. Neuronal antibodies in patients with suspected or confirmed sporadic Creutzfeldt-Jakob disease. J Neurol Neurosurg Psychiatry,2015,86(6):692-694.

[9] 林世和,张丽.Creutzfeldt-Jakob 病不同类型的特点.中华神经科杂志,2012,45(2):76-77.

[10] 黄埔,朱奕奕,胡家瑜,等.上海市 2006-2012 年克雅氏病例监测.中华流行病学杂志,2013,34(9):897-899.

[11] 张家堂,蒲传强,贾渭泉,等.Creutzfeldt-Jakob 病磁共振弥散加权像与临床表现及脑电图一致性的研究.中华神经医学杂志,2006,5(2):188-191.

[12] VITALI P,MACCAGNANO E,CAVERZASI E,et al. Diffusion-weighted MRI hyperintensity patterns differentiate CJD from other rapid dementias. Neurology,2011,76(20):1711-1719.

[13] ZERR I,KALLENBERG K,SUMMERS DM,et al. Updated clinical diagnostic criteria for sporadic Creutzfeldt-Jakob disease. Brain,2009,132(Pt 10):2659-2668.

[14] MITTAL S,FARMER P,KALINA P,et al. Correlation of diffusionweighted magnetic resonance imaging with neuropathology in Creutzfeldt-Jakob disease. Arch Neurol,2002,59(1):128-134.

[15] MEISSNER B,KÖRTNER K,BARTL M,et al. Sporadic Creutzfeldt-Jakob disease:magnetic resonance imaging and clinical findings. Neurology,2004,63(3):450-456.

[16] SHIGA Y,MIYAZAWA K,SATO S,et al. Diffusion-weighted MRI abnormalities as an early diagnostic marker for Creutzfeldt-Jakob disease. Neurology,2004,63(3):443-449.

[17] MAO-DRAAYER Y,BRAFF SP,NAGLE KJ,et al. Emerging patterns of diffusion-weighted MR imaging in Creutzfeldt-Jakob disease:case report and review of the literature. AJNR Am J Neuroradiol,2002,23(4):550-556.

[18] KALLENBERG K,SCHULZ-SCHAEFFER WJ,JASTROW U,et al. Creutzfeldt-Jakob disease:comparative analysis of MR imaging

sequences. AJNR Am J Neuroradiol,2006,27(7):1459-1462.

[19] YAN YE,ZHANG J,WANG K,et al. Significant reduction of the GLUT3 level,but not GLUT1 level,was observed in the brain tissues of several scrapie experimental animals and scrapie-infected cell lines. Mol Neurobiol,2014,49(2):991-1004.

[20] CHITRAVAS N,JUNG RS,KOFSKEY DM,et al. Treatable neurological disorders misdiagnosed as Creutzfeldt-Jakob disease. Ann Neurol,2011,70(3):437-444.

[21] EUSKIRCHEN P,BUCHERT R,KOCH A,et al. Sporadic Creutzfeldt-Jakob disease with mesiotemporal hypermetabolism. J Neurol Sci,2014,345(1-2):278-280.

[22] XING XW,ZHANG JT,ZHU F,et al. Comparison of diffusion-weighted MRI with ^{18}F-fluorodeoxyglucose-positron emission tomography/CT and electroencephalography in sporadic Creutzfeldt-Jakob disease. J Clin Neurosci,2012,19(10):1354-1357.

[23] CAOBELLI F,COBELLI M,PIZZOCARO C,et al. The role of neuroimaging in evaluating patients affected by Creutzfeldt-Jakob disease:a systematic review of the literature. J Neuroimaging,2015,25(1):2-13.

[24] HENKEL K,ZERR I,HERTEL A,et al. Positron emission tomography with [18F]FDG in the diagnosis of Creutzfeldt-Jakob disease (CJD). J Neurol,2002,249(6):699-705.

[25] ZHAO W,ZHANG JT,XING XW,et al. Chinese specific characteristics of sporadic Creutzfeldt-Jakob disease:a retrospective analysis of 57 cases. PLoS One,2013,8(3):e58442.

(摘自中华核医学与分子影像杂志 2016 年第 36 卷第 6 期，
第一作者：葛璟洁，通信作者：陈向军）

六、以原发性进行性非流利性失语症起病的额颞叶痴呆 ^{18}F-FDG PET/CT 显像一例

患者女，72 岁。右利手，进行性言语障碍 7 年，失语伴认知功能减退 2 年，行走困难 9 个月。2005 年患者主诉讲话欠流畅，但语言交流、发音、理解力等均正常，体格检查未见阳性体征。头颅 MRI 示多发脑白质脱髓鞘改变；头颅 CT 未见明显异常；行第 1 次 ^{18}F-FDG PET/CT（FDG 由北京原子高科股份有限公司提供，PET/CT 为德国 Siemens 公司产品）检查示脑葡萄糖代谢未见明显异常（图 1-1-6，图 1）。会诊排除运动性失语、感觉性失语及命名性失语，拟诊 PPA，PNFA 亚型。2009 年行第 2 次 ^{18}F-FDG PET/CT 显像示两侧颞叶代谢活性稍低（左侧较明显），左额叶下回代谢活性亦较减低（图 1-1-6，图 2）。2010 年 1 月头颅 MRI 较初诊无明显变化。之后病情进展加快，于 2010 年 9 月再行头颅 MRI 示：脑白质脱髓鞘较前加重，双侧颞叶、双侧海马体积对称性缩小，以双侧颞叶变化明显。会诊考虑为：PPA，PNFA 亚型；病因为额颞叶局灶变性，属额颞叶痴呆的亚型之一。之后患者病情进展更快，言语能力丧失，逐渐出现认知功能减退，沟通、理解困难，吞咽困难，肢体肌张力逐渐增高，步态不稳。2012 年神经科检查：患者面部表情惊恐，对问话不能理解，沟通困难，双上肢和右下肢肌张力明显增高，双上肢腱反射活跃，行走困难。行第 3 次 ^{18}F-FDG PET/CT 显像，示双侧颞叶及左额下回代谢活性减低程度同前，新出现左侧额叶及左侧部分壳核葡萄糖代谢减低，双侧丘脑代谢较前减低（图 1-1-6，图 3）；患者老年性脑改变较前明显。会诊诊断为：PPA，PNFA 亚型；额颞叶痴呆。患者患病以来，采用了语言训练康复、心理康复，改善神经代谢和颅脑微循环药物，试用抗老年痴呆药物及中医中药等多种治疗手段，均无效果，病情仍持续进展。

讨论 PPA 是以语言功能进行性减退为唯一或突出特征的痴呆综合征，晚期患者可出现认知功能障碍，日常生活能力丧失，但记忆功能可相对保留，进展为额颞叶痴呆[1]。PPA 有 3 个亚型：词义性痴呆、PNFA 和非流利性 / 语音失语[2]。PPA 报道较少，且影像学特征少有。目前 PPA 的诊断仍通用 Mesulam 提出的诊断标准[3]：①隐袭起病，自发口语表达或神经心理学检查呈逐渐进展的找词困难、命名不能和语言理解障碍；②发病 2 年内只出现与语言障碍相关的日常生活行为问题；③发病前语言功能正常；④病史、日常生活能力检查或神经心理检查显示，起病 2 年内无神情淡漠、脱抑制、近事遗忘、视空间功能障碍、视觉辨认缺陷或感觉运动功能障碍；⑤起病初 2 年内可有失算、观念运用性失用，可有轻度结构性障碍和持续症，但视空间功能障碍及脱抑制不影响日常生活；⑥其他认知功能障碍可在发病 2 年后出现，在整个病程中语言功能障碍最突出，且进展最快；⑦影像学检查无脑卒中及脑肿瘤等特殊表现。目前对 PPA 和额颞叶痴呆尚无有效的治疗方法。

^{18}F-FDG PET/CT 以 FDG 在脑内的分布判断脑代谢异常部位，被认为是诊断 PPA 最灵敏的检查手段[4]。PPA 的病变部位主要在优势半球的颞叶、额叶，当病情发展到一定阶段时，与对侧相应区域对比可呈现低代谢状态。Kempler 等[5]对患者进行动态 PET 观察，发现随着病情的进展，左侧颞叶低代谢逐渐向同侧额叶、丘脑发展，其中

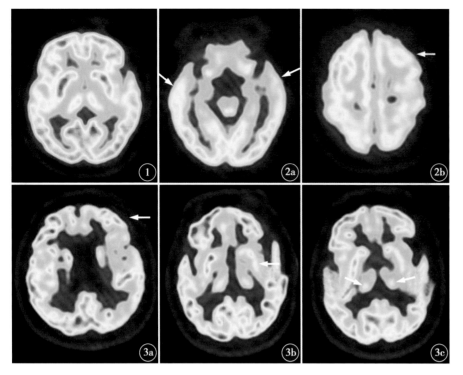

图1-1-6　图1 PPA患者（女，72岁）第1次 ¹⁸F-FDG PET/CT 显像图（2005 年）。PET/CT 示脑葡萄糖代谢未见明显异常。图2该患者第2次 ¹⁸F-FDG PET/CT 显像图（2009年）。a. 两侧颞叶代谢稍低（左侧较明显）；b. 左额叶下回葡萄糖代谢亦稍减低（箭头示病灶）。图3该患者第3次 ¹⁸F-FDG PET/CT 显像图（2012年）。a. 新出现左侧额叶葡萄糖代谢减低；b. 左侧部分壳核代谢减低；c. 双侧丘脑代谢较前减低（箭头示病灶）

PNFA 可见前颞叶、额叶区域代谢异常，尤以左侧半球多见。本例患者 3 次 PET/CT 显像呈上述典型表现和进展，症状从轻微到明显，PET/CT 显像也随之出现额颞叶脑代谢减低、病变程度加重和范围扩大，甚至出现丘脑和部分壳核代谢减低。另外，本例患者 PET/CT 异常较 MRI 异常早出现 18 个月。由此可见，¹⁸F-FDG PET/CT 是诊断 PPA 较为灵敏的手段，动态观察有助于其严重程度的判断。

本文直接使用的缩略语：

FDG（fluorodeoxyglucose），脱氧葡萄糖

PNFA（progressive non-fluent aphasia），进行性非流利性失语

PPA（primary progressive aphasia），原发性进行性失语症

参考文献

［1］张玉梅，王拥军，周筠. 原发性进行性失语. 中国康复理论与实践，2005,11（6）:453-454.

［2］GORNO-TEMPINI ML,HILLIS AE,WEINTRAUB S,et al. Classification of primary progressive aphasia and its variants. Neurol，2011,76（11）:1006-1014.

［3］MESULAM MM. Primary progressive aphasia. Ann Neurol,2001,49（4）:425-432.

［4］王晔，郑惠民. 原发性进行性失语综合征. 中华神经科杂志，1999,32（6）:384-386.

［5］KEMPLER D,METTER EJ,RIEGE WH,et al. Slowly progressive aphasia：three cases with language,memory,CT and PET data. J Neurol Neurosurg Psychiatry,1990,53（11）:987-993.

（摘自中华核医学与分子影像杂志 2012 年第 32 卷第 6 期，第一作者：戴东方）

七、肌萎缩性侧索硬化症 ¹⁸F-FDG PET 显像一例

患者男，47 岁，厨师，右利手，渐进性口齿不清 1 年，肌束颤动、发现肌萎缩 1 个月。患者 2005 年 1 月出现讲话停顿、口齿不清、找词困难，并进行性加重。2005 年 11 月行头颅 MRI 检查，疑"脑梗死"，对症治疗效果不明显。2006 年 3 月出现记忆力下降，6 月症状明显，伴有行为异常（捡垃圾等），并发现肌萎缩，四肢、臀部、手和舌肌萎缩、颤动。口服泼尼松 2d（10mg/d），自觉症状加重，出现"肌束颤动"，以双上臂、背部为主。体格检查：表情欣快，言语停顿，找词困难，表达不清。计算能力下降。舌肌萎缩似"地图舌"，有"纤颤"。咽反射迟钝。双上肢、臀部、大腿肌萎

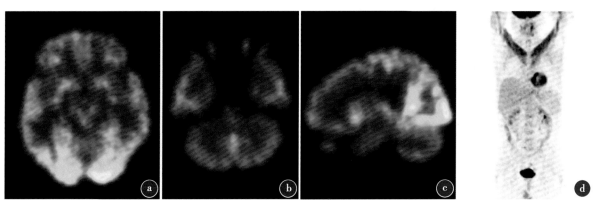

图1-1-7 ^{18}F-FDG PET 显像图。a. 双侧额叶、颞叶、基底节 ^{18}F-FDG 代谢弥漫性减低;b. 双侧小脑 ^{18}F-FDG 代谢弥漫性减低;c. 矢状面 PET 图像显示 ^{18}F-FDG 代谢减低以额叶较为明显;d. PET 全身显像未见明显局灶性 ^{18}F-FDG 代谢异常增高灶

缩。肌力、肌张力、腱反射基本正常。病理征(-)。认知检查智商、记忆商低于平均水平。3次肌电图检查均示神经源性损害肌电改变,四肢肌、胸椎旁肌均受累。头颅 MRI 检查示右侧脑室旁及双侧半卵圆中心散在小缺血灶。脑脊液涂片及脑电图检查未见异常。患者禁食12h,静脉注射 ^{18}F-FDG 451.4MBq,45min 后行 PET 显像,可见大脑各部位显影清晰,大脑皮质内 ^{18}F-FDG 代谢不均匀,双侧额叶、颞叶、基底节及小脑代谢弥漫性减低,以双侧额叶显著(图1-1-7a~c);双侧顶叶、枕叶代谢尚对称。CT 检查结果正常。全身 PET 显像未见局灶性 FDG 代谢明显异常增高灶(图1-1-7d)。根据病史及各项检查结果,诊断为 ALS。

讨论 ALS 是一种进展性的疾病,以皮质脊髓束及脑干和脊髓的下运动神经元的退变为特征。其临床诊断标准是上肢肌萎缩、肌无力、肌束颤动等临床症状在半年内加重,不伴感觉障碍,一般没有括约肌障碍,可伴有痴呆或帕金森病,肌电图检查示神经源性损害[1]。伴有痴呆的 ALS 相应的病理学改变为前额叶及颞叶第2,3层神经元呈海绵状退变。在不伴痴呆的 ALS 患者中,最显著的认知障碍表现为言语流利性及记忆功能的受损,而言语流利性的受损常与左侧前额叶皮质损害相关。

临床对于 ALS 大脑皮质的损害多靠患者认知受损的程度来推测,而 PET 显像可以明确地显示相应大脑皮质功能的受损情况。本例患者 ^{18}F-FDG PET 显像以双侧额、颞叶及双侧小脑弥漫性葡萄糖代谢减低为特征,与患者临床伴有轻微痴呆症状及相应的认知损害等相符,为该病的诊断提供了影像学依据。由于患者伴有痴呆症状,还应与 Alzheimer 病及血管源性痴呆等相鉴别。Alzheimer 病的 ^{18}F-FDG PET 显像主要以颞叶及顶叶皮质的代谢减低为特征,角回的损害较明显;而血管源性痴呆的 ^{18}F-FDG PET 显像仅表现为全脑的弥漫性葡萄糖代谢减低,由多发缺血性梗死引起者可表现为相应动脉分布区的局部代谢减低。本例病变以双侧额叶较明显,同时伴双侧小脑损害,故可与上述疾病鉴别。^{18}F-FDG PET 全身显像排除了脑部转移性肿瘤的可能,也为鉴别诊断提供了依据。ALS PET 显像的另一个优势是可以采用其他新型的显像剂,从发病机制的角度进行研究[2]。

本文直接使用的缩略语:

ALS(amyotrophic Cateral sclerosis),肌萎缩性侧索硬化症

FDG(fluorodeoxyglucose),脱氧葡萄糖

参考文献

[1] 吕传真,蒋雨平,洪震. 神经病学. 上海:上海科学技术出版社,2003:241-243.

[2] TURNER MR,RABINER EA,HAMMERS A,et al. ^{11}C-WAY100635 PET demonstrates marked 5-HT$_{1A}$ receptor changes in sporadic ALS. Brain,2005,128(Pt 4):896-905.

(摘自中华核医学杂志2007年第27卷第4期,第一作者:黄喆慜)

第二节　脑和颈部 SPECT 显像

一、颈动脉体瘤手术前后 SPECT 脑血流灌注显像一例

患者女，46岁。偶触及左颈上下颌后缘肿块，无痛，无麻木感。病程2个月余。经CT和穿刺活组织检查确诊为左颈动脉体瘤。遂收入院准备手术治疗。手术治疗分2步：①人工颈总动脉体外按压训练（Wada试验）。模拟左侧颈总动脉间歇性阻断，使对侧动脉建立侧支循环，压迫时间由6min逐日延长到50min，共持续55天[1]。②局部麻醉下行左颈总动脉解剖术。先将左颈总动脉完全勒闭。勒闭后出现肢体偏瘫、失语等症状，经对症治疗后缓解。3天后于全身麻醉下切除左颈总动脉体瘤，结扎颈总动脉和颈内、外动脉，术后1周内药物辅助治疗后病情稳定。SPECT脑血流灌注显像：①术前行常规脑血流灌注显像，予患者静脉注射 $^{99}Tc^m$-ECD 925MBq后，用Siemens Diacam 59 SPECT仪，配低能通用型准直器采集图像。矩阵128×128，探头沿头部旋转360°，每帧5.6°，20~40s/帧，采集结束后进行图像重建[2]，得到基础显像图；②于按压结束、手术前1天行脑血流灌注显像，方法同基础显像；③术后第6天行第3次脑血流灌注显像，方法亦同基础显像。结果：基础显像示局部脑血流灌注大致正常；按压后显像示左侧大脑顶叶、颞叶、基底神经节局部脑血流灌注减低，提示相应部位缺血；手术后显像示左侧大脑额叶、顶叶、颞叶、基底神经节局部脑血流灌注减低，同时伴右侧小脑失联络，提示脑血流损伤加重。

讨论　本例患者左颈动脉体瘤较大，但无异常临床表现，脑血流灌注基础显像也未见异常。该类患者应手术治疗，关键在术前须考虑患侧大脑的供血及手术安全。采用按压方法促进大脑血流侧支循环建立是可选择的治疗方法。该患者压迫左侧颈总动脉后SPECT脑血流灌注显像所示缺血部位与临床症状相符，因此，通过脑血流灌注显像证实按压试验有效，在一定程度上可预测手术治疗易致左侧大脑供血不足。该患者手术切除颈总动脉体瘤后，SPECT脑血流灌注显像示左侧大脑额叶、顶叶、颞叶、基底神经节脑血流损伤更严重，与临床进程吻合。因此，脑血流灌注显像能较准确地反映结扎颈总动脉对脑血流灌注产生影响的部位，能评价手术疗效，对脑部病变的诊断、预后和疗效观察有重要意义。

本文直接使用的缩略语：

ECD（ethyl cysteinate dimer），双半胱乙酯

参考文献

［1］郭梦和,李永贺,徐宏胜,等.颈动脉体瘤和颈静脉球体瘤的手术治疗.临床耳鼻咽喉科杂志,2003,17(6):346-347.

［2］中华医学会.临床技术操作规范核医学分册.北京:人民军医出版社,2004.88-91.

（摘自中华核医学杂志2005年第25卷第4期，第一作者：鹿存芝）

二、脑实质摄取 $^{99}Tc^m$-MDP 一例

患者男，83岁。2002年3月7日因突发意识不清，右侧肢体活动困难1.5h入院。1年前因前列腺癌行双侧睾丸切除术。入院检查：血压150/75mm Hg（1mm Hg=0.133kPa），体温36.0℃，脉搏98次/min，嗜睡状，体格检查时不合作，运动性失语，双侧瞳孔等大等圆，口角左偏。右上、下肢肌力0级，左侧肢体肌力5级，右侧浅感觉减退，左侧正常。Hoffmann征（-），Babinski征右侧（+），左侧（-），Chaddock征右侧（+），左侧（-）。急诊CT检查示脑萎缩。48h后复查CT示左侧大脑中动脉供血区脑梗死。入院后给予脱水、降颅内压、改善脑循环等治疗，病情好转。3月29日复查CT示左侧大脑中动脉供血区脑梗死后出血（图1-2-1a）。4月23日静脉注射 $^{99}Tc^m$-MDP 740MBq，放化纯>95%。3h后行全身骨显像示多发骨转移，同时左脑见大片状放射性异常增高区。随后行脑SPECT断层显像，横断、冠状、矢状位均见同一部位放射性异常增高，且与CT所示脑梗死后出血的部位相符，但范围小于CT所示病变（图1-2-1b）。

讨论　$^{99}Tc^m$-MDP骨外异常聚集可能与炎症、肿瘤、梗死和钙化、全身性和泌尿系统等疾病有关[1]，但其局部聚集机制尚不清楚。骨外软组织摄取 $^{99}Tc^m$-MDP可能继发于一些能导致血流增加或软组织钙化的疾病，如营养障碍、肿瘤骨外转移或软组织异位钙化；也可能因为放射性药物与组织中的大分子结合，如未成熟的胶原、变性的蛋白质、局部沉积的铁；还可能与局部充血、受损细胞钙离子代谢障碍、毛细血管通透性改变等有关[2-3]。杨鹏等[4]报道1例

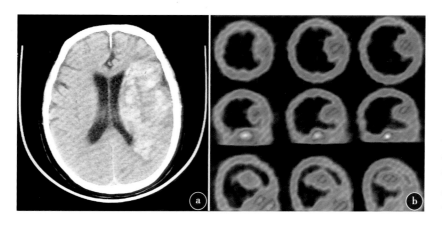

图 1-2-1 患者男,83 岁。a. CT 检查示左侧大脑中动脉供血区见高低混杂密度,左脑室轻度受压,中线无明显移位;b. 脑 SPECT 显像。横断、冠状、矢状位均见左脑同一部位放射性增高,且位于脑实质内,与 CT 所示部位相同

肺癌脑转移瘤异常摄取骨显像剂,认为可能是转移瘤血脑屏障破坏,显像剂进入颅内所致。

本例患者左脑实质内 ^{99}Tc^m-MDP 浓聚范围小于 CT 所示脑梗死后出血的病变范围,但部位相同,可能是 CT 检查与骨显像间隔时间近 1 个月,脑梗死后出血病灶吸收软化,病灶范围缩小所致。

本文直接使用的缩略语:

MDP(methylene diphosphonate),亚甲基二膦酸盐

参考文献

[1] 孙达.放射性核素骨显像.杭州:浙江大学出版社,2002.302-303.

[2] ERGÜN EL,CEYLAN E. Soft tissue uptake observed on ^{99}Tc^m-MDP bone scans:rare imaging patterns in two cases. Clin Nucl Med,2001,26(11):958-959.

[3] SAHIN ALI MD,SEVEN BEDRI MD,YILDIRIM MUSTAFA MD,et al. Heart and soft tissue uptake of ^{99}Tc^m-MDP in a hemodialysis patient. Clin Nucl Med,2004,29(12):854-855.

[4] 杨鹏,刘纯,宋少莉,等.肺癌脑转移瘤异常摄取骨显像剂一例.中华核医学杂志,2005,25(2):86.

(摘自中华核医学杂志 2006 年第 26 卷第 5 期,第一作者:李善春)

三、肺癌脑转移瘤异常摄取骨显像剂一例

患者男,65 岁。因右肺小细胞癌术后半年,无诱因突发头痛、头晕、恶心、呕吐伴气短及四肢乏力入院。无外伤和脑部手术史,无结核感染史及疫区长期居住史,无家族相关病史。体格检查:体温 36.3℃,脉搏 76 次/min,呼吸 18 次/min,血压 138/80mm Hg(1mm Hg=0.133kPa)。病态面容,营养欠佳。浅表淋巴结未触及。双侧颈静脉无怒张,颈软无抵抗。正常胸廓,右胸见手术瘢痕,双肺触觉语颤无增减,叩诊呈清音,双肺呼吸音粗,未闻及干湿性啰音。心前区无隆起,叩诊心界正常,心率 76 次/min,律齐,未闻及病理性杂音。腹平软,肝肋下未触及,肝区叩击痛阴性。四肢无畸形,左侧肢体活动欠佳,双下肢无浮肿。眼底镜检查示:双侧视乳头充血、水肿,以右侧为著;视力(粗测法)为:右眼 0.1,左眼 0.6。为排除肿瘤骨转移,静脉注射 ^{99}Tc^m-MDP 925MBq,4h 后行全身骨显像,结果:全身骨骼放射性分布未见异常;右侧颅内软组织见一异常放射性浓聚灶。SPECT 头部断层显像图经计算机处理后,右侧枕叶 3 个轴面(横断、冠状及矢状面)均可见一异常放射性浓聚灶(图 1-2-2),建议行 CT 检查,结果示右枕叶占位性病变。遂行颅内肿块切除术,术后病理检查结果为肺癌脑转移瘤。

讨论 颅内转移瘤发病率为颅内肿瘤的 6%~10%[1]。男性原发灶以肺癌最多,女性以乳腺癌最多。转移灶主要位于脑实质,少数可见于颅骨及脑膜。脑内转移多位于大脑皮质及皮质下,多为结节状,额、顶叶为最好发部位,可能由于栓子随血液循环播散至大脑中动脉末梢分支。较大的瘤体中心常有坏死[2]。^{99}Tc^m-MDP 以磷原子交换羟基磷灰石晶体骨质中的磷酸钙进入骨质而显像,其注射 4h 后,50%~60% 被骨摄取,余由肾脏排出[3]。本例患者 ^{99}Tc^m-MDP 骨显像时右侧头部软组织显影,为排除显像剂及显像技术等因素的干扰,对当日注射同一显像剂的另 2 例患者行头部断层显像,未见类似征象。分析本例患者断层图像,排除颅内放射性异常浓聚灶位于颅骨的可能。^{99}Tc^m-MDP 在颅内转移灶中浓聚,可能由于转移瘤血脑屏障破坏,显像剂进入颅内。Ozalp 等[4]认为骨外软组织异常摄取 ^{99}Tc^m-

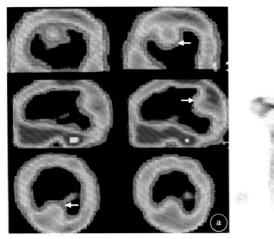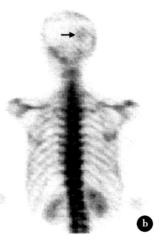

图 1-2-2　患者男,65 岁,肺癌脑转移瘤。头层断层显像(a)示右侧颅内一异常放射性浓聚灶;$^{99}Tc^m$-MDP 全身显像(b)示右侧颅内软组织异常放射性浓聚灶(箭头示)

MDP 的机理可能与多种因素有关,如钙离子浓度增加、毛细血管通透性增加、离子交换、创伤、特殊肿瘤细胞高浓度磷酸酶、充血等。

本文直接使用的缩略语:

MDP(methylene diphosphonate),亚甲基二膦酸盐

参考文献

[1] 吴阶平,裘法祖.黄家驷外科学.4 版.北京:人民卫生出版社,1998.681-683.

[2] 汤钊猷.现代肿瘤学.2 版.上海:上海医科大学出版社,2000.1442-1443.

[3] 谭天秩.临床核医学.北京:人民卫生出版社,1993.859-898.

[4] OZALP E,YAGCIOGLU H,IBIS E,et al. Extraosseous uptake of $^{99}Tc^m$-phosphate in an extremity. Semin Nucl Med,1995,25(4):352-354.

(摘自中华核医学杂志 2005 年第 25 卷第 2 期,第一作者:杨鹏)

第二章 心血管系统

第一节 心肌灌注 SPECT 显像

一、完全性左束支传导阻滞影响心肌断层显像诊断冠心病一例

患者男，56岁。因反复胸部隐痛 3 个月入院。外院心电图示 CLBBB，且行非同日法 $^{99}Tc^m$-MIBI 运动负荷（次极量运动）及静息心肌断层显像。运动负荷显像示左心室前间壁、间隔后半段及下壁呈缺损状改变，而静息显像时缺损区则表现为正常分布（图 2-1-1），诊断为前间壁、间隔后半段及下壁缺血可疑。入本院后体格检查无阳性体征，超声心动图、心电图及冠状动脉造影正常，平板运动试验阴性。遂即重复进行 $^{99}Tc^m$-MIBI 运动负荷及静息心肌断层显像，均未见异常。故排除冠心病的诊断，拟诊间歇性 CLBBB。

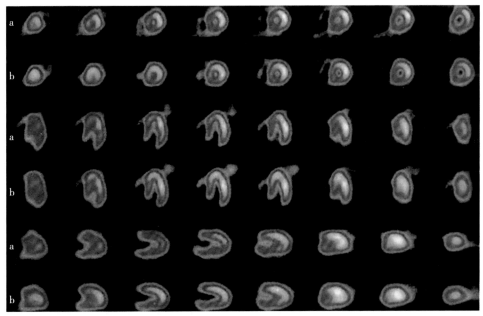

图 2-1-1　$^{99}Tc^m$-MIBI 运动负荷（a）和静息（b）SPECT 心肌灌注显像

讨论　^{201}Tl 心肌灌注显像诊断冠心病有较高的灵敏度（91%）和特异性（73%）[1]，而 $^{99}Tc^m$-MIBI 心肌灌注显像诊断冠心病与 ^{201}Tl 有相似的价值，但当存在 CLBBB 时可明显降低其诊断特异性和阳性预测值[2]。本例患者为间歇性 CLBBB，外院存在 CLBBB 时行 $^{99}Tc^m$-MIBI 心肌断层显像示前间壁、间隔后半段及下壁可逆性缺损，而在本院检查心电图正常时行心肌断层显像正常，且冠状动脉造影未见异常，排除冠心病的诊断，表明 CLBBB 存在时核素心肌灌注显像可出现假阳性。下壁缺损也可能因患者仰卧位时左侧膈肌的衰减作用引起，而间壁缺损则无法以衰减解释。有学者基于右室起搏的试验资料，提出室间隔缺损是由于心室电除极顺序异常后室间隔心肌血流减少所致[3]，但 Shefcyk 等[4]比较了快速心房起搏（即正常传导）时和快速右室起搏（即 CLBBB）时的 ^{201}Tl 局部心肌摄取，发现局部 ^{201}Tl 摄取无明显差别，故心室除极顺序改变本身不是 CLBBB 时心肌灌注缺损的主要原因。还有学者提出 CLBBB 出现运动心肌灌注缺损可能与心脏几何形态改变和部分容积效应有关[1]。本例患者超声心动图检查未见心脏形态

学改变。总之,当心电图存在 CLBBB 时,运动负荷心肌显像出现灌注缺损特别是间壁缺损时,诊断冠心病应慎重,宜行冠状动脉造影明确诊断。

本文直接使用的缩略语:

CLBBB(complete left bundle branch block),完全性左束支传导阻滞

MIBI(methoxyisobutylisonitrile),甲氧基异丁基异腈

参考文献

[1] BRAUNWALD E. 心脏病学——心血管内科学教科书.5 版. 陈灏珠,译. 北京:人民卫生出版社,2000:272-274.

[2] DELONCA J,CAMENZIND E,MEIER B,et al. Limits of ^{201}Tl exercise scintigraphy to detect coronary disease in patients with complete and permanent bundle branch block:a review of 134 cases. Am Heart J,1992,123(5):1201-1207.

[3] HIRZEL HO,SENN M,NEUSCH K,et al. [201]Tl scintigraphy in complete left bundle branch block. Am J Cardiol,1984,53(6):764.

[4] SHEFCYK DI,GINGRICH S,NINO AF,et al. Altered left ventricular depolarization sequences in left bundle branch block is not a cause for false-positive [201]Tl. J Am Coll Cardiol,1991,17(2):78.

(摘自中华核医学杂志 2005 年第 25 卷第 1 期,第一作者:李京波)

二、[99]Tc[m]-MIBI 门控心肌灌注显像诊断先天性左心室憩室一例

患者男,46 岁。因发作性晕厥 1 年半、加重 3 天就诊。体格检查:心界无扩大,心前区未触及震颤,各瓣膜听诊区未闻及杂音,肺及腹部无异常。心电图检查示 V_2、V_3 导联 ST 段抬高。初步诊断为冠状动脉粥样硬化性心脏病伴室性心动过速。心脏 MRI 检查示心脏无增大,左右房室壁及室间隔无增厚,心脏发育无畸形,各瓣膜完整,瓣膜区未见异常反流及涡流,彩色多普勒超声检查未见明显异常。

门控心肌灌注显像用 Siemens E CAM[+] 双探头 SPECT 仪,配低能高分辨准直器,[99]Tc[m]-MIBI 由中国原子能科学研究院同位素研究所提供,注射剂量 925MBq,矩阵 64×64,25s/帧,共 32 帧,以心电图 R 波为门控采集触发信号,能峰 140keV,窗宽 20%,图像采用滤波反投影法(Butterworth 滤波,截止频率 0.5,陡度因子 5)重建得到短轴、水平长轴和垂直长轴断层图像。利用随机门控分析软件获得室壁运动和室壁增厚情况、收缩期网图等门控信息,以及 LVEF、LEDV 和 LESV。心肌血流灌注显像示左心室各壁血流灌注无明显异常放射性分布,右心室未显影。LVEF 82%,LEDV 120ml,LESV 22ml。收缩期网图示左心室近心尖部有多处"囊袋"样膨出,边界清晰(图 2-1-2)。左心室造影(图

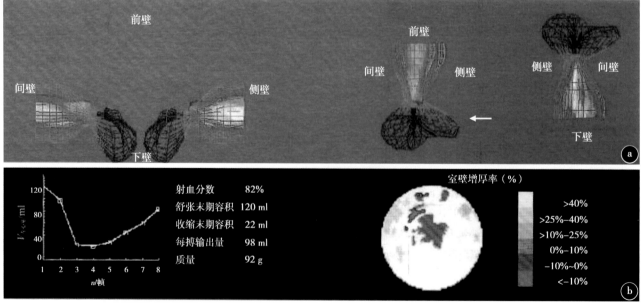

图 2-1-2 患者男,46 岁,先天性左心室憩室。[99]Tc[m]-MIBI 门控心肌灌注静息显像收缩期网图(a)示左心室心尖部收缩末期 2 处"囊袋"样膨出(箭头示);左心室功能和容积各项参数及室壁增厚图(b)示左心室功能和室壁增厚情况

2-1-3)示室壁各阶段运动正常,左心室前侧壁近心尖部见多个突出于心肌,有"颈部"、略呈半圆形的囊腔,腔内可完全充填造影剂但充填时间延迟,提示为憩室。冠状动脉造影示冠状动脉无狭窄。

讨论　先天性左心室憩室是一种罕见的心脏畸形,可发生于各心腔,以左心室多见,可伴有其他先天性畸形。其囊壁和左心室壁呈矛盾性运动,可由肌性或纤维组织构成,前者有收缩功能。先天性心室憩室应与假性室壁瘤相鉴别,两者均开口小、囊腔大,但憩室为先天性畸形,无心肌梗死和心外伤史,其囊壁内外表面光滑,厚度均匀,有明显伸缩性和矛盾性运动,且多位于心尖部,多为单一肌性或纤维组织。而与真性室壁瘤的鉴别更易,除病史不同外,真性室壁瘤没有小开口,瘤"颈部"宽大,无主动收缩和舒张功能,可观察到突出于网图的局部反向运动。先天性左心室憩室的诊断主要依靠彩色超声心动图、心脏 MRI 和心室造影,利用门

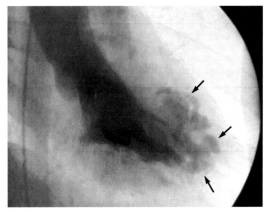

图 2-1-3　患者左心室造影示心尖区收缩末期多处"囊袋"样膨出(箭头示)

控核素心肌灌注显像诊断此病目前国内鲜见报道。单纯性憩室大多症状轻微,常因该病少见和经验不足而漏诊或误诊,既往诊断主要依赖心血管造影,通过了解憩室发生的部位、结构特征等作出综合评价,但该法具创伤性且价格昂贵,其临床应用受限。各种超声技术也是诊断心室憩室的重要方法,但其重复性差、人为因素影响大,也易造成假阴性。门控核素心肌灌注显像仅通过一次显像,就可获得心肌血流灌注与代谢、局部室壁运动与缩短率,以及左心室功能和容积等方面的信息。这不仅有助于临床诊断,还为其危险度分层和预后判断等提供信息。本例患者 ^{99}Tc^m-MIBI 门控心肌灌注显像收缩期网图示近心尖部有"囊袋"样膨出,由于病例太少,尚不能将其作为憩室特征性表现,但因其与冠状动脉造影结果相吻合,所以该特征至少可作为诊断左心室憩室的主要依据。因此,门控核素心肌灌注显像可作为诊断憩室的一种有效方法。

本文直接使用的缩略语:

LEDV(left ventricular end-diastolic volume),左心室舒张末期容积

LESV(left ventricular end-systolic volume),左心室收缩末期容积

LVEF(left ventricular ejection fraction),左心室射血分数

MIBI(methoxyisobutylisonitrile),甲氧基异丁基异腈

(摘自中华核医学杂志 2005 年第 25 卷第 5 期,第一作者:姚立新)

三、扩张型心肌病 SPECT/CT 门控心肌灌注显像与冠状动脉钙化积分检查一例

患者男,51 岁。因体格检查时胸部 X 线片提示心脏扩大、心脏彩超提示左心扩大、心功能不全入院。患者既往无明显胸痛、心悸、气喘等症状,无双下肢水肿,无端坐呼吸表现;无高血压、糖尿病病史。入院时体温 36.5℃,心率 75 次/min,呼吸 19 次/min,血压 120/85mmHg(1mmHg=0.133kPa);肝肾功能、心肌酶、肌钙蛋白均正常;ECG 示窦性心律、左心室肥厚伴劳损;动态 ECG 示窦性心律,房性期前收缩 14 次,短阵房速 2 次,室性期前收缩 4 560 次,ST-T 改变;心脏彩超示左心扩大、左室功能不全伴二尖瓣反流,LVEF 为 26%。临床初步诊断为心功能不全,原因待查。为进一步明确诊断行 SPECT/CT G-MPI。按文献[1]报道的方法进行心肌显像,并于运动心肌显像同时行 CT CCS 检测,结果(图 2-1-4a)示左心室增大,运动 MPI 示左室下壁放射性缺损,左室前壁、心尖部放射性稀疏,静息 MPI 上述区域无明显变化;左室弥漫性室壁运动减低,LVEF 为 16%。CT 扫描(图 2-1-4b)示冠状动脉各分支未见明显钙化,CCS 为 0。SPECT/CT 一站式 G-MPI+CCS 多模态显像诊断该患者 DCM 可能性大。1 周后患者行 CAG,结果示冠状动脉各分支未见明显狭窄。患者最终诊断为 DCM。

讨论　文献[2]报道心力衰竭约 46.8% 由冠状动脉 ICM 所致,近 10% 的病因是 DCM。DCM 和 ICM 均可表现为心脏扩大和心功能降低,两者鉴别有一定难度,尤其对既往无冠心病病史患者,诊断更不易。

本例患者动态 ECG 出现 ST-T 动态变化,酷似冠心病表现,但文献[3]报道 ST-T 动态变化并非冠心病所独有,DCM 因冠状动脉微循环障碍也可出现心肌缺血,表现为 ST-T 改变,这表明 ECG 对鉴别 DCM 和 ICM 有局限性。超声心动图对评估左心室功能受损程度以及排除伴发的瓣膜和心包疾病非常有效,DCM 由于心肌广泛弥漫性损害、室壁广泛受累常表现为弥漫性运动减弱,心脏呈球形改变;但严重 ICM 尤其是三支病变患者,由于其缺血部位长期供

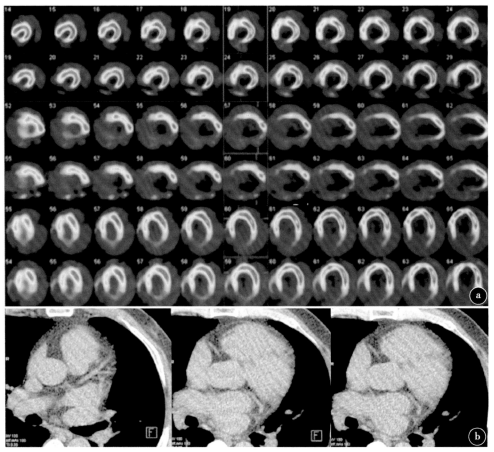

图 2-1-4　扩张型心肌病患者(男,51 岁)影像学检查图。a. G-MPI 示左心室增大,运动 MPI 示左室下壁为放射性缺损区,左室前壁、心尖部为放射性稀疏区,静息 MPI 上述放射性缺损和稀疏区无明显变化;b. CT 扫描示冠状动脉各分支未见明显钙化,冠状动脉钙化积分(CCS)为 0

血不足造成心肌纤维化或硬化,同样表现为心脏增大、室壁运动弥漫性减弱,与 DCM 很难鉴别,常需要结合多巴酚丁胺负荷试验加以诊断[4]。文献[5]报道核素 MPI 可通过心肌灌注有无节段性异常来鉴别 DCM 和 ICM,DCM 多表现为散在的心肌灌注减低,而 ICM 表现为节段性灌注异常。但近期相关研究[6]发现有些 DCM 由于心肌纤维化和/或伴发心肌坏死也可在 MPI 上表现为节段性心肌灌注异常,表明仅靠 MPI 鉴别 DCM 和 ICM 有时也存在困难。本例患者运动和静息 MPI 均显示下壁心肌灌注缺损,同样无法对 DCM 和 ICM 进行有效的鉴别诊断;但 G-MPI 示左室心肌各节段均存在室壁运动减低,符合 DCM 的心肌组织间质及血管周围广泛纤维化的病理生理特征,提示 G-MPI 结合左心功能可提高对 DCM 和 ICM 的鉴别诊断效率。

　　SPECT/CT 可进行 G-MPI 及 CCS 一站式心脏多模态显像[7]。本例患者在进行核素运动 MPI 的同时进行了一站式 CCS 检查,结果显示 CCS 为 0,可排除冠心病。此外,有研究[8]表明 CCS 为 0 者无阻塞性冠心病的可信度高,其阴性预测值大于 96%,故本例患者进一步排除了 ICM 的可能性。SPECT/CT G-MPI 及 CCS 一站式心脏多模态显像有助于 DCM 和 ICM 的诊断和鉴别诊断。

　　本文直接使用的缩略语:

　　CAG(coronary angiography),冠状动脉造影

　　CCS(coronary calcification score),冠状动脉积分

　　DCM(dilated cardiomyopathy),扩张型心肌病

　　ECG(electrocardiogram),心电图

　　ICM(ischemic cardiomyopathy),缺血性心肌病

　　LVEF(left ventricular ejection fraction),左心室射血分数

　　G-MPI(gated myocardial perfusion imaging),门控心肌灌注显像

　　MIBI(methoxyisobutylisonitrile),甲氧基异丁基异腈

　　MPI(myocardial perfusion imaging),心肌灌注显像

参考文献

［1］王跃涛,傅宁,黄宜杰,等.心肌灌注显像对症状性冠状动脉心肌桥患者的临床应用价值.中华核医学杂志,2008,28(6):369-372.

［2］裴志勇,赵玉生,李佳月,等.慢性心力衰竭住院患者病因学及近期预后的15年变迁.中华心血管病杂志,2011,39(5):434-439.

［3］MIRVIS DM,GOLDBERGER AL,ZIPES DP,et al. Braunwald's heart disease:textbook of cardiovascular medicine. 9th ed. Philadelphia PA:Elsevier Inc,2012:126-167.

［4］SICARI R,NIHOYANNOPOULOS P,EVANGELISTA A,et al. Stress echocardiography expert consensus statement:European Association of Echocardiography(EAE)(a registered branch of the ESC). Eur J Echocardiogr,2008,9(4):415-437.

［5］田月琴,刘秀杰,史蓉芳,等.扩张型心肌病和缺血性心肌病心肌灌注、代谢及功能的综合评价.中华核医学杂志,2000,20(3):105-108.

［6］SOBAJIMA M,NOZAWA T,SUZUKI T,et al. Impact of myocardial perfusion abnormality on prognosis in patients with non-ischemic dilated cardiomyopathy. J Cardiol,2010,56(3):280-286.

［7］BLANKSTEIN R,DORBALA S. Adding calcium scoring to myocardial perfusion imaging:does it alter physicians' therapeutic decision making. J Nucl Cardiol,2010,17(2):168-171.

［8］GREENLAND P,BONOW RO,BRUNDAGE BH,et al. ACCF/AHA 2007 clinical expert consensus document on coronary artery calcium scoring by computed tomography in global cardiovascular risk assessment and in evaluation of patients with chest pain:a report of the American College of Cardiology Foundation Clinical Expert Consensus Task Force(ACCF/AHA Writing Committee to Update the 2000 Expert Consensus Document on Electron Beam Computed Tomography)developed in collaboration with the Society of Atherosclerosis Imaging and Prevention and the Society of Cardiovascular Computed Tomography. J Am Coll Cardiol,2007,49(3):378-402.

（摘自中华核医学与分子影像杂志2014年第34卷第2期,
第一作者:王建锋,通信作者:王跃涛）

四、左心室致密化不全核素心肌灌注显像疑似缺血性心肌病一例

患者男,51岁。因间歇性心悸、恶心但无呕吐3d就诊。患者既往无高血压、糖尿病、高脂血症和冠心病病史,无胸痛和大量饮酒史,但有吸烟史(平均10支/d,20年)。心电图示室性心动过速,UCG示左心室扩大、室壁收缩弥漫性减低,LVEF为40%,初步诊断为ICM可能性大。常规实验室检查和心肌酶谱测定均正常。为减少躁动不安对影像学检查的影响,患者经静脉注射胺碘酮、滴注维持恢复窦性心律后行后续检查。胸部X线平片示心脏增大、轻度肺淤血。SPECT静息G-MPI显像结果(图2-1-5,图1)示:左心室明显增大,室壁运动弥漫性减低,以前壁和心尖为著;定量分析发现左室收缩功能明显减低,舒张及收缩末期容积增加;前壁和心尖节段性放射性分布明显稀疏。G-MPI结果支持ICM的最初诊断。因患者静息G-MPI明显异常且有心力衰竭表现,未行负荷显像。复查UCG(图2-1-5,图2a)显示:除仍有左心室扩大、室壁运动弥漫性减低表现外,还发现前壁中下段、心尖部非致密和致密2层结构,经测量心肌非致密层与致密层最大比值为3,考虑ICM伴LVNC。进一步的CAG结果(图2-1-5,图2b,2c)显示冠状动脉形态完全正常;心脏MRI结果(图2-1-5,图2d,2e)示左心室前壁和心尖部非致密化心内膜和致密化心外膜双层结构,非致密化内膜厚度明显大于致密化外膜,非致密化层呈异常高信号提示该部位血流缓慢,经测量心肌非致密层与致密层最大比值为2.8。患者最终诊断为LVNC。

讨论　LVNC是一种少见的先天性心肌病,又称海绵心肌或心肌窦状隙持续状态,目前认为是由在胚胎心脏发育过程中基因突变导致心肌致密化过程停滞所致。心肌致密化顺序是从心外膜下心肌扩展到心内膜下心肌、从心底部向心尖部推进,同时伴随冠状动脉血管系统形成和心肌冠状动脉循环的逐渐建立[1]。如果在胚胎发育的某一时刻因基因突变导致心肌致密化进程停滞,就会使较多的粗大肌小梁及深陷的小梁间隙持续存在,相应区域致密心肌形成减少,并最终导致心肌致密化不全。1995年WHO把LVNC归类为"未分类型心肌病"[2],2006年美国心脏协会将其归类于遗传性原发性心肌病[3]。该病可发生于成人或儿童,可以从无症状到疾病末期的充血性心力衰竭、

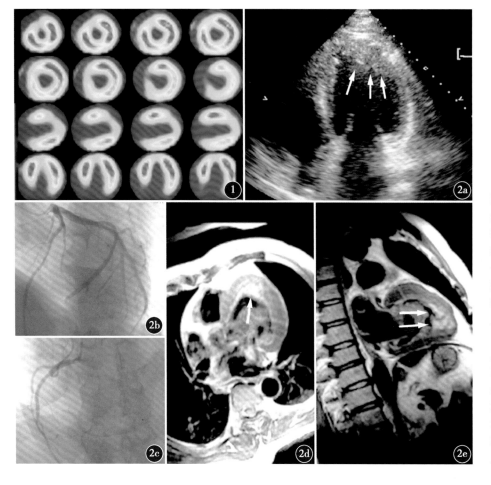

图2-1-5 图1左心室致密化不全患者(男,51岁)SPECT静息G-MPI图。第1、2排为短轴,第3排为垂直长轴,第4排为水平长轴;可见左心腔明显扩大,前壁、心尖节段性放射性分布明显稀疏。图2该患者UCG、CAG及MRI检查图。二维UCG心尖四腔长轴切面图(a)示心尖及其周围有明显网格样肌小梁和深陷的隐窝(箭头示);CAG图(b,c)均显示冠状动脉正常;舒张末期心脏MRI四腔心切面(d)和垂直长轴切面(e)示心尖及前壁非致密层心内膜明显厚于致密层,内层见异常高信号(箭头示)

心律失常、体循环血栓乃至心脏性猝死。

临床上该病误诊率很高,可能与其发病率低、对其认识不足有关。目前LVNC的诊断除根据临床表现外,主要依靠影像学检查,其中以UCG为诊断参考标准且最为常用。UCG主要图像特点包括:①左心室心腔内网格样交织的肌小梁;②肌小梁间可见深陷的隐窝,彩色多普勒血流成像显示其内血流信号与心腔内血流相通[4]。本例初始UCG未能明确诊断,其原因与检查初期患者情绪躁动导致图像采集质量较差有关,经胺碘酮静脉滴注控制情绪后获得的复查时无干扰UCG图像则明确显示了非致密化心肌的特征性网格样结构。MRI可以在任意轴面显示心脏形态,在细节显示方面更具优势。而核素显像在LVNC诊断和评价方面报道较少。^{13}N-NH$_3$ PET能定量评估心肌血流和冠状动脉血流储备,发现LVNC室壁运动异常节段的微循环功能失调,SPECT MPI亦能发现明显的放射性摄取减低,原因可能与非致密化层的心肌数量少、血液供应减低或心内膜下纤维化增加有关[5]。

本例G-MPI显像发现左室壁心肌呈节段性血流灌注明显减低,同时伴左心室扩大和心功能受损,其图像特点酷似ICM。回顾病史发现,患者既往无冠心病和胸痛史,心电图亦无显著ST-T段改变,冠心病相关危险因素亦较少。因此,G-MPI初始诊断结论与病史不符。对于核素MPI而言,核医学医师应提高对这种少见心肌病的认识,综合分析相关资料以辅助该病与ICM的鉴别诊断。

本文直接使用的缩略语:

CAG(coronary angiography),冠状动脉造影

G-MPI(gated myocardial perfusion imaging),门控心肌灌注显像

ICM(ischemic cardiomyopathy),缺血性心肌病

LVEF(left ventricular ejection fraction),左心室射血分数

LVNC(left ventricular noncompaction),左心室心肌致密不全

MIBI(methoxyisobutylisonitrile),甲氧基异丁基异腈

MPI(myocardial perfusion imaging),心肌灌注显像

UCG(ultrasonic cardiography),超声心动图

参考文献

[1] SEDMERA D, MC QUINN T. Embryogenesis of the heart muscle. Heart Fail Clin, 2008, 4 (3): 235-245.

[2] RICHARDSON P, MCKENNA W, BRISTOW M, et al. Report of the 1995 World Health Organization/International Society and Federation of Cardiology task force on the definition and classification of cardiomyopathies. Circulation, 1996, 93 (5): 841-842.

[3] MARON BJ, TOWBIN JA, THIENE G, et al. Contemporary definitions and classification of the cardiomyopathies: an American Heart Association Scientific Statement from the Council on Clinical Cardiology, Heart Failure and Transplantation Committee; Quality of Care and Outcomes Research and Functional Genomics and Translational Biology Interdisciplinary Working Groups; and Council on Epidemiology and Prevention. Circulation, 2006, 113 (14): 1807-1816.

[4] OECHSLIN E, JENNI R. Isolated left ventricular non-compaction: increasing recognition of this distinct, yet 'unclassified' cardiomyopathy. Eur J Echocardiogr, 2002, 3 (4): 250-251.

[5] SATO Y, MATSUMOTO N, MATSUO S, et al. Myocardial perfusion abnormality and necrosis in a patient with isolated noncompaction of the ventricular myocardium: evaluation by myocardial perfusion SPECT and magnetic resonance imaging. Int J Cardiol, 2007, 120 (2): e24-26.

（摘自中华核医学与分子影像杂志 2014 年第 34 卷第 2 期，第一作者：李剑明）

五、$^{99}Tc^m$-MIBI 心肌灌注显像辅助诊断冠状动脉造影正常的急性心肌梗死一例

患者男，64 岁。因反复心前区闷痛 4 天再发加重 1 天，于 2015 年 3 月 11 日入院。患者入院前 4 天休息时无明显诱因出现心前区闷痛，无放射痛，无心悸、晕厥，无恶心、呕吐，无咳嗽、咯血等，持续 10~20min，自行缓解，胸痛症状反复发作，性质相同，未行特殊诊治。1 天前吃饭时胸痛再次发作，疼痛较前剧烈，遂至当地医院就诊，诊断为"急性冠脉综合征"，未予特殊处理，转至本院心内科，医师接诊时患者胸痛症状已缓解。患者既往无高血压、糖尿病、高脂血症及大量饮酒史，吸烟 40 余年。入院体格检查无明显阳性体征。入院心电图示 Ⅱ、Ⅲ、aVF、V_7~V_9 导联 T 波倒置，急诊心肌损伤标志物：CK-MB 14.89（正常参考值 <5.0）g/L，cTn Ⅰ 10.863（正常参考值 <0.06）g/L，血常规示白细胞 16.42（正常参考值 4~10）× 10^9/L，其余辅助检查未见明显异常。入院诊断为"冠心病、急性非 ST 段抬高型心肌梗死"，入院后给予阿司匹林、氯吡格雷、瑞舒伐他汀等药物治疗，并于当日行 CAG 检查，结果示患者冠状动脉为左优势型，右冠状动脉细小，回旋支为下壁、侧后壁心肌供血，各主要冠状动脉基本正常（图 2-1-6，图 1）。为了解缺血情况、明确诊断，于 2015 年 3 月 13 日行静息 $^{99}Tc^m$-MIBI MPI，结果示左室下后壁、后侧壁心肌灌注减低（图 2-1-6，图 2）。根据 MPI 结果，明确患者心肌梗死诊断，继续给予药物治疗，病情好转后出院，随访至今患者未再出现胸痛症状。

讨论 目前诊断 AMI 需要有心脏生化标志物水平升高和／或降低并至少 1 个检测值超过参考值上限 99 百分位值，同时伴有至少 1 项心肌缺血证据；此外，应该有局部贫血的症状，心电图变化，心脏成像的证据等[1]。这与以前的定义或标准相比较，更强调心脏成像的重要性。本例患者胸痛为不典型的心绞痛症状，入院心电图除 Ⅱ、Ⅲ、aVF、V_7~V_9 导联 T 波倒置外无 ST 段改变及 Q 波形成，就诊时无外院心电图资料，入院时心脏超声等检查无异常，入院诊断为 AMI 主要依据为 cTn Ⅰ 及 CK-MB 的明显升高。入院后 CAG 示患者冠状动脉基本正常，考虑诊断为 AMI 仍缺乏充分证据，遂行静息 $^{99}Tc^m$-MIBI MPI 检查，结果证实患者存在心肌梗死，且缺血部位与心电图异常导联定位相符。

许多其他非心肌梗死性疾病也会导致心肌损伤标志物的升高，如心肌病、肺栓塞、肾功能衰竭、中毒、感染等[2-4]。过分注重心肌标志物的改变可能导致假阳性诊断[5]。CAG 能清晰客观地反映患者冠状动脉解剖结构上的异常，但不能反映管腔较小的血管以及微循环血管的病变，也无法提供心肌缺血后的生理病理变化信息，并且 CAG 为侵入性检查。而核素 MPI 能在细胞层面提供心肌缺血的客观证据，对于心肌缺血部位的定位更准确，且具有无创检查的优点，接受 MPI 的患者未见与 $^{99}Tc^m$-MIBI 药物有关的严重不良反应[6]，检查辐射量较低，安全性高。有文献[7-9]报道 CAG 正常者的 AMI 的发生率为 1%~13%，而 MPI 能为临床医师在冠心病的诊疗策略上提供更多的帮助。

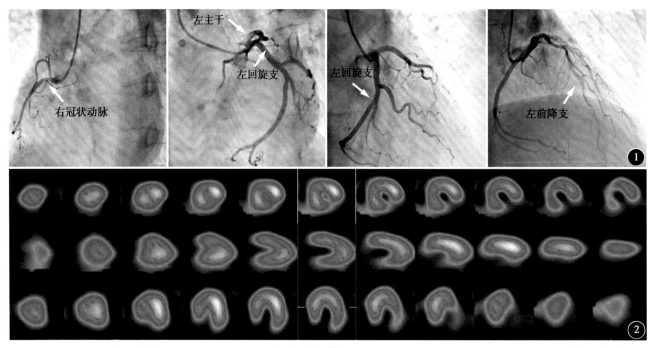

图 2-1-6 图 1 AMI 患者（男，64 岁）CAG 图。图 2 该患者静息 $^{99}Tc^m$-MIBI MPI 图。第 1 排为短轴，第 2 排为垂直长轴，第 3 排为水平长轴，可见左室下后壁、后侧壁节段性放射性分布明显稀疏

本文直接使用的缩略语：

AMI（acute myocardial infarction），急性心肌梗死

CAG（coronary angiography），冠状动脉造影

CK-MB（creatine kinase isoenzyme composed by M and B subunits），由 M 和 B 亚基组成的肌酸激酶同工酶

cTn I（cardiac troponin I），心肌肌钙蛋白 I

MIBI（methoxyisobutylisonitrile），甲氧基异丁基异腈

MPI（myocardial perfusion imaging），心肌灌注显像

参考文献

［1］VAFAIE M,KATUS HA. Myocardial infarction:New universal definition and its implementation in clinical practice. Herz,2013,38（8）:821-827.

［2］AHAMD F,BANERJEE SK,LAGE ML,et al. The role of cardiac troponin T quantity and function in cardiac development and dilated cardiomyopathy. PLoS One,2008,3（7）:e2642.

［3］LANKEIT M,FRIESEN D,ASCHOFF J,et al. Highly sensitive troponin T assay in normotensive patients with acute pulmonary embolism. Eur Heart J,2010,31（15）:1836-1844.

［4］HELLESKOV ML,LADEFOGED S,HILDEBRANDT P,et al. Comparison of four different cardiac troponin assays in patients with end-stage renal disease on chronic haemodialysis. Acute Card Care,2008,10（3）:173-180.

［5］SANDOVAL Y,SMITH SW,SCHULZ KM,et al. Diagnosis of type 1 and type 2 myocardial infarction using a high-sensitivity cardiac troponin I assay with sex-specific 99th percentiles based on the third universal definition of myocardial infarction classification system. Clin Chem,2015,61（4）:657-663.

［6］王荣福，戴皓洁，邱艳丽，等 . $^{99}Tc^m$-MIBI 心肌灌注显像诊断效能与安全性评价的回顾性研究 . 中华核医学与分子影像杂志，2012,32（6）:413-417.

［7］KARDASZ I,DE CATERINA R. Myocardial infarction with normal coronary arteries:a conundrum with multiple aetiologies and variable prognosis:an update. Intern Med,2007,261（4）:330-348.

［8］PRASAD SB,RICHARDS DA,SADICK N,et al. Clinical and electrocardiographic correlates of normal coronary angiography in patients referred for primary percutaneous coronary intervention. Am J Cardiol,2008,102:155-159.

［9］AGEWALL S,EURENIUS L,HOFMAN-BANG C,et al. Myocardial infarction with angiographically normal coronary arteries. Atherosclerosis,2011,219（1）:10-14.

（摘自中华核医学与分子影像杂志 2017 年第 37 卷第 8 期，
第一作者:孙钺,通信作者:朱高红）

六、心肌占位致心肌灌注显像异常一例

患者男,70 岁。因阵发心悸、胸部不适于 2007 年 3 月来本院就诊。1997 年 6 月因相似原因就诊时,心电图和超声心动图检查未见明显异常;运动/静息心肌灌注显像（图 2-1-7,图 1a）示左室前外侧壁近基底部放射性明显减低,静息显像无放射性充填,考虑为心肌梗死。后坚持抗心肌缺血药物治疗,病情平稳。本次入院心电图示:Ⅰ 和 aVL 导联 T 波倒置。二维超声心动图示:心内结构大致正常,左室舒张功能减低。行 $^{99}Tc^m$-MIBI 运动/静息心肌灌注显像（图 2-1-7,图 1b）示:左室前侧壁近基底部局限性放射性缺损,类圆形,边缘较清晰,缺损区周围可见放射性,静息显像时无明显放射性充填,考虑为心肌占位所致心肌灌注缺损。遂建议行螺旋 CT 检查。心脏 CT 检查（图 2-1-7,图 2）示:冠状动脉未见明确狭窄;左心室左侧壁见一 33mm×58mm 卵圆形占位,中心处可见较多团、灶状钙化,考虑良性占位可能性大。追问病史,患者自述曾于 1986 年不慎坠井,当时有短暂左胸痛,但未诊治。结合病史及影像学检查,考虑左室心肌占位,不除外外伤所致心肌血肿可能。

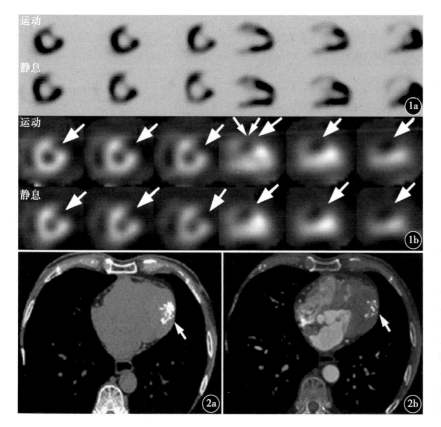

图 2-1-7　图 1 患者男,70 岁。2 次运动/静息灌注显像图。1997 年初次就诊时显像示左室前外侧壁近基底部放射性减低,静息显像无填充（a）;本次显像左室前侧壁近基底部见局限性放射性缺损（大箭头示）,类圆形,边缘较清晰,周围可见放射性（小箭头示）,静息显像时无明显放射性充填（b）。图 2 心脏 CT 检查示左心室左侧壁处卵圆形占位性病变（箭头示）,中心处可见较多团、灶状钙化（a）;增强扫描时左心室左侧壁占位性病变部位轻度增强,无延迟增强（b）

讨论　心肌灌注显像并非冠心病的特异性检查手段,导致其异常的原因还有:①非冠状动脉粥样硬化性疾病,包括各种特发性心肌病、高血压等;②非病理生理因素造成的显像伪影,如乳房引起的衰减、移动伪影等;③一些罕见疾病:心肌肿瘤,外伤导致的心肌血肿等[1-3]。Bradley 等[2]曾报道 1 例因枪伤致左心室心肌损伤而形成的局灶性室壁瘤,表现为心肌灌注缺损。常规的心肌灌注显像（$^{99}Tc^m$-MIBI 或 ^{201}Tl）不能对心脏的占位性病变进行定性诊断;但对于一些特殊类型的心脏肿瘤,如心肌嗜铬细胞瘤,$^{99}Tc^m$-奥曲肽（octreotide）显像可以进行定性诊断[3]。

本例患者的心肌病变性质虽然没有经过病理检查证实,但有多项证据支持良性占位而非心肌梗死的诊断:①患者有明确的胸部外伤史;②症状无特异性:患者 10 年来一直表现为不典型的胸部不适,而无明显胸痛、大汗等心肌梗死症状;③冠状动脉 CT 检查正常;④CT 示明确类圆形心肌占位;⑤患者的病情、心脏结构、心肌灌注显像结果在

10 年间均无明显变化。初次心肌灌注显像误诊的原因包括：①对临床情况了解不够及其他影像资料的缺乏；②忽视了对灌注缺损区形态和周围组织的观察。本例患者显像图具有与心肌梗死不同的影像特征：放射性灌注缺损区为类圆形，较突兀，且边缘较清晰，周围可见被挤压的室壁影。

需要指出的是，本例患者的心肌病变主要位于室壁内，局部室壁运动减低不明显。这可能是 2 次超声心动图检查"漏诊"的原因之一。如加做门控心肌显像，应可在评价心肌灌注的同时评价心功能和室壁运动，提高心肌灌注显像的诊断效能。

本文直接使用的缩略语：

MIBI（methoxyisobutylisonitrile），甲氧基异丁基异腈

参考文献

[1] 李志杰,裴著果.核医学显像技术在心脏肿瘤中的应用.中国临床医学影像杂志,1998,9(4):247-248.

[2] BRADLEY JT,SUTTHIWAN P,JENKINS LA,et al. Fixed defect on stress myocardial imaging resulting from previous trauma masquerading as coronary artery disease. Clin Nucl Med,2005,30(6):427-428.

[3] CHEN L,LI F,ZHUANG H,et al. Cardiac pheochromocytomas detected by $^{99}Tc^m$-hydrazinonicotinyl-Tyr^3-octreotide(HYNIC-TOC) scintigraphy. Clin Nucl Med,2007,32(3):182-185.

（摘自中华核医学杂志 2008 年第 28 卷第 4 期，第一作者：胡小莹）

七、^{131}I- 间碘苄胍诊断右心房副神经节瘤一例

患者女，16 岁。因"持续性高血压 1 年余，伴多汗、心悸"入院。1 年前体格检查时发现血压升高，呈持续性，最高可达到 200/120mm Hg（1mm Hg=0.133kPa），先后服用贝纳普利、美托洛尔、缬沙坦等药物治疗，血压仍在 150/100mm Hg 波动。24h 尿儿茶酚胺检查：肾上腺素 113.6（正常参考值 <120.1）nmol，去甲肾上腺素 8 576.6（正常参考值 41.4~384.2）nmol，多巴胺 3 530.3（正常参考值 489.8~2 873.2）nmol；血去甲肾上腺素 13 745.5（正常参考值 112.3~715.1）pmol/L，临床考虑可能为嗜铬细胞瘤。患者行腹部 CT 平扫 + 增强扫描未见明显异常。为进一步明确诊断，1 周后患者行肠道准备，并口服碘剂以保护甲状腺组织，静脉缓慢注射 ^{131}I-MIBG 74MBq，分别于 24h 和 48h 后行 γ 显像（美国 GE Infinia 双探头 SPECT 仪），均可见纵隔内异常放射性浓聚灶（图 2-1-8，图 1），考虑为异位嗜铬细胞瘤。1 周后患者行心脏彩超检查示右房肿块，轻度三尖瓣反流；MRI 图像见右心房内占位性病变。结合临床及 ^{131}I-MIBG 显像结果，临床诊断为异位嗜铬细胞瘤。患者于显像后 1 个月在全身麻醉下行手术，肿瘤经病理检查证实为"右心房"副神经节瘤（图 2-1-8，图 2）。术后给予相应对症治疗，患者血压恢复正常，术后 1 个月行 24h 尿儿茶酚胺检查：肾上腺素 23.4nmol，去甲肾上腺素 196.9nmol，多巴胺 1 178.0nmol。

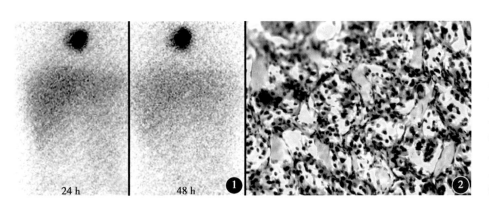

图 2-1-8　图 1 患者女,16 岁,前位 ^{131}I-MIBG 显像图。纵隔部位可见放射性异常浓聚灶,诊断为异位嗜铬细胞瘤。图 2 本例患者"右心房"肿块病理检查图,可见血管丰富,间质较少,肿瘤细胞呈不规则多角形,胞质颗粒丰富（HE×100）

讨论　80%~85% 的嗜铬细胞瘤起源于肾上腺髓质,仅 10%~15% 来源于肾上腺外[1]。肾上腺外的嗜铬细胞瘤也称副神经节瘤,可发生于神经外胚层来源的所有组织。发生在心脏的嗜铬细胞瘤非常罕见,其发病年龄为 13~61 岁,女性多于男性。与肾上腺嗜铬细胞瘤相比,心脏的嗜铬细胞瘤生长更具侵袭性,容易对生命造成威胁[2]。

嗜铬细胞瘤的定性诊断主要依赖于实验室检查,如 24h 尿儿茶酚胺等,但其影响因素较多,准确性不及 B 超、CT

和 MRI。心脏的嗜铬细胞瘤定位诊断较难，MRI 比 CT 更有诊断价值。超声心动图及经食管的超声心动图对心脏嗜铬细胞瘤也有较高的检出率。[131]I-MIBG 显像对肾上腺嗜铬细胞瘤、异位嗜铬细胞瘤和肾上腺髓质增生等具有良好的定性定位诊断价值，明显优于上述检查[3]。本例患者 ^{131}I-MIBG 显像发现纵隔部位的放射性异常浓聚灶，考虑为异位嗜铬细胞瘤，为临床发现其原发部位提供了必要的信息。但也有文献[4]报道心脏嗜铬细胞瘤 ^{131}I-MIBG 显像可呈假阴性。[123]I-MIBG 较 ^{131}I-MIBG 而言，可提高异位嗜铬细胞瘤的检出率[5]，而生长抑素受体显像可作为 ^{123}I-MIBG 的补充，对临床怀疑恶性嗜铬细胞瘤转移的患者有较大的价值[6]。

心脏异位嗜铬细胞瘤的治疗主要为手术切除。本例患者术后一般情况恢复较好，血压恢复正常，且尿儿茶酚胺等指标降至正常范围。但因心脏嗜铬细胞瘤具有侵袭性，术后仍需加强随访[4]。Buscombe 等[7]发现，[131]I-MIBG 治疗可有效改善嗜铬细胞瘤患者的预后，并提高其生存率。

本文直接使用的缩略语：

MIBG（meta-iodobenzylguanidine），间碘苄胍

参考文献

［1］ILIAS I，PACAK K. Diagnosis and management of tumors of the adrenal medulla. Horm Metab Res，2005，37（12）:717-721.

［2］SAWKA AM，YOUNG WF JR，SCHAFF HV. Cardiac pheochromocytoma presenting with severe hypertension and chest pain. Clin Endocrinol（Oxf），2001，54（5）:689-692.

［3］陈再君，蒋宁一，卢献平，等 . SPECT/CT ^{131}I-MIBG 肾上腺髓质显像在肾上腺疾病中的应用 . 中国临床医学影像杂志，2004，15（2）:78-80.

［4］李汉忠，黄钟明，毛全宗，等 . 心脏嗜铬细胞瘤三例报告 . 中华泌尿外科杂志，2005，26（8）:521-515.

［5］NAKATANI T，HAYAMA T，UCHIDA J，et al. Diagnostic localization of extra-adrenal pheochromocytoma：comparison of ^{123}I-MIBG imaging and ^{131}I-MIBG imaging. Oncol Rep，2002，9（6）:1225-1227.

［6］HARST E，HERDER WW，BRUINING HA，et al. [123]I metaiodobenzylguanidine and ^{111}In octreotide uptake in begnign and malignant pheochromocytomas. J Clin Endocrinol Metab，2001，86（2）:685-693.

［7］BUSCOMBE JR，CWIKLA JB，CAPLIN ME，et al. Long-term efficacy of low activity meta-[^{131}I]iodobenzylguanidine therapy in patients with disseminated neuroendocrine tumours depends on initial response. Nucl Med Commun，2005，26（11）:969-976.

（摘自中华核医学杂志 2008 年第 28 卷第 4 期，

第一作者：杨忠毅，通信作者：管樑）

第二节　心肌 PET 显像

一、[18]F-FDG PET/CT 漏诊心肌黏液腺癌一例

患者女，蒙古族。6 个月前无明显诱因出现咳嗽伴白色黏痰，量不多，尤以平卧后明显，同时伴胸部不适，抗炎治疗效果不佳，来本院进一步治疗。胸部 CT 检查示：心包增厚伴左侧胸腔积液。心脏彩色超声检查示：心包积液并心包增厚。于本科室行 ^{18}F-FDG PET/CT 胸部显像。[18]F-FDG 由美国 GE 公司 MINItrace 加速器及化学合成系统生产，放化纯 >97%；采用美国 GE 公司生产的 Discovery ST8 PET/CT 仪。患者检查前空腹 6h 以上，按体质量静脉注射 ^{18}F-FDG 4.81~7.40MBq/kg，平静休息 50~60min 后行 PET/CT 扫描。PET 采集用二维方式，3.5min/ 床位，检查结果：CT 示心脏壁层心包增厚，壁层厚度 4.8~11.9mm，心包腔内左心室旁、右心房旁可见局限性液体密度影；PET 示心脏及大血管正常显影，上述局限性液体处未见异常放射性浓聚影（图 2-2-1）。后手术切开心包，见心包增厚，在上腔静脉与右心房移行处、主肺动脉间隔、肺动脉主干与右心室移行处见粟粒样色黄、质脆的浸润性新生物。病理检查示脂肪组织中淋巴结 4 枚，均见黏液腺癌，并见腺管内癌栓；余送检组织内为坏死肉芽组织，有明显黏液样变，其中可见腺样结构。免疫组织化学检查结果示软骨组织和淋巴结内均为腺癌，CK8（+），Mc（-），Calretnin（-），Vimentin（-），CK18（+）。病理检查诊断为心肌黏液腺癌。

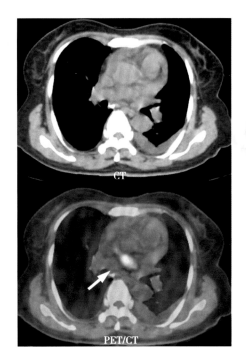
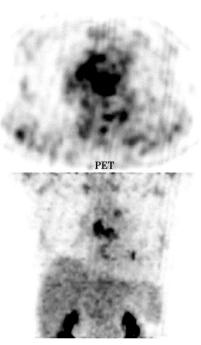

图 2-2-1 患者女,54 岁,蒙古族,心肌黏液腺癌。^{18}F-FDG PET/CT 显像示右心室流出道见片状异常放射性浓聚灶(箭头示)

讨论 原发性心脏肿瘤较少见,人群发病率为 0.002%~0.3%,其中 25% 为恶性,多见于成人[1],而黏液腺癌更罕见[2]。常规 ^{18}F-FDG PET/CT 显像对心脏部分肿瘤的诊断较困难。再次分析本例患者 PET/CT 图像,发现其心脏部位放射性摄取不均匀,右心室流出道处放射性呈团块、片状分布(图 2-2-1)。回顾分析本科行全身 ^{18}F-FDG PET/CT 显像的另 400 余例患者图像,均未见右心室流出道处异常放射性浓聚。有学者[3]报道心脏恶性肿瘤临床较早出现右心受累的症状与体征。因此,为诊断心脏部位肿瘤而行 PET/CT 显像时患者一定要空腹,血糖水平不能过高,应使正常心脏尽量不显影或显影很淡,以免掩盖肿瘤显影;当心脏部位有放射性摄取时,要注意摄取的部位、程度及形态,且要密切结合临床及其他影像学检查结果。

本文直接使用的缩略语:

FDG(fluorodeoxyglucose),脱氧葡萄糖

参考文献

[1] BUTANY J,NAIR V,NASEEMUDDIN A,et al. Cardiac tumours:diagnosis and management. Lancet Oncol,2005,6(4):219-228.

[2] SCHNABEL R,KONIORDOS P,MOHR-KAHALY S,et al. Primary adenocarcinoma of the left atrium mimicking benign myxoma. Z Kardiol,2003,92(3):254-259.

[3] DEBOURDEAU P,GLIGOROR J,TEIXEIRA L,et al. Malignant cardiac tumors. Bull Cancer,2004,91(Suppl 3):136-146.

(摘自中华核医学杂志 2009 年第 29 卷第 1 期,第一作者:张国建)

二、右心房血管肉瘤并双肺转移 ^{18}F-FDG PET/CT 显像一例

患者男,46 岁。因间断痰中带血 2 个月余行胸部 CT,结果示双肺内见多发圆形"磨玻璃"样影,边缘模糊,大者直径约 1.5cm,中心均见点状致密影;增强扫描点状高密度影可见强化。为明确病变性质,2009 年 11 月 18 日全身麻醉下行胸腔镜右肺活组织检查,见右肺表面散在数处暗红色斑片状出血点,分别在中叶外侧段、下叶外基底段切取肺组织,病理结果:光学显微镜下大小不等、形态各异的血管腔构成瘤组织;免疫组织化学:CD$_{34}$(+)、CD$_{31}$(+)、凝血因子Ⅷ(+)、细胞角蛋白(-)、上皮细胞膜抗原(-)、嗜铬粒素 A(-)、突触素(-)、神经元特异性烯醇化酶(-)、D2-40(-)、S100(-)、CD$_{56}$(-),提示肺血管肉瘤。为明确原发灶,2009 年 12 月 7 日行全身 ^{18}F-FDG PET/CT(美国 GE Discovery LS 型)示:双肺野内可见多发团片状及絮状密度增高影,部分呈放射性摄取增高,SUV$_{max}$ 6.8;右心房外侧壁及前壁呈半环形放射性浓聚,SUV$_{max}$ 9.7;考虑双肺转移部分伴出血,右心房高代谢灶不除外原发(图 2-2-2a,b)。2009 年 12 月 9 日心

脏彩超检查示心脏结构大致正常,各心腔内未探及明显异常回声。2009年12月14日始给予6周期GP方案(盐酸吉西他滨+顺铂)化疗,部分缓解。2010年11月24日因再次咯血,行增强CT扫描示:双肺病变进展,右心房内可见充盈缺损及软组织密度灶,邻近心包见软组织密度肿块,与右心室壁分界不清(图2-2-2c);结合病史,符合右心房血管肉瘤并心包、双肺转移表现。心脏彩超检查示:右心房顶部探及一团块样回声,大小约4.9cm×2.9cm,位置较固定,形态不规则,对上下腔静脉血流无影响,从心房壁向心腔内生长。

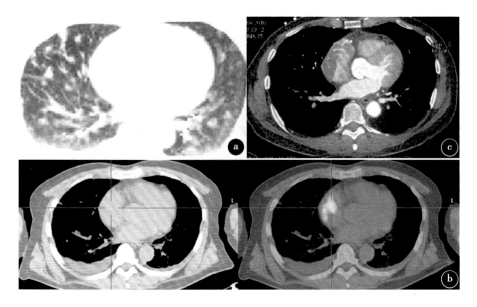

图2-2-2 右心房血管肉瘤并双肺心包转移患者,男,46岁。[18]F-FDG PET/CT检查所见:a. CT示双肺野内多发团片状及絮状密度增高影;b. 右心房外侧壁及前壁呈半环形放射性浓聚,SUV_{max} 9.7;c. 化疗部分缓解后,因再次咯血行增强CT,右心房内可见充盈缺损及软组织密度灶,邻近心包见软组织密度肿块,与右心室壁分界不清

讨论 心脏肿瘤临床少见,以黏液瘤居多,血管肉瘤罕见,好发于30~50岁男性,多数在右心房[1]。个别心脏血管肉瘤发生于左心房、三尖瓣及右心室。66%~89%发生转移,然而首先表现为转移性病变少见[2]。肿瘤多有广泛出血及坏死,浸润心房壁,其表面常有血栓被覆。瘤体较大时,阻塞三尖瓣口,部分病例瘤组织阻塞上、下腔静脉入口。大部分病例瘤组织侵及心包膜,有时整个心脏都为一层瘤组织包裹,心包腔内常有血性积液。肿瘤境界不清,可转移至肺、肝和局部淋巴结。瘤组织切面多呈紫红色,夹杂灰白或灰黄色斑块,光学显微镜下瘤组织由大小不等、形态各异的血管腔构成。本病例以双肺转移症状首发并经胸腔镜活组织病理检查证实为血管肉瘤。全身[18]F-FDG PET/CT发现心房局部异常高代谢,提示为右心房原发,这一诊断经临床随访及影像学检查证实,充分体现了功能影像学在早期发现肿瘤方面的优势。

本文直接使用的缩略语:

FDG(fluorodeoxyglucose),脱氧葡萄糖

SUV_{max}(maximum standardized uptake value),最大标准摄取值

参考文献

[1] MENG Q, LAI H, LIMA J, et al. Echocardiographic and pathologic characteristics of primary cardiac tumors: a study of 149 cases. Int J Cardiol, 2002, 84(1): 69-75.

[2] 吴红兵,王志维,吴智勇,等. 心脏原发性血管肉瘤的临床诊治. 肿瘤防治研究,2007,34(7):532-533.

（摘自中华核医学杂志2011年第31卷第5期,第一作者:韩安勤）

三、[18]F-FDG PET/CT诊断原发性心包间皮瘤三例

患者男2例(病例1、2)、女1例(病例3),年龄分别为35、68和53岁。患者自觉有不同程度乏力、前胸部闷感、心前区胀痛、心悸、气促、上腹胀痛等。临床检查:病例1、2有颈静脉怒张、肝脾肿大、心动过速表现;病例3有奇脉,心音遥远。病例1胸部X线检查示心影增大,呈烧瓶样。3例胸部CT均提示心包积液并不同程度心包增厚,病例1、2为弥漫不规则增厚,病例3为局限性不规则结节状增厚。病例2同时伴有胸腔积液和腹水。3例行心包穿刺抽液

均为血性,病例 1 行 B 超引导下诊断性穿刺抽液,细胞学检查见恶性间皮瘤细胞;病例 2 行剑突下切口心包开窗引流,活组织检查证实为混合型恶性间皮瘤;病例 3 因病灶较为局限行开胸手术,切除后病理证实为恶性间皮瘤。

　　3 例患者均在治疗前行 ^{18}F-FDG PET/CT(美国 GE Discovery ST-16)检查,均有不同程度心包积液改变,其中病例 1、2 表现为心包弥漫不规则增厚,部分呈细波浪状改变,部分层面呈不规则结节状改变,FDG 呈现断续性环形摄取(图 2-2-3);病例 3 表现为局限性不规则结节影,有推压心包向外突起改变,FDG 呈局灶性摄取增高。3 例 FDG SUV$_{max}$ 分别为 3.5、4.5 和 4.4。PET/CT 均诊断为心包恶性肿瘤,心包间皮瘤可能性大。

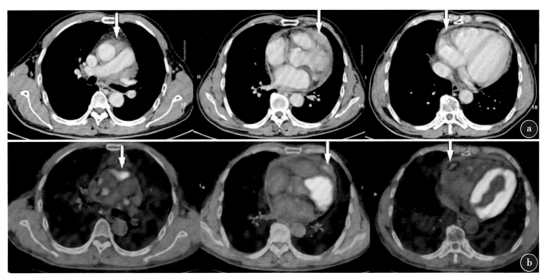

图 2-2-3　患者男,68 岁,心包间皮瘤。a. 多层螺旋 CT 增强扫描见心包膜弥漫不均匀增厚,有不规则斑块状及结节状软组织增厚(箭头示),心包腔内可见少量液性密度影;b. PET/CT 融合图像示既有解剖学不规则斑块状及结节状增厚改变,亦有 FDG 局灶性浓聚改变(箭头示)

　　讨论　心包间皮瘤发病原因未明,国外文献报道原发心脏及心包肿瘤占全身肿瘤的 0.07%~2.80%[1],而心包间皮瘤占原发性心包恶性疾病的 50%[2-3]。心包间皮瘤病变来源于浆膜层上皮细胞,心包脏层、壁层均可受累,常沿心包膜呈弥漫性浸润生长,心包腔内广泛播散。该病临床表现变化不一,无特异性,极易导致误诊[4],常因误诊为心包炎、冠心病或心肌病而延误治疗[5],目前确诊主要依靠心包穿刺细胞学检查或开胸活组织病理学检查。恶性心包间皮瘤预后多较差,死亡率较高。目前对本病的治疗多主张早期手术切除结合,放疗和化疗[2]。本组中 1 例局限性病变者行手术切除,术后 14 个月复发死亡;另 2 例弥漫性病变者分别于化疗后 2 个月、4 个月死于心力衰竭和心律失常。此病胸部 X 线、心脏超声或 CT 首先发现,但确诊率均较低,应用 PET/CT 检查对确诊有一定帮助。本组 3 例心包间皮瘤 PET/CT 检查中同层 CT 扫描可见心包呈弥漫性和/或局限性增厚,不同程度包绕心脏大血管等结构改变;由于心包积液的衬托和心包挛缩等改变,可见心包壁呈细波浪状或锯齿状增厚,弥漫性不规则软组织结节形成。PET 示心包壁结节及斑块部位有不同程度的 FDG 摄取增高,尤以结节状增厚处明显,SUV$_{max}$ 分别为 3.5、4.5 和 4.4。SUV$_{max}$ 的高低与心包壁软组织增厚程度或结节大小有关,与心包积液量无关,本组 3 例患者心包积液均无 FDG 摄取改变。病例 1、2 经 PET/CT 检查后确定病灶部位并行相应部位活组织检查确诊,可认为 PET/CT 对于间皮瘤病灶活组织检查部位的选择有一定价值。PET/CT 能对病灶范围、心包积液程度及远处转移情况等进行一定的评价,但需结合临床表现等综合评价临床分期。

　　心包间皮瘤 ^{18}F-FDG PET/CT 的鉴别诊断:①与心肌不均匀摄取 FDG 的鉴别。PET/CT 检查中较大部分人群有心肌,尤其是左心室心肌的摄取。一般可通过融合图像对摄取部位进行区分,心包间皮瘤 PET 示心肌 FDG 的摄取应基本与同机 CT 中心肌的解剖结构定位相吻合。另外尚可通过心肌核素显像等方法来确定心肌状况,从而进一步区分两者。②与心包转移性病变鉴别。有些肿瘤如消化道腺癌、肺癌及乳腺癌等可有心包转移,并发生心包结节及心包积液等改变,结节部位 FDG 摄取亦可增高,心包转移性肿瘤多表现为单发性结节改变,呈局灶性摄取增高,大部分无心包弥漫增厚及挛缩所致波浪状及锯齿状改变。③与心包炎性(结核性)病变的鉴别。心包腔炎性反应刺激可导致心包反应性增生,有时临床表现及体格检查与恶性间皮瘤相似。但心包腔炎性反应起病急,影像学表现迟于临床表现,PET/CT 可见心包腔不同程度积液但心包增厚不严重,多呈轻度弥漫均匀增厚,无明显心包波浪结节状改变,无外周侵犯表现,FDG 呈较完整薄环状摄取。

本文直接使用的缩略语:

FDG（fluorodeoxyglucose），脱氧葡萄糖

SUV$_{max}$（maximum standardized uptake value），最大标准摄取值

参考文献

［1］DE ROSA AF，CECCHIN GV，KUJARUK MR，et al. Malignant mesothelioma of the pericardium. Medicina（B Aires），1994，54（1）：49-52.

［2］顾裕民 . 原发性心包间皮瘤：国内 30 年文献报道误诊 23 例综合分析 . 临床误诊误治，1992，5（3）：113-114.

［3］刘俊明，马建亮，杨昕雪 . 原发性心包间皮瘤 3 例 . 癌症，1991，10（2）：164.

［4］苏业璞，王建明 . 原发性心脏心包肿瘤及瘤样病变的外科治疗 . 中华胸心血管外科杂志，1997，13（1）：11-13.

［5］杨枫，辛实 . 心包间皮瘤 6 例临床病理分析 . 铁道医学，1998，26（1）：48-49.

（摘自中华核医学杂志 2011 年第 31 卷第 5 期，第一作者：石华铮）

四、心肌结核 ^{99}Tc^m-MIBI 血流灌注及 ^{18}F-FDG PET/CT 显像一例

患者男，33 岁。因反复胸闷、胸痛 4 个月，加剧伴咳嗽 3 周就诊。患者于入院前 4 个月无明显诱因出现左前胸部疼痛，疼痛较轻，针刺样，无背部放射痛，每次持续时间（数分钟）不等，疼痛尚能忍受，无明显心前区压榨感。3 周前自觉症状加剧，伴有刺激样咳嗽，痰量不多，无咯血。既往无"结核、伤寒"等传染病史。体格检查：体温 36℃，心率 97 次 /min，血压 12.5/9kPa（1kPa=7.5mm Hg），心尖部可闻及 II/6 收缩期杂音。实验室检查：白细胞 4.8×10^9/L，中性粒细胞 52.6%，淋巴细胞 27.0%，单核细胞 15.6%（正常参考值 3.0%~8.0%），红细胞沉降率为 40（正常参考值 0~15）mm/1h，高敏 C 反应蛋白 12.47（正常参考值 0~5）mg/L，结核菌素试验未做，血结核抗体未查。心电图提示"心肌缺血"。彩色超声检查示：左心室心尖部团块状肿物，心包腔积液。

患者在本科行 ^{99}Tc^m-MIBI 心肌灌注显像和 ^{18}F-FDG PET/CT 显像。^{99}Tc^m-MIBI 由广东希埃医药有限公司福州分公司提供，放化纯 >95%；^{18}F-FDG 由本科用美国 GE 公司 MINItrace 加速器及化学合成系统生产，放化纯 >98%；仪器分别为美国 GE 公司 Varicam 双探头 SPECT 和美国 GE 公司 Discovery LS16 PET/CT 仪。常规方法行 ^{99}Tc^m-MIBI 心肌灌注显像；次日行 PET/CT 显像：患者检查前空腹 6h 以上，静脉注射 ^{18}F-FDG 370MBq，平静休息 1h 后显像，并行心脏增强 CT 扫描。^{99}Tc^m-MIBI 心肌灌注显像示心尖部放射性明显减低、缺损（图 2-2-4a）；^{18}F-FDG PET/CT 表现（图 2-2-4b，c）为：心尖部片状放射性异常浓聚，中央放射性缺损；CT 于相应室壁见混杂密度肿块影，横断面示肿块最大约 4.0cm×3.2cm，实质部分 CT 值约 45HU，内见片状低密度区及多发斑片状钙质密度影。增强扫描不均匀强化，CT 值 41~90HU，病灶向前下突出心脏轮廓外，下缘贴近膈面，前外缘同心包相连，相应部位心包膜稍增厚；心包腔内见条带状液性密度影，最厚约 2.2cm，CT 值约 17HU，PET/CT 综合考虑为心肌恶性病变伴心包积液。临床诊断为"心脏肿物"，行心脏肿物切除术。术中心包腔内引流出约 200ml 淡黄色液体，心尖部切开见脓性液体及干酪样物从心尖切口涌出，遂清除脓液，切除心尖部肿物。术后病理检查（图 2-2-4d）示：心肌肿物组织见特异性肉芽结节，符合结核病变；心尖部心包外脂肪血管组织中见少量慢性炎性反应细胞浸润。患者于术后 1 个月痊愈出院。

讨论 心肌结核罕见，极少单独存在，大多与活动性肺结核或心包结核并存，其主要感染途径是血行播散、淋巴逆流、心包结核直接扩散等[1]，心肌结核时心肌酶升高不明显或不升高。心肌结核的报道较少，由于缺少较特异的检测手段，其诊断较困难。本例患者临床表现不典型，难以与其他心脏病变相鉴别，无肺内及其他部位的结核病灶，且并发心包炎的症状不明显，病灶 PET 表现为代谢不均匀性增高，CT 增强扫描见病灶强化、病灶内部液化、坏死灶及钙化灶等表现，也缺乏特异性，两者均与心脏恶性肿物难以区分，导致误诊。

本例患者血红细胞沉降率快、高敏 C 反应蛋白增高，表明可能存在活动性炎性反应，PET 显像示病灶高代谢可能是活动性结核病灶常表现为增殖性病变或以增殖病变为主的结核结节，其内有大量的类上皮细胞、朗汉斯巨细胞和淋巴细胞等，均可致代谢增高；病灶内放射性缺损以及 CT 所显示的液化坏死伴钙化，则与病理检查中所见的干酪样坏死相符。PET/CT 显像能较准确定位病灶并反映代谢改变，易与心包肿瘤性病变相鉴别。心肌灌注显像显示相应部位心肌血流灌注明显减低、缺损，反映了心肌细胞摄取 ^{99}Tc^m-MIBI 的功能受损，并显示了坏死组织，因此活动性结核病灶可能不存在 ^{99}Tc^m-MIBI 异常浓聚，而 ^{99}Tc^m-MIBI 是非特异性亲肿瘤显像剂，在部分恶性病灶中显示异常浓

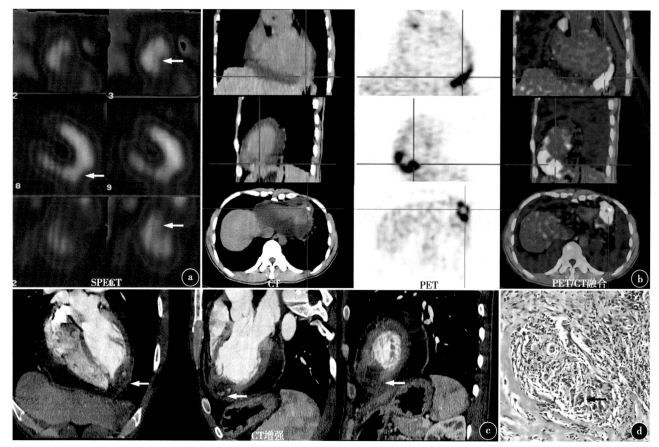

图 2-2-4　患者男,33岁,心肌结核。a. 心肌血流灌注显像见心尖部放射性明显减低(箭头示);b. ^{18}F-FDG PET/CT 见心尖部代谢增高灶,病灶中心见代谢缺损区(十字线交叉示);c. 心脏 CT 增强扫描三维重建见心尖部大片液化坏死区,病灶内见片状钙化(箭头示);d. 病理检查示心肌组织结核结节内朗汉斯巨细胞(HE×100,箭头示)

聚,这提示其在恶性肿瘤和活动性结核的鉴别诊断中有潜在的临床应用价值,有待进一步研究。

　　^{11}C-乙酸盐[2]、^{18}F-脱氧胸腺嘧啶核苷[3]等能弥补 ^{18}F-FDG 的不足。Liu 等[1]应用 ^{18}F-FDG 联合 ^{11}C-乙酸盐显像诊断肺结核,10 例活动期结核 ^{18}F-FDG 阳性而 ^{11}C-乙酸盐均为阴性,^{18}F-FDG 结合 ^{11}C-乙酸盐 PET 诊断灵敏度为100%,特异性为83%,单纯 ^{18}F-FDG PET 诊断结核的特异性仅为44%。因此,运用不同显像剂,结合各种影像学检查及临床资料可提高对本病的诊断准确性。

　　本文直接使用的缩略语:

　　FDG(fluorodeoxyglucose),脱氧葡萄糖

　　MIBI(methoxyisobutylisonitrile),甲氧基异丁基异腈

参考文献

[1] 孟亚新. 心肌结核伴心包炎的超声表现1例. 中国超声诊断杂志,2006,7(3):227.

[2] LIU RS,SHEI HR,FENG CF,et al. Combined ^{18}F-FDG and ^{11}C-acetate PET imaging in diagnosis of pulmonary tuberculosis. J Nucl Med,2002,43 Suppl:127P-128P.

[3] TIAN J,YANG X,YU L,et al. A multicenter clinical trial on the diagnostic value of dual-tracer PET/CT in pulmonary lesions using 3'-deoxy-3'-^{18}F-fluorothymidine and ^{18}F-FDG. J Nucl Med,2008,49(2):186-194.

(摘自中华核医学杂志 2010 年第 30 卷第 4 期,

第一作者:周庆伟,通信作者:陈文新)

五、^{18}F-FDG PET/CT 心肌显像中难处理性糖负荷调整一例分析

患者男,34岁,BMI 28.41kg/m^2,主诉发作性胸闷、胸痛 10 天,临床以冠心病、急性心肌梗死、高血压收入院。体格检查未见阳性体征,既往无糖尿病史。实验室检查(括号内为正常参考值范围):空腹血糖 3 次检测值分别为 5.79、6.02 和 5.64(3.58~6.05)mmol/L,尿糖阴性,三酰甘油 1.43(0.38~1.76)mmol/L,总胆固醇 5.02(3.64~5.98)mmol/L,高密度脂蛋白 1.01(0.70~1.59)mmol/L,低密度脂蛋白 3.14(<2.00)mmol/L,肝、肾、甲状腺功能正常,心肌酶谱正常,电解质正常,D- 二聚体 0.63(<1.00)mg/L,纤维蛋白原 8.11(1.80~3.60)g/L,糖类抗原 125 89.42(<42.35)μg/L,血红细胞沉降率 73(<15)mm/1h。胸部 X 线片示:两肺轻度淤血,未见实变。超声心动图示左心轻度增大,节段性室壁运动异常(左心室前壁运动幅度轻度减低,下壁基底段运动欠协调)。CAG 示冠状动脉分布呈右优势型,LVEF 36.90%,病变累及 3 支冠脉:右冠状动脉中端斑块形成,右冠状动脉左室后侧支 70% 狭窄,LAD 近端 70% 狭窄,LAD 中端 100% 狭窄,LCX 中段斑块,左冠状动脉第一钝缘支 70% 狭窄。

患者行 ^{99}Tc^m-MIBI SPECT 静息 MPI 后,次日行 ^{18}F-FDG PET/CT 显像评价存活心肌。对患者的糖负荷调整见图 2-2-5。第 1 天患者空腹 8h 以上,基础血糖浓度为 6.1mmol/L,口服 30g 葡萄糖,50min 后血糖浓度为 9.4mmol/L,静脉推注 2IU 胰岛素,40min 后血糖浓度为 7.7mmol/L(图 2-2-5a);注射 ^{18}F-FDG 后 1h 行 PET/CT 显像,图像采集时间 10min,结果(图 2-2-6a)示心肌显像不佳,图像达不到影像诊断的要求。

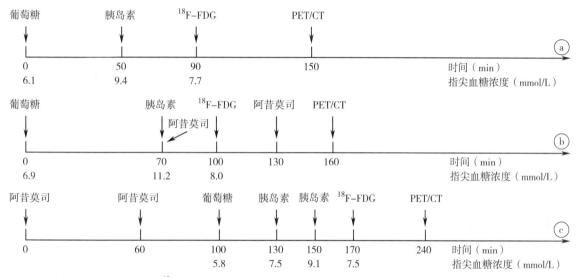

图 2-2-5 糖耐量异常患者(男,34 岁)^{18}F-FDG PET/CT 心肌显像前糖负荷调整及处理措施示意图。a. 第 1 次;b. 第 2 次;c. 第 3 次

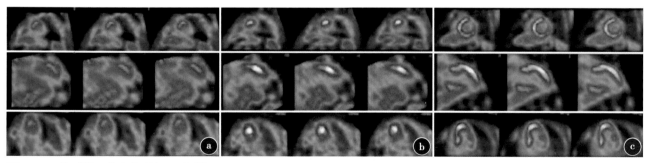

图 2-2-6 糖耐量异常患者(男,34 岁)^{18}F-FDG PET/CT 心肌显像图。a. 第 1 次;b. 第 2 次;c. 第 3 次(第 1、2、3 行依次为短轴、垂直长轴和水平长轴图像)

考虑到此例患者脂肪酸代谢对心肌葡萄糖代谢的影响可能较大,首次显像后第 4 天再次行心肌 PET/CT 显像时,曾嘱患者在当日糖负荷前 1h 及 2h 各口服 1 粒(250mg)调脂药物阿昔莫司。由于患者忘记服用,遂在注射 ^{18}F-FDG 前后各口服 1 粒阿昔莫司。显像前血糖水平调整步骤如图 2-2-5b 所示:患者空腹 8h 以上,基础血糖浓度为 6.9mmol/L,口服葡萄糖 30g;考虑到该患者可能存在糖耐量异常,适当延长了血糖测定时间,70min 时血糖浓度为 11.2mmol/L,符合之前的推测;静脉推注 3IU 胰岛素,同时口服阿昔莫司 1 粒,30min 后血糖浓度为 8.0mmol/L;注射

^{18}F-FDG后30min口服阿昔莫司1粒,1h后行PET/CT显像,图像采集时间13min,结果(图2-2-6b)示心肌显像仍较差,图像显影模糊。推测阿昔莫司服用后时间太短,尚未发挥药理作用,遂行第2次糖负荷调整。具体步骤如图2-2-5c所示:先口服1粒阿昔莫司,1h后再口服1粒阿昔莫司,40min后血糖浓度为5.8mmol/L,口服葡萄糖30g;30min后血糖浓度为7.5mmol/L;考虑到该患者糖耐量异常,血糖上升并未达到峰值,静脉推注2IU胰岛素以增加心肌对葡萄糖代谢的敏感性,20min后血糖浓度为9.1mmol/L;再次静脉推注2IU胰岛素,20min后血糖浓度为7.5mmol/L;注射^{18}F-FDG,70min后行PET/CT显像,图像采集时间15min,结果(图2-2-6c)示心肌显像较佳,图像质量良好,满足影像诊断的要求。

结合SPECT静息MPI结果,此例患者的影像学诊断结论是:①心肌活力评价:左室前壁、后壁血流灌注/代谢不匹配,心肌存活;其余心肌节段血流灌注未见明显异常;下壁心尖段和部分侧壁"反向血流灌注/代谢不匹配"。②左室功能评价:左室腔增大,局部室壁运动减弱,LVEF 33%。

讨论　心肌对葡萄糖类似物^{18}F-FDG的摄取受多种因素的影响,如底物浓度、机体状态、胰岛素和其他激素水平等。因此,在^{18}F-FDG PET显像前调整血糖浓度非常必要[1]。目前常用的血糖调整方法是美国核心脏病学会推荐的标准口服糖负荷法,适当加用胰岛素,以改善心肌对^{18}F-FDG的摄取,提高显像的成功率[2-3]。

以往研究[4]表明,阿昔莫司可抑制血液中游离脂肪酸浓度,增强糖尿病患者对外源性胰岛素的敏感性,从而增加心肌对FDG的摄取。结合文献[4-5]和笔者实际工作经验,在注射^{18}F-FDG前2h口服阿昔莫司(250mg×2)可改善大部分糖尿病患者或者糖耐量异常患者心肌显像的图像质量;分2次(间隔1h)口服可延长阿昔莫司的药理作用时间。此例患者也按上述方法处置,最终取得比较好的显像效果,阿昔莫司在其中起了重要的作用。

本例患者空腹血糖水平正常,但接近参考值上限,且患者BMI高,提示葡萄糖耐量异常。这可能是其多次显像均未获得清晰心肌显像或心肌不显像的原因。葡萄糖耐量异常与外周组织胰岛素抵抗有关,也会由胰岛素分泌异常引发,最终导致组织利用葡萄糖能力下降。同时,胰岛素生物活性绝对或相对不足引起的糖代谢和脂肪酸代谢的紊乱,也会影响心肌对葡萄糖的利用。

该患者左室前壁和后壁表现为"灌注/代谢不匹配",下壁心尖段和部分侧壁表现为"反向血流灌注/代谢不匹配"。该现象可能与心肌糖代谢和脂肪酸代谢紊乱有关,也可能由室壁运动异常所致,左室心肌重构可能参与了这一过程的发生[6-8]。此外,心肌的缺血缺氧和与之关联的有氧代谢和无氧代谢机制可能也参与其中,但尚需更多的研究来证实。

总之,对于心肌FDG显像不佳的患者,要注意糖耐量异常情况的存在,必要时选择行葡萄糖耐量试验(oral glucose tolerance test,OGTT)和胰岛素释放试验。对于明确或疑似糖耐量异常的患者,可考虑服用不良反应较少的调脂药阿昔莫司,以提高一次显像的成功率。此外还应根据患者的临床资料和血糖值的变化估测血糖的反应情况,相应延长血糖调整时间,尽量在血糖浓度曲线出现拐点后注射FDG,并在增加糖负荷后、血糖水平上升阶段加用胰岛素,以增加机体对葡萄糖的摄取。适当延长PET的采集时间对大部分摄取不佳的患者也会有所帮助。

本文直接使用的缩略语:

BMI(body mass index),体重指数

CAG(coronary angiography),冠状动脉造影

FDG(fluorodeoxyglucose),脱氧葡萄糖

LAD(left anterior decending),左前降支

LCX(left circumflex),左回旋支

LVEF(left ventricular ejection fraction),左心室射血分数

MIBI(methoxyisobutylisonitrile),甲氧基异丁基异腈

MPI(myocardial perfusion imaging),心肌灌注显像

OGTT(oral glucose tolerance test),葡萄糖耐量试验

参考文献

[1] 马寄晓,刘秀杰,何作祥.实用临床核医学.3版.北京:原子能出版社,2012:54-55.

[2] DILSIZIAN V,BACHARACH SL,BEANLANDS RS,et al. PET myocardial perfusion and metabolism clinical imaging. J Nucl Cardiol,2009,16(4):651.

[3] 黄钢,石洪成.心脏核医学.上海:上海科学技术出版社,2011:32-34.

［4］沈锐,刘秀杰,史蓉芳,等.氧甲吡嗪在糖尿病患者[18]F-FDG 心肌代谢显像中的作用.中华核医学杂志,2005,25(4):224-227.

［5］POUSSIER S,MASKALI F,TRAN N,et al. ECG-triggered ^{18}F-fluorodeoxyglucose positron emission tomography imaging of the rat heart is dramatically enhanced by acipimox. Eur J Nucl Med Mol Imaging,2010,37(9):1745-1750.

［6］ANSELM DD,ANSELM AH,RENAUD J,et al. Altered myocardial glucose utilization and the reverse mismatch pattern on rubidium-82 perfusion/F-18 FDG PET during the sub-acute phase following reperfusion of acute anterior myocardial infarction. J Nucl Cardiol,2011,18(4):657-667.

［7］SUN KT,CZERNIN J,KRIVOKAPICH J,et al. Effects of dobutamine stimulation on myocardial blood flow,glucose metabolism,and wall motion in normal and dysfunctional myocardium. Circulation,1996,94(12):3146-3154.

［8］FUKUOKA Y,NAKANO A,UZUI H,et al. Reverse blood flow-glucose metabolism mismatch indicates preserved oxygen metabolism in patients with revascularised myocardial infarction. Eur J Nucl Med Mol Imaging,2013,40(8):1155-1162.

（摘自中华核医学与分子影像杂志 2014 年第 34 卷第 3 期,
第一作者:马宁帅,通信作者:何作祥）

第三章 呼吸系统

第一节 肺通气/灌注显像

一、肺灌注显像诊断肺动静脉瘘一例

患者女,56 岁。无不适,体格检查时胸部 X 线片示左肺卵圆形阴影。为明确病变性质,行 CT 检查,平扫示左下肺条状迂曲软组织阴影,与肺门大血管相连,直达胸膜下,增强扫描明显强化,与同平面降主动脉密度一致,考虑可能为 PA-VF。为进一步证实诊断及了解动静脉瘘分流程度,行肺灌注显像。

患者静脉注射 $^{99}Tc^m$-MAA 370MBq,5min 后行肺灌注显像。采用 GE Millennium MPR SPECT 仪,配高分辨准直器,矩阵 256×256。患者平卧于检查床,视野包括双肺、双肾,行前、后位显像时包括头部。从后位开始,采集 8 个方位。后位总计数 106、采集时间为 120s,其他各方位的采集时间与后位像相同。与正常肺灌注显像[1]相比,本例患者后位及左后斜位显像示不规则(图 3-1-1a)或类圆形(图 3-1-1b)放射性缺损区位于左肺基底段的边缘,其与 CT 所示部位(图 3-1-1c、d)一致。各方位影像均可见双肾、肝或脾显影,放射性程度低于肺,提示轻度右向左分流。由于与病灶对应的肺动脉扩张明显,对患者行肺叶切除术。术后病理检查证实肿块为 PA-VF。

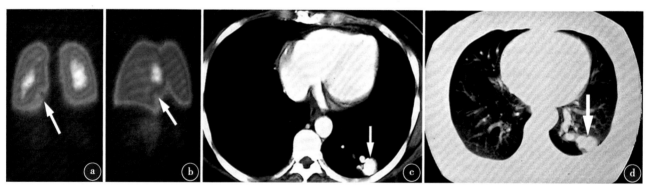

图 3-1-1 患者女,56 岁,PA-VF。后位(a)和左后斜位(b)肺灌注显像示左肺基底段缺损(箭头示),肝肾轻度显影提示右向左分流。CT 增强扫描(c、d)示迂曲软组织影,与肺门大血管相连,直达胸膜下,明显强化(箭头示)

讨论 PA-VF 又名肺动静脉畸形、肺动静脉血管瘤,是一种罕见疾病,其肺动脉和肺静脉间出现异常沟通,多为先天形成,好发于两肺下叶及中叶,多见于女性,30~40 岁最多,约 10% 为婴儿。PA-VF 发生机制为内脏血管丛的血管间隔形成出现障碍,使毛细血管发育不全,造成动静脉短路,并可因血管袢的缺陷而形成薄壁血管瘤。其与 HHT 有关。由于 PA-VF 的存在,肺动脉血不经氧合直接进入肺静脉,致体循环动脉血氧饱和度降低,临床上可出现心悸气短、头晕乏力的症状。右向左分流加重时,可出现发绀及杵状指/趾等,并可见脑栓塞、咯血、胸腔出血等并发症。本病例是 PA-VF 中的罕见病例,有以下特点:①发病年龄偏大(56 岁);②无任何症状,体格检查时胸部 X 线片发现肺部阴影,后证实为 PA-VF;③病情发展快,患者 2 年前体格检查 X 线胸片未见异常,2 年后发现病灶时其直径已达 5cm。

$^{99}Tc^m$-MAA 直径为 10~100μm,正常情况下可通过毛细血管前血管,但被阻拦在肺毛细血管中,不能到达体循环。PA-VF 出现时,$^{99}Tc^m$-MAA 随肺动脉直接进入肺静脉,依次经左心房、左心室进入体循环,病变局部表现为放射性缺损,并可见肝、肾和脑显影。体循环显影程度与分流程度密切相关。Lu 等[2]曾报道 6 例肺内分流患者肺灌注显像的结果,证明肺灌注显像可判断肺内右向左分流程度和评价肺内分流情况。Suga 等[3]也报道过类似病例,通过肺灌注

显像既发现病变部位又证实分流。肺灌注显像所显示的放射性缺损区和右向左分流都不是 PA-VF 的特异性表现，需与其他肺部疾病鉴别。肺栓塞、慢性阻塞性肺部疾病、支气管肺癌、肺隔离症等的病灶均可出现放射性缺损区，但一般无体循环显影；肝性肺病、心内右向左分流等可出现体循环显影，但无肺内放射性缺损区。因此放射性缺损区和右向左分流表现结合判断 PA-VF 具有一定特异性。本例患者为体格检查时发现，但更多的患者因出现症状就诊，病灶可能不小，肺灌注显像应可以显示病灶。

本文直接使用的缩略语：

HHT（hereditary hemorrhagic telangiectasia），遗传性出血性毛细血管扩张症

MAA（macroaggregated albumin），聚合白蛋白

PA-VF（pulmonary arterio-venous fistulas），肺动静脉瘘

参考文献

［1］周前，主编.核医学显像图谱.北京:科学出版社,2002.117.

［2］LU G, SHIH WJ, CHOU C, et al. ^{99}Tc^m-MAA total-body imaging to detect intrapulmonary right-to-left shunts and to evaluate the therapeutic effect in pulmonary arteriovenous shunts. Clin Nucl Med, 1996, 21（3）:197-202.

［3］SUGA K, KURAMITSU T, YOSHIMIZU T, et al. Scintigraphic analysis of hemodynamics in a patient with a single large pulmonary arteriovenous fistula. Clin Nucl Med, 1992, 17（2）:110-113.

（摘自中华核医学杂志 2006 年第 26 卷第 3 期，第一作者:何国荣）

二、原发性肺动脉肉瘤肺通气/灌注显像表现为肺栓塞一例

患者女,53 岁。2008 年 10 月起无明显诱因出现活动后胸闷、气急,休息后可好转。当时心电图、胸部 X 线检查结果正常,未予特殊处理。2009 年 1 月,上述症状加重,平地稍活动即出现胸闷、气急,并伴心前区隐痛。患者于 2009 年 2 月 6 日入院,体格检查:肺动脉瓣区Ⅲ~Ⅳ级收缩期杂音;常规心电图示:正常窦性心律,T 波改变;心脏超声检查:肺动脉主干远端占位（考虑血栓可能）,中度 PAH,LVEF 0.70;CT 肺动脉造影:肺动脉主干及双侧肺动脉广泛栓塞（图 3-1-2a）。行 Technegas/^{99}Tc^m-MAA V/Q 显像,Na^{99}Tc^{m}O$_4$ 555MBq,^{99}Tc^m-MAA 925MBq（上海欣科医药有限公司提供）,Technegas 由澳大利亚 Tetley 公司 Technegas 发生器制备,显像仪器为荷兰 Philips Precedence SPECT/CT 仪;显像后考虑双侧肺动脉广泛栓塞（图 3-1-2b, c）。实验室检查:多次血浆 D-二聚体检测结果均正常,血浆氨基末端脑钠肽前体 3 053.0ng/L（正常参考范围 0~100ng/L）。华法林抗凝治疗 1 周无效。

2009 年 2 月 27 日,患者全身麻醉体外循环下行肺动脉取栓术。术中见肺动脉内充满黏液瘤样肿瘤,约 4cm×3cm,位于主动脉后左侧至左肺动脉开口,从主干向左右肺动脉延伸,以左肺动脉为主。肿瘤组织与肺动脉内壁紧密粘连,但可与内膜一起剥除。病理检查结果为大动脉内膜来源的肿瘤,符合内膜肉瘤（图 3-1-2d）。术后患者一直接受中医治疗,未行化疗或放疗。术后 2 个月,胸部增强 CT 提示左下肺动脉和右上肺动脉内充盈缺损。随访至术后 9 个月,患者一般情况可。

讨论　原发性肺动脉肉瘤是一种罕见的心血管系统恶性肿瘤。临床表现根据肿瘤的组织学特征、大小和位置不同而变化,通常无特异性,最常见的有呼吸困难、胸痛、咳嗽和咯血。临床上易误诊为慢性肺栓塞[1]。明确诊断需依靠组织病理学分析。根据 WHO 标准[2]将大血管肉瘤分为 3 型:血管肉瘤、平滑肌肉瘤和内膜肉瘤。肺动脉内膜肉瘤发病率几乎是起源于主动脉的肿瘤的 2 倍,稍好发于成年女性（女:男约为 1.3:1）。肿瘤细胞高度未分化,可以由多能内膜下间叶干细胞向纤维母细胞分化。肿瘤呈息肉样在血管腔内生长蔓延,主要发生于近端血管,并可以影响肺动脉瓣和右心室[3]。初诊时常发现已有肺部（50%）和远处（16%）转移,肺血流阻断是常见的死亡原因[4]。

肺动脉内肉瘤早期诊断困难,缺乏特异性的影像学诊断方法,多数都是在手术或尸检时确诊。胸部 X 线片可以显示肺部结节、肺动脉扩张、肺血管减少和心影扩大,超声心动图可能提示右心室扩大伴随右室流出道或肺动脉阻塞,血管造影可见到肺动脉腔充盈缺损,增强 CT 可显示占据整个主肺动脉或其近段管腔的充盈缺损、动脉受累和管腔外肿瘤波及的范围。但是在缺乏继发性病变的情况下,增强 CT 无法区分血栓和肿瘤[3]。放射性核素肺 V/Q 显像诊断肺栓塞的灵敏度高,但属于功能性显像,无法在解剖层面上观察到肺动脉内占位,而 SPECT/CT 融合显像即便可能发现肺动脉干内异常密度,也无法鉴别血栓和瘤栓[5]。所以需要更新的无创伤性技术对肺动脉肉瘤进行诊

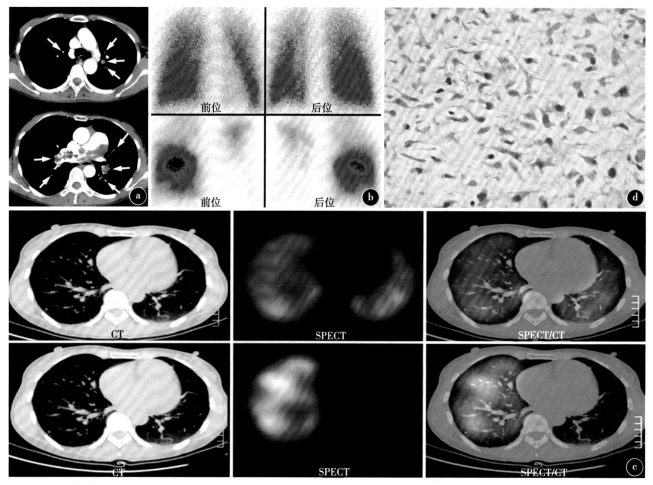

图 3-1-2 原发性肺动脉肉瘤患者,女,53岁。a. CT 血管造影示肺动脉主干及双侧肺动脉广泛栓塞(箭头示),肺动脉主干和双侧肺动脉内充盈缺损。b,c. 放射性核素肺 V/Q 平面及 SPECT/CT 融合显像示:通气相(上排图)正常,灌注相(下排图)见双肺多发节段性放射性缺损,考虑双侧肺动脉广泛栓塞;d. 术后病理检查结果。光学显微镜下见血管壁内分叶状生长的梭形细胞肿瘤,部分区细胞丰富,轻到中度异型,少部分明显异型。间质黏液变,可见少量核分裂象,以及肿瘤性坏死(HE×200)

断。Ga 增强 MRI 可见肺动脉内肿瘤强化,血栓无强化[3];18F-FDG PET 显像时,血栓无 FDG 摄取,而恶性肿瘤可见到 FDG 摄取,该2项检查都可以鉴别血栓和肿瘤[6]。

　　动脉肉瘤的预后较差。未经手术的患者平均存活期小于2个月,手术患者的平均存活期为10个月。化疗和放疗的作用不十分确定[1]。

　　总之,肺动脉肉瘤属罕见病,症状可能无特异性,早期诊断困难。当患者伴有慢性呼吸困难,无下肢深静脉血栓史,血浆 D-二聚体水平正常,抗凝治疗反应差,影像学检查发现肺动脉内占位时,应高度怀疑此病[7]。

　　本文直接使用的缩略语:

　　FDG(fluorodeoxyglucose),脱氧葡萄糖

　　LVEF(left ventricular ejection fraction),左心室射血分数

　　MAA(macroaggregated albumin),聚合白蛋白

　　PAH(pulmonary arterial hypertension),肺动脉高压

　　V/Q(ventilation/perfusion),通气/灌注

　　WHO(World Health Organization),世界卫生组织

参考文献

[1] JIN T,ZHANG C,FENG Z,et al. Primary pulmonary artery sarcoma. Interact CardiovascThoracSurg,2008,7(4):722-724.

[2] HSING JM,THAKKAR SG,BORDEN EC,et al. Intimal pulmonary artery sarcoma presenting as dyspnea:case report. Int Semin SurgOncol,2007,29,4:14.

［3］VIANA-TEJEDOR A，MARIO-ENRÍQUEZ A，SÁNCHEZ-RECALDE A，et al. Intimal sarcoma of the pulmonary artery：diagnostic value of different imaging techniques. Rev Esp Cardiol，2008，61（12）：1363-1365.

［4］PEWARCHUK JA，NASSARALLA CL，MIDTHUM DE. A 39-year-old woman with cough，chest pressure，and worsening dyspnea. Chest，2007，131（3）：934-937.

［5］李蓓蕾，陈曙光，余幼军，等 . 核素一日法肺通气 / 灌注显像在肺血栓栓塞症中的应用 . 上海医学，2009，32（7）：579-582.

［6］CHONG S，KIM TS，KIM BT，et al. Pulmonary artery sarcoma mimicking pulmonary thromboembolism：integrated FDG PET/CT. Am J Roentgenol，2007，188（6）：1691-1693.

［7］DORNAS AP，CAMPOS FT，REZENDE CJ，et al. Intimal sarcoma of the pulmonary artery：a differential diagnosis of chronic pulmonary thromboembolism. J Bras Pneumol，2009，35（8）：814-818.

（摘自中华核医学杂志 2011 年第 31 卷第 5 期，第一作者：李蓓蕾）

三、核素肺灌注 / 通气显像诊断右房黏液瘤致肺栓塞一例

患者女，56 岁。因活动后胸闷、气喘半个月，加重 3h 入院。患者半个月前于活动后感胸闷、憋喘，休息后可缓解。外院治疗（具体不详）效果欠佳。入院当日晨安静时胸闷憋喘再次发作，难以忍受。既往无慢性阻塞性肺部疾病史。门诊 B 超示心包少量积液。门诊拟诊心包积液，冠心病，心功能不全和肺栓塞，收入院。体格检查：体温 37.1℃，脉搏 82 次 /min，呼吸 19 次 /min，血压 128/73mm Hg（1mm Hg=0.133kPa），神清，口唇轻度紫绀，颈静脉无怒张。无胸膜摩擦感，双肺底闻及少许湿啰音。心界不大，未触及震颤。心律不齐，偶及期前收缩，各瓣膜听诊区未闻及明显杂音。双下肢无水肿。实验室及辅助检查示，血常规：白细胞 10.7 × 10⁹/L，ALT 28IU/L，AST 26IU/L，肌钙蛋白阴性。血气分析示 pH 值 7.489，二氧化碳分压 21.9mm Hg，氧分压 80.79mm Hg。心电图示窦性心律，Ⅲ、aVF 导联异常 Q 波；不完全性右束支传导阻滞。胸部 CT 平扫示双肺未见明显异常，心包少量积液。胸部 X 线检查未见明显异常。⁹⁹Tcᵐ-MAA 双下肢深静脉显像正常（图 3-1-3，图 1）。肺灌注显像采用常规 8 体位采集，结果示双肺多肺段异常放射性缺损影。隔日行肺通气显像，患者吸入 ⁹⁹Tcᵐ-DTPA 气溶胶，采集条件及体位与肺灌注显像相同，5min 后显像正常。肺灌注 / 通气显像不匹配，提示肺栓塞（图 3-1-3，图 2）。遂行溶栓和抗凝治疗。治疗后症状消失，再次行肺灌注显像，采集条件同前，结果正常。溶栓后行心脏彩色超声检查，结果示右房黏液瘤并见表面多个血栓附着。溶栓后 20d 行右房黏液瘤切除术，术中见黏液瘤大小约为 4cm×4cm×5cm，质脆，表面见多个血栓附着。术后病理检查示右房黏液瘤（图 3-1-3，图 3）。

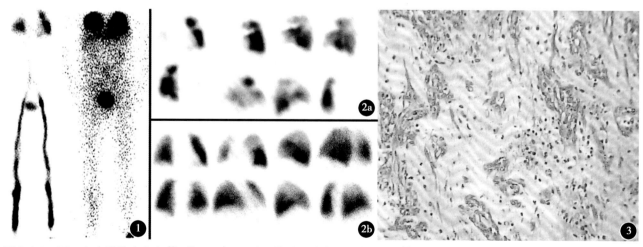

图 3-1-3　图 1 右房黏液瘤患者 ⁹⁹Tcᵐ-MAA 双下肢深静脉显像未见异常。图 2 ⁹⁹Tcᵐ-MAA 肺灌注显像（a）示，双肺多肺段可见异常放射性缺损影。肺通气显像（b）示，双肺放射性分布正常。肺灌注 / 通气显像不匹配。图 3 手术后病理检查示右房黏液瘤（HE×100）

讨论　肺栓塞是由内源性或外源性栓子堵塞肺动脉或其分支致肺循环障碍的一种临床和病理生理综合征，临床上并不少见，但因其症状和体征不典型，故误诊率达 60%~70%[1-2]。目前诊断肺栓塞主要根据患者临床表现、血浆 D- 二聚体、血气分析及肺动脉造影、X 线胸片、螺旋 CT、MRI 及核素肺灌注 / 通气显像等。肺动脉造影被认为是

诊断肺栓塞的"金标准",但属创伤性检查,且费用昂贵,限制其临床应用。肺灌注/通气显像无创、安全、简便,诊断肺栓塞的灵敏度、准确性高[3]。本例患者临床症状不典型,肺 CT 平扫阴性,但核素肺通气/灌注显像不匹配,提示肺栓塞,结合血气分析等实验室检查诊断为肺栓塞,行溶栓及抗凝治疗后症状消失,复查核素肺灌注显像基本恢复正常。

肺栓塞主要因下肢深静脉血栓脱落后随血循环进入肺动脉及其分支造成,文献[4]报道其占肺栓塞病因的 80%~90%。下肢深静脉血栓可通过超声、核素下肢深静脉显像、X 线下肢深静脉造影等检出。核素下肢深静脉显像是一种无创性检查方法,安全、简便、可靠,可重复检查和用于危重患者,是诊断下肢深静脉血栓和肺栓塞的有效方法[5]。本病例核素下肢深静脉显像阴性,基本除外下肢深静脉血栓。后经心脏彩色超声检查发现右房黏液瘤,并见黏液瘤表面有血栓附着。综合临床及影像学检查,考虑栓子来源为右房黏液瘤,并经手术及病理诊断证实。右房黏液瘤为相对少见的心脏良性肿瘤,其造成肺栓塞的原因为黏液瘤碎片或瘤体表面血栓脱落进入肺动脉及其分支[6]。本例患者右房黏液瘤的临床表现不典型,以肺栓塞为首发症状。因此,在寻找血栓来源时,核素检查和其他影像学检查可优势互补。

本文直接使用的缩略语:

ALT(alanine aminotransferase),谷丙转氨酶

AST(aspartate aminotransferase),谷草转氨酶

DTPA(diethylene triamine pentaacetic acid),二乙基三胺五乙酸

MAA(macroaggregated albumin),聚合白蛋白

参考文献

[1] MOSER KM, AUGER WR, FEDULLO PF, et al. Chronic thromboembolic pulmonary hypertension: clinical picture and surgical treatment. Eur Respir J, 1992, 5(3): 334-342.

[2] 刘双, 张维君, 梁瑛, 等. 29 例急性肺栓塞临床观察及治疗研究. 中华心血管病杂志, 1999, 27(1): 39-41.

[3] 王金城, 米宏志, 王蒨, 等. 肺灌注/通气显像与肺动脉造影诊断肺动脉栓塞的对比研究. 中华核医学杂志, 2001, 21(4): 218-220.

[4] ANDERSON FA JR, WHEELER HB. Venous thromboembolism: risk factors and prophylaxis. Clin Chest Med, 1995, 16(2): 235-251.

[5] 刘蕴忠, 刘秀杰, 史蓉芳, 等. 放射性核素显像对下肢深静脉病变和肺栓塞的临床观察. 中华核医学杂志, 1997, 17(1): 38-40.

[6] 刘文旭, 李治安, 孙琳, 等. 心脏黏液瘤的超声心动图诊断. 中国医学影像技术, 2003, 19(5): 607-608.

（摘自中华核医学杂志 2006 年第 26 卷第 2 期,第一作者:朱峰）

四、大动脉炎累及肺动脉核素显像误诊为肺动脉栓塞症一例

患者男,15 岁。住院前 1 年无明显诱因出现右侧胸背部疼痛,伴气短及四肢乏力,轻微活动后症状加重。无外伤和胸部手术史,无结核感染史及疫区长期居住史,家族中无相关病史。

体格检查:体温 36.4℃,脉搏 120 次/min,呼吸 18 次/min,血压 138/98mm Hg(1mm Hg=0.133kPa)。一般情况良好,发育正常,浅表淋巴结未触及。双侧颈静脉怒张,颈软无抵抗。桶状胸,双侧肋间隙增宽,触觉语颤无增减,叩诊呈清音,双肺呼吸音粗,未闻及干湿性啰音。心前区无隆起,叩诊心界向右扩大,心率 120 次/min,律齐,可闻及奔马律,左侧胸骨旁第 4 肋间隙可闻及收缩期Ⅱ级杂音。腹部略有膨隆,肝肋下三指,边缘光滑,肝区叩击痛阳性。四肢无畸形,活动尚可,双下肢轻度水肿。

实验室检查:血、尿、大便三大常规均正常;抗链球菌溶血素"O"(ASO)287.00IU/ml(参考值 0~100.00U/ml);心电图示窦性心动过速、ST-T 波改变;超声心动图示心脏扩大,以右心为著,肺动脉高压(约 108mm Hg);X 线胸片示心脏增大,心胸比例为 0.70,双侧胸腔少量积液。

核医学检查:采用 Elscint Helix SPECT 仪,经双侧足背静脉等速等量注射 ^{99}Tc^m-MAA 296MBq,立即行双下肢深静脉显像,嘱患者活动 1min 后行双下肢浅静脉显像,随后行肺灌注显像,矩阵 128×128,行前后位、后前位、左(右)后斜位、左(右)侧位显像,采集计数为 5×10^5;隔日行肺通气显像,患者吸入 ^{99}Tc^m-DTPA 气溶胶,10min 后进行显像,体位与肺灌注显像相同,采集计数为 3×10^5。结果:患者双下肢深静脉回流通畅;肺灌注显像示右肺上叶(尖段、前

段和后段)、下叶(前基段外、基段)放射性分布缺损,余各肺段放射性分布正常;肺通气显像双肺放射性分布未见异常。右肺上叶及下叶肺通气/灌注显像不匹配(图 3-1-4),诊断为右肺上叶及下叶放射性分布呈栓塞性改变。

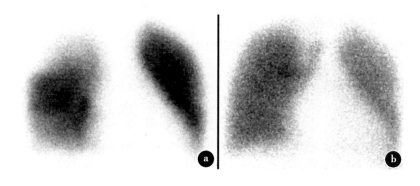

图 3-1-4　核素肺灌注/通气显像。a. 肺灌注显像示右肺上叶及下叶放射性分布缺损;b. 肺通气显像双肺放射性分布未见异常

患者转外院拟行肺动脉血栓剥离术,动脉造影发现右肺上叶及下叶动脉阻塞,同侧肾动脉中度狭窄。结合临床症状、体征及其他实验室检查,符合 1990 年美国类风湿病学会大动脉炎诊断标准,最后确诊为大动脉炎(混合型)。

讨论　大动脉炎是一种累及主动脉及其主要分支的动脉炎性疾病,常侵犯富有弹性的血管壁,使血管中膜增厚,导致管腔逐渐狭窄,甚至闭塞。由于肺动脉为弹性动脉,从起始至肺泡的小分支均含有弹性纤维,故其动脉炎性改变在疾病早期即可出现。而肺栓塞为内源性或外源性栓子堵塞肺动脉及其分支,引起肺循环障碍的临床和病理生理综合征。

虽然 2 种疾病病理机制不同,但均使血流通过减少或中断,因此栓塞或闭塞远端的肺组织肺灌注显像出现放射性稀疏或缺损区。但作为营养血管的支气管动脉未受影响,肺泡形态正常,故肺通气显像结果均正常,出现通气功能正常的灌注缺损区。

2 种疾病肺通气/灌注显像结果相似,没有明显差异。大动脉炎肺动脉受累可发生在单侧或双侧肺部,累及 1 个或数个肺野,呈多发性病变;右肺较易受累,其上叶受累概率更高,肺叶动脉较肺段或肺段以下部位受累更常见。临床上缓解 2 种疾病所致呼吸道症状的方法不同。因此,核素肺通气/灌注显像出现通气正常的灌注缺损或稀疏区时,应仔细询问病史并参考相关实验室及影像学检查结果,慎重诊断。

本文直接使用的缩略语:

DTPA(diethylene triamine pentaacetic acid),二乙基三胺五乙酸

MAA(macroaggregated albumin),聚合白蛋白

(摘自中华核医学杂志 2004 年第 24 卷第 2 期,第一作者:杨鹏)

第二节　肺部肿瘤 PET 显像

一、肺良性转移性平滑肌瘤 PET/CT 显像一例

患者女,35 岁。于 2006 年 3 月 16 日以头痛待查入院。入院后头部 MRI 及 MRA 检查无异常。胸部 CT 检查示:双肺多发小结节影,疑肺转移癌;胸腔少量积液。整个病程无咳嗽、咳痰、胸痛、胸闷、发热等症状,体格检查无阳性体征。既往于 2002 年行子宫肌瘤切除术。入院后支气管镜检查示气管、支气管正常,取组织行病理检查示:右下叶支气管黏膜组织间质水肿,右下肺刷片+灌洗见柱状上皮细胞及吞噬细胞。后腹膜及双侧肾上腺 CT 检查未见明显异常。B 超:双侧胸腔少量积液,余未见异常。肿瘤标志物(−)。为进一步明确诊断,于 2006 年 4 月 14 日行 PET/CT 显像。患者空腹 6h 后,经三通管肘静脉按体重注射 ^{18}F-FDG 3.7MBq/kg,平静休息 60min 后,采用 GE Discovery ST PET/CT 行全身显像(PET 2.5min/床位),结果示:CT 于双肺见多个类圆形大小不等结节影,最大者(10.1mm×8.1mm×11.2mm)位于右肺下叶背段,PET 于肺部相应部位未见高代谢病灶,SUV 为 0.80;右肺上叶前段 SUV 为 0.82;考虑为良性病变(图 3-2-1,图 1)。2006 年 5 月 10 日行右肺结节(下叶背段)楔形切除术,术后病理检查结果为上皮-间叶性肿瘤,不除外低度恶性肿瘤及转移性肿瘤,建议随访。2006 年 5 月 20 日和 9 月 16 日分别复查 PET/CT,显像剂分别为 ^{11}C-MET 和 ^{18}F-FLT。2 次显像结果示:右肺上叶前段 SUV 为 0.35,肺部结节未见高代谢病

灶,考虑为良性病变(图3-2-1,图1)。本院病理科医师将其病理切片(图3-2-1,图2)与4年前子宫肌瘤病理切片仔细对照,发现两者光学显微镜下特点相同,结合病史及影像学检查结果,诊断为肺良性转移性平滑肌瘤。

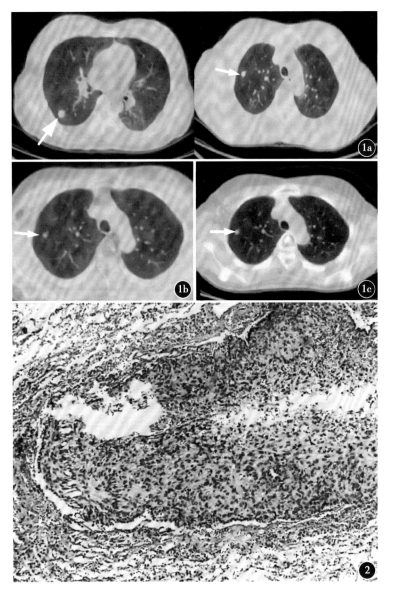

图3-2-1 图1患者PET/CT显像图。a. ^{18}F-FDG显像右肺下叶背段结节处未见放射性异常浓聚影(大箭头示),右肺上叶前段结节处未见放射性异常浓聚影(小箭头示);b. ^{11}C-MET显像右肺上叶前段结节处未见放射性异常浓聚影(箭头示);c. ^{18}F-FLT显像右肺上叶前段结节处未见放射性异常浓聚影(箭头示)。图2患者术后病理检查图。瘤组织与周围组织分界清楚,周边部为单层立方上皮细胞,周围可见受挤压的肺泡结构。瘤细胞呈束状、交织状排列,长梭形,胞质淡染,胞核梭形、类圆形,两端钝圆,染色质较粗,轻度异型,未见核分裂象。光学显微镜下特点同原子宫平滑肌瘤(HE×10)

讨论 肺良性转移性平滑肌瘤十分罕见,其特点为育龄妇女在发现子宫肌瘤的同时或之后,肺内出现多发结节样病变,肺内病变与子宫肌瘤的病理形态完全一致。本病的发病机制尚不清楚,可能是在行子宫切除时肿瘤通过静脉到达肺部,但不能解释少数在子宫切除前已有肺结节的病例[1]。典型的影像学表现为界限清楚的单发或多发肺结节,直径从几毫米至几厘米,肺其余部位正常。少数病例结节呈粟粒状或出现空洞[2],故与转移性病变难鉴别。病理上结节由分化良好、呈良性表现的平滑肌细胞组成。临床上遇到患子宫肌瘤又出现肺内结节的年轻女性患者,应考虑此病的可能性。而 ^{18}F-FDG 显像在鉴别肺结节性病变良恶性中有重要价值[3]。

本文直接使用的缩略语:

FDG(fluorodeoxyglucose),脱氧葡萄糖

FLT(fluorothymidine),胸腺嘧啶核苷

MET(methionine),蛋氨酸

MRA(magnetic resonance angiography),磁共振血管造影

参考文献

[1] ABRAMSON S,GILKESON RC,GOLDSTEIN JD,et al. Benign metastasizing leiomyoma clinical,imaging and pathologic correlation.

Am J Roentgenol,2001,176(6):1409-1413.

[2] SHIN MS,FULMER JD,HO KJ. Unusual computed tomographic manifestations of benign metastasizing leiomyomas as cavitary nodular lesions or interstitial lung disease. Clin Imaging,1996,20(1):45-49.

[3] 王全师,吴湖炳,王明芳,等. PET/CT 显像在肺癌诊断及分期中的初步应用. 中华核医学杂志,2005,25(2):75-77.

（摘自中华核医学杂志 2007 年第 27 卷第 6 期,第一作者:张云）

二、肺平滑肌肉瘤 PET/CT 显像一例

患者男,35 岁,无咳嗽、咳痰、胸痛、胸闷及发热等不适,吸烟 13 年,10 支 /d。常规体格检查胸部 X 线片示右肺上叶孤立性类圆形结节影,直径约 3cm,胸部 CT 平扫示:右肺上叶前段类圆形结节影,大小约 2.3cm×2.8cm,边缘光整,密度均匀,平均 CT 值约为 36HU。采用 ^{18}F-FDG PET/CT（美国 GE Discovery ST16 型）显像,右肺上叶前段 CT 显示的结节部位可见一类圆形 FDG 代谢异常浓聚灶,平均 SUV 为 24.3,最大 SUV 为 28.0,浓聚灶与周围组织界限清晰（图 3-2-2,图 1）;纵隔及双肺门淋巴结均未见 FDG 代谢异常浓聚灶。

手术见病灶位于右肺上叶前段气管旁,气管通畅,肿块有完整包膜,局部胸膜增厚粘连,周围无浸润。肿块大小约 3.0cm×3.0cm×2.5cm,剖面呈灰黄色鱼肉状。行病理检查,光学显微镜下示右肺上叶平滑肌肉瘤（图 3-2-2,图 2）,支气管纵隔组、气管支气管组、肺门组、叶间组淋巴结均未转移。网状纤维染色:增强。酶联免疫吸附测定结果:波形蛋白（+）,S-100 蛋白（-）,CD$_{68}$（+）,巨噬细胞标志物 Mac387（-）,结蛋白（-）,平滑肌肌动蛋白（+）。

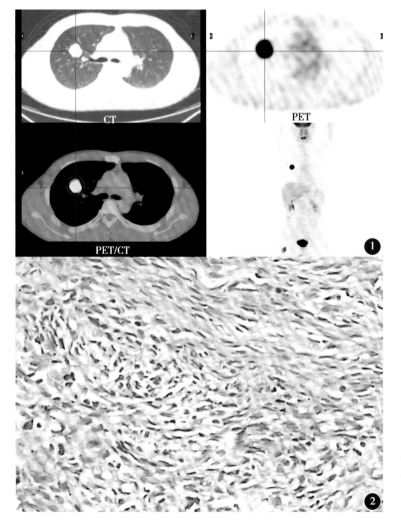

图 3-2-2　图 1 患者男,35 岁,肺平滑肌肉瘤。^{18}F-FDG PET/CT 融合图像横断面示右上肺前段肿块影,边缘光滑锐利,FDG 代谢异常浓聚;右股骨上端局灶浓聚灶经穿刺活组织病理检查证实为股骨内生软骨瘤（十字虚线交叉示）。图 2 本例患者术后病理检查证实为右肺上叶平滑肌肉瘤

讨论　平滑肌肉瘤发生在肺部较为少见,在肺部恶性肿瘤中发病率低于 0.5%[1],是肺部原发肉瘤中的主要组织亚型[2]。肺原发平滑肌肉瘤表现与原发支气管肺癌表现相似,没有特异的症状及影像学特征。其在肺内一般生长

较慢，浸润局限，具有包膜，且少见有肺门及纵隔淋巴结转移[3]。其多见于男性，男女之比约为 2：1，发病年龄高峰为 20~29 岁和 50~59 岁，通常以轻微胸闷或胸痛为主[3]。其临床症状一般轻于上皮细胞起源的肿瘤，但主要与肿瘤起源位置有关，当肿瘤向支气管腔内生长堵塞管腔后，可造成肺不张、继发感染。本病痰细胞学检查阳性率不高，纤维支气管镜和经皮肺穿刺活组织检查可明确诊断[3]。

肺平滑肌肉瘤根据影像学表现可分为中央型和周围型，中央型表现为位于肺门附近的肿块向腔内侵犯，可引起阻塞性肺不张，也可侵犯局部淋巴结，但罕见；周围型较多见，好发于两肺下叶的肺实质内，发现肿块时已较大，有时可占据整个肺叶。肿块边缘光滑锐利[4]，可有浅分叶但无毛刺，肿瘤中心常见低密度坏死灶，偶见钙化，巨大肿块压迫肺组织可产生肺膨胀不全带，支气管受压时常可见狭窄和移位。随病情进展，邻近组织和器官也可受侵犯。如胸膜受累时，可出现胸腔积液。尽管本病早期手术效果好，但仍可复发[3]。CT 扫描对于病灶的定位、大小的测量及了解是否侵犯邻近胸部结构如胸膜、心包、血管、胸壁具有重要价值，但对病变的性质、恶性程度的鉴别尚有一定困难。肺平滑肌肉瘤 ^{18}F-FDG PET/CT 显像表现为病灶局部 FDG 异常浓聚。本例患者临床与影像学特点为：①患者无明显呼吸道及全身临床症状；②病灶表面光滑锐利，缺乏典型肺癌分叶、毛刺及支气管截断等征象；③肿块 ^{18}F-FDG 摄取异常增高，代谢活跃，平均 SUV 为 24.3，最大 SUV 为 28.0。因此，[18]F-FDG PET/CT 显像对于肺平滑肌肉瘤的诊断有一定的帮助。

本文直接使用的缩略语：

FDG（fluorodeoxyglucose），脱氧葡萄糖

SUV（standardized uptake value），标准摄取值

参考文献

[1] TRAVIS WD, TRAVIS LB, DEVESA SS. Lung cancer. Cancer, 1995, 75 (1 Suppl): 191-202.

[2] YOUSEM SA, HOCHHOLZER L. Primary pulmonary hemangiopericytoma. Cancer, 1987, 59 (3): 549-555.

[3] 周康荣. 胸部颈面部 CT. 上海：上海医科大学出版社, 1996: 9.

[4] YU H, RENHMIAO Q, CUI Q, et al. Pulmonary leiomyosarcoma: report of three cases. Chin Med Sci J, 1996, 11 (3): 191-194.

（摘自中华核医学杂志 2009 年第 29 卷第 1 期，第一作者：石华铮）

三、原发肺内脑膜瘤 ^{18}F-FDG PET/CT 显像一例

患者男，44 岁。体格检查发现肺部肿物入院，无咳嗽、咳痰，无胸痛、发热，检查心肺未发现异常。其兄和弟分别有食管癌和鼻咽癌病史。入院后胸部 X 线检查疑多发胸膜间皮瘤或胸膜转移瘤。外院 CT 检查考虑右中肺占位；双下胸膜转移瘤与多发胸膜间皮瘤鉴别。纤维支气管镜检查未发现异常。实验室检查：白细胞 5.53×10^9/L，中性粒细胞 46%，淋巴细胞 39%，痰培养、抗酸杆菌及结核抗体均为阴性，CEA<0.2μg/L，肝、肾功能生化检查无异常。[18]F-FDG（购自广州同位素医药中心）PET/CT（荷兰 Philips Gemini Dual）显像示：右肺中叶心缘旁实性占位，FDG 代谢异常增高，平均 SUV 为 3.5；双侧胸膜下各显示一实性占位，FDG 代谢异常增高，平均 SUV 分别为 3.0 和 3.5（图 3-2-3）；右肺中叶及下叶多发小结节。颅内未见异常征象。肺内病灶 / 脑灰质放射性比值为 0.67，肺内病灶 / 脑白质放射性比值为 1.13。诊断：①右肺中叶恶性病变可能性大（考虑周围型肺癌可能）；②双侧胸膜恶性病变可能性大，考虑多发胸膜间皮瘤；③右肺中叶及下叶多发结节，考虑转移瘤。

患者入院后行手术切除右肺及左下肺肿块，并进行病理检查，结果示双肺肿块光学显微镜下形态相似，瘤细胞呈梭形，漩涡状、束状排列，肿瘤无包膜，未见坏死。结合免疫组织化学检查结果：波形蛋白 Vimentin（+），角蛋白（+），CD_{99}（+），CD_{68} 散在（+），EMA（+），S-100 蛋白（+），CD_{34}（-），符合 PPM 诊断，为纤维型。

讨论 PPM 又称肺异位脑膜瘤，为肺内罕见肿瘤。患者多无临床症状，极少咳嗽、咳痰。PPM 多为单发、良性肺部肿瘤，偶有多发、恶性 PPM[1] 和 PPM 伴发肺腺癌[2] 的报道。PPM 病变常为肺周围边界清晰的孤立性结节，而本例为多发，较少见。PPM 在病理上可分为上皮型、过渡型和纤维型，组织学形态均呈典型的中枢神经系统脑膜瘤样结构，细胞呈梭形，并可富于细胞巢或漩涡状排列，有时可见砂粒体样结构。脑膜瘤为上皮和间叶组织特性的细胞构成，因此上皮和间叶组织的特异性标志物 EMA、Vimentin 表达均为阳性。另外 EMA、Vimentin 和 S-100 蛋白还有助于确定肿瘤是否为脑膜上皮来源。而神经鞘瘤表达 EMA（-），S-100 蛋白（+），胶质瘤 CD_{34}（+），可与 PPM 鉴别。

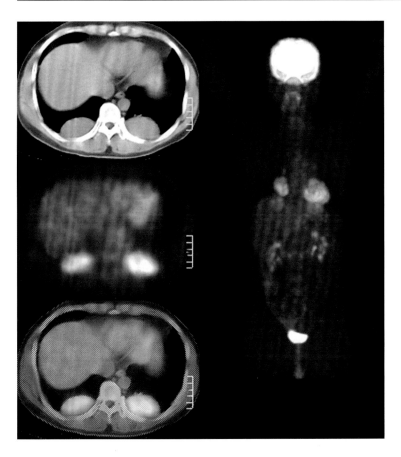

图 3-2-3　本例患者 PET 显像示双下胸腔内 2 个 FDG 异常高代谢灶,右侧平均 SUV 为 3.0,左侧平均 SUV 为 3.5,CT 平扫示肿块呈梭形,基底宽,密度欠均匀,边缘光滑,CT 值 11~39HU

胸部 X 线检查可作为 PPM 常规影像诊断方法。PPM CT 检查表现为位于胸膜下和肺内、边界光整的圆形或椭圆形孤立性结节,无明显分叶、毛刺及胸膜凹陷,增强扫描呈非均匀强化,有别于颅内脑膜瘤的均匀性强化[1]。PET/CT 可进行全身显像,排除来源于中枢神经系统的原发脑膜瘤,并为鉴别其他肺内原发或继发肿瘤提供依据。李德鹏等[3]的研究表明,恶性脑膜瘤对 ^{18}F-FDG 的摄取明显高于良性脑膜瘤。此外比值法(肿瘤 / 正常侧白质、肿瘤 / 正常侧灰质)发现良性脑膜瘤的摄取低于对侧正常灰质,与对侧正常白质摄取近似;恶性脑膜瘤摄取明显高于对侧正常白质,而与对侧正常灰质近似。本例患者肺内脑膜瘤病灶对 ^{18}F-FDG 的摄取程度低于脑灰质,而近似于脑白质,可能为良性。恶性颅内脑膜瘤与部分良性脑膜瘤均可表现为 ^{18}F-FDG 摄取升高,而 ^{18}F-FDG 的摄取与颅内脑膜瘤细胞的增殖活性及病灶的侵袭性密切相关,故有利于脑膜瘤预后的评估。Cura 等[4]报道 1 例肺良性砂粒体型脑膜瘤,表现为无症状的孤立性肺结节伴 PET 显像 ^{18}F-FDG 摄取升高。PPM 和颅内脑膜瘤组织学检查表现相同,本例 PPM 表现为 ^{18}F-FDG 摄取升高,提示肿瘤细胞可能增殖活性较高且瘤组织具有侵袭性。PPM 的诊断须经临床和影像学检查排除中枢神经系统原发灶转移,再经病理及免疫组织化学检查确诊。

本文直接使用的缩略语:

CEA(carcinoembryonic antigen),癌胚抗原

EMA(epithelial membrane antigen),上皮膜抗原

FDG(fluorodeoxyglucose),脱氧葡萄糖

PPM(primary pulmonary meningioma),原发肺内脑膜瘤

SUV(standardized uptake value),标准摄取值

参考文献

[1] PRAYSON RA,PARVER CF. Primary pulmonary menningioma. Am J Surg Pathol,1999,23(6):722-726.

[2] DEPERROT M,KURT AM,ROBERT J,et al. Primary pulmonary meningioma presenting as lung metastasis. Scand Cardiovasc J,1999,33(2):121-123.

[3] 李德鹏,马云川,苏玉盛,等. 良性与非典型、间变型脑膜瘤 ^{18}F-FDG PET 显像的对比分析. 中国医学影像技术,2005,21(4):629-631.

［4］CURA M,SMOAK W,DALA R. Pulmonary meningioma:false-positive positron emission tomography for malignant pulmonary nodules. Clin Nucl Med,2002,27(10):701-704.

（摘自中华核医学杂志2009年第29卷第1期,第一作者:杨明）

四、肺原发性化学感受器瘤 ^{18}F-FDG PET/CT 显像一例

患者女,66岁。因间断性咳嗽伴轻微咳痰2个月就诊,既往无不良嗜好和其他疾病。胸部平扫CT发现左肺下叶占位,遂行 ^{18}F-FDG PET/CT 全身显像（仪器为美国 GE Discovery ST16 PET/CT）。检查前患者空腹血糖为5.2mmol/L, ^{18}F-FDG 注射剂量为277.5MBq;PET用三维模式采集,3min/床位,CT扫描条件:电压120kV,电流160mA,层厚5mm。显像结果（图3-2-4）示:CT纵隔窗见左肺下叶前基底段一类圆形结节,软组织密度,无明显分叶,无钙化,密度均匀;CT肺窗见该结节边缘光滑、无毛刺,邻近纵隔胸膜无牵拉征,结节大小为1.5cm×1.4cm;相应层面PET见结节呈放射性异常浓聚,病灶的 SUV_{max} 为4.0,120min延迟显像该结节仍可见放射性异常浓聚（SUV_{max}=3.6）;余肺野未见结节及放射性异常浓聚,纵隔未见肿大淋巴结及放射性异常浓聚,其他部位未见异常。在PET/CT显像1周后,经手术病理检查证实该结节为肺原发性化学感受器瘤。

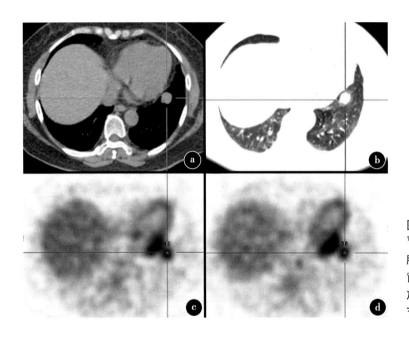

图3-2-4 患者女,66岁,肺原发性化学感受器瘤 ^{18}F-FDG PET/CT 显像。a. CT平扫（纵隔窗）示左肺下叶前基底段类圆形结节;b. CT同一层面（肺窗）示同一部位结节;c. 相应PET横断层示结节呈放射性异常浓聚;d. PET 120min延迟显像示该结节仍呈放射性异常浓聚（十字线交叉处示结节）

讨论 化学感受器瘤（chemodectoma）又称非嗜铬性副神经节瘤、非功能性副神经节瘤,是来自于化学感受器系统的一类肿瘤。该病来源于神经嵴细胞,病变细胞无内分泌功能。其主要发生于头、颈、胸和腹膜后等有副神经节分布的部位,以颈动脉体瘤和颈静脉球体瘤为最多,两者约占所有化学感受器瘤的98%,其余主要为迷走神经体瘤、主动脉-肺动脉体瘤、腹主动脉旁体瘤等,原发于肺部者罕见。该病发病无性别差异,多在成年发病,可于肺内单发或多发。当病灶单发且瘤体较小时,患者一般无明显临床症状,或仅有轻微咳嗽、咳痰表现;多发或瘤体较大时可出现气促、呼吸困难、痰中带血甚至咯血症状。该肿瘤在良性时多为单发结节,多数患者无临床症状,病程一般在多年以上,甚至长达数十年,因此该病早期诊断困难。如有局部浸润或肺门、纵隔等淋巴转移则考虑为恶性。多数学者认为该肿瘤为低度恶性,但该肿瘤的组织形态学分化程度与其生物学行为并不完全一致[1];单从组织学形态难以区分其良恶性,免疫组织化学检查发现恶性者抗神经元特异性烯醇化酶免疫活性降低[2]。该病无论良恶性均首选手术切除治疗,无法切除者可考虑动脉栓塞、化疗或放疗,并对症治疗[3]。

本例患者的 ^{18}F-FDG PET/CT 影像特点为:①肺内单发瘤结节,肺门及纵隔淋巴结未受累;②瘤结节的CT征象呈良性改变;③瘤结节呈FDG代谢异常增高,延迟显像病灶FDG代谢轻微下降。本例患者通过 ^{18}F-FDG PET/CT 显像明确了病灶的数量,排除了其他部位转移的可能,并提示瘤组织细胞代谢活跃,对该病准确临床分期及选择合适治疗方案均有指导意义。

本文直接使用的缩略语：

FDG（fluorodeoxyglucose），脱氧葡萄糖

SUV_{max}（maximum standardized uptake value），最大标准摄取值

参考文献

［1］卜梁，赵辉，戴林，等．原发肺化学感受器瘤一例．中华外科杂志，2004（22），42：1407．

［2］DA SILVA RA，GROSS JL，HADDAD FJ，et al. Primary pulmonary paraganglioma：case report and literature review. Clinics，2006，61（1）：83-86.

［3］高鹏．肺化学感受器瘤 1 例．中国肿瘤临床，2007，34（23）：1361．

（摘自中华核医学杂志 2010 年第 30 卷第 4 期，第一作者：李剑明）

五、原发性肺动脉内膜肉瘤 ^{18}F-FDG PET/CT 显像一例

患者女，61 岁。2010 年 4 月开始无明显诱因反复咳嗽，以干咳为主，伴活动后胸闷不适，深呼吸感右胸痛，无痰血、声嘶、盗汗、发热，无放射痛；其间出现右侧胸腔积液，乳酸脱氢酶 2.3×10^6［正常参考值（1~3）$\times 10^5$］IU/L，Rivalta 试验阳性，比重大于 1.018。经抗感染治疗后胸腔积液基本吸收，但止咳无效。外院纤维支气管镜检查未见明显异常；发病以来患者明显消瘦。2012 年 1 月以咳嗽查因入院。体格检查：两肺呼吸音清晰，两下肺可闻及少许湿啰音；心率 86 次 /min，律齐，心音有力，各瓣膜区未闻及病理性杂音；肿瘤标志物 AFP 2.27（0~7）μg/L，CEA 0.84（0~5.5）μg/L，CA19-9 2 170（0~27 000）IU/L。胸部 CT 平扫 + 增强示：右肺门分叶状肿块，中度强化；右下肺炎；纵隔淋巴结肿大；考虑周围型肺癌可能。遂行右中下肺叶切除术，患者术前行 PET/CT 检查（美国 GE Discovery STE 型，^{18}F-FDG 由本中心美国 GE 回旋加速器 MINITrace 生产，放化纯 >95%；图 3-2-5）示：右肺中、下叶支气管间见一直径约 30mm 的类圆形肿块，边缘清晰，略呈分叶状，与右下肺动脉分界不清，放射性摄取增高，SUV_{max} 为 6.3，中、下叶支气管受压变窄；右下肺动脉增粗，密度稍低，放射性摄取较右肺动脉干高；中、下叶均可见条片样阴影；肺门、纵隔淋

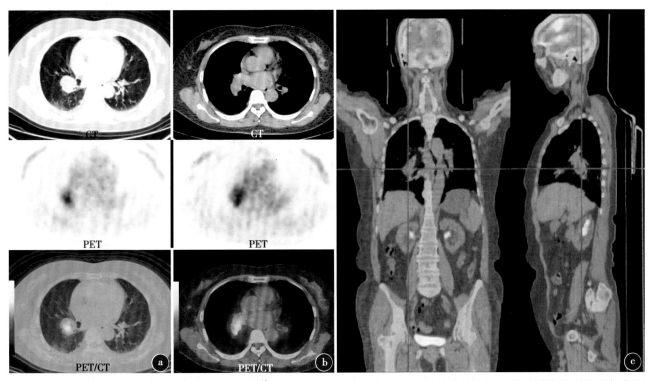

图 3-2-5　原发性肺动脉内膜肉瘤患者（女，61 岁）^{18}F-FDG PET/CT 显像图。a. 右肺浅分叶肿块，与下肺动脉干分界不清，邻近中下叶支气管受压，代谢活性增高；b. 肿块近端右下肺动脉干近端增粗，密度减低，代谢活性增高；c. 冠状位和矢状位图清晰显示病灶与右下肺动脉的关系

巴结稍增大,放射性摄取未见明显异常。考虑肺癌可能。术后病理检查,光学显微镜下可见大量梭形细胞;免疫组织化学检测结果示:波形蛋白 vimentin(+)、SMA(+)、结蛋白 desmin(±)、增殖细胞核抗原 Ki67 约 40%(+)、CD$_{34}$(-)、角蛋白 CK(-)、上皮膜抗原(-)、Ⅷ因子相关抗原 F8(-)、S-100(-)、CD$_{117}$(-)。诊断:原发性肺动脉内膜肉瘤。术后 1 个月患者死亡。

讨论 动脉内膜肉瘤少见,预后较差,以沿血管腔内生长、进行性血管堵塞和可能形成血栓为特征[1]。原发性肺动脉内膜肉瘤发病率约是主动脉内膜肉瘤的 2 倍[2]。影像学检查是诊断本病的主要方法。CT 检查可表现为相应部位动脉增粗,增强扫描见受累动脉腔充盈缺损[3],但其诊断通常较困难。本例患者为老年女性,主要表现为顽固性干咳,伴深呼吸时胸痛,其间出现胸腔积液,临床肺动脉栓塞症状并不典型;该患者从发病到死亡约 2 年时间,前 2 次 CT 均未发现肺部病变,2012 年 2 月 CT 才发现肿块,但增强扫描未发现肺动脉血栓。

目前动脉内膜肉瘤的 PET/CT 检查报道[4]不多。本例 PET/CT 检查示:右肺肿块,代谢活性增高,应考虑恶性可能;但病变与右下肺动脉分界不清,邻近气管主要表现为受压,无明显管壁破坏征象,因此支气管源性可疑;右下肺动脉增粗,腔内密度减低,代谢活性较右肺动脉干高,应考虑栓塞,也提示病变可能与肺动脉关系更密切,而 PET/CT 冠状位图像则明确了肿块与下肺动脉的关系。本病主要需与动脉血栓鉴别:原发性动脉内膜肉瘤可形成超出动脉管壁的肿块,CT 平扫肿瘤密度高于血栓,增强 CT 扫描肿瘤可增强;另外 PET/CT 显像肿瘤代谢活性也高于血栓。确诊本病依赖病理检查,光学显微镜下其表现为分化较差的恶性间叶组织肿瘤,可见成束状排列的梭形细胞;免疫组织化学染色未分化的肿瘤细胞一般波形蛋白 vimentin 和骨桥蛋白 osteopontin 免疫反应阳性[2]。本例患者 SMA 免疫反应为阳性。

本文直接使用的缩略语:

AFP(alphafetoprotein),甲胎蛋白

CA(carbohydrate antigen),糖类抗原

CEA(carcinoembryonic antigen),癌胚抗原

CK(creatine kinase),肌酸激酶

FDG(fluorodeoxyglucose),脱氧葡萄糖

S-100(soluble protein-100),可溶性蛋白 -100

SMA(smooth muscle actin),平滑肌肌动蛋白

SUV$_{max}$(maximum standardized uptake value),最大标准摄取值

参考文献

[1] SCHEIDL S,TAGHAVI S,REITER U,et al. Intimal sarcoma of the pulmonary valve. Ann ThoracSurg,2010,89(4):e25-27.

[2] SHAH DK,JOYCE LD,GROGAN M,et al. Recurrent pulmonary intimal sarcoma involving the right ventricular outflow tract. Ann ThoracSurg,2011,91(3):e41-42.

[3] 朱杰,朱新健,胡文娟,等. 肺动脉血管内膜肉瘤一例. 临床放射学杂志,2011,30(8):1247-1248.

[4] HSIAO E,LAURY A,RYBICKI FJ,et al. Images in vascular medicine. Metastatic aortic intimal sarcoma:the use of PET/CT in diagnosing and staging. Vasc Med,2011,16(1):81-82.

(摘自中华核医学与分子影像杂志 2013 年第 33 卷第 6 期,第一作者:骆柘璜)

六、肺原发腺肌上皮瘤 ^{18}F-FDG PET/CT 显像一例

患者女,79 岁。2 年前胸部 CT 检查偶然发现左肺下叶背段小结节,后多次复查胸部 CT 均示该结节大小、形态无明显变化。患者一般状况良好,无任何呼吸系统不适症状及体征。既往史:40 余年前因结核球行右肺上叶后段切除术,否认恶性肿瘤病史,无吸烟史。实验室检查:SCC-Ag 轻度升高,其余肿瘤标志物均在正常范围内。CT 提示该结节不除外恶性病变,遂行 ^{18}F-FDG PET/CT(德国西门子 Biograph mCT)显像以进一步确定病变性质。同机 CT 平扫及高分辨率 CT 图像(图 3-2-6,图 1)示左肺下叶背段胸膜下不规则小结节影,大小约 1.0cm×0.8cm,分叶状,边缘可见细小毛刺,内部可见小空泡;PET 常规显像(注药后 60min)示该结节代谢活性轻度增高,SUV$_{max}$ 1.3,延迟显像(注药后 120min)代谢活性无明显变化(图 3-2-6,图 2);综合形态学及代谢表现,诊断为肺癌可能性大。

患者行胸腔镜下左肺下叶结节楔形切除术。术中所见:结节位于下叶前背段内,直径约 1.5cm,质硬,边界欠清

楚,脏层胸膜表面无明显"脐凹征"。结节切面为灰白色鱼肉样组织。病理诊断:唾液腺型肿瘤,符合 AME,有低度恶性可能(图 3-2-6,图 3)。免疫组织化学检查:CK5(++),CK8(+++),CK14(局灶 +),TTF-1(++),肿瘤蛋白 P63(+),细胞增殖核抗原 Ki67(2%+)。黏液特殊染色结果:AB 染色(+),PAS 反应(+)。

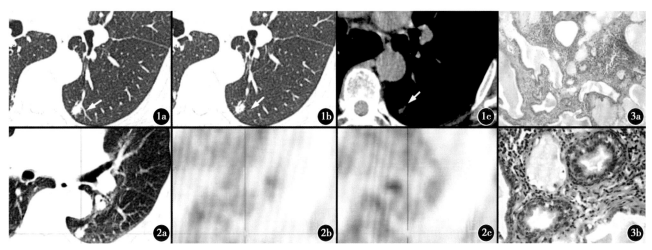

图 3-2-6 图 1 肺原发腺肌上皮瘤(AME)患者(女,79 岁)高分辨率 CT 图像(箭头示病灶)。肺窗(a,b)及纵隔窗(c)图像示左肺下叶背段不规则结节,伴分叶、毛刺,内部见小空泡。图 2 该患者 ^{18}F-FDG PET/CT 显像图。同机 CT(a)、PET 常规(b)及延迟(c)显像示:左肺下叶结节,代谢活性略高于周围肺组织但低于纵隔血池,SUV_{max} 1.3,延迟显像代谢活性无明显变化。图 3 该患者病理检查图。图中可见由 2 种细胞成分构成的腺管样结构,内层为立方上皮细胞,外层为梭形肌上皮细胞(HE,a.×200,b.×400)

讨论 肺原发 AME,又称为上皮 - 肌上皮瘤(或癌),是一种起源于气管及支气管黏膜下腺体的唾液腺型肿瘤,非常罕见[1]。国外陆续有个案研究[2-4],国内鲜见报道。该肿瘤多见于中老年女性,与吸烟无明显关系,临床无症状或表现为咳嗽、咯血、胸痛、发热等[1]。AME 是具有低度恶性潜能的肿瘤,大都表现出良性的生物学行为,治疗方式主要为局部切除,术后无需放化疗。

关于肺原发 AME 的影像学报道很少,尤其是 PET/CT 方面。文献中大部分肿瘤都表现为支气管管腔内的息肉样肿块,边缘光滑清楚,有时能完全堵塞管腔[3,5];有 1 例表现为肺实质内生长的肿块,与支气管及脏层胸膜无明显联系[1]。本例亦与大多数报道不同,表现为生长于肺实质内的结节,边缘不规则,伴分叶及细小毛刺,内部可见空泡征,单从形态学上与周围型肺癌无法鉴别。

^{18}F-FDG PET/CT 双时相显像在鉴别肿瘤良恶性方面的优势已得到广泛认可。一般认为良性肿瘤代谢活性较低,且延迟显像减低或保持不变[6]。本例在常规显像时表现为代谢活性略高于周围肺组织而低于纵隔血池,延迟显像未见进一步升高,符合良性或交界性病变的代谢模式。但在实际诊断过程中,由于医师过多考虑形态学特征而忽视了代谢特点,并且对该病变 2 年余无明显变化这一生物学行为未予重视,因而把肺癌的诊断放在了首位。

综上所述,肺原发 AME 非常罕见,最终诊断有赖于病理学检查。其虽然在形态学上有时与恶性病变难以鉴别,但 PET 显像能提供非常重要的代谢信息。

本文直接使用的缩略语:

AB(alcian blue),阿利辛蓝

AME(adenomyoepithelioma),腺肌上皮瘤

CK(cytokeratin),细胞角蛋白

FDG(fluorodeoxyglucose),脱氧葡萄糖

PAS(periodic acid Schiff),过碘酸雪夫

SCC-Ag(squamous cell carcinoma antigen),鳞状上皮细胞癌抗原

SUV_{max}(maximum standardized uptake value),最大标准摄取值

TTF(thyroid transcription factor),甲状腺转录因子

参考文献

[1] MUFLOZ G,FELIPO F,MARQUINA I,et al. Epithelial-myoepithelial tumour of the lung:a case report referring to its molecular

histogenesis. Diagn Pathol, 2011, 6:71.

[2] TSUJI N, TATEISHI R, ISHIGURO S, et al. Adenomyoepithelioma of the lung. Am J Surg Pathol, 1995, 19(8):956-562.

[3] ARIF F, WU S, ANDAZ S, et al. Primary epithelial myoepithelial carcinoma of lung, reporting of a rare entity, its molecular histogenesis and review of the literature. Case Rep Pathol, 2012, 2012:319434.

[4] WESTACOTT LS, TSIKLEAS G, DUHIG E, et al. Primary epithelial-myoepithelial carcinoma of lung: a case report of a rare salivary gland type tumour. Pathology, 2013, 45(4):420-422.

[5] PELOSI G, FRAGGETTA F, MAFFINI F, et al. Pulmonary epithelial-myoepithelial tumor of unproven malignant potential: report of a case and review of the literature. Mod Pathol, 2001, 14(5):521-526.

[6] 姚稚明, 屈婉莹, 刘甫庚, 等. ^{18}F-FDG PET/CT 双时相显像对孤立性肺结节的诊断价值. 中华核医学杂志, 2007, 27(1):5-7.

(摘自中华核医学与分子影像杂志 2014 年第 34 卷第 4 期,
第一作者:郭悦,通信作者:屈婉莹)

七、双相型原发性肺滑膜肉瘤 ^{18}F-FDG PET/CT 误诊一例

患者女,75 岁。2 年前于当地医院行胸部 CT 检查,发现左下肺肿块,考虑良性病变,随访 2 年近期发现左下肺病灶较前增大,遂来本院进一步诊治。患者无明显胸闷胸痛,无咳嗽咳痰,无寒战发热等。血常规、降钙素原及肿瘤指标均无异常,C 反应蛋白:16.3(正常参考值范围 0~10.0)mg/L。2015 年 11 月 11 日行胸部增强 CT(图 3-2-7,图 1)示:左肺下叶前内基底段软组织肿块影,大小约 3.5cm×4.0cm,边缘光整,无毛刺及分叶,增强后轻度强化,考虑良性病灶可能。为进一步明确诊断,次日行 ^{18}F-FDG PET/CT 全身显像。^{18}F-FDG 由南京江原安迪科正电子研究发展有限公司提供,放化纯 >95%。PET/CT 为德国 Siemens Biograph mCT 64 型,检查前患者禁食 6h,按体质量静脉注射 ^{18}F-FDG 5.18MBq/kg,休息 60min 后行全身 PET/CT 显像。结果(图 3-2-7,图 1)示:左肺下叶前内基底段软组织肿块伴 FDG 代谢轻度不均匀增高,大小约 4.3cm×3.3cm×3.3cm,SUV$_{max}$ 为 4.3。PET/CT 诊断:左下肺 FDG 代谢轻度增高灶,倾向良性病变;其余部位未见占位及放射性异常分布。

2015 年 11 月 14 日全身麻醉下行胸腔镜左下肺切除术,术中见胸膜腔广泛致密粘连,无胸腔积液,左肺下叶前内基底段见直径约 3cm 病灶,质软,内为豆渣样物。术后病理(图 3-2-7,图 2)示:(左下肺)双相型 PPSS。免疫组织化学结果:波形蛋白(+),B 细胞淋巴瘤/白血病 -2(+),CD$_{34}$(+),上皮膜抗原(-),嗜铬粒蛋白 A(-),细胞增殖核抗原 Ki-67(15%+),突触素(-),甲状腺转录因子 -1(-),CD$_{56}$(部分 +),钙网膜蛋白(-),钙调节蛋白(+/-),平滑肌肌动蛋白(少量 +),细胞角蛋白 5/6(-),P40(-),P63(-)。

讨论 滑膜肉瘤是较少见的软组织恶性肿瘤,占所有软组织肉瘤的 7%~10%[1]。依据肿瘤的组织学分型,WHO 将其分为 4 型:双相型、单相梭形细胞型、单相上皮细胞型及低分化型,以前两者较常见[2]。本例患者病理诊断为双相型 PPSS,肿瘤同时向上皮和间叶 2 个方向分化。PPSS 可发生于全身各部位,最常见于四肢关节附近,也可发生在肾、咽喉、颅底、心脏、胸膜及肺等部位。PPSS 非常罕见,占肺原发肿瘤的 0.5%,多见于青壮年,男女发病率无明显差异[3]。

PPSS 临床症状无特异性,可表现为咳嗽、咳痰、胸闷、胸痛等,也可无任何症状,多因体格检查发现肺部占位就诊。PPSS 的影像学检查亦无明显特征性表现,文献[2]报道该病常见 CT 表现有:①肺内单发的密度不均匀类圆形软组织肿块,直径多 >5cm,边界清,分叶及毛刺不明显,增强扫描可见不均匀强化;②常伴囊变、坏死、出血及钙化;③可局部侵犯及血行转移,最常见转移部位为肺,极少出现纵隔及肺门淋巴结转移。该病 ^{18}F-FDG PET/CT 显像多表现为肺内团块状或环形 FDG 代谢增高病灶,SUV$_{max}$ 约为 2.2~17.6,范围变化较大,可能与其病理组织学类型多样有关,机制尚不明确[3-4]。

本例患者 CT 示左下肺病灶为边缘光整的类圆形软组织肿块影,无毛刺及分叶,增强后有轻度强化,FDG 代谢轻度增高,与文献[3]报道的 PPSS 特征基本一致。但本例肿块生长较缓慢,FDG 代谢轻度增高,易与肺炎性假瘤等良性病变混淆,可能是导致 CT 及 PET/CT 误诊的原因。此外,PPSS 病理类型较复杂,有向梭形细胞和/或上皮细胞双向分化的特点,其解剖学特征及 FDG 代谢水平变化多样,仅依靠影像学诊断有一定困难。

PPSS 的 ^{18}F-FDG PET/CT 显像需与以下疾病相鉴别。①原发肺癌:多表现为肺部不规则肿块,伴有毛刺、分叶等征象,多伴肺门和/或纵隔淋巴结肿大,肿块及淋巴结 FDG 代谢较高;②肺转移瘤:为肺内多发结节影,大多没有巨大孤立肿块的表现;③肺炎性假瘤:影像学表现多样,常伴渗出、长毛刺及胸膜粘连等,少数可表现为类圆形边界较

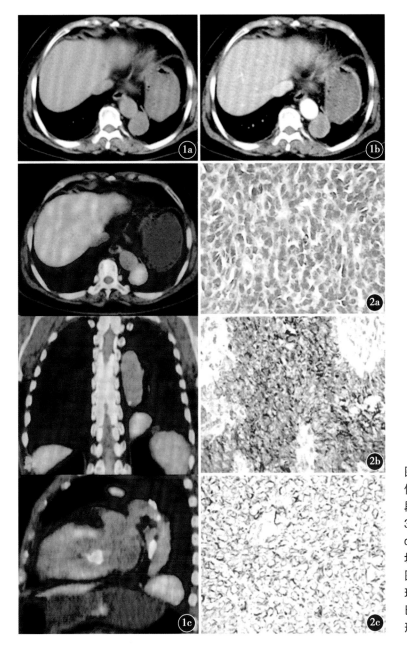

图 3-2-7　图 1 双相型 PPSS 患者（女，75 岁）影像学检查图。a. CT 平扫示左肺下叶前内基底段软组织肿块，边缘光整，无毛刺及分叶，大小约 3.5cm×4.0cm；b. 增强 CT 示病灶轻度强化；c. PET/CT 显像示左肺下叶前内基底段软组织肿块伴 FDG 代谢轻度不均匀增高，SUV_{max} 为 4.3。图 2 该患者病理及免疫组织化学检查结果。a. 病理检查图（HE×400）；b. 免疫组织化学 B 细胞淋巴瘤/白血病 -2（+）（×400）；c. 免疫组织化学波形蛋白（+）（×400）

清的肿块影，FDG 代谢增高[5]；④其他肺或胸膜原发性肉瘤：如纤维肉瘤、横纹肌肉瘤、平滑肌肉瘤等，由于肉瘤类肿瘤均较大、密度不均、无毛刺，无纵隔和肺门淋巴结转移的特点，影像鉴别存在困难，确诊还需依靠病理及免疫组织化学结果。

^{18}F-FDG PET/CT 显像在 PPSS 诊断、分期、治疗方案的选择及疗效评价方面均有重要价值。①由于肺内滑膜肉瘤可由肺外转移引发，因此需明确肺外有无滑膜肉瘤的原发灶，才能明确是否为肺内原发。PET/CT 为全身显像，可避免病灶的漏诊。② PET/CT 对明确肿瘤病灶的性质、部位、侵及范围及有无转移等方面具有重要意义[6]，可用于 PPSS 的临床分期。本例患者 PET/CT 显示为肺内孤立性肿块伴 FDG 代谢增高，无局部侵犯，亦无远处转移。③ PPSS 恶性程度高，易发生术后复发及转移，治疗方法一般是对原发肿瘤行广泛切除，再行放化疗以提高患者的生存率[7]，而 PET/CT 在评估 PPSS 术后有无复发及放化疗后的疗效方面较其他影像检查方法更有优势[8-9]。

总之，PPSS 是罕见的恶性肿瘤，易误诊，发现患者 ^{18}F-FDG PET/CT 表现为肺内较大的孤立性软组织肿块、边界较清晰、无明显毛刺及分叶、FDG 代谢增高、不伴纵隔及肺门淋巴结肿大等特征时，应考虑 PPSS 的可能。PET/CT 可综合评价病灶的代谢及形态学特征，有助于 PPSS 的诊断、临床分期及疗效评估。

本文直接使用的缩略语：

FDG（fluorodeoxyglucose），脱氧葡萄糖

PPSS（primary pulmonary synovial sarcoma），原发性肺滑膜肉瘤

SUV_{max}(maximum standardized uptake value),最大标准摄取值

参考文献

[1] FRAZIER AA, FRANKS TJ, PUGATCH RD, et al. From the archives of the AFIP: pleuropulmonary synovial sarcoma. Radiographics, 2006, 26(3): 923-940.

[2] BAKRI A, SHINAGARE AB, KRAJEWSKI KM, et al. Synovial sarcoma: imaging features of common and uncommon primary sites, metastatic patterns, and treatment response. AJR Am J Roentgenol, 2012, 199(2): W208-215.

[3] KIM GH, KIM MY, KOO HJ, et al. Primary pulmonary synovial sarcoma in a Tertiary Referral Center: clinical characteristics, CT, and ^{18}F-FDG PET findings, with pathologic correlations. Medicine (Baltimore), 2015, 94(34): e1392.

[4] TREGLIA G, CALDARELLA C, TARALLI S. A rare case of primary pulmonary synovial sarcoma in a pediatric patient evaluated by ^{18}F-FDG PET/CT. Clin Nucl Med, 2014, 39(2): e166-168.

[5] 黄文磊. 肺炎性假瘤的 X 线及 CT 分析(附 11 例报告). 医学影像学杂志, 2009, 19(12): 1587.

[6] 郑有璟, 霍力, 巴建涛, 等. ^{18}F-FDG PET/CT 显像在小细胞肺癌预后评估中的价值. 中华核医学与分子影像杂志, 2015, 35(6): 442-445.

[7] 凡超, 肖家荣, 滕寅, 等. 肺滑膜肉瘤 1 例. 中华胸心血管外科杂志, 2015, 31(10): 637.

[8] EARY JF, CONRAD EU. Imaging in sarcoma. J Nucl Med, 2011, 52(12): 1903-1913.

[9] 徐崇锐, 周清. 肺滑膜肉瘤的诊断和治疗. 循证医学, 2013, 13(5): 317-320.

(摘自中华核医学与分子影像杂志 2017 年第 37 卷第 12 期,
第一作者:牛荣,通信作者:王跃涛)

第三节　肺部其他疾病显像

一、肺隔离症 ^{18}F-FDG PET 显像一例

患者男,41 岁。体格检查胸部 X 线片发现右肺下叶占位,CT 检查示右肺下叶基底段形状不规则肿物,疑诊为右下肺炎。自行口服消炎药 1 周后,复查 CT 未见明显变化。既往无结核病史,吸烟 20 余年,2~3 支/d。检查血清肿瘤标志物发现 CA19-9、CA242、CA50 及 CEA 均明显升高。于 2002 年 11 月 21 日第 1 次行 ^{18}F-FDG PET 显像。注射 ^{18}F-FDG 40min 后行二维全身显像,150min 后行胸部病变处局部显像。[18]F-FDG PET 显像示右肺下叶近膈面偏后方一不规则、放射性分布不均匀、略呈三角形的异常放射性摄取增高区,大小约为 7.2cm×4.5cm×6.0cm,中心放射性较低(SUV 1.4~1.9)、周边放射性不均匀增高(SUV 1.8~2.4);延迟显像放射性摄取无明显变化(图 3-3-1,图 1)。1 个月后复查肿瘤标志物仍明显高于正常,提示消化系统肿瘤可能性大。进一步行胃镜、腹部 CT 等检查,除发现肝右叶囊肿及浅表性胃炎外,未见其他病灶,但腹部增强 CT 发现右肺下叶后基底段占位病灶,边缘不规则、密度不均匀,病灶内可见一直径约 6mm 增粗血管,来源于胸主动脉,诊断为肺隔离症(图 3-3-1,图 2)。

第 1 次 PET 检查 3 个月后,患者血清肿瘤标志物水平持续升高,为明确胸、腹部有无恶性病灶存在,第 2 次行 PET 显像。与第 1 次图像比较,右肺下叶病灶形态、大小与前相仿,周边放射性摄取(SUV 2.7)较前增高,提示炎症(图 3-3-1,图 3)。

患者于 2003 年 3 月 11 日行右下隔离肺切除,术中见病灶位于右下肺后基底段,累及外侧基底段,异常实变样改变,大小 9cm×6cm×5cm,于下肺段下缘可触及异常搏动血管,直径约 6mm,张力高。术后病理检查示:肺组织重度慢性炎症,小支气管扩张,淋巴组织及纤维组织增生,部分肺泡上皮增生,符合隔离肺诊断。术后 2 周复查 CA19-9 明显下降。1 个月后复查 CA19-9、CA242 进一步下降,CA50、CEA 正常。

讨论　肺隔离症是一部分发育不全或正常的肺组织完全与正常肺的支气管及肺循环分开,并有来自大循环异常动脉血供的先天性肺畸形,手术是其主要治疗手段。CT 是诊断肺隔离症的有效手段,特别是检查中见异常血管影时可确诊。[18]F-FDG PET 显像对肺隔离症的诊断作用不大,但对患者治疗方案的选择有一定价值。因为隔离肺本身恶变可能性较小,特别是成年人;血清肿瘤标志物可升高[1-3]。文献[1]报道手术切除隔离肺后,肿瘤标志物迅速下

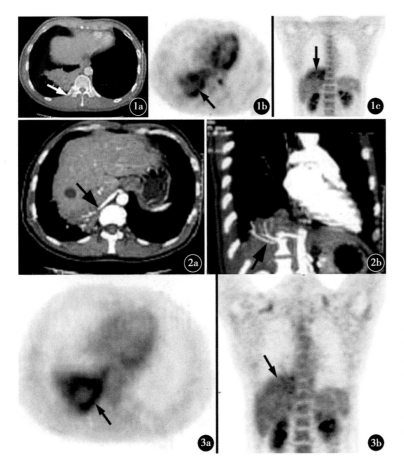

图3-3-1 图1CT检查(a)示右肺下叶基底段形状不规则肿物,第1次PET显像示病灶处(b为横断面,c为冠状断面)放射性摄取不均匀增高。图2腹部增强CT(a为横断面,b为冠状断面)示病灶内一直径6mm增粗血管(小箭头所示为病灶,大箭头所示为增粗血管)。图3第2次PET显像示病灶处周边放射性摄取(SUV2.7)较第1次(图2)增加(a为横断面,b为冠状断面,箭头所示为病灶)

降,一般CA19-9 7天即可下降一半。血清肿瘤标志物上升的肺隔离症患者,术前需排除其他部位是否存在恶性病变,PET显像可为临床提供帮助。本例患者血清肿瘤标志物的升高表明与隔离肺有关。

肺隔离症患者常合并感染,[18]F-FDG PET显像可见局部放射性摄取增高。本例右下隔离肺的形态及放射性分布3个月内未见明显变化,代谢活性及延迟显像变化不明显,不支持恶性病变表现。但本病较少见,PET图像无明显特征,与肺部其他恶性病变鉴别时,要警惕假阳性,考虑本病的存在,并重视结合其他影像学检查综合分析。

本文直接使用的缩略语:

CA(carbohydrate antigen),糖类抗原

CEA(carcinoembryonic antigen),癌胚抗原

FDG(fluorodeoxyglucose),脱氧葡萄糖

SUV(standardized uptake value),标准摄取值

参考文献

[1] YAGYU H,ADACHI H. Intralobar pulmonary sequestration presenting increased serum CA19-9 and CA12-5. Intern Med,2002,41(10):875-878.

[2] SEKIYA M,CHIBA A,IENAGA H,et al. Intralobar pulmonary sequestration presenting increased serum CEA,CA 19-9,and CA 125,and associated with asymptomatic pulmonary aspergillosis. Nihon KokyukiGakkaiZasshi,1999,37(5):433-437.

[3] KUGAI T,KINJYO M. Extralobar sequestration presenting increased serum CA19-9 and associated with lung aspergillosis——an unusual case. Nihon KyobuGekaGakkai Zasshi. 1996,44(4):565-569.

(摘自中华核医学杂志2005年6月第25卷第3期,第一作者:霍力)

二、结节性肺淀粉样变 PET/CT 显像二例

病例 1 患者男,66 岁,汉族。因胸闷、气短、乏力伴双下肢肿 1 周入院。血清蛋白电泳提示:IgG 伴游离轻链型 M 蛋白血症。血清免疫固定电泳:γ 区出现 M 条带,血 β_2- 微球蛋白 760［正常参考值(以下括号中同)3.2~6.5］mg/L,尿 κ 轻链 8.8(0~7.1)mg/L,尿 L 轻链 394(0~3.9)mg/L,尿本周蛋白(+)。肝功能、肾功能及肿瘤标志物出现异常。肝功能:总胆红素 53.1(5.0~28.0)μmol/L,直接胆红素 40.6(0~7.0)μmol/L;肾功能:血尿素 8.81(1.8~7.1)μmol/L,SCr 145(53~106)μmol/L,尿酸 430.4(150~420)μmol/L;肿瘤标志物:铁蛋白 1952(16.4~323.0)g/L、CA12-5 261.7(<35)kU/L、CEA 18.75(<5)g/L、CA19-9 41(0~35)kU/L。

胸部 X 线检查:慢性支气管炎、肺气肿,右下肺见结节影,右下肺感染;主动脉型心增大,双侧胸腔积液。心脏超声:左房大,左室壁弥漫性增厚,心肌回声呈颗粒状,左室舒张受限。左室壁整体运动不协调,左室收缩及舒张功能减低,考虑心肌受累性疾病,LVEF 为 41%。^{18}F-FDG PET/CT 检查:PET 于右肺下叶前基底段见高代谢灶,SUV_{max} 和 SUV_{mean} 分别为 4.7 和 4.2;CT 于相应部位见大小约 27.7mm×20mm 软组织密度影,病变壁欠光整,周围可见毛刺影,两侧胸腔可见液性密度影(右侧为著),考虑为周围型肺癌伴胸腔积液(图 3-3-2,图 1a~c)。

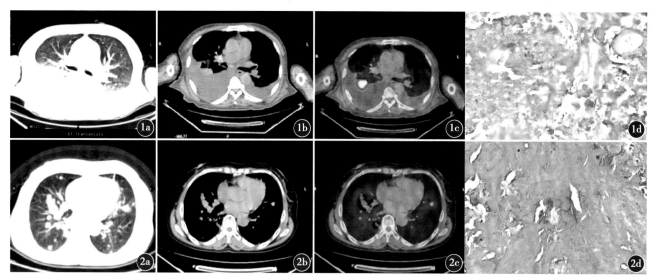

图 3-3-2 图 1 患者男,66 岁,汉族,多发性骨髓瘤伴淀粉样变。a,b. CT 示右肺下叶前基底段软组织密度结节影;c. PET/CT 融合显像于相应部位见高代谢;d. 舌及牙龈穿刺活组织病理检查图(刚果红 ×400)。图 2 患者女,61 岁,汉族,原发性局灶性肺淀粉样变。a,b. CT 示双肺多个大小不等的结节影;c. PET/CT 融合显像示双肺多个结节样高代谢;d. 右肺结节病理检查图(刚果红 ×100)

骨髓穿刺结果:骨髓中浆细胞 >15%,且形态异常。因多发性骨髓瘤伴淀粉样变最常累及的组织器官为舌及黏膜,故行舌及牙龈活组织检查,病理检查结果:刚果红染色(+),符合淀粉样变(图 3-3-2,图 1d)。最终确诊:获得性系统性 AL 型。

病例 2 患者女,61 岁,汉族。因咳嗽、气短 2 个月入院。气管镜检查提示气管、支气管慢性炎性反应,病理检查示右肺中叶支气管慢性炎,PAS 染色(+),AB 染色(+),抗酸(-)。血免疫固定电泳阴性,尿本周蛋白(-)。血清 IgG 略有增高,但 <35g/L;血 λ 轻链 2.89(正常参考值 0.9~2.1)g/L、κ 轻链 3.93(正常参考值 1.7~3.7)g/L。尿 κ 轻链 9.6mg/L,尿 λ 轻链 19.2(正常参考值 0~3.9)mg/L。尿蛋白 24h 定量 <1g/24h。免疫系统相关抗体阴性。血红细胞沉降率 65mm/1h。血常规未见明显异常。

胸部 X 线检查示双肺弥漫性边界不清的斑片影,考虑双肺多发转移癌。心脏彩色超声检查未见明显异常。^{18}F-FDG PET/CT 检查:CT 示双肺多个大小不等的结节影,最大者位于右肺上叶后段近胸膜处,大小约 37mm×26mm,形态欠规则,边界欠光整,并可见一宽基底与胸膜相连,其内可见空洞,部分伴钙化;PET 示双肺部分结节高代谢,SUV_{max} 和 SUV_{mean} 分别为 4.1 和 3.1,考虑肺转移癌(图 3-3-2,图 2a~c)。

活组织检查示右肺结节为粉色无结构均质状物伴多核巨细胞反应,染色:刚果红(+),抗酸(-),PAS(+),提示淀粉样变(图 3-3-2,图 2d)。患者最终诊断为原发性局灶性肺淀粉样变(AL 型)。

讨论 淀粉样变是淀粉样蛋白沉积于组织或器官引起的慢性代谢性疾病。现已证明,至少有 25 种蛋白质可作

为前体蛋白引起淀粉样变性病[1]。其根据病因可分为原发性、继发性和遗传性，根据临床特点可分为系统性或局灶性、获得性或遗传性。获得性淀粉样变包括：AL型（原发性）、AA型（继发性、反应性）等。AL型表示免疫球蛋白轻链来源的淀粉样变，AA型表示血清淀粉样A蛋白来源的淀粉样变[2]。原发性淀粉样变以及继发于多发性骨髓瘤及巨球蛋白血症的淀粉样变为AL型淀粉样变[2]，其蛋白前体是免疫球蛋白轻链（κ，λ）。淀粉样变的病因及发病机制尚不清楚，倾向于认为是新陈代谢紊乱所致。呼吸系统淀粉样变可发生于呼吸道任何部位，且可为唯一受累的系统，即呼吸道局灶性淀粉样变，可为系统性淀粉样变的一部分，两者治疗方法不同，预后也不同[3]。Pickford等[4]报道10例原发系统性淀粉样变支气管肺累及者血清或尿免疫电泳发现单克隆免疫球蛋白轻链，而7例局限性支气管肺淀粉样变则为阴性。本组2例患者均在血清或尿中检测到单克隆免疫球蛋白或游离轻链。

肺淀粉样变性发病率低，起病隐匿，呈慢性病程，主要表现为呼吸困难、咳嗽，易与肺结核、肺癌等混淆。本组2例患者即表现为咳嗽、胸闷、气短等非典型症状。

淀粉样变病累及呼吸道主要有3种形式：气管-支气管型，肺结节实变型和肺泡-间隔型，三者可共同存在[5]。结节型淀粉样变需与肿瘤、肉芽肿性病变相鉴别，此2例患者均为结节型淀粉样变，胸部X线检查均考虑为肺癌，结合患者年龄及肿瘤标志物增高等情况，行全身^{18}F-FDG PET/CT检查以判断是否有恶性肿瘤及转移。2例患者PET均可见肺内结节高代谢，SUV>2.5，CT可见软组织密度结节影，边界欠光整。病例2双肺内可见多个大小不等的结节影，其内可见空洞，部分伴钙化。结节的PET表现为高代谢，原因可能是蛋白质沉积造成局部组织器官出现炎性反应，炎性细胞浸润，导致FDG摄取增高。文献[6]报道淀粉样变胸膜受累的X线和CT表现为胸膜增厚或胸膜结节，常伴有胸腔积液，也有患者仅表现为胸腔积液。病例1 CT示双侧胸腔内液性密度影，但胸膜未见明显增厚，PET检查未见高代谢，考虑病变累及胸膜。多发性骨髓瘤伴淀粉样变最常累及的组织器官为舌与心肌，超声心动图显示室间隔与心室壁增厚并可见较为特征性的闪烁颗粒[6]。病例1超声检查显示左房大，左室壁弥漫性增厚，心肌回声呈颗粒状，结合心肌酶谱等检查，考虑淀粉样变心肌受累。

呼吸道淀粉样变的检查方法包括胸部X线、CT、^{18}F-FDG PET/CT、心脏超声、纤维支气管镜检查及实验室检查等。胸部X线检查可进行初级筛查，判断肺内有无实性结节。心脏超声可测量室壁及室间隔有无增厚，有无特征性的闪烁颗粒及心功能情况。CT能提供更多的影像信息。全身^{18}F-FDG PET/CT不仅能观察病变的解剖特点，而且还能观察到功能改变，但当其对原发灶不明的肺转移癌、原发性肺癌、炎性假瘤与肺淀粉样变不能完全鉴别时，需结合临床表现及实验室检查，综合判断，确诊还需病理检查。需注意：当患者出现胸腔积液时，若为肺癌所致，^{18}F-FDG PET/CT图像上可出现高代谢；若为肺淀粉样变所致，则不会出现高代谢征象，这可以作为淀粉样变胸膜受累与肺癌胸膜转移的鉴别点。确诊肺淀粉样变后，要判断是否为继发性改变，另外鉴别系统性和局限性也很重要。

本文直接使用的缩略语：

AA（amyloidosis A protein），淀粉样A蛋白

AB（alcian blue），阿利辛蓝

AL（amyloidosis light-chain），淀粉样变-轻链

CA（carbohydrate antigen），糖类抗原

CEA（carcinoembryonic antigen），癌胚抗原

FDG（fluorodeoxyglucose），脱氧葡萄糖

LVEF（left ventricular ejection fraction），左心室射血分数

PAS（periodic acid-Schiff），过碘酸-雪夫

SCr（serum creatinine），血清肌酐

SUV（standardized uptake value），标准摄取值

SUV_{max}（maximum standardized uptake value），最大标准摄取值

SUV_{mean}（mean standardized uptake value），平均标准摄取值

参考文献

[1] DEMBER LM. Amyloidosis-associated kidney disease. J Am Soc Nephrol, 2006, 17 (12): 3458-3471.

[2] 蒋明, DAVID YU, 林孝义, 等. 中华风湿病学. 北京: 华夏出版社, 2004: 1484-1497.

[3] AYLWIN AC, GISHEN P, COPLEY SJ. Imaging appearance of thoracic amyloidosis. J Thorac Imaging, 2005, 20 (1): 41-46.

[4] PICKFORD HA, SWENSEN SJ, Utz JP. Thoracic cross-sectional imaging of amyloidosis. AJR Am J Roentgenol, 1997, 168 (2): 351-

355.

[5] MORGAN RA, RING NJ, MARSHALL AJ. Pulmonary alveolar-septal amyloidosis—an unusal radiographic presentation. Respir Med, 1992, 86(4): 345-347.

[6] BONTEMPS F, TILLIE-LEBLOND I, COPPIN MC, et al. Pleural amyloidosis: thoracoscopic aspects. Eur Respir J, 1995, 8(6): 1025-1027.

（摘自中华核医学与分子影像杂志 2012 年第 32 卷第 2 期，
第一作者：姜梅，通信作者：杨小丰）

三、活动性结核 ¹⁸F-FDG 联合 ¹¹C- 胆碱 PET 显像误诊肺癌一例

患者男，68 岁。因咳嗽、咳痰 1 个月余，加重 1 周就诊。体格检查未见阳性体征，实验室检查结核菌素试验（PPD）阴性，血红细胞沉降率 2mm/1h，连续 3 天清晨深部痰未见抗酸杆菌，各项肿瘤标志物未见增高。胸部 CT 于右肺下叶中间段支气管后方见一软组织肿块影，形态不规则，密度不均匀，CT 值约 38HU，考虑肺癌可能性大。为进一步明确病变性质，行全身 PET/CT 显像。采用美国 GE Discovery LS 型 PET/CT 仪，¹⁸F-FDG 和 ¹¹C- 胆碱（choline）为本院 PET/CT 中心生产，放化纯 >95%。患者空腹 6h，测指尖血糖为 5.7mmol/L，经三通管肘静脉注射 ¹⁸F-FDG 370MBq，静卧休息 60min 后，行全身 PET/CT 显像（PET 显像每床位 4min）。PET 图像经衰减校正并采用迭代法重建后，经图像融合显示 CT、PET 及融合图像。CT 所见右肺下叶病灶处 FDG 代谢增高，SUV 最高 6.3。纵隔和双侧肺门淋巴结未见明显肿大及 FDG 摄取异常增高，全身其他部位未见异常（图 3-3-3，图 1）。次日经三通管肘静脉注射 ¹¹C- 胆碱 259MBq，15min 后行胸部 PET/CT 显像，CT 所见右肺下叶病灶处胆碱代谢亦增高，SUV 最高 4.3（图 3-3-3，图 2）。疑诊为肺癌，行病变肺叶切除，术后病理检查示（右下肺结节）慢性肉芽肿性炎性反应并大量凝固性坏死物，符合干酪性结核表现。

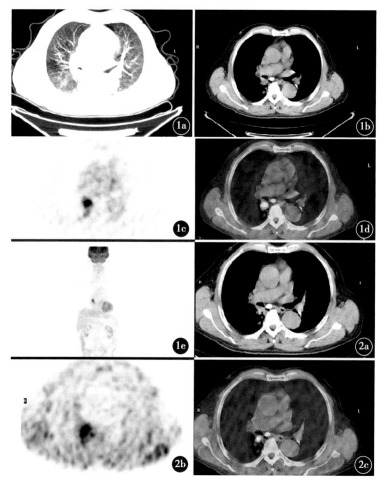

图 3-3-3　图 1 本例患者 CT 及 ¹⁸F-FDG PET/CT 显像可见右肺下叶中间段支气管后方一软组织肿块影，形态不规则，其内密度不均匀；PET 显像 FDG 代谢增高，SUV 最高为 6.3。a. CT 肺窗；b. CT；c. PET；d. PET/CT 融合；e. 全身。图 2 本例患者 ¹¹C- 胆碱 PET/CT 显像可见右肺下叶病灶胆碱代谢增高，SUV 最高为 4.3。a. CT；b. PET；c. PET/CT 融合

讨论 胸部X线平片、CT是发现和诊断肺部病灶最常用的影像学技术,但其对肺孤立性结节(SPN)的定性有一定困难。^{18}F-FDG PET在肺部疾病特别是肺癌诊断中的应用日益广泛。但FDG不是肿瘤特异性示踪剂,存在一定的假阴性和假阳性,准确性不够理想。炎症病变中的淋巴细胞、巨噬细胞和纤维母细胞均可大量摄取^{18}F-FDG,活动性结核病变的特点为细胞浸润、巨噬细胞增生和肉芽组织生成[1],易在FDG PET显像中显影,造成假阳性。

^{11}C-胆碱已经用于多种疾病的诊断。在肿瘤细胞中,胆碱的唯一代谢途径是参与磷脂合成。目前认为肿瘤组织内的细胞膜生物合成非常活跃,而细胞膜的生物合成需要大量胆碱作为原料合成磷脂酰胆碱。因此,恶变细胞内用于催化胆碱磷酸化而成为磷酸胆碱的胆碱激酶活性明显增高;此外胆碱激酶的活性增高导致其底物(胆碱)的需求增加。这2个因素的共同作用造成肿瘤细胞胆碱利用率增高,并且胆碱一旦被磷酸化后就停留在细胞中,即"化学滞留"[2],因此胆碱可用于肿瘤显像。Hara等[3]报道,肺癌^{11}C-胆碱与^{18}F-FDG显像SUV均较高;而结核^{18}F-FDG显像SUV较高,^{11}C-胆碱显像SUV较低,因而^{18}F-FDG与^{11}C-胆碱PET显像联合应用可有效鉴别肺癌和炎症,提高诊断准确性。

本例患者处于结核增殖期,当巨噬细胞暴露于细菌环境时,巨噬细胞自身迅速增殖,摄取大量胆碱用于合成细胞膜,这可能是本例病灶处胆碱摄取增加的原因。因此肺部单发病灶行^{18}F-FDG和^{11}C-胆碱PET检查,单靠SUV很难鉴别肺癌和结核,尤其是活动性结核,需密切结合临床症状及其他检查。

本文直接使用的缩略语:

FDG(fluorodeoxyglucose),脱氧葡萄糖

SUV(standardized uptake value),标准摄取值

参考文献

[1] 赵军,林祥通,管一晖,等.双时相PET显像在肺良恶性病变鉴别诊断中的应用.中华核医学杂志,2003,23(1):8-10.

[2] ZHANG H,TIAN M,ORIUCHI N,et al. ^{11}C-choline PET for the detection of bone and sofe tissue tumors in comparison with FDG PET. Nucl Med Commun,2003,24(3):273.

[3] HARA T,KOSAKA N,SUZUKI T,et al. Uptake rates of ^{18}F-fluorodeoxyglucose and ^{11}C-choline in lung cancer and pulmonary tuberculosis:a positron emission tomography study. Chest,2003,124(3):893-901.

(摘自中华核医学杂志2008年第28卷第6期,
第一作者:徐志英,通信作者:李善春)

四、无形态学改变的肺内FDG高代谢结节PET/CT显像一例

患者男,58岁。因发现肝硬化3年余,呕血伴昏迷20天入院。患者乙肝病史多年,3年前因肝硬化行脾脏切除,1年前曾因肝性脑病昏迷入院,20余天前自行停服抗病毒药物,2天后出现意识不清伴呕血,再次入院,门诊以肝性脑病收住院。住院期间查腹部增强CT:肝脏多结节灶,首先考虑肝癌;肝硬化,脾缺如,腹水;胸部螺旋CT平扫:左下肺感染性病变,两侧胸腔积液。实验室检查(括号中为正常参考值):AFP 11.1(0.0~20.0)μg/L,CEA 7.0(0.0~5.0)μg/L,CA12-5 403.4(0.0~35.0)kU/L,铁蛋白1505.3(7.0~323.0)μg/L;白细胞4.2×10^9/L[(4.0~10.0)×10^9/L],中性粒细胞36.3%(50.0%~70.0%),单核细胞22.9%(3%~10%)。为明确肝内病变性质及评估全身情况行^{18}F-FDG PET/CT(德国Siemens Biograph16)检查,结果示:肝硬化,肝右叶膈顶团片状FDG代谢增高灶,大小约2.9cm×3.6cm,SUV$_{max}$约3.4;右肺中叶结节状FDG代谢增高灶,延迟3h、4.5h显像FDG代谢仍增高,常规显像(注药后1h)及2次延迟显像的SUV$_{max}$分别约23.4、23.2和24.1,CT上相应部位未见异常密度影(图3-3-4);PET/CT诊断:肝癌(高中分化可能);右肺中叶结节状FDG代谢增高灶,延迟3h、4.5h显像FDG代谢仍增高,建议结合CT增强密切随访。

患者肝内病变经肝穿刺病理证实为肝细胞肝癌。PET图像上右肺中叶的病灶在CT图像上相应位置未见异常改变,2mm CT薄层扫描肺内仍未见解剖学异常。8天后患者再次行胸部^{18}F-FDG PET/CT检查,结果示右肺中叶结节状高代谢病灶消失,相应部位CT仍无明显异常(图3-3-5)。后患者经治疗好转出院,至投稿前未再行CT检查。

讨论 正常的肺在PET图像上呈低度摄取。不管是恶性病变还是如炎性反应、结核、肉芽肿或结节病等良性病变造成的肺内^{18}F-FDG浓聚,在CT图像上相应部位均可见形态学的改变[1-3]。本病例只有PET图像上的结节状高代谢病灶,CT图像上无明显异常,实属罕见,国内鲜有类似的报道,国外有个案报道[4-6]。大部分学者倾向于此类浓

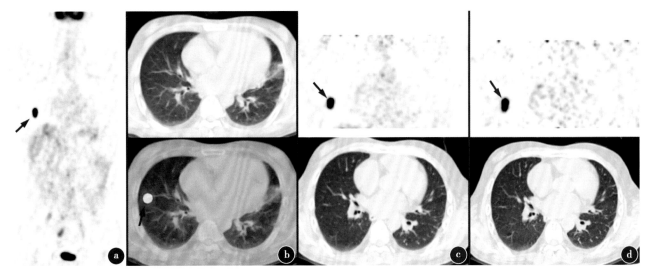

图 3-3-4　肝癌患者（男，58 岁）^{18}F-FDG PET/CT 显像图（箭头示病灶）。a. MIP 图，可见右肺局灶性高代谢病灶，SUV$_{max}$ 为 23.4；b. CT 横断位图像未见异常，PET/CT 融合图像示右肺内高代谢灶；c. 延迟 3h 显像，MIP 图可见右肺内局灶性高代谢病灶，SUV$_{max}$ 为 23.2，CT 横断面图像相应层面上肺内未见任何异常影像；d. 延迟 4.5h 显像，PET 图像上病灶 SUV$_{max}$ 为 24.1，CT 图像仍未见异常

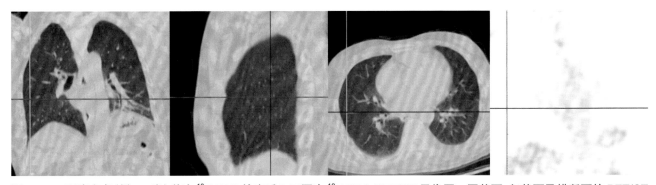

图 3-3-5　肝癌患者（男，58 岁）首次 ^{18}F-FDG 检查后 8 天再次 ^{18}F-FDG PET/CT 显像图。冠状面、矢状面及横断面的 PET/CT 融合图像及胸部 MIP 图像示高代谢灶消失（十字交叉处）

聚灶是微血管栓塞导致[7-8]，部分学者认为其与肺微小血栓的炎性反应相关。

复习国内外文献报道及结合患者临床资料和影像表现，笔者推测引起本例 PET/CT 显像肺内灶此种表现的原因如下：首先，由于静脉注射可以引起血管内皮的损伤，血管内皮损伤部位血小板可以被激活，引起血小板聚集、黏附，从而形成血栓。血小板的主要成分为细胞膜上的糖蛋白，细胞膜上的 Glut3 能介导血小板的黏附，在葡萄糖代谢的过程中能增加葡萄糖摄取，因此会造成栓子上的高 ^{18}F-FDG 浓聚。其次，带有 ^{18}F-FDG 的栓子通过体循环栓塞于肺内的小毛细血管里，造成肺内的高浓聚灶。Caobelli 等[9]也报道过静脉注射可引起肺内小血管的栓塞。还有学者[10-11]报道微栓塞形成后肺内的小血管受伤，中性粒细胞被激活，中性粒细胞膜上的 Glut1 转运增强，从而引起葡萄糖摄取增高。由于肺内微小栓子体积小，CT 扫描在相应部位无法显示形态异常。

本例患者在 1 周后的复查中，PET 图像上高代谢灶消失，CT 图像上肺内仍未见明显异常。本案例的不足之处是由于患者病情较重，不能配合次日局部 ^{18}F-FDG PET/CT 复查，未能及时对比。

本文直接使用的缩略语：

AFP（alphafetoprotein），甲胎蛋白

CA（carbohydrate antigen），糖类抗原

CEA（carcinoembryonic antigen），癌胚抗原

FDG（fluorodeoxyglucose），脱氧葡萄糖

Glut（glucose transport protein），葡萄糖转运蛋白

MIP（maximum intensity projection），最大密度投影

SUV$_{max}$（maximum standardized uptake value），最大标准摄取值

参考文献

[1] 王颖晨,赵新明,王建方,等.孤立性肺病变 ^{18}F-FDG PET/CT 显像诊断价值及误诊原因分析.中华核医学与分子影像杂志, 2012,32(2):119-122.

[2] 王全师,吴湖炳,王明芳,等.PET/CT 显像在肺癌诊断及分期中的初步应用.中华核医学杂志,2005,25(2):75-77.

[3] 董烨,吴湖炳,王全师,等.^{18}F-FDG PET/CT 多次显像在监测和预测非小细胞肺癌术后复发和转移中的价值.中华核医学与分子影像杂志,2014,34(2):81-85.

[4] FARSAD M,AMBROSINI V,NANNI C,et al. Focal lung uptake of ^{18}F-fluorodeoxyglucose(^{18}F-FDG)without computed tomography findings. Nucl Med Commun,2005,26(9):827-830.

[5] SCHREITER N,NOGAMI M,BUCHERT R,et al. Pulmonary FDG uptake without a CT counterpart—a pitfall in interpreting PET/CT images. Acta Radiol,2011,52(5):513-515.

[6] CORONADOPOGGIO M,COUTO CARO RM,LILLOGARCÍA ME,et al. Iatrogenic lung microembolism detected by ^{18}FDG PET/CT. Rev Esp Med Nucl,2006,25(5):312-315.

[7] WITTRAM C,SCOTT JA. ^{18}F-FDG PET of pulmonary embolism. AJR Am J Roentgenol,2007,189(1):171-176.

[8] GOETHALS I,SMEETS P,DE WINTER O,et al. Focally enhanced F-18 fluorodeoxyglucose(FDG)uptake in incidentally detected pulmonary embolism on PET/CT scanning. Clin Nucl Med,2006,31(8):497-498.

[9] CAOBELLI F,PIZZOCARO C,GUERRA UP. Intense uptake evidenced by ^{18}F-FDG PET/CT without a corresponding CT finding-dream or reality?. Nucl Med Rev Cent East Eur,2014,17(1):26-28.

[10] SCHUSTER DP,BRODY SL,ZHOU Z,et al. Regulation of lipopolysaccharide-induced increases in neutrophil glucose uptake. Am J Physiol Lung Cell Mol Physiol,2007,292(4):L845-851.

[11] HA JM,JEONG SY,SEO YS,et al. Incidental focal ^{18}F-FDG accumulation in lung parenchyma without abnormal CT findings. Ann Nucl Med,2009,23(6):599-603.

(摘自中华核医学与分子影像杂志 2016 年第 36 卷第 2 期,
第一作者:林丽莉,通信作者:赵葵)

五、肺外结核 ^{18}F-FDG PET/CT 显像误诊为淋巴瘤一例

患者男,38 岁。因间断性腹痛、腹胀、便秘 1 个月余入院,不伴有发热、寒战、恶心呕吐等其他症状。体格检查:腹部轻压痛,不伴反跳痛及肌紧张,肠鸣音活跃。腹部增强 CT 检查示腹膜后、胰腺周围可见多发软组织结节和肿块,增强检查早期病灶强化不明显,晚期呈轻度不均匀强化。ESR 64mm/1h,结核抗体阴性,结核菌素 PPD 试验阳性(++),血清肿瘤标志物 AFP、CEA、CA 19-9 及 CA242 均在正常范围。全身 ^{18}F-FDG PET/CT 检查示:双侧锁骨上窝、纵隔内气管前、肝胃韧带区、胰腺后方、脾门及腹主动脉旁可见多发增大淋巴结,代谢增高,SUV$_{max}$ 为 12.2;右侧第 2 胸肋关节、左侧第 4 前肋、左侧髂骨及髋臼可见类圆形骨质破坏,代谢增高;第 7 颈椎椎体及其左侧附件、第 12 胸椎椎体及第 2 腰椎棘突可见多发放射性浓聚灶,但 CT 未见骨质破坏,考虑为淋巴瘤(图 3-3-6)。开腹探查发现胰尾上缘淋巴结肿大,约蚕豆大小,质地中等,无融合,活组织病理检查示淋巴结结核,以干酪样坏死为主。因患者逐渐出现腰痛、双下肢活动受限,行第 12 胸椎椎体病灶清除、钛网、钢板内固定术,病理检查示干酪坏死型结核伴死骨形成。

讨论 淋巴瘤在 ^{18}F-FDG PET/CT 图像上的典型表现为全身多发增大淋巴结,代谢增高,可伴有肝、脾、骨及骨髓等结外器官受累。Chen 等[1]报道 1 例活动期结核患者 ^{18}F-FDG PET 表现与淋巴瘤非常相似。淋巴结结核是较常见的肺外结核,以颈部最为多见,^{18}F-FDG PET/CT 显像可能将颈部淋巴结结核误诊为淋巴瘤[2]。骨关节结核是肺外结核又一常见类型,约 25% 可合并肺结核或淋巴结结核,好发部位为胸、腰椎、髋、膝关节等负重大、活动多的部位,约 94% 为单发病灶[3]。本例患者同时累及髂骨,肋骨,胸肋关节及颈、胸、腰椎不同节段,临床少见。骨结核典型表现为 X 线片示椎体骨质破坏、椎间隙变窄及周围软组织肿胀,CT 则能明确病灶有无死骨及周围"冷"脓肿的形成。本例患者在 PET/CT 检查时 CT 仅表现为部分病灶骨质破坏,并不具备典型的死骨、窦道形成及椎旁"冷"脓肿等骨结核的特征表现,难以明确病变性质。

本例误诊原因如下:①患者以间断性腹胀、腹痛起病,结核病症状极不典型,不仅没有发现明确的原发结核病

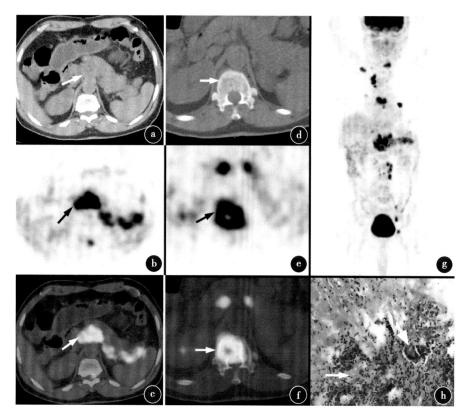

图 3-3-6　患者男，38 岁，干酪坏死型结核伴死骨形成。CT（a）、PET（b）及 PET/CT（c）融合图像示胰腺后方可见多发增大淋巴结（箭头示），融合成团，代谢增高；CT（d）、PET（e）及 PET/CT（f）融合图像示第 12 胸椎椎体（箭头示）可见放射性明显浓聚，但骨质密度未见异常；全身显像（g）图可见多发高代谢结节；腹膜后淋巴结活组织病理检查（h. HE×100）示淋巴结内可见干酪样坏死（大箭头示）及多核巨细胞（小箭头示）

灶，也不伴低热、盗汗等症状。淋巴瘤多以颈部无痛性淋巴结肿大为典型首发症状，可伴有低热、体质量减轻等全身症状，而本例临床表现似也不支持。② ^{18}F-FDG PET/CT 融合图像示病变淋巴结范围广泛，双侧锁骨上窝、纵隔、腹腔内均有分布，且伴有多发溶骨性骨质破坏，放射性明显浓聚，与淋巴瘤侵犯骨骼时的病变表现极为相似。③忽视了 PPD 试验阳性（++）的结果，本例试验结果提示患者可能曾有结核病或卡介苗接种史，虽不能作为确诊或排除结核病的标准，但仍可作为分析病情时的参考指标。

本文直接使用的缩略语：

AFP（alphafetoprotein），甲胎蛋白

CA（carbohydrate antigen），糖类抗原

CEA（carcinoembryonic antigen），癌胚抗原

ESR（erythrocyte sedimentation rate），血红细胞沉降率

FDG（fluorodeoxyglucose），脱氧葡萄糖

PPD（purified protein derivative），纯蛋白衍化物

SUV$_{max}$（maximum standardized uptake value），最大标准摄取值

参考文献

［1］CHEN YK，SHEN YY，KAO CH. Abnormal FDG PET imaging in tuberculosis appearing like lymphoma. Clin Nucl Med，2004，29（2）：124.

［2］李亚军，李彦生，高硕，等 . 颈淋巴结结核 ^{18}F-FDG PET/CT 误诊淋巴瘤一例 . 中华核医学杂志，2005，25（5）：313.

［3］于世宽 . 骨关节结核病 // 谢惠安 . 现代结核病学 . 北京：人民卫生出版社，2000：378-386.

（摘自中华核医学杂志 2008 年第 28 卷第 4 期，
第一作者：马妍，通信作者：高硕）

第四章 消 化 系 统

第一节 肝肿瘤显像

一、^{18}F-FDG PET/CT 诊断肝上皮样血管内皮瘤二例

病例 1 患者女,49 岁。因右上腹部钝痛 1 个月余入院。否认病毒性肝炎病史,无饮酒史,无特殊药物服用史。入院体格检查:肝区轻度叩痛。肝功能、肾功能、电解质及空腹血糖正常,乙肝两对半及丙肝抗体阴性,AFP 阴性,CEA 略增高,为 3.83mg/L(正常范围 <3.4mg/L)。腹部彩超:肝内多发实质性占位,疑转移瘤。肝 MRI 平扫:肝内多发病灶,T_1WI 呈低信号,T_2WI、T_2 压脂呈稍高信号,"包膜回缩征"明显(图 4-1-1,图 1a~c)。肝 CT 示肝内多个大小不等低密度影,边界略模糊,大小为 0.8~3.5cm,病灶内密度不均,CT 值 21~38HU,增强扫描可见环样强化"棒棒糖征"(图 4-1-1,图 1d~f),局部病灶内见点样钙化,肝内外胆道未见扩张,腹腔内及腹膜后未见肿大淋巴结,考虑转移瘤可能性大。为明确诊断行肝穿刺:送检肝组织大部分为纤维组织及梗死,边缘可见少许肝细胞及增生胆管,建议进一步检查。PET/CT 检查示:肝实质内见多个结节状低密度影,主要分布于肝边缘处,病灶近肝缘处呈局限性凹陷状,密度不均,内可见更低密度改变,CT 值为 25.3~32.2HU,最大长径约为 3.3cm,SUV_{max} 为 2.9;腹腔内及腹膜后未见明确肿大或高代谢淋巴结(图 4-1-1,图 1g~i)。PET/CT 检查后提示肝 EHE 可能性大,再次病理检查,免疫组织化学证实为肝 EHE(图 4-1-1,图 1j~l)。

病例 2 患者女,51 岁。上腹不适 3 年余,2008 年末因右上腹部不适,行腹部彩超发现肝内多发占位,当时病理示肝组织结节样增生,介入治疗 4 次(2009 年 3 月至 10 月);既往无肝炎病史,2010 年 1 月肝弥漫肿大,左右叶见多发弥漫分布病灶,不除外局限性结节性增生癌变和结节病。病程中 AFP、CEA 均阴性,ALT 略增高,患者明显消瘦。增强 CT:肝占位性病变,多个病灶融合成边缘呈花边样的团块,考虑肝巨块型肝癌。体格检查:肝剑突下可触及。因患者进行性消瘦及贫血、病灶增大,行 PET/CT 检查,结果示:肝介入治疗后改变,肝肿大,肝内弥漫分布多发结节、肿块影,部分代谢增高,最大病灶长径约为 9.3cm,SUV_{max} 为 9.5,腹盆腔少量积液,余器官未见明显异常,排除肝转移瘤(图 4-1-1,图 2);再做病理检查,免疫组织化学证实 CD_{34} 及波形蛋白(vimentin)阳性,考虑肝 EHE。确诊后 3 个月因肝衰竭死亡。

讨论 HE 是一种可以局部复发并表现为中度恶性的血管肿瘤,主要包含 4 种类型[1]:卡波西样(Kaposiform)、上皮样(即 EHE)、多形性和鞋钉样。EHE 侵袭性最强,可发生在软组织、肝、肺、骨骼及脾。肝 EHE 少见,临床表现无特异性,易误诊。肝 EHE 发病率小于 1/100 万[2],可发生于任何年龄。Mehrabi 等[3]回顾分析了 434 例肝 EHE 患者,结果显示该病发病平均年龄 41.7 岁,男:女为 2:3,临床表现无特异性且多变,最常见的临床表现是右上腹不适或疼痛、肝肿大及体质量减轻。大多数患者都表现为肝双叶多发病灶,常见的肝外受侵部位为肺、腹膜、淋巴结及骨骼。影像学上难与其他肝肿瘤区别,诊断主要靠肝穿刺病理检查。本文病例 1 PET/CT 示除高代谢的子宫肌瘤灶及左肺内炎性病灶外,肝内见多个分散的高代谢病灶,余器官形态及代谢均未见异常,排除了肝转移瘤的可能,因肝内病灶对 FDG 摄取高于肝本底,呈现恶性倾向[4]。由于患者无肝炎病史、MRI 序列及 CT 增强表现出"包膜回缩征"及"棒棒糖征",因此提出了肝 EHE 的诊断。病例 2 病程已经 3 年余,且经多次介入治疗,病灶依然进展,患者表现出贫血及消瘦征象,临床怀疑原发性肝癌可能,PET 示大多数病灶呈现放射性摄取明显增高。因其病程较长,无乙肝或者酒精肝病史,故对原发性肝癌的诊断产生怀疑,再次病理检查证实为肝 EHE。这 2 例 PET/CT 表现与 Ozturk 等[5]的报道基本一致。有报道[6]表明,此病早期 PET/CT 显像 FDG 摄取可不增高,延迟 1h 后显像病灶对 FDG 摄取增高,即延迟显像对本病的诊断有一定意义。

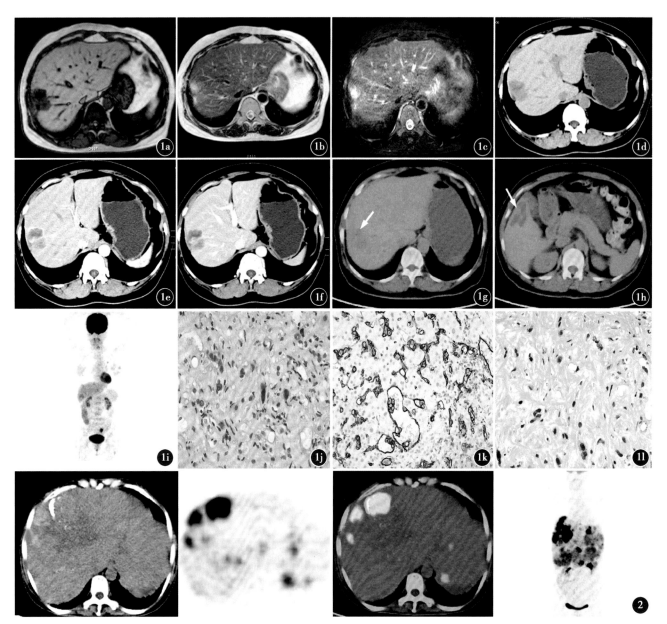

图 4-1-1　图 1 患者女,49 岁,肝 EHE。MRI 示肝内多发病灶,a. T_1WI 呈低信号;b. T_2WI 呈稍高信号;c. T_2 压脂呈高信号,"包膜回缩征"明显;d. CT 示肝实质内多个大小不等低密度影,主要位于肝边缘,可见"囊性回缩",病灶边界略模糊,大小为 0.8~3.5cm,病灶内密度不均;e. CT 增强扫描动脉期可见环样强化,强化程度低于腹主动脉;f. CT 增强门静脉期示病灶强化程度降低,此层面可见"棒棒糖征";^{18}F-FDG PET/CT 图:g,h. PET/CT 示肝右叶略高代谢结节(箭头示);i. 全身显像示除高代谢子宫肌瘤灶及左肺内炎性病灶外,于肝实质内见多个放射性摄取略高代谢灶,SUV_{max} 2.9,余未见高代谢灶;病理检查图(×40):j. HE 染色示有的细胞含空泡样腔,少数其中见红细胞,并侵入肝窦及汇管区,基质中可见梭形及上皮样细胞,部分包含红细胞,k. CD_{34} 免疫组织化学染色证实纤维化带内散在阳性的单个、索状、小团上皮样或梭形细胞,l. Vimentin 免疫组织化学染色示大部肝实质为增生的纤维代替,部分纤维基质含蛋白多糖,似软骨基质。图 2 患者女,51 岁,肝 EHE。^{18}F-FDG PET/CT 显像示肝介入治疗后改变,肝内有多发结节、肿块影,部分呈高代谢,最大病灶长径约为 9.3cm,SUV_{max} 为 9.5,余脏器未见明显异常

　　与肝原发恶性肿瘤相比,EHE 并非源于慢性肝疾病,其病因不明,临床表现不同,影像特征各异。Verma 等[7]研究表明,肝 EHE 主要有 2 种组织学类型:结节状及弥漫型。在所有的影像学检查中,CT 和 MRI 表现与其组织病理学密切相关[8]:①由于肿瘤蔓延是通过门静脉和肝静脉分支进行,大多数病灶表现为位于肝周边区的多发结节灶,并可融合成巨块状,边界不清;②由于该病起源于静脉,肝静脉或门静脉终止于病灶,表现出"棒棒糖征"[9];③由于肿瘤内细胞、纤维性或黏液性基质等成分多变,病灶 CT 平扫表现为不均匀较低密度,MRI T_1WI 呈不均匀中低信号,T_2WI 呈不均匀中高信号或囊样高信号,病灶边缘可表现出 T_1WI 及 T_2WI 均为低信号;④由于病灶周边肿瘤细胞活跃,血供丰富,中心区富含纤维性基质,动态增强表现为类似于血管瘤的"早出晚归"和向心性强化模式,强化程度均低于同期的腹主动脉和门静脉,中央区常有索片状无强化区,小结节灶多呈周边环形强化;⑤由于肿瘤的纤维基质成

分可在周围肝实质中产生一种纤维收缩性反应,从而影像上可表现出较为少见的"包膜回缩征",部分病例有囊性回缩。上述 2 例患者 CT 和 MRI 表现为肝左右叶多发的巨块状或结节状病灶,其中 1 例病灶比较典型,表现出"棒棒糖征"及"包膜回缩征"。肝 EHE 诊断要考虑以下几点:患者无任何肝炎及肝硬化病史、AFP 阴性、MRI 序列及 CT 增强表现出"包膜回缩征"及"棒棒糖征"、PET/CT 全身扫描排除转移瘤可能且肝内病灶对 FDG 呈不同程度摄取增高。虽然影像学有助于确定病灶,但其最终诊断依靠组织病理、免疫组织化学检查。

本文直接使用的缩略语:

AFP(alphafetoprotein),甲胎蛋白

ALT(alanine aminotransferase),丙氨酸氨基转移酶

CEA(carcinoembryonic antigen),癌胚抗原

EHE(epithelioid hemangioendothelioma),上皮样血管内皮瘤

FDG(fluorodeoxyglucose),脱氧葡萄糖

HE(hemangioendothelioma),血管内皮瘤

SUV$_{max}$(maximum standardized uptake value),最大标准摄取值

参考文献

[1] YORUK O,ERDEM H,MUTLU V,et al. Epithelioid hemangioendothelioma of the submandibular gland. Auris Nasus Larynx,2008, 35(1):157-159.

[2] THIN LW,WONG DD,DE BOER BW,et al. Hepatic epithelioid haemangioendothelioma:challenges in diagnosis and management. Intern Med J,2010,40(10):710-715.

[3] MEHRABI A,KASHFI A,FONOUNI H,et al. Primary malignant hepatic epithelioid hemangioendothelioma:a comprehensive review of the literature with emphasis on the surgical therapy. Cancer,2006,107(9):2108-2121.

[4] 王晓燕,张祥松,陈志丰,等.^{18}F-FDG PET/CT 及增强 CT 诊断原发性肝癌及肝癌术后复发的价值.中华核医学杂志,2010,30(1):15-18.

[5] OZTURK B,COSKUN U,YAMAN E,et al. Adult hepatic epithelioid haemangioendothelioma presenting with Kasabach-Merritt syndrome:a case report. J Clin Pathol,2009,62(11):1053-1055.

[6] KITAPCI MT,AKKAS BE,GULLU I,et al. FDG PET/CT in the evaluation of epithelioid hemangioendothelioma of the liver:the role of dual-time-point imaging. A case presentation and review of the literature. Ann Nucl Med,2010,24(7):549-553.

[7] VERMA SK,MITCHELL DG,BERGIN D. Case report:MRI diagnosis of multifocal epithelioid hemangioendothelioma of the liver. Indian J Radiol Imaging,2008,18(3):239-241.

[8] 梁斌,肖恩华,王志远.肝上皮样血管内皮瘤一例.临床放射学杂志,2006,25(2):185-186.

[9] WOODALL CE,SCOGGINS CR,LEWIS AM,et al. Hepatic malignant epithelioid hemangioendothelioma:a case report and review of the literature. Am Surg,2008,74(1):64-68.

**（摘自中华核医学杂志 2011 年第 31 卷第 5 期，
第一作者：赵红光，通信作者：林承赫）**

二、肝脏原发性副神经节瘤 ^{18}F-FDG PET/CT 显像一例

患者男,62 岁。发现上腹部包块半年余,未予重视,半个月前无明显诱因出现上腹部不适,伴包块增大,CT 检查提示肝脏尾状叶占位,遂入住本院。体格检查:血压 125/72mmHg(1mmHg=0.133kPa);腹部膨隆,剑突下触及一大小约 10cm×8cm 包块,质韧,活动度欠佳,余无明显异常。实验室检查:AFP 11.70(正常参考值范围:0~10)μg/L,余无特殊异常。B 超检查:肝脏尾状叶部位探及大小约 11cm×6cm 的不均质性稍低回声,边界尚清尚规则,与下腔静脉紧贴。彩色多普勒血流成像(color Doppler flow imaging,CDFI):其内见条状血流信号,检查意见:肝脏尾状叶实性占位(癌可能)。^{18}F-FDG PET/CT(德国 Siemens Biograph Sensation 16 型)全身显像(图 4-1-2,图 1):PET 示肝脏尾状叶区见团块状、结节状放射性摄取异常增高灶,SUV$_{max}$ 为 9.6,延迟显像 SUV$_{max}$ 为 9.1;同机 CT 示肝脏尾状叶区见一大小约 7.8cm×7.1cm 类圆形混杂密度灶,内见不规则低密度影,CT 值约 48.4HU,部分边界稍欠清,邻近腔静脉受压推

移;诊断:肝脏尾叶区占位伴 FDG 代谢异常增高,考虑原发性肝脏恶性肿瘤可能。择期行"肝脏尾状叶肿瘤切除术",术中探查见肿瘤位于肝脏尾状叶部位,单发,大小约为 11cm×7cm,与周围组织粘连,与第一肝门、下腔静脉分离不清,余肝无明显转移灶。术后诊断:肝脏尾叶占位。

术后病理(图 4-1-2,图 2a):(肝尾状叶)副神经节瘤,大小 11cm×6cm×4cm。光学显微镜下肿瘤细胞呈卵圆形、多边形,胞质丰富,核多形性,巢片状、器官样排列,伴出血坏死。免疫组织化学分析(图 4-1-2,图 2b):CgA(+)、S-100蛋白(+)、细胞角蛋白(-)、波形蛋白(+/-)、抗黑色素瘤特异性单克隆抗体 HMB45(-)、肝细胞石蜡抗原(-)、AFP(-)、CD_{34}(-)。

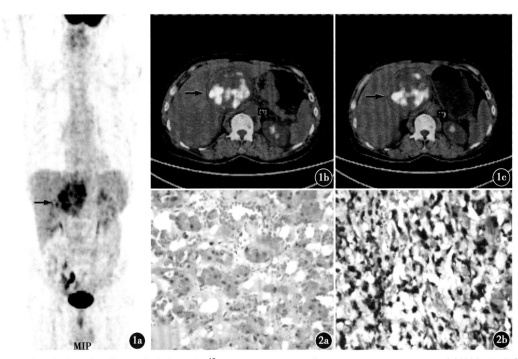

图 4-1-2　图 1 肝脏原发性副神经节瘤患者(男,62 岁)^{18}F-FDG PET/CT 显像图。a. MIP 图可见肝区放射性摄取增高(箭头示);b. 常规显像 PET/CT 融合图示肝尾状叶不均质软组织肿块 FDG 代谢增高(箭头示);c. 延迟显像 PET/CT 融合图示病灶放射性摄取稍减低(箭头示)。图 2 该患者病理及免疫组织化学检查图。a. 光学显微镜下可见核多形性,巢片状、器官样排列(HE×400);b. 免疫组织化学染色示 CgA 阳性(×400)

讨论　副神经节瘤为起源于嗜铬交感神经组织或副交感神经组织的一种少见神经内分泌肿瘤[1],主要分布于颅底至盆腔的人体中轴线副神经节分布区域[2]。肝脏原发副神经节瘤临床罕见。该病患者以中老年多见,病程可达数十年。本例为老年男性,病程半年余,无家族史,符合一般发病情况。副神经节瘤临床表现与肿瘤部位和儿茶酚胺是否增高有关,少数功能性患者可伴有神经内分泌症状,如阵发性高血压、头晕头痛、心悸和多汗等。本例患者发病部位特殊,术前、术中均未见明显神经内分泌症状,分析属于无功能性副神经节瘤。

副神经节瘤常规影像学表现:常位于中轴线附近,单发多见,呈类圆形,直径通常 >5cm,边界尚清,可有假包膜,病灶呈实性或囊实性,一般密度均匀,伴发囊变坏死时病灶中央可见低密度区,血液供应丰富,增强扫描多呈均匀显著强化,囊变坏死区不强化。CT 和 MRI 是副神经节瘤定位及定性诊断的重要影像学检查方法,MRI 在显示肿瘤内部成分及与周围组织关系方面更优。本例超声及腹部 CT 检查示病变位于肝尾状叶,常规影像学特征与既往相关报道[3]大致相仿。

^{18}F-FDG PET/CT 显像对副神经节瘤患者转移瘤检出率高[4]。副神经节瘤与琥珀酸脱氢酶(succinate dehydrogenase,SDH)3 个亚基 SDH-B、SDH-C 及 SDH-D 编码基因突变有关。研究[5]证实 ^{18}F-FDG PET/CT 显像诊断 SDH-B 变异相关副神经节瘤灵敏度最高;而 Kasaliwal 等[6]认为所有 SDH-B 变异相关副神经节瘤均应行 ^{18}F-FDG PET/CT 检查。由于SDH-B 编码基因突变者的高度恶性倾向,全身 ^{18}F-FDG PET/CT 检查尤为重要。

副神经节瘤良恶性病变均可不同程度摄取 ^{18}F-FDG。本例患者肝尾状叶不均匀团块状摄取增高,SUV_{max} 为 9.6。van Berkel 等[7]研究发现 SDH 变异相关的副神经节瘤 ^{18}F-FDG 摄取与有氧糖酵解己糖激酶的磷酸化相关;肿瘤的血液供应也在一定程度上影响 FDG 摄取,因而 PET/CT 显像术前诊断及鉴别诊断需结合临床及全身代谢表现。副神经节瘤主要依靠病理及免疫组织化学检查进行术前诊断及鉴别诊断。免疫组织化学检查中 CgA、Syn、NSE 为副神经节瘤诊断的敏感指标,支持细胞S-100蛋白阳性亦有助于诊断[8]。本例患者术前诊断考虑肝脏恶性肿瘤,鉴别诊断困难,术后病理诊断明确,免疫组织化学结果CgA(+)、S-100蛋白(+)符合前述报道。

恶性副神经节瘤临床少见,目前多认为淋巴结和远处转移是诊断恶性的可靠依据,而原发灶的病理学检查尚不能准确判定良恶性。PET/CT作为全身性检查方法,对于显示淋巴结及远处转移具有相当的优势。本例患者[18]F-FDG PET/CT显像仅见肝脏原发性病变,余未见明显转移病灶,综合判定为良性副神经节瘤。但长期的随访观察对于术后的可能复发及转移很有必要。

本文直接使用的缩略语:

AFP(alphafetoprotein),甲胎蛋白

CgA(chromogranin A),嗜铬颗粒蛋白A

FDG(fluorodeoxyglucose),脱氧葡萄糖

MIP(maximum intensity projection),最大密度投影

NSE(neuron-specific enloase),神经元特异性烯醇化酶

SUV_{max}(maximum standardized uptake value),最大标准摄取值

Syn(synaptophysin),突触素

参考文献

[1] BLANCHET EM,MILLO C,MARTUCCI V,et al. Integrated whole-body PET/MRI with ^{18}F-FDG,[18]F-FDOPA,and ^{18}F-FDA in paragangliomas in comparison with PET/CT:NIH first clinical experience with a single-injection,dual-modality imaging protocol. Clin Nucl Med,2014,39(3):243-250.

[2] 徐峰坡,许峰,吴翼伟. 臀部肌肉原发性副神经节瘤[18]F-FDG PET/CT显像一例. 中华核医学与分子影像杂志,2012,32(6):472-473.

[3] ANTONIOU D,PAPATHEODOROU H,ZIRAS N,et al. Radioisotopic and anatomical imaging approach of a primary non functioning liver paraganglioma. Hell J Nucl Med,2011,14(2):163-165.

[4] PAPADAKIS GZ,PATRONAS NJ,CHEN CC,et al. Combined PET/CT by ^{18}F-FDOPA,[18]F-FDA,[18]F-FDG,and MRI correlation on a patient with Carney triad. Clin Nucl Med,2015,40(1):70-72.

[5] TIMMERS HJ,KOZUPA A,CHEN CC,et al. Superiority of fluorodeoxyglucose positron emission tomography to other functional imaging techniques in the evaluation of metastatic SDHB-associated pheochromocytoma and paraganglioma. J Clin Oncol,2007,25(16):2262-2269.

[6] KASALIWAL R,MALHOTRA G,LILA A,et al. Comparison of ^{131}I-MIBG,[68]Ga-DOTANOC PET/CT and ^{18}F-FDG PET/CT scans in a patient with extra adrenal paraganglioma associated with SDH-B gene mutation. Clin Nucl Med,2015,40(5):439-441.

[7] VAN BERKEL A,RAO JU,KUSTERS B,et al. Correlation between in vivo ^{18}F-FDG PET and immunohistochemical markers of glucose uptake and metabolism in pheochromocytoma and paraganglioma. J Nucl Med,2014,55(8):1253-1259.

[8] 陈平,翟亚楠,刘宏,等. 肝脏副神经节瘤1例. 中华肝脏病杂志,2013,21(10):786-787.

(摘自中华核医学与分子影像杂志2017年第37卷第2期,
第一作者:刘飞,通信作者:汪世存)

三、[18]F-FDG PET/CT显像误诊肝炎性假瘤一例

患者男,60岁。因右肺癌术后放化疗后,行再次化疗入院。患者8个月前因右肺上叶尖段肺癌行右肺上叶楔形切除术,而纵隔肿大淋巴结与大血管紧密相连无法切除。腺癌。术后以长春瑞滨、顺铂(NP)方案化疗2个疗程。第2疗程结束后1个月,行[18]F-FDG符合线路显像示:纵隔内多发异常高代谢灶,考虑纵隔多发淋巴结转移;全身其他部位未见异常高代谢。随即对纵隔淋巴结行三维适形放疗,肿瘤DT 60Gy,共30次,疗程42d,并于放疗后继续用NP方案化疗3个疗程。患者自诉40多年前因胆囊炎行胆囊切除术,1年前因阑尾炎行阑尾切除术。

入院体格检查:体温36.2℃,脉搏76次/min,呼吸19次/min,血压110/70mm Hg(1mm Hg=0.133kPa)。心、肺、腹检查及血、尿、粪常规检查未见异常,其他检查结果:ALT:58.0IU/L(正常参考值8~40IU/L),AST:24.0IU/L(正常参考值8~

40IU/L）。GGT：150.2IU/L（正常参考值 8~50IU/L）。AFP：3.06μg/L（正常参考值 0~13.4μg/L）；CA 19-9：1.11 × 10⁴IU/L（正常参考值 0~3.5 × 10⁴IU/L）；CEA：2.29μg/L（正常参考值 0~5μg/L）；SF：694.23μg/L（正常参考值 21.81~273.66μg/L）。

本次入院后行第 6 个疗程 NP 方案化疗。化疗结束后行肝 CT 检查（图 4-1-3，图 1）示：肝表面欠光滑，各叶比例适中，肝密度均匀减低；肝左叶可见片状低密度影，边界不清楚，密度不均匀。胆囊缺如。肝增强 CT 示：动脉期肝左叶病变呈不均匀分隔样强化，门静脉期呈相对低密度，诊断：①肝左叶占位，考虑转移可能性大；②脂肪肝；③胆囊缺如。¹⁸F-FDG PET/CT 显像（图 4-1-3，图 2）示：①肝左外叶低密度影伴异常高代谢，大小 3.7cm × 2.5cm，SUV$_{max}$ 7.4，考虑肝转移癌；②右肺内原手术部位软组织影未伴异常高代谢，考虑右肺癌术后改变；③原纵隔高代谢淋巴结经治疗后高代谢状态消失。患者肺癌术前肝超声检查未见明显异常，术后至本次住院前未行肝影像学检查。本次肝手术术中见"肝肿瘤"位于肝左外叶，大小约 4cm × 3cm，边界清晰。切除"肿瘤"及部分肝组织。术后病理检查示：胆管源性囊肿，肝组织内可见 IPL 样增生，肝组织脂肪变性。

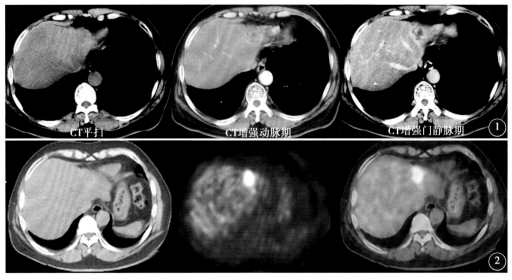

图 4-1-3　图 1 CT 平扫示肝左外叶可见一稍低密度灶，边界欠清。CT 增强动脉期，肝左叶病变呈不均匀分隔样强化；门静脉期病变呈相对低密度灶。图 2 ¹⁸F-FDG PET/CT 图像示肝左外叶 3.7cm × 2.5cm 的团块状异常高代谢灶，最大标准摄取值 7.4

讨论　IPL 发生于肝者较少见，病灶常为单发孤立肿块，可发生于任何年龄。患者一般临床症状轻微，可有间歇性发热，上腹部隐痛或胀满不适，部分患者可合并胆管炎、胆石症或胆总管狭窄等。多数患者白细胞、肝功能在正常范围，AFP 大多阴性，可有 AST 轻度升高，偶有白细胞升高、血红细胞沉降率增快及 C 反应蛋白阳性等。

IPL 发生机制不明，多认为与细菌感染和免疫反应有关[1]。IPL 病理学表现多为肝组织坏死后纤维组织、毛细血管增生伴有大量炎性细胞（淋巴细胞、浆细胞、巨噬细胞、嗜酸性细胞）浸润为特征的肉芽肿性病变。炎性肿块内不同程度的纤维组织增生、炎性细胞浸润及其过程的动态变化，使 IPL 影像学表现多样化、复杂化。B 超多表现为低回声、境界清楚的孤立团块，回声不均，后方无回声衰减。CDFI 多无明显彩色血流信号。CT 平扫多为单发低密度肿块，边界大多清晰，质地不均匀；增强扫描中央低密度区，动脉期无明显强化，门脉期因病灶成分不同可表现为不强化、周边环形强化、整个病灶不均匀强化或均匀强化，病灶内可有分隔形成。MRI 检查 T$_1$WI 呈低或等信号，T$_2$WI 呈等或高信号。炎性肉芽组织内大量炎性细胞如巨噬细胞、浆细胞等的浸润使病变对 ¹⁸F-FDG 摄取增高，PET/CT 图像表现为高代谢，与单发肝转移癌、胆管细胞癌及原发性肝癌等恶性病变鉴别困难[2]。

本例患者 IPL 可能与既往曾患胆囊炎有关。PET/CT 示纵隔内原高代谢淋巴结经放化疗后高代谢状态消失，表明治疗有效，而肝内病灶表现为高代谢，二者 PET/CT 表现不一致，同时此患者肝内病灶为单发，应与原发性肝癌、肝腺瘤等疾病鉴别。本例 ¹⁸F-FDG 符合线路显像与 PET/CT 显像示肝病变代谢状态不一致，考虑与 IPL 的动态变化及符合线路显像分辨率较低等因素有关。

由于 IPL 缺乏特异的临床症状、体征和影像学表现，临床上确诊率很低。结合患者的临床表现，综合多种影像进行判定，可在一定程度上提高诊断准确性。应用 PET/CT 延迟显像或其他显像剂如 ¹¹C- 乙酸盐（acetate）将有助于鉴别诊断[3]。但肝穿刺活组织病理检查仍是目前最有效的确诊手段。

本文直接使用的缩略语：

AFP（alphafetoprotein），甲胎蛋白

ALT（alanine aminotransferase），谷丙转氨酶

AST（aspartate aminotransferase），谷草转氨酶

CA（carbohydrate antigen），糖类抗原

CDFI（color Droppler flow imaging），彩色多普勒血流显像

CEA（carcinoembryonic antigen），癌胚抗原

DT（total dose），总剂量

FDG（fluorodeoxyglucose），脱氧葡萄糖

IPL（inflammatory pseudotumor of liver），肝炎性假瘤

SF（serum ferritin），血清铁蛋白

SUV$_{max}$（maximum standardized uptake value），最大标准摄取值

参考文献

［1］张同义,陈震宏,王浩,等.肝脏炎性假瘤的诊治分析.肝胆胰外科杂志,2008,20（1）:50-51.

［2］KAWAMURA E,HABU D,TSUSHIMA H,et al. A case of hepatic inflammatory pseudotumor identified by FDG-PET. Ann Nucl Med,2006,20（4）:321-323.

［3］KOYAMA K,OKAMURA T,KAWABE J,et al. The usefulness of ^{18}F-FDG PET images obtained 2 hours after intravenous injection in liver tumor. Ann Nucl Med,2002,16（3）:169-176.

（摘自中华核医学杂志 2009 年第 29 卷第 2 期，
第一作者：张敬勉，通信作者：赵新明）

四、肝血管周上皮样细胞瘤 PET/CT 显像一例

患者女,55 岁。因高血压 10 余年,加重 1 周入院。患者入院后体格检查未见阳性体征。实验室检查:肝、肾、甲状腺功能正常,心肌酶正常,肿瘤标志物 CA15-3、CA19-9、CA12-5、CEA、AFP 均正常,SF 375.16（参考值 25~300）pg/L。

CT 平扫（图 4-1-4a）意外发现肝右叶前段可见一类圆形低密度影,边界清,平面大小约 42mm×45mm,CT 值 27HU,无明显肝硬化表现;增强 CT 示动脉期病灶内见条状与结节状强化,CT 值 84HU,周围可见明显强化,CT 值 104HU,平衡期及延迟期仍呈不均匀强化,CT 值分别为 60 及 57HU。为了解全身情况,患者行全身 PET/CT 显像。^{18}F-FDG 由美国 GE 公司 MINItrace 加速器及化学合成系统生产,放化纯 >97%;仪器为美国 GE Discovery ST8PET/CT 仪。显像结果（图 4-1-4b）:CT 示肝右叶前段可见类圆形稍低密度影,边界尚清,大小约 47mm×40mm,密度不均匀,平均 CT 值 30HU;PET 相应部位可见团状不同程度异常放射性浓聚,SUV 范围 5.8~7.1,中央显像剂分布稀疏。患者全身其余部位未见明显恶性病变征象。

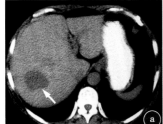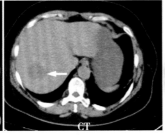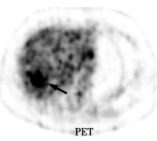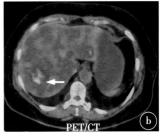

图 4-1-4　肝 PEComa 患者（女,55 岁）PET/CT 图。a. CT 平扫肝右叶前段类圆形低密度影;b. PET/CT 显像:CT 肝右叶前段类圆形稍低密度影,PET 示相应部位团状不同程度异常放射性浓聚（箭头示）,SUV 约 5.8~7.1,中央显像剂分布稀疏

手术中发现肝右叶前上段有约 20mm×30mm×30mm 肿块,质中等,无完整界限,位于肝实质内。病理结果（图 4-1-5）:（右半肝）PEComa,免疫组织化学法染色:黑色瘤抗体 HMB45（-）,Melan-A（+）,SMA（+）。

讨论　PEComa 的 WHO 定义为由组织学和免疫组织化学上独特表现的血管周样上皮细胞构成的间叶性肿瘤[1],该肿瘤属罕见的间叶组织来源肿瘤,好发生于子宫,其次是肾[2],发生于肝者十分罕见。

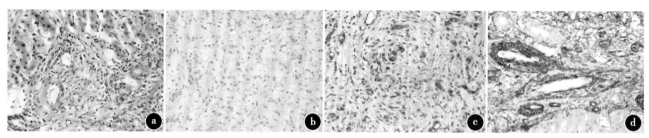

图4-1-5 肝PEComa患者,女,55岁,病理检查结果图。a. 右半肝PEComa(HE×200);b. 免疫组织化学法染色黑色瘤抗体HMB45(-6)(HE×400);c. 免疫组织化学法染色Melan-A(+)(HE×400);d. 免疫组织化学法染色平滑肌抗体(+)(HE×400)

肝PEComa患者无明显临床表现,偶有肝区不适症状。Parfitt等[3]总结肝PEComa具有女性多发、好发年龄40~50岁、好发于右肝、多为单发且易误诊为肝细胞癌,大多数为良性,少部分具有恶性行为等特点。本例临床特点与上述结论相吻合。虽然PEComa普遍被认为是良性肿瘤,但手术切除原发肿瘤后仍有发生远处转移可能,因此需要进行密切随访观察[4]。其诊断主要依靠组织学和免疫组织化学染色。

有关该肿瘤影像学表现的文献报道[5]很少,一般而言肝PEComa CT平扫常呈低密度,CT增强扫描动脉期强化非常明显,静脉期仍然持续强化,延迟扫描则常呈等密度。该病例的CT表现与上述一致。鉴别诊断:肝癌CT增强的"快进快出"典型表现及肝血管瘤CT增强的"早出晚归"表现与肝PEComa的强化方式不同;血管平滑肌脂肪瘤CT检查可见脂肪密度,这对鉴别诊断很有价值;肝局灶性结节增生、腺瘤与PEComa的鉴别则十分困难。[18]F-FDG PET在肝PEComa诊断方面无特异表现,本例肝PEComa的[18]F-FDG PET显像呈团状不均匀高代谢。

本文直接使用的缩略语:

AFP(alphafetoprotein),甲胎蛋白

CA(carbohydrate antigen),糖类抗原

CEA(carcinoembryonic antigen),癌胚抗原

FDG(fluorodeoxyglucose),脱氧葡萄糖

PEComa(perivascular epithelioid cell tumor),血管周上皮样细胞瘤

SF(serum ferritin),血清铁蛋白

SMA(smooth muscle antibody),平滑肌抗体

SUV(standardized uptake value),标准摄取值

参考文献

[1] MARTIGNONI G,PEA M,REGHELLIN D,et al. PEComas:the past,the present and the future. Virchows Arch,2008,452(2):119-132.

[2] FANG S,DONG D,JIN M. Perivascular epithelioid cell tumor(PEComa)of the kidney:MR features. Eurradiol,2007,17(7):1906-1907.

[3] PARFITT JR,BELLA AJ,IZAWA JI,et al. Malignant neoplasm of perivascular epithelioid cells of the liver. Arch Pathol Lab Med,2006,130(8):1219-1222.

[4] AKITAKE R,KIMURA H,SEKOGUCHI S,et al. Perivascular epithelioid cell tumor(PEComa)of the liver diagnosed by contrast-enhanced ultrasonography. Intern Med,2009,48(24):2083-2086.

[5] ROUQUIE D,EGGENSPIELER P,ALGAYRES JP,et al. Malignant like angiomyolipoma of the liver:report of one case and review of the literature. Ann Chir,2006,131(5):338-341.

(摘自中华核医学与分子影像杂志2012年第32卷第5期,第一作者:张国建)

五、原发性肝透明细胞癌影像学表现一例

患者男,49岁。以不明原因右侧腰背痛及盗汗6个月为主诉就诊于本院。体格检查未见明显异常。实验室检查:ALT 51.6(正常参考值0~40)IU/L,γ-谷氨酰转肽酶113.1(正常参考值8~54)IU/L,HBV及HCV抗体阴性,肿瘤标志物(AFP、CEA及CA19-9等)检测结果正常。腹部超声示肝右叶3个边界清楚的高回声结节。CT(美国GE

Lightspeed 16）平扫示肝右后叶 3 个大小不一、呈混杂密度的病灶。其中大病灶大部分为边界清楚的低密度区，CT值为 −13.7~10.0HU，其余部分呈软组织密度，主要位于病灶的下方；另 2 个病灶表现为类圆形低密度影，边缘可见弧形更低密度影。静脉注射对比剂后，大病灶中负 CT 值的低密度区未见明显强化，软组织密度区 CT 值持续上升，动脉期、门静脉期及延时期的 CT 值分别为 39.1、47.4 和 53.8HU；其余 2 个病灶 3 期扫描均未见明显强化（图 4-1-6，图 1a）。MRI（荷兰 Philips Achieva 1.5 T）示大病灶在 T_1WI（图 4-1-6，图 1b）表现为不均匀的高信号，在 T_2WI（图 4-1-6，图 1c）则表现为混杂的稍高信号；同时两者均可见弧形的低信号边缘。在 T_1 增强脂肪抑制序列中，大病灶多表现为明显的信号减低，其分布与 T_1WI 上的高信号区及平扫 CT 中的负 CT 值区基本一致。中病灶则表现为长 T_1 与长 T_2 的信号特点，小病灶仅表现为 T_2WI 上的高信号。全身 ^{18}F-FDG PET/CT（美国 GE Discovery ST 型）显像示大病灶边缘的软组织部分存在不均匀的放射性浓聚（图 4-1-6，图 2）；其余 2 个病灶及全身其他部位也未见明显的异常放射性摄取。为明确诊断，行超声引导下的穿刺活组织病理检查，结果示在较大的 2 个病灶中存在恶性细胞。遂行肝右叶部分切除术，术后病理检查证实 3 个病灶组织病理学特征类似，均为 PCCCL。

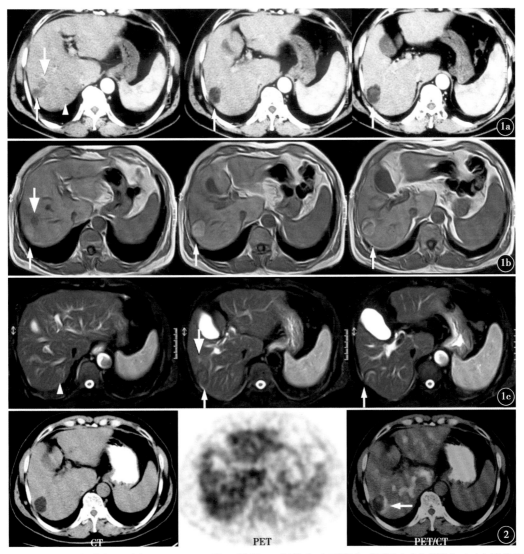

图 4-1-6　图 1 PCCCL 患者（男，49 岁）CT 及 MRI 图像。增强 CT 图像（1a）示肝右叶可见大（大箭头）、中（小箭头）和小（三角）3 个病灶，其中大病灶在 MRI T_1WI（1b）上表现为不均匀高信号，在 T_2WI（1c）上表现为混杂的稍高信号；中病灶表现出长 T_1 和长 T_2 信号，小病灶仅表现为 T_2WI 上的高信号影。图 2 该患者 ^{18}F-FDG PET/CT 显像图。可见大病灶周围不均匀放射性摄取（箭头示）

讨论　PCCCL 是原发性肝癌中的一种少见类型，术前诊断困难，主要依靠病理学检查确诊，缺少典型影像学表现[1-2]。本例患者的临床表现、实验室检查结果及多种影像学检查结果都异于常见肝细胞癌，且未见 PCCCL 常常伴有的 HBV 与 HCV 感染的证据[3]，因此诊断尤为困难。

在本例发现的 3 个病灶中，大病灶在 CT 上有大片负 CT 值区，在 MRI 的 T_1WI 上有大片高信号区，在 T_1 增强脂肪抑制序列中有明显信号减低区,而且3种成像模式所显示的大病灶范围大体一致,提示大病灶区域有脂肪成分存在。这与已有研究结果[4]一致。另外2个病灶的影像学表现未明确提示有脂肪成分存在,这可能与不同病灶间肿瘤细胞的异质性、不同病灶内透明细胞的胞质中脂肪和/或糖原成分的比例及分布的差异、脂肪与糖类呈混杂分布造成脂肪含量的相对减少等原因有关。

本例3个病灶均未表现出肝细胞癌典型的"快进快出"的强化特点。组织病理学检测结果显示,3个病灶组织病理学特征相似,透明细胞样的肿瘤成分均高于90%,高于已有的报道[4]。病灶中相对高的透明细胞比例、透明细胞本身的特性及不同于一般肝细胞癌的组织结构可在一定程度上解释3个病灶非典型血流动力学的成因。

在^{18}F-FDG PET/CT显像中,3个病灶均未表现出显著的放射性摄取,仅在大病灶边缘存在不均匀的放射性浓聚,类似现象已有文献[5]报道。病理检查发现在大病灶的边缘存在明显的淋巴细胞浸润,这可能是导致大病灶边缘高放射性摄取的原因。在组织学上,这些淋巴细胞的浸润和聚集提示可能存在针对肿瘤的免疫反应,也可能是存在肝炎的征兆。尽管本例患者并未见PCCCL常伴有的HBV及HCV感染,也已排除自身免疫性肝炎,但要考虑隐匿性肝炎病毒感染的可能[6]。

本文直接使用的缩略语:

AFP(alphafetoprotein),甲胎蛋白

ALT(alanine aminotransferase),丙氨酸氨基转移酶

CA(carbohydrate antigen),糖类抗原

CEA(carcinoembryonic antigen),癌胚抗原

FDG(fluorodeoxyglucose),脱氧葡萄糖

PCCCL(primary clear cell carcinoma of liver),原发性肝透明细胞癌

参考文献

[1] TAKAHASHI A,SAITO H,KANNO Y,et al. Case of clear-cell hepatocellular carcinoma that developed in the normal liver of a middle-aged woman. World J Gastroenterol,2008,14(1):129-131.

[2] LIU QY,LI HG,GAO M,et al. Primary clear cell carcinoma in the liver:CT and MRI findings. World J Gastroenterol,2011,17(7):946-952.

[3] 胡仁健,陈瑶,陈祖华,等.肝透明细胞癌的CT误诊分析.江西医药,2012,47(2):165-166.

[4] LIU Z,MA W,LI H,et al. Clinicopathological and prognostic features of primary clear cell carcinoma of the liver. Hepatol Res,2008,38(3):291-299.

[5] 胡裕效,朱虹,张宗军.^{18}F-FDG PET显像在原发性肝癌中的应用价值.中华核医学杂志,2007,27(2):123-125.

[6] CACCIOLA I,POLLICINO T,SQUADRITO G,et al. Occult hepatitis B virus infection in patients with chronic hepatitis C liver disease. N Engl J Med,1999,341(1):22-26.

(摘自中华核医学与分子影像杂志2013年第33卷第6期,

第一作者:高翾,通信作者:于丽娟)

六、原发性肝脏神经内分泌肿瘤 ^{18}F-FDG PET/CT 显像二例

病例1　患者女,23岁。因3天前情绪激动后出现上腹部持续疼痛入院。患者自诉1个月来右上腹饱胀不适,伴食欲下降、体质量减轻、间歇性腹痛、面部潮红、气喘及发热等症状,大小便正常,无明显腹泻。体格检查示右上腹及剑突下散在压痛,右下腹反跳痛。实验室检查:血常规、肝肾功能正常,乙肝、丙肝相关免疫检测阴性,AFP、CEA、CA19-9均为阴性。B超示肝右叶一较大囊实性光团。CT示肝右叶一巨大异常低密度灶,动态增强扫描早期病灶明显不均匀强化,边缘强化明显,门脉期和平衡期强化程度减低,后期可见环形包膜强化;肝门区及胃小弯侧见多个结节及团块,增强扫描不均匀明显强化,结论为肝脏及腹腔内多发异常强化影,考虑恶性,不除外转移所致(图4-1-7,图1a)。为明确肝内病灶性质及了解全身情况,行^{18}F-FDG PET/CT全身显像,结果显示:肝右叶较大放射性摄取增高肿块大小为5.1cm×6.0cm,边缘SUV$_{max}$6.0,中心区呈放射性摄取缺失;肝门区及胃小弯侧肿大淋巴结放射性摄取增高,大部分病灶中心区呈放射性摄取缺失,边缘SUV$_{max}$5.4;余脏器放射性摄取未见异常增高(图4-1-7,图1b),考虑

为肝脏恶性肿瘤伴腹腔内多发淋巴结转移。胃镜、肠镜均未见明确恶性肿瘤。对肝内病灶行穿刺活组织检查,病理结果:肿瘤细胞均匀一致,为小细胞,呈巢状、片状或弥漫状分布,并可见小腺管;免疫组织化学染色:细胞角蛋白阳性、神经细胞粘连分子 CD$_{56}$ 阳性、CgA 阳性、SyN 部分阳性、酸性钙结合蛋白 S-100 阴性,增殖细胞核抗原 Ki67 约 8% 阳性,诊断:肝右叶恶性肿瘤,考虑 PHNET,级别 G2,中等分化。

病例 2 患者女,42 岁。因间歇性腹痛伴腹胀 10 余年,加重 2 个月入院。患者否认有乙肝等传染病病史及疫区接触史。入院体格检查右上腹扪及包块。辅助检查:CEA 6.95(正常参考值 <3.4)μg/L,AFP 阴性,CA12-5 398.11(正常参考值 <35.0)kU/L,神经元特异性烯醇化酶 145.80(正常参考值 <25.0)μg/L。腹部彩超:肝脏左右叶交界处可见 11.0cm×9.1cm 的低回声包块,肝内胆管略宽。全腹 CT 三期增强扫描:肝右叶巨大占位考虑原发性肝癌,子宫后下方多发病变,考虑种植性转移瘤(图 4-1-7,图 2a)。^{18}F-FDG PET/CT 结果示:肝左右叶交界见一巨大混杂密度肿块,SUV$_{max}$ 12.3,CT 值 7.8~35.8HU,相邻胆管似见扩张;肝实质另见多个放射性摄取增高结节,SUV$_{max}$ 7.7;腹腔内、腹膜后及大网膜多个放射性摄取增高结节及团块影,SUV$_{max}$ 8.6,其中盆腔部分团块与左侧卵巢分界不清(图 4-1-7,图 2b);结果:考虑肝脏恶性肿瘤,伴多处淋巴结、腹膜转移。肝脏肿块穿刺病理示小细胞恶性肿瘤,免疫组织化学染色结果支持 PHNET G3 级:CD$_{56}$ 阳性、SyN 弱阳性、CgA 弱阳性,Ki67 50% 阳性。

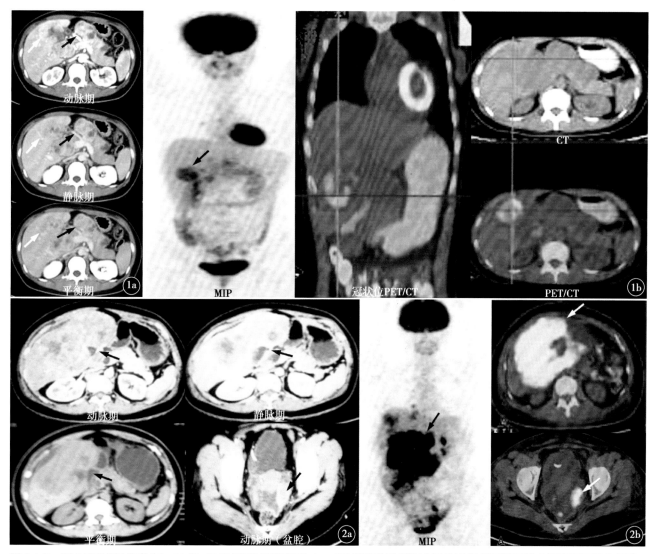

图 4-1-7 图 1 PHNET 患者(女,23 岁;G2 级)影像学检查图。1a. CT 增强动脉期肝内肿物及肝门区淋巴结病灶明显不均匀强化,边缘强化明显,静脉期和平衡期强化程度减低,可见环形包膜强化(白箭头为肝内肿物,黑箭头为肝门区淋巴结);1b. ^{18}F-FDG PET/CT MIP 图示肝脏及肝门区多发稍高代谢肿块(箭头示),冠状位 PET/CT 融合图像、轴位 CT 及 PET/CT 融合图像示肝脏及肝门区肿块均呈环形代谢增高(十字交叉示),SUV$_{max}$ 分别为 6.0 和 5.4。图 2 PHNET 患者(女,42 岁;G3 级)影像学检查图(箭头示病灶)。2a. 动脉期肝内巨大肿物明显不均匀强化,中心见坏死,静脉期和平衡期 CT 增强强化程度减低,动脉期子宫后下方紧贴腹膜肿块明显强化;2b. ^{18}F-FDG PET/CT MIP 图示肝脏、腹腔及腹膜多发高代谢肿块,轴位 PET/CT 融合图像示肝脏巨大肿块,呈环形代谢增高,中心区见坏死,盆腔肿块代谢增高

讨论 NET 是一组源于肽能神经元和神经内分泌细胞的异质性肿瘤。原发性 NET 也称类癌或嗜银细胞瘤，一般起源于神经嵴 Kulchisky 细胞（嗜银细胞），具有分泌多肽类激素和神经介质的功能。该肿瘤好发于胃肠道，肺其次[1]。肝脏的此类肿瘤临床少见，多为胃肠道肿瘤转移所致，PHNET 更为罕见[2]。NET 一般分为 3 级：<2 个核分裂象 /10 HP 和 / 或 Ki67 阳性率≤2% 为 G1（低级别），2~20 个核分裂象 /10HP 和 / 或 Ki67 阳性率 3%~20% 为 G2（中等级别），≥21 个核分裂象 /10HP 和（或）Ki67 阳性率 >20% 为 G3（高级别）[3-4]。G3 级别的 NET 亦称为神经内分泌癌。本文中 2 例患者的 Ki67 阳性率分别为 8% 和 50%，故分别诊断为 G2 和 G3 级。

PHNET 无明显的好发年龄及性别差异，其发病与肝硬化及其他肝病无明显联系，病程长、进展慢，分为功能性和无功能性 2 大类。功能性肿瘤表现常与肿瘤的分泌功能有关，如类癌综合征（皮肤潮红、高血压、心脏病）、神经性低血糖等；但 PHNET 类癌综合征表现少见，部分患者缺乏典型的临床表现，早期难以诊断。有患者是在体格检查时偶然发现肝内占位性病变；部分患者因腹痛就诊，症状缺乏特异性，本文的 2 例患者即属此类。

PHNET 在影像学上无特异征象，以往文献[5]报道 G3 级别 PHNET CT 表现为：无论肝内单发病灶或多发病灶，肝内肿块通常呈混杂密度肿块，中心见液化坏死区。^{18}F-FDG PET/CT 显像可提供良、恶性鉴别信息，并排除肝外转移。本文 2 例患者肝脏肿块及其转移灶均可见中心大片坏死囊变区，^{18}F-FDG 摄取呈边缘环形增高，这可能是该类肿瘤的特征性改变。

本病需与原发性肝癌、肝血管肉瘤、肝转移瘤及肝寄生虫病鉴别。原发性肝癌常有肝炎及肝硬化病史，AFP 阳性[6]，而本研究 2 例患者相关指标均为阴性，故不考虑。纤维板层型肝癌是肝细胞癌的特殊类型，极为少见，多发生于年轻人，无肝硬化基础，左叶居多，病灶往往较大，血液供应异常丰富，易发生钙化，中央瘢痕为其特征性表现，呈放射状分布，增强扫描瘢痕区无强化，且病灶内无大片出血坏死；本文中患者病灶中心区无强化，无 FDG 摄取，为缺血坏死区，与之不符。肝血管肉瘤常于 60~70 岁发病，肿瘤常为多中心发生，呈界限不清的出血性结节，并常侵犯肝静脉，形成肺、脾、脑等处的转移，瘤组织常发生出血、坏死、纤维化。当肝内为多发肿瘤时应与转移瘤鉴别，转移瘤通常有原发肿瘤史，全身 PET/CT 尤其有助于排除其他脏器原发灶的可能。肝寄生虫病多有疫区接触史，血吸虫性肝病患者的肝内可见地图样或网格样钙化，CT 增强一般无明显强化，通常无 FDG 摄取或摄取很低；当多房棘球蚴病发生明显肝功能损害时，病灶边缘可见 FDG 摄取明显增高[7]。

PHNET 确诊依赖于术后病理检查，免疫组织化学结果中 CgA、SyN、神经元特异性烯醇化酶阳性是确诊本病的依据[8]。排除肝转移性 NET 后，才能诊断 PHNET，因此 PET/CT 显像在术前诊断中起重要作用。临床中遇到表现与本文病例类似的患者应考虑 PHNET 的可能。

本文直接使用的缩略语：

AFP（alphafetoprotein），甲胎蛋白

CA（carbohydrate antigen），糖类抗原

CEA（carcinoembryonic antigen），癌胚抗原

CgA（chromogranin A），嗜铬颗粒蛋白 A

FDG（fluorodeoxyglucose），脱氧葡萄糖

HP（high power field），高倍视野

MIP（maximum intensity projection），最大密度投影

NET（neuroendocrine tumor），神经内分泌肿瘤

PHNET（primary hepatic neuroendocrine tumor），原发性肝脏神经内分泌肿瘤

SUV$_{max}$（maximum standardized uptake value），最大标准摄取值

SyN（synaptophysin），突触素

参考文献

[1] 贾长库. 肝脏原发性神经内分泌肿瘤的诊治. 实用医学杂志,2011,27(8):1449-1451.

[2] 唐敏,顾康康,秦国初,等. 肝脏巨大神经内分泌癌伴肝内转移 1 例. 中国临床医学影像杂志,2009,20(2):147-148.

[3] 赵婧,杨博,徐晨,等. 肝脏原发性神经内分泌肿瘤临床病理分类及预后分析. 中华病理学杂志,2012,41(2):102-106.

[4] 徐建明,杨晨. 胃肠胰腺神经内分泌肿瘤国际诊断共识的解读. 临床肿瘤学杂志,2011,16(11):1033-1038.

[5] GRAVANTE G,DE LIGUORI CARINO N,OVERTON J,et al. Primary carcinoids of the liver:a review of symptoms,diagnosis and treatments. Dig Surg,2008,25(5):364-368.

[6] 胡裕效,朱虹,张宗军. 18F-FDG PET 显像在原发性肝癌中的应用价值. 中华核医学杂志,2007,27(2):123-125.

[7] 谢彬,李肖红,孙晓琰,等. 肝多房棘球蚴病 PET/CT 图像特点及其诊断价值. 中华核医学与分子影像杂志,2013,33(1):66-67.

[8] 石玮,华海清. 肝脏原发神经内分泌癌 1 例及文献复习. 肿瘤防治研究,2008,35(9):676-678.

（摘自中华核医学与分子影像杂志 2015 年第 35 卷第 2 期，
第一作者：赵红光，通信作者：林承赫）

七、涎腺混合瘤术后肝、肾多发转移 18F-FDG PET/CT 显像一例

患者女,71 岁。30 年前行右侧颌下腺混合瘤切除术,现因体格检查发现右肾肿物 1 年余就诊。患者无腹痛和腰背部痛,无发热。体格检查:右后腰部触及一包块,质硬,无压痛。血常规和肿瘤标志物检查正常。CT 示:右肾中极实质背侧见一大小约 4.0cm×6.0cm 混杂密度肿块,以囊性成分为主,肿块近实质部分增强后见不均匀强化,考虑为右肾占位。

18F-FDG PET/CT（德国 Siemens Biography TruePoint 型）显像（图 4-1-8,图 1）示:CT 图上右肾体积增大,右肾中下极见一不规则的以囊性成分为主的混杂密度影,大小约 3.0cm×3.9cm×6.0cm,密度欠均匀,内壁欠光滑,CT 值 17~23HU,右肾中上部背侧可见多个结节状囊样密度影突出于肾轮廓之外;PET 示突出于肾轮廓外的结节影放射性摄取稍高,SUV_{max} 为 2.28~2.71,囊性部分呈放射性摄取缺损。另外,肝脏见多个大小不等放射性摄取增高灶,SUV_{max} 为 2.94~4.13;同机 CT 平扫示肝实质内多个散在圆形低密度影,其中以肝Ⅶ段者较大,约 2.2cm×2.5cm,CT 值约 25HU。PET/CT 诊断结论:①右肾背侧代谢活性稍高的结节状囊样密度突出影,考虑为右肾囊性肾癌可能性大,建议行活组织检查进一步明确;②肝脏多发低密度影,部分代谢活性增高,考虑为肝脏多发转移可能性大。患者于中山大学附属肿瘤医院行右肾切除手术,切开送检肾组织肾皮质区,见肿物大小为 5.0cm×4.0cm×3.0cm,边界清,切面灰白色,质脆,肿物周边见一 2.0cm×1.5cm 质硬区域,正常肾颜色,肾下极皮质内可触及质硬区。光学显微镜下肾肿瘤呈腺

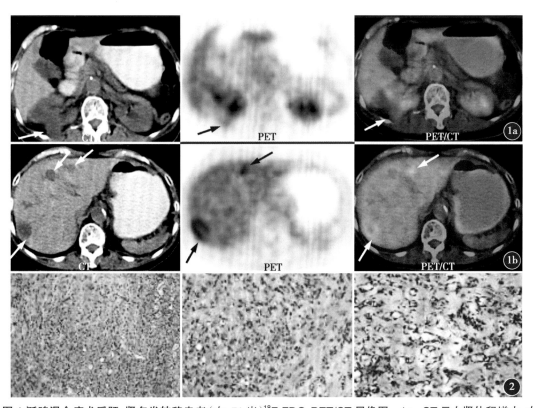

图 4-1-8　图 1 涎腺混合瘤术后肝、肾多发转移患者（女,71 岁）18F-FDG PET/CT 显像图。1a. CT 示右肾体积增大,右肾中下极见混杂密度影,密度欠均匀（箭头示）;PET 示突出于肾轮廓外的结节影放射性摄取稍高,囊性部分呈放射性摄取缺损（箭头示）;1b. CT 示肝实质内多个散在的圆形低密度影（箭头示）;PET 示肝脏内多个大小不等的放射性摄取增高灶（箭头示）。图 2 该患者肝肾转移灶病理切片 HE 染色图。从左至右依次为肾转移灶（×100）、肾转移灶（×200）和肝转移灶（×200）病理图

管状、条索状或片状排列，并可见少量角化细胞巢，腺管管腔内见少量浆液分泌，核分裂象易见，间质纤维增生伴黏液样变，肿瘤形态符合涎腺混合瘤；1块肝转移送检组织中见少量肿瘤组织，形态符合涎腺混合瘤（图4-1-8，图2）。结合右侧腮腺切除术病史，考虑为腮腺肿瘤肝、肾多发转移。

讨论 涎腺混合瘤在涎腺肿瘤中常见，好发于腮腺、颌下腺、腭部小涎腺；任何年龄均可发生，以30~50岁多见；男女发病无明显差异。临床表现：涎腺混合瘤早期为无痛肿块，生长缓慢；瘤体呈球形、分叶状或不规则，有结缔组织膜，但有时不完整；周围边界清晰、可活动、硬度中等，有囊性变时，可扪及波动。光学显微镜下可见混合瘤大部分组织为上皮细胞，形态不一，其中大多数呈正方形或多角形，部分也可呈基底细胞或鳞状上皮；细胞排列成多索状或片状，构成大小不等的囊腔，或多数散在的腺体。瘤变的上皮细胞有多向分化的潜能，因而形成了涎腺混合瘤的复杂形态，故又名多形性腺瘤。

^{18}F-FDG PET/CT显像在头颈部肿瘤复发或进展治疗后判断区域淋巴结转移及远处转移等方面有较高的临床价值[1-2]。尽管在腮腺肿瘤定性方面存在争议，但^{18}F-FDG PET/CT显像在患者的术后随访中仍有一定意义，在区域淋巴结转移的诊断中较CT、MRI有更高的诊断效能，且在复发、远处转移灶的检出中也有一定优势[3]。

涎腺混合瘤通常为良性，良性者发生远处转移的现象较少见。90%以上患者原发灶先于远处转移被发现，也可同时被发现[4]。恶性涎腺混合瘤可转移到肺、骨、肾和局部淋巴结，但报道例数不多[4]。有研究[5]报道腮腺混合瘤的确诊主要依据病理学，免疫组织化学检查也有助于诊断。本例患者^{18}F-FDG PET/CT诊断为右肾囊性肾癌伴肝转移，误诊原因分析：①本例患者颌下腺处未见明显异常，仅右肾及肝脏内见代谢轻度增高；②涎腺混合瘤肾转移周边代谢增高伴囊性处放射性缺损，与肾囊性肾癌影像学特点相同，易混淆；③忽略了颌下腺混合瘤切除病史；④涎腺混合瘤通常为良性，其转移较少见，诊断经验缺乏，诊断难度大。

本文直接使用的缩略语：

FDG（fluorodeoxyglucose），脱氧葡萄糖

SUV$_{max}$（maximum standardized uptake value），最大标准摄取值

参考文献

［1］ONG SC，SCHÖDER H，LEE NY，et al. Clinical utility of ^{18}F-FDGPET/CTinas-sessing the neck after concurrent chemoradiotherapy for locoregional advanced head and neck cancer. J Nucl Med，2008，49（4）：532-540.

［2］程午樱，周前 . ^{18}F-FDG PET显像在头颈部肿瘤中的应用 . 中华核医学杂志，2006，26（5）：273-275.

［3］杨忠毅，施伟，朱蓓玲，等 . ^{18}F-FDG PET/CT显像在腮腺恶性肿瘤患者术后随访中的价值初探 . 实用肿瘤杂志，2010，25（2）：203-207.

［4］黄彩平，王弘士，涂小予 . 腮腺转移性混合瘤一例 . 中华肿瘤杂志，2003，25（3）：308.

［5］张跃进 . 50例腮腺混合瘤临床分析 . 中国实用医药，2011，6（8）：70-71.

（摘自中华核医学与分子影像杂志2014年第34卷第1期，第一作者：胡珊山）

八、肝癌患者^{99}Tc^m-MDP骨显像肠道显影二例

病例1 患者男，65岁。2004年上半年发现进行性消瘦，食量渐减，常感乏力。10月初感双侧前肋及背部疼痛，渐加重。体格检查：心肺无异常，肝肋下2cm，质偏硬，皮肤无黄染。实验室检查：AFP 760μg/L，CEA 71μg/L，ALT 75IU/L，AST 40IU/L，AKP 110IU/L，白蛋白/球蛋白比值2.0。CT检查示肝右叶高密度块影。临床诊断为原发性肝细胞肝癌。因背、肋骨疼痛行^{99}Tc^m-MDP骨显像，显像结果：全身骨骼显影清晰，放射性分布呈对称、均匀状，但肝影及升、横、降结肠显影清晰（图4-1-9，图1）。

病例2 患者女，82岁。2006年1月行直肠癌切除术，术后恢复良好，6月初感全身酸痛，常有恶心、呕吐，再次入院。入院期间实验室检查结果：AFP 7μg/L，CEA 161μg/L，CA19-9 4.71×10^{3}IU/L，ALT 135IU/L，AST 61IU/L，AKP 110U/L，白蛋白/球蛋白比值1.7。CT检查示：肝内弥漫性结节，考虑为肝转移肿瘤。骨显像检查示：左肩胛骨下缘骨代谢异常，考虑为转移；横结肠、降结肠、直肠显影清晰（图4-1-9，图2）。临床诊断：直肠癌术后，肝、骨转移。

讨论 ^{99}Tc^m-MDP在骨外组织中的摄取较常见，但肠道显影的病例罕见，其机制不清，大致有以下原因：①患者的某些"癖习"。有文献[1]报道患者为了治病，有喝自身尿液的"癖习"，称为"uropotia"。在注射^{99}Tc^m-MDP后

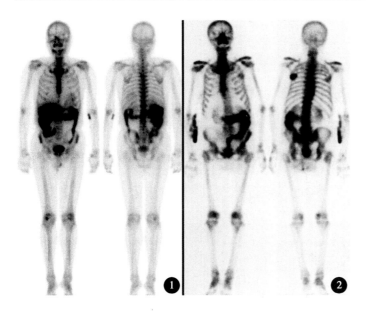

图 4-1-9　图 1 病例 1 注药后 3h 骨显像图。图 2 病例 2 注药后 3h 骨显像图

至骨扫描前喝自身尿而造成肠道显影。②肠内疾病所致[2-4]。③肝癌。本组病例中 1 例为原发性肝癌，另 1 例为转移性肝癌。其骨显像肠道显影的原理推测为：肿瘤可摄取 $^{99}Tc^m$-MDP。因为肿瘤中的坏死组织暴露了细胞中的钙，MDP 可与这些钙结合而使肿瘤显影。在例 1 骨显像图中可见局部肝显影，应是肝肿瘤组织。摄取的显像剂经胆道排入肠道，从而使肠道显影。例 2 在骨显像发现肠道显影后，立即行高位清洁灌注处理后再显像，则见肠内放射性消失，表明肠内放射性非肠组织摄取，而是肠道内的排泄物。来源是肝肿瘤摄取 $^{99}Tc^m$-MDP 后分泌，经胆道排入肠内。谢红军等[5]认为：长期便秘后局部肠黏膜充血水肿，可引起放射性浓聚。其确切机制有待进一步探讨。

本文直接使用的缩略语：

AFP（alphafetoprotein），甲胎蛋白

AKP（alkaline phosphatase），碱性磷酸酶

ALT（alanine aminotransferase），谷丙转氨酶

AST（aspartate aminotransferase），谷草转氨酶

CA（carbohydrate antigen），糖类抗原

CEA（carcinoembryonic antigen），癌胚抗原

MDP（methylene diphosphonate），亚甲基二膦酸盐

参考文献

[1] WANG YF, CHENG SC, CHENG CY, et al. Colon visualization on bone scan: a special and interesting case. Clin Nucl Med, 1998, 23(10): 723-724.

[2] LEE KH, CHUNG JK, LEE DS, et al. Intestinal leakage of $^{99}Tc^m$-MDP in primary intestinal lymphangiectasia. J Nucl Med, 1996, 37(4): 639-641.

[3] FRANTZIDES CT, CONDON RE, TSIFTSIS D, et al. Radionuclide visualization of acute occlusive and nonocclusive intestinal ischemia. Ann Surg, 1986, 203(3): 295-300.

[4] BADER DA. Colon visualization on a bone scan from metastatic ovarian carcinoma: SPECT correlation. Clin Nucl Med, 1997, 22(1): 52-54.

[5] 谢红军, 陈明曦, 宋文忠, 等. $^{99}Tc^m$-MDP 全身骨显像肠道显影一例. 中华核医学杂志, 2002, 22(5): 265.

（摘自中华核医学杂志 2007 年第 27 卷第 5 期，第一作者：朱瑞森）

第二节 胃肿瘤显像

一、胃炎性假瘤 ¹⁸F-FDG PET/CT 显像误诊一例

患者男,53岁。中上腹胀痛1个月,伴大便次数多,5~6次/d,呈黄色糊状;饮食差,无黑便及消瘦,无其他症状及病史。体格检查:神志清,一般情况好,心肺未见异常,上腹部轻压痛、无肌紧张及反跳痛。4天前外院胃镜检查示:胃窦部后壁见团块状肿物、质硬,胃窦腔变形狭窄,取组织行病理检查示炎症。外院CT(平扫+增强)检查示:胃窦部占位,腹腔多发淋巴结肿大。临床诊断:胃窦部占位并不全梗阻。为进一步明确诊断、了解全身情况在本院行 ¹⁸F-FDG PET/CT 检查。PET于胃窦部见一块状异常放射性浓聚影,大小为 3.7cm×2.6cm×1.9cm,SUV 4.0;CT于相应部位见胃壁局限性增厚,胃窦腔受压狭窄。CT于胃窦部稍前方见多个增大淋巴结,最大者大小为 1.1cm×1.0cm×1.0cm,但PET相应部位未见明显异常放射性浓聚影(图4-2-1)。胃体及胃底部未见异常。PET/CT诊断为胃癌,胃窦部前方淋巴结转移可能。患者在外院手术切除肿瘤,病理检查证实为炎性假瘤。

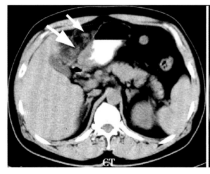 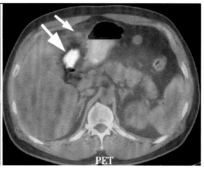

图 4-2-1 患者男,53岁。CT检查见胃窦部胃壁增厚,胃窦部前方淋巴结增大(小箭头示),PET检查于胃窦部见块状放射性浓聚影(大箭头示)

讨论 胃炎性假瘤又称胃嗜酸性肉芽肿,是一种原因尚未明确的增生性病变,以青年女性多见;临床表现为不典型溃疡或上消化道出血,好发于胃窦部,可伴有腹腔多发淋巴结炎性增大。其诊断方法首选胃镜检查[1]。但由于胃癌周围亦可伴有炎症,胃镜取材可能不当及操作人员技术水平不高等原因,胃镜检查仍可能出现误诊。而PET/CT可以了解全身情况,为临床提供更多信息,有利于胃癌的术前分期和治疗后再分期,所以其在胃部良恶性病变的诊治中仍有重要价值。

本例胃镜及单纯CT检查均发现胃窦部有肿瘤;¹⁸F-FDG PET/CT 显像发现肿瘤SUV高达4.0,并且胃窦前方见多个增大淋巴结。尽管胃外淋巴结未见FDG浓聚,但部分肿瘤原发灶和转移灶在摄取FDG上并无绝对的对应关系,并且由于PET分辨率不高,较小的淋巴结转移灶可以不出现FDG浓聚;而胃癌容易转移到腹腔淋巴结[2],故影像学表现更倾向于胃癌。王全师等[3]提出仔细分析良性病变病灶形态及其放射性分布有助于鉴别诊断,但有时仍难以与恶性肿瘤鉴别,如能结合详细病史,对诊断有一定帮助。本例患者行PET/CT检查前未能详细并有针对性地询问病史,未注意胃镜检查时间、胃镜下取材部位及点数、病灶是否伴有溃疡等关键性因素,而这些因素均可影响PET显像诊断,本例误诊亦可能与此有关。

本文直接使用的缩略语:

FDG(fluorodeoxyglucose),脱氧葡萄糖

SUV(standardized uptake value),标准摄取值

参考文献

[1] 丁虹,赵军,管一晖.PET临床病例精选.香港:雅艺出版设计公司,2002:20.

[2] 曹丹庆,蔡祖龙.全身CT诊断学.北京:人民军医出版社,2005:509.

[3] 王全师,吴湖炳,王明芳,等.19例良性病变患者 ¹⁸F-FDG PET 显像特点分析.中华核医学杂志,2003,23(4):210-211.

(摘自中华核医学杂志2007年第27卷第6期,第一作者:邓智勇)

二、胃肝样腺癌 ^{18}F-FDG PET/CT 检查一例

患者男,73 岁。因上腹部疼痛 2 年就诊。患者 2 年前无明显诱因出现上腹部疼痛,呈阵发性钝痛,进食后症状可减轻。体格检查无阳性体征。患者无手术、外伤、结核、肝炎病史。血清学肿瘤标志物:AFP 连续 3 次测量均 > 1 050(正常参考值 0~10.9)μg/L,实测值 9 186.0μg/L;CEA、CA12-5 和 CA19-9 均正常。肝炎标志物阴性。考虑原发性肝癌可能。腹部增强 CT 示:肝实质未见异常;胃小弯侧、肝门区、肝总动脉旁多发肿大淋巴结伴强化,以肝门区为著,大小约 3.0cm×2.1cm。CT 诊断:腹腔多发肿大淋巴,考虑腹腔淋巴结转移。为明确病变性质并寻找原发灶,行全身 ^{18}F-FDG PET/CT(美国 GE Discovery LS 型)显像。PET/CT 显像示:肝内未见异常放射性分布;胃小弯侧、肝门区、肝总动脉旁、L_2 水平肠系膜上静脉前外侧均见放射性摄取增高的淋巴结影,以肝门区为著,SUV_{max} 为 7.8(图 4-2-2,图 1 大箭头示),延迟扫描为 9.7;胃窦壁略增厚,呈弧形放射性摄取增高,SUV_{max} 为 5.0(图 4-2-2,图 1 小箭头示),延迟扫描 SUV_{max} 为 5.4。PET/CT 诊断:①腹腔多发肿大淋巴结,呈 FDG 高代谢,考虑腹腔淋巴结转移;②胃窦部高代谢,建议做胃镜检查。胃镜示:胃窦部大弯侧见一环形肿物,溃疡形成,质脆,钳取病变行病理检查。病理检查结果见图 4-2-2,图 2a;AFP 免疫组织化学染色示肝样分化区癌细胞胞质 AFP 表达呈阳性(图 4-2-2,图 2b)。诊断为 HAS。

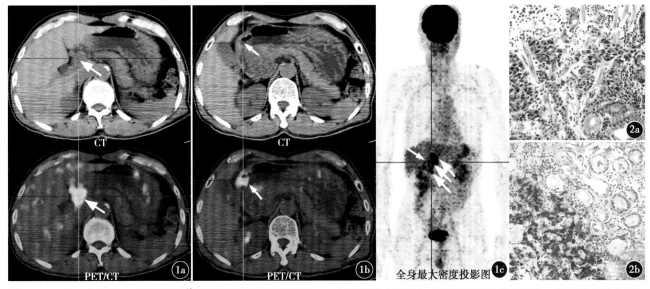

图 4-2-2 图 1 患者男,73 岁,HAS ^{18}F-FDG PET/CT 显像图。a. 肝门区肿大淋巴结放射性摄取增高,SUV_{max} 为 7.8(大箭头示);b. 胃窦壁略增厚伴放射性摄取增高,SUV_{max} 为 5.0(小箭头示);c. 胃窦部弧形放射性摄取增高(小箭头示),周围环绕数个结节状放射性摄取更高的胃周转移淋巴结(大箭头示)。图 2 本例患者 HE 染色和 AFP 免疫组织化学染色图(×100)。a. 光学显微镜下 HE 染色示癌细胞大,呈多边形,胞质透明,癌细胞呈髓样或条索样排列,血窦丰富;b. AFP 免疫组织化学染色示肝样腺癌区癌细胞胞质 AFP 表达呈阳性

讨论 肝样腺癌是一种罕见的、原发于肝外具有腺样和肝细胞样 2 种分化的特殊腺癌,其中肝样分化的肿瘤细胞常可分泌大量 AFP,以 HAS 最常见,发生于其他器官如子宫、卵巢、胰腺、肺、结直肠、肾、膀胱、食管和胆囊等者也有文献[1]报道。HAS 占胃癌的 1.3%~15.0%,恶性度高、侵袭性强,易发生腹腔淋巴结转移和肝转移,多数患者存活期小于 1 年,预后明显差于一般胃腺癌[2]。患者以老年男性多见,临床上多发于胃窦部,以浸润溃疡型为主,症状无特异性,以上腹部闷痛、腹胀、黑便等消化道症状为主,血清 AFP 阳性率可达 70%~80%,平均水平 51 130.1(1~700 000)μg/L[2]。其诊断标准为胃腺癌内出现肝样分化区,但由于肝样分化区多位于癌组织深层且所占比例小,胃镜活组织检查阳性率仅为 9.3%,因此多数需术后再经病理证实[3]。临床发现血清 AFP 异常增高,如除外肝炎、肝硬化、肝癌和生殖细胞肿瘤[4],应考虑肝样腺癌的可能。HAS 合并肝转移时应与原发性肝癌相鉴别,鉴别要点如下:原发性肝癌多有肝炎及肝硬化病史,单发大结节多见,肝内转移及门静脉癌栓多见,而腹腔淋巴结转移较少,胃转移少见且先侵犯胃浆膜层;HAS 多有上消化道症状而无肝硬化病史,病变先起自胃黏膜层,淋巴结转移以胃周淋巴结受累为主,肝内多发转移较常见。

本例患者临床和影像学特点为:①血清 AFP 浓度极高;②肝内未见异常放射性分布,结合腹部增强 CT 结果可除外原发性肝癌可能;③ HAS 原发灶和转移灶均呈 FDG 高摄取,且延迟显像摄取增加;④转移灶 FDG 摄取程度高

于原发灶,提示转移灶具有更高的侵袭表型;⑤转移淋巴结分布以胃周为主,符合 HAS 淋巴结转移的特点。

　　本文直接使用的缩略语:

AFP(alphafetoprotein),甲胎蛋白

CA(carbohydrate antigen),糖类抗原

CEA(carcinoembryonic antigen),癌胚抗原

FDG(fluorodeoxyglucose),脱氧葡萄糖

HAS(hepatoid adenocarcinoma of the stomach),胃肝样腺癌

SUV_{max}(maximum standardized uptake value),最大标准摄取值

参考文献

[1] JUNG JY,KIM YJ,KIM HM,et al. Hepatoid carcinoma of the pancreas combined with neuroendocrine carcinoma. Gut Liver,2010,4(1):98-102.

[2] INAGAWA S,SHIMAZAKI J,HORI M,et al. Hepatoid adenocarcinoma of the stomach. Gastric Cancer,2001,4(1):43-52.

[3] 许东辉,江显毅,张思宇,等.胃肝样腺癌临床及病理特点.中国临床医学,2004,11(3):372-373.

[4] 全江涛,尹吉林,李兴耀,等.原发纵隔巨大内胚窦瘤 ^{18}F-FDG PET/CT 显像一例.中华核医学杂志,2010,30(5):355-356.

(摘自中华核医学与分子影像杂志 2012 年第 32 卷第 4 期,
第一作者:滕学鹏,通信作者:孙晓蓉)

第三节　其他消化道肿瘤显像

一、多中心起源食管癌 ^{18}F-FDG PET/CT 显像一例

　　患者男,58 岁。吞咽哽噎感进行性加重 1 个月余。胃镜检查示"食管距门齿 22cm 处菜花样肿物,表面溃烂凸凹不平,胃镜不能通过",活组织病理检查示"食管高中分化鳞状细胞癌"。食管吞钡检查示主动脉弓平面充盈缺损。根据全身 ^{18}F-FDG PET/CT 检查结果行肿瘤分期,以指导治疗方案。PET/CT 显像示食管中下段(主动脉弓和贲门之间)3 个结节状高代谢病灶,大小分别为 2.7cm×2.4cm×4.4cm、2.8cm×1.2cm×2.4cm 和 2.3cm×1.4cm×4.6cm,SUV 分别为 5.3、3.5 和 3.2;CT 检查于相应部位见食管腔明显狭窄、管壁明显增厚,诊断为多中心起源食管癌(intraesophageal multiple cancer);右锁骨上窝见淋巴结转移灶(图 4-3-1)。

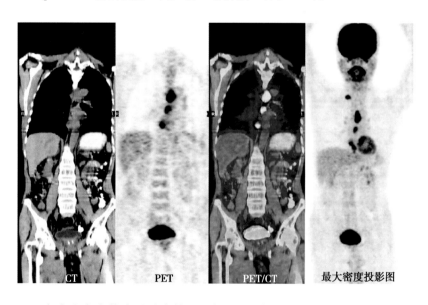

图 4-3-1　多中心起源食管癌患者 ^{18}F-FDG PET/CT 冠状断层图像

　　考虑患者食管癌导致食管明显梗阻,且检查发现的淋巴结转移可通过手术切除,所以临床决定采取手术及术后

化疗等综合治疗。行"左侧开胸食管部分切除、胃食管弓上吻合术"及"右锁骨上窝淋巴结切除术",病理检查证实中下段食管3处肿瘤病灶均为中低分化鳞癌,浸润性生长,侵犯至食管全层,伴右锁骨上窝淋巴结转移灶。

讨论 多中心起源食管癌是指在食管黏膜上皮存在互不相连的多个癌灶,其转移概率较高,因而手术难度相对较大,术后复发率较高,术前明确诊断对治疗方案的确定很有帮助。此病的术前检出率国内仅为0~25%[1]。其原因可能为:①临床表现无特异性,主要病灶掩盖了其他癌灶的表现;②肿瘤引起近端食管管腔阻塞,使钡剂下行不畅或胃镜不易通过,从而影响对远端低位其他原发性肿瘤的发现和诊断[1]。多中心起源食管癌的癌灶能摄取FDG而显影。本例18F-FDG PET/CT检查较胃镜、钡餐、CT检查多发现中段食管病灶下端的另2个病灶,并清楚显示3个病灶之间的不相连性。这表明18F-FDG PET/CT显像对多中心起源食管癌中多个癌灶的探查及癌灶之间不相关性的分析有独特的价值,并可显示食管癌原发灶的范围、大小、数目、区域淋巴结及全身其他转移灶[2],可在术前明确诊断,从而指导临床制定合理的治疗方案。

本文直接使用的缩略语:

FDG(fluorodeoxyglucose),脱氧葡萄糖

SUV(standardized uptake value),标准摄取值

参考文献

[1] 袁运长,喻风雷,尹邦良,等.食管多原发癌的诊断和治疗.现代中西医结合杂志,2005,14(9):1184.
[2] 赵军,孙启银,李家敏,等.18F-FDG PET在食管癌术前分期中的应用.中华核医学杂志,1999,19(4):234.

(摘自中华核医学杂志2007年第27卷第6期,
第一作者:叶香华,通信作者:王全师)

二、小肠黏膜海绵状淋巴管瘤18F-FDG PET/CT检查一例

患者男,39岁。以"反复黑便伴头晕半月余"入院,体格检查未见异常,粪常规检查示潜血阳性。血红细胞2.93(正常参考值3.5~5.5)×10^{12}/L;血红蛋白60(正常参考值110~160)g/L。入院诊断为消化道出血原因待查。胃镜检查示慢性浅表性胃炎。电子结肠镜检查示全大肠未见异常。随后行胶囊内镜检查,结果示:空肠中下段菜花样肿物并活动性出血。血清肿瘤标志物癌胚抗原及甲胎蛋白均正常。为明确病变性质,行全身18F-FDG PET/CT(德国Siemens公司Biography 16 HR)扫描。CT示:盆腔内小肠(回肠走行区)见节段性肠壁不规则结节状增厚,呈串珠状充盈缺损,最厚处约1.3cm,CT值为23.2HU,累及长度约5.2cm。PET示放射性摄取未见异常;延迟显像于上述部位仍未见放射性摄取异常(图4-3-2,图1)。病灶周围及腹膜后未见肿大淋巴结及放射性异常浓聚灶。术前PET/CT诊断:盆腔内小肠(回肠走行区)肠壁节段性结节状不规则增厚,代谢未见异常增高,不除外黏液腺癌。手术见环绕肠管一周的隆起型病变,高出黏膜1.5cm,病变呈多结节状,切面灰褐色、实性、质软(图4-3-2,图2);病理诊断为小肠黏膜海绵状淋巴管瘤(图4-3-2,图3)。

讨论 淋巴管瘤病因不明,目前认为是淋巴管先天发育异常,原始淋巴囊未能向中央静脉引流,正常淋巴结构异常错构分支或未能与正常引流通道建立联系而隔离的淋巴管和淋巴囊所致[1]。其可以发生在人体任何含有淋巴组织的部位,以颈部及腋窝常见,但发生于小肠黏膜者罕见[2]。该病多发于儿童,男女均可发病,成人发病可见于各个年龄段,组织学分型主要有毛细淋巴管瘤、海绵状淋巴管瘤和囊状淋巴管瘤。海绵状淋巴管瘤多位于皮下及黏膜下疏松结缔组织中;在消化系统中,食管、胃、小肠等部位均有发生,可长期无症状,也可表现为腹胀、腹痛、腹部包块、肠梗阻、肠穿孔、消化道出血等。其CT表现多为形态不规则的囊性占位,有跨区域生长的趋势。病灶呈单房或多房性,以多房常见,表现为均匀一致水样密度,边界清晰,壁薄。当发生出血、炎性反应等并发症时,病灶密度因囊液的性质不同可表现为脂肪、水样或软组织样,囊壁及其分隔增厚,甚至钙化[1]。

本例患者症状为回肠黏膜病变引起的消化道出血,CT见肠腔内多囊样充盈缺损征象,PET表现为18F-FDG低代谢。溃疡性结肠炎或肠道的感染性病变往往呈高代谢,与本例表现不符合;而肠道的黏液腺癌可表现为18F-FDG低代谢,因此本例术前PET/CT误诊为黏液腺癌。本例发病年龄及发病部位均较罕见。笔者认为,小肠黏膜淋巴管瘤为淋巴回流障碍引起的肠道良性病变,因此对18F-FDG摄取低,PET/CT显示为低代谢病变;结合病变CT表现(小肠黏膜下的多发结节状隆起,呈形状规则之"串珠状充盈缺损",且肠壁无僵硬,肠周无淋巴结肿大),应考虑良性病变

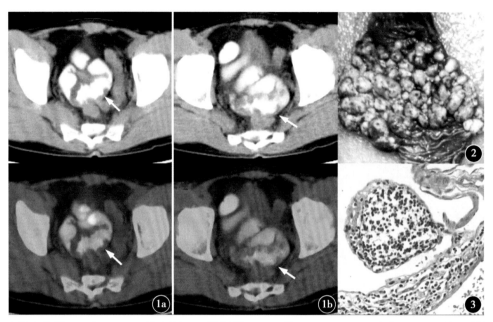

图 4-3-2　图 1 本例患者 ^{18}F-FDG PET/CT 检查图。a. 注射 ^{18}F-FDG 后 50min PET/CT 显像示:回肠段肠壁结节状增厚,放射性未见增高;b. 注射 ^{18}F-FDG 后 170min 延迟显像示:回肠段肠壁病变无明显变化(箭头示病灶)。图 2 本例患者手术切除的病灶,为环绕肠管一周的隆起型病变,大小 8cm×6cm,病变呈多结节状,表面呈灰黄或灰褐色。图 3 本例患者病灶切片 HE 染色(×40)示大小不一的薄壁扩张囊腔,管壁衬附扁平上皮,管腔内含均质红染蛋白质性液体和淋巴细胞,诊断为符合小肠黏膜海绵状淋巴管瘤

的可能。鉴别诊断应考虑海绵状血管瘤、淋巴管肌瘤病等良性病变,确诊需结合病理诊断。

　　本文直接使用的缩略语:

　　FDG(fluorodeoxyglucose),脱氧葡萄糖

参考文献

[1] 段刚,许乙凯,戴琳.淋巴管瘤的影像学与病理学对照研究.广东医学,2007,28(3):449-450.

[2] 李超英,任智,顾依群,等.小肠淋巴管瘤四例.中华普通外科杂志,2007,22(4):299.

（摘自中华核医学杂志 2010 年第 30 卷第 3 期,第一作者:张伟标）

三、PET/CT 显像发现喉与直肠双重癌一例

　　患者男,53 岁。无明显诱因持续性声嘶 10 个月就诊。体格检查:双侧扁桃体无红肿。间接喉镜下见会厌无充血、水肿,但抬举无力;下咽及喉室显示不清。CT 检查示,左声带结节,考虑喉癌可能性较大。喉部病灶病理活组织检查示中分化鳞状细胞癌。食管吞钡 X 线检查未见异常。B 超检查示:肝、胆、胰、脾、双肾、前列腺未见占位性病变。为进一步明确诊断转移灶,行 PET/CT 显像。患者空腹 6h 后,经三通管肘静脉注射 ^{18}F-FDG 370MBq,平静休息 60min 后,采用 GE Discovery LS PET/CT 仪行全身 PET/CT 断层显像(PET 每个床位 4min)。PET 图像行衰减校正并采用迭代法重建后,经融合工作站进行图像融合,行 CT、PET、PET/CT 帧对帧显示、分析。PET 图像显示:喉部左侧声带内见一条块状放射性异常浓聚影,大小为 1.5cm×3.2cm×2.2cm,SUV 为 3.9,CT 检查于左侧声带相应部位见软组织增厚,考虑为喉癌(图 4-3-3a);颈部未见淋巴结转移征象;直肠内见一环形放射性异常浓聚影,CT 检查于直肠相应部位见部分肠壁稍增厚,融合图像浓聚影位于肠壁及肠腔内,考虑恶性肿瘤(图 4-3-3b)。肠镜病理活组织检查示:直肠下段高分化腺癌。

　　讨论　本例患者是在确诊喉癌寻找转移灶的过程中偶然发现直肠癌的,但也有其必然性。临床双重癌易误诊为复发或转移,或易将另一癌灶漏诊,尤其当两癌灶相距较远时。常规检查无法对患者的病情进行全面了解。由于肿瘤组织具有很高的葡萄糖代谢率,能浓聚 ^{18}F-FDG,与正常组织形成对比,因而 PET 显像能早期发现肿瘤原发、转

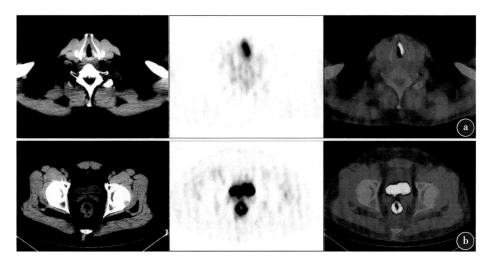

图 4-3-3 PET/CT 显像。a. ^{18}F-FDG PET 显像示，左侧声带内见一条块状放射性异常浓聚影，CT 于左侧声带相应部位见软组织增厚；b. PET 显像示直肠内一环形放射性异常浓聚影，CT 于直肠相应部位见部分肠壁稍增厚

移灶，以准确分期并选择合适的治疗方案。结合 CT 能更精确定位和从解剖形态上帮助诊断。结直肠癌为常见恶性肿瘤，发生部位以直肠为主，占 56%~70%[1]。Rnhlmann 等[2] 对 59 例原发性结直肠癌患者的分析表明，^{18}F-FDG PET 诊断结直肠癌灵敏度为 100%，特异性为 67%，阴性预测值为 100%，阳性预测值为 92%。本例患者病史、其他辅助检查均未提示直肠癌，而 PET/CT 融合图像明确显示喉癌、直肠癌原发病灶，并确定无转移灶。可见 PET/CT 显像对全面准确掌握肿瘤患者的病情，确定病理检查的部位有独到作用。

本文直接使用的缩略语：

FDG（fluorodeoxyglucose），脱氧葡萄糖

SUV（standardized uptake value），标准摄取值

参考文献

[1] 丁虹，赵军，管一晖 . 结直肠癌 FDG PET 的应用 . PET 临床病例精选 . 雅艺出版设计公司，2002.103-105.

[2] RNHLMANN J，SCHOMBURG A，BENDER H，et al. Fluorodeoxyglucose whole-body positron emission tomography in colorectal cancer patients studied in routine daily practice. Dis Colon Rectum，1997，40（10）：1195-1204.

（摘自中华核医学杂志 2006 年第 26 卷第 2 期，第一作者：支科）

四、恶性纤维组织细胞瘤肠道转移 ^{18}F-FDG PET/CT 显像二例

病例 1 患者女，45 岁。2015 年 8 月因体质量减轻、疲劳、贫血 10 个月来本院就诊。患者 10 年前因左侧股骨 MFH 在本院行肿瘤切除、肿瘤灭活及左侧股骨近端内固定术；7 年前因左肺转移性 MFH 行局部肿瘤摘除术。患者有肿瘤病史且贫血症状严重，为排除肿瘤复发或转移行 ^{18}F-FDG PET/CT 检查。MIP 图可见全身多处 FDG 摄取异常增高灶；胸部较大的高代谢病灶（24mm×14mm）位于右肺下叶；左中腹小肠肠壁明显增厚并伴有憩室形成，累及的肠壁葡萄糖代谢异常增高，SUV_{max} 为 8.8（图 4-3-4，图 1）。增强 CT 检查提示盆腔内见含气肿块影，与小肠肠腔相通，肠道未见明显梗阻，由系膜动脉供血，增强后肿块不均匀强化，坏死区无强化（图 4-3-4，图 2）。由于影像学检查高度提示 MFH 小肠转移，遂行手术切除病变肠段。病理检查：送检灰白色肿块 11.5cm×11cm×5.5cm，肿块包绕一段小肠，肠段长约 18cm；肿块切面呈囊实性，实性区呈灰白色，质地嫩，有光泽，肿块浸润肠壁；病理证实灰白色肿块为转移性纤维母细胞肉瘤（席纹状肉瘤Ⅱ级），肿瘤浸润小肠壁浆膜层、肌层、黏膜下层、黏膜肌层，未累及黏膜固有层；免疫组织化学染色：SMA、波形蛋白 Vim、钙结合蛋白 Calponin 及细胞增殖核抗原 Ki-67 阳性，CK、EMA、CD_{34}、CD_{117}、Dog-1、S-100 蛋白、CD_{56}、MSA、B-Cat、*MDM2*、CD_{68} 及 SOX10 阴性（图 4-3-5，图 1）。该病例术中摘除的 6 枚肠系膜淋巴结病理证实均无 MFH 侵及。手术切除受累的小肠后该患者疲劳和贫血症状逐渐好转，术后患者接受新辅助化疗治疗 MFH 肺部转移灶，但随后多次胸部 CT 检查提示右肺下叶占位逐渐增大。患者于 2016 年 1 月初在本院行手术切除右肺下叶占位病变，术后病理证实肺部占位为 MFH 肺转移。

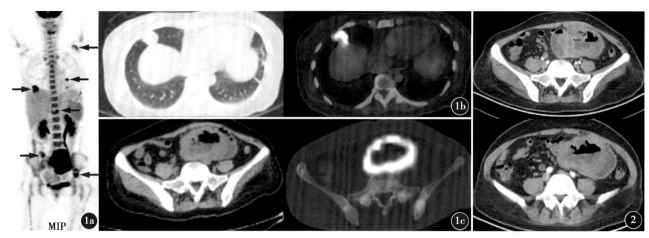

图 4-3-4　图 1 MFH 患者（女，45 岁）^{18}F-FDG PET/CT 显像图（箭头示病灶）。可见全身多发葡萄糖代谢异常增高病灶（1a），右肺下叶占位性病变（1b）及小肠转移灶（1c）。图 2 同一患者腹部增强 CT 检查图。可见左中腹肿块周边不均匀强化而坏死区域无强化

病例 2　患者男，58 岁。2015 年 3 月因左下肢进行性增大肿块就诊，随后于本院截除股骨远端 14.5cm 并行内固定术。病理检查：送检股骨远端肿块大小为 12cm×6.5cm×8.5cm，肿块表面可见大小约 6cm×2cm 的梭形皮肤区域；肿块切面呈结节状，灰白色黄色，部分区域呈"鱼肉样"，质地嫩，部分区域有黏滑感；病理证实为软组织黏液纤维肉瘤Ⅲ级伴凝固性坏死，肿瘤浸润脂肪及横纹肌组织，未累及股骨远端表面骨膜，肿瘤累及活组织检查处皮下组织，未累及表皮；肿瘤细胞免疫组织化学染色结果：Vim、CD_{68}、CD_{56} 及 Ki-67（60%）阳性；结蛋白 Des、SMA、Calponin、CD_{34}、CD_{117}、CK、S-100 蛋白阴性（图 4-3-5，图 2）。患者术后恢复良好，2015 年 12 月因食欲不振、消瘦、便秘、左下腹痛 1 周来本院复查。左下腹可触及一肿块，CT 检查示左中腹巨大不规则占位，密度不均，CT 值约为 18HU，边界稍欠清晰，直径大小约 12.9cm×9cm，增强后可见明显不均匀强化，边缘强化明显，周围肠管受压，与肿块界限欠清。^{18}F-FDG PET/CT 图像上可见左中腹降结肠肿块呈环形异常糖代谢增高，SUV_{max} 为 19（图 4-3-5，图 3）。患者于 2016 年 1 月在外院接受手术切除受累肠段，病理证实为 MFH 降结肠转移。

讨论　MFH 也称为 PUS 或纤维肉瘤，是最常见的起源于深筋膜或骨骼肌的软组织肉瘤，常发生于四肢、腹腔或腹膜后腔，臀部常受累。患者常以四肢或躯干进行性增大的无痛性肿块为首发症状就诊；当肿瘤位于腹腔或腹膜后腔时，患者可出现腹压增高的症状（包括腹部膨隆、精索静脉曲张和疝气）及疲劳、虚弱、便秘及体质量减轻等伴随症状。MFH 常转移至肺、淋巴结、肝脏和骨骼等处，罕见的转移部位有上颌窦、前列腺、胃、肛管、气管、腮腺及本文所报道的肠道[1-6]。MFH 病理组织学亚型分为多形席纹状、黏液性、巨细胞性、炎性反应及血管瘤样 5 种类型。前 2 种最常见且恶性程度较高，本文 2 例 MFH 病理亚型分别为席纹状肉瘤和黏液性肉瘤，病例 1 印证了席纹状肉瘤恶性程度高且易转移的特性。MFH 免疫组织化学染色 Vim、CD_{68}、α-1- 抗胰蛋白酶及 α-1- 抗糜蛋白酶常为阳性且肿瘤具高度增殖活性。除 Vim 100% 强阳性外，MFH 没有特异的免疫组织学指标[7]，本文 2 例肠道转移性 MFH Vim 均为阳性。MFH 需与多形性脂肪肉瘤和横纹肌肉瘤进行鉴别诊断，多形性脂肪肉瘤没有席纹状结构且有分化较好的脂肪组织，横纹肌肉瘤在组织学检查可见横纹结构。

文献[8-11]报道纵隔、肺部、肾脏及脑部的原发性 MFH 病灶中央常有黏液成分、出血或坏死，因此在 CT 上常表现为非均质性强化的软组织肿块，^{18}F-FDG PET/CT 显像表现为肿瘤周围葡萄糖代谢异常增高而中央坏死区域葡萄糖代谢缺损。肠道转移性 MFH 罕见[12-14]，本文 2 例肠道转移性 MFH 均表现为转移灶周边环状葡萄糖代谢异常增高（SUV_{max} 分别为 8.8 和 19），与上述文献报道相符。^{99}Tc^m-MDP 骨显像对诊断 MFH 也有一定的价值，在当 MFH 位于四肢骨尤其是股骨下端时，全身骨显像病灶可呈异常放射性浓聚且病灶中央常伴有大小不等的放射性分布稀疏缺损区[15]；腹膜后 MFH 在 ^{99}Tc^m-MDP 骨显像时表现为局灶性的放射性摄取异常浓聚，但需与其他摄取 ^{99}Tc^m-MDP 的骨外软组织肿瘤相鉴别[16]。

当 MFH 累及肠道时，早期手术切除受累肠段及区域淋巴结是首选的治疗方案，黏液性 MFH 术后无需化疗，而非黏液性 MFH 且肿瘤直径大于 5cm 者极易发生转移，因此术后应辅以化疗防止远处转移[14,17]。本文 2 例 MFH 患者在 ^{18}F-FDG PET/CT 早期发现肠道转移灶后均接受手术，目前患者术后恢复均尚可。

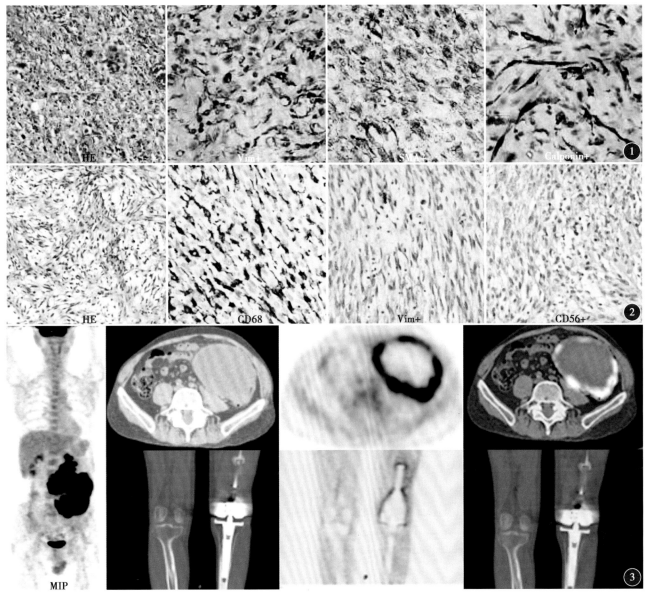

图 4-3-5 图 1 MFH 患者(女,45 岁)术后 HE 染色(×100)及免疫组织化学染色(×200)图。证实小肠肿块为小肠转移性 MFH;Calponin 为钙结合蛋白,SMA 为平滑肌肌动蛋白,Vim 为波形蛋白。图 2 MFH 患者(男,58 岁)左下肢肿块病理检查 HE 染色(×100)及免疫组织化学染色(×200)。图 3 同图 2 患者 ¹⁸F-FDG PET/CT 显像图。可见 MFH 降结肠转移灶及左下肢内固定情况

本文直接使用的缩略语:

CK(cytokeratin),细胞角蛋白

EMA(epithelial membrane antigen),上皮膜抗原

FDG(fluorodeoxyglucose),脱氧葡萄糖

MDM2(murine double minute 2),鼠双微体基因

MDP(methylene diphosphonate),亚甲基二膦酸盐

MFH(malignant fibrous histiocytoma),恶性纤维组织细胞瘤

MIP(maximum intensity projection),最大密度投影

MSA(muscle-specific actin),肌特异性肌动蛋白

PUS(pleomorphic undifferentiated sarcoma),多形性未分化肉瘤

SMA(smooth muscle actin),平滑肌肌动蛋白

SUV$_{max}$(maximum standardized uptake value),最大标准摄取值

参考文献

[1] DONG A,GONG J,WANG Y,et al. MRI and FDG PET/CT findings of malignant fibrous histiocytoma of the prostate. Clin Nucl Med, 2014,39(10):889-891.

[2] FANG N,WANG YL,ZENG L,et al. Metastatic malignant fibrous histiocytoma in the stomach:imaging with ^{18}F-FDG PET/CT. Clin Nucl Med,2016,41(2):e123-124.

[3] HO L,MEKA M,GAMBLE BK,et al. Left maxillary sinus malignant fibrous histiocytoma on FDG PET-CT. Clin Nucl Med,2009,34(12):967-968.

[4] FLOOD HD,SALMAN AA. Malignant fibrous histiocytoma of the anal canal. Report of a case and review of the literature. Dis Colon Rectum,1989,32(3):256-259.

[5] JOSÉ RJ,VIRK JS,SANDISON A,et al. Fibrohistiocytoma:a rare tumour of the trachea. QJM,2013,106(6):573-574.

[6] ALBA GARCÍA JR,ARMENGOTCARCELLER M,ZAPATERLATORRE E,et al. Malignant fibrohistiocytoma of the parotid region. Report of a case. Med Oral Patol Oral Cir Bucal,2008,13(2):E148-150.

[7] ROSENBERG AE. Malignant fibrous histiocytoma:past,present,and future. Skeletal Radiol,2003,32(11):613-618.

[8] CHOI BH,YOON SH,LEE S,et al. Primary malignant fibrous histiocytoma in mediastinum:imaging with ^{18}F-FDG PET/CT. Nucl Med Mol Imaging,2012,46(4):304-307.

[9] HWANG SS,PARK SY,PARK YH. The CT and F-FDG PET/CT appearance of primary renal malignant fibrous histiocytoma. J Med Imaging Radiat Oncol,2010,54(4):365-367.

[10] NOH HW,PARK KJ,SUN JS,et al. Primary pulmonary malignant fibrous histiocytoma mimics pulmonary artery aneurysm with partial thrombosis:various radiologic evaluations. EurRadiol,2008,18(8):1653-1657.

[11] YOO RE,CHOI SH,PARK SH,et al. Primary intracerebral malignant fibrous histiocytoma:CT,MRI,and PET-CT findings. J Neuroimaging,2013,23(1):141-144.

[12] ATMATZIDIS KS,PAVLIDIS TE,GALANIS IN,et al. Malignant fibrous histiocytoma of the abdominal cavity:report of a case. Surg Today,2003,33(10):794-796.

[13] UDAKA T,SUZUKI Y,KIMURA H,et al. Primary malignant fibrous histiocytoma of the ascending colon:report of a case. Surg Today,1999,29(2):160-164.

[14] FU DL,YANG F,MASKAY A,et al. Primary intestinal malignant fibrous histiocytoma:two case reports. World J Gastroenterol, 2007,13(8):1299-1302.

[15] 魏玲格,陈敏,张芳,等. [99]Tc[m]-MDP 全身骨显像诊断骨恶性纤维组织细胞瘤的价值. 中华核医学与分子影像杂志,2013,33(5):321-323.

[16] 赵小艳,陈再君,罗茂香,等. 腹膜后恶性纤维组织细胞瘤骨显像阳性一例. 中华核医学杂志,2009,29(6):427.

[17] ZAGARS GK,MULLEN JR,POLLACK A. Malignant fibrous histiocytoma:outcome and prognostic factors following conservation surgery and radiotherapy. Int J Radiat Oncol Biol Phys,1996,34(5):983-994.

（摘自中华核医学与分子影像杂志 2017 年第 37 卷第 11 期，

第一作者：魏伟军，通信作者：罗全勇）

五、[68]Ga-DOTA-NOC PET/CT 诊断长范围食管小细胞神经内分泌癌一例

患者女，71 岁。因进食哽噎 1 个月就诊。患者在无明显诱因下出现进食哽噎，进行性加重，无恶心、呕吐，无腹胀、腹泻，无面色潮红，近期体质量无明显下降。电子胃镜示距门齿 16~33cm 处见大小不等隆起性病变，呈簇状或团状，表面糜烂，局部见多发青蓝色血管样变，提示食管多发隆起性病变（性质待定），拟"食管占位"收入院。患者血清 CEA 8.39（正常参考值范围：<5）μg/L，AFP、NSE、CA50、CA19-9、细胞 CYFRA21-1 均正常，CGA 468.14（正常参考值范围：27~94）μg/L。予患者静脉注射 ^{68}Ga-1,4,7,10- 四氮杂环十二烷 -1,4,7,10- 四乙酸 -1- 萘丙 DOTA-NOC 126.17MBq，1h 后行 PET/CT（德国 Siemens Biograph 16），结果示（图 4-3-6a）：较长范围食管管壁不均匀增厚，SUV_{max} 为 6.2，呈局灶性放射性摄取增高；双侧锁骨上窝可见淋巴结影，最大者约为 12mm×8mm，亦呈放射性摄取增高，SUV_{max} 为 5.2；右侧

食管气管沟及气管隆突下见结节影,SUV_{max}为3.6,考虑符合食管神经内分泌肿瘤伴淋巴转移。为进一步评价该肿瘤生物学行为,第2天行^{18}F-FDG PET/CT,结果示(图4-3-6b):食管壁不均匀增厚,FDG摄取增高,SUV_{max}为4.3~4.7;双侧锁骨上窝淋巴结影放射性摄取无明显增高,SUV_{max}为1.8;右侧食管气管沟及气管隆突下见结节影,SUV_{max}为2.7。电子胃镜活组织病理检查示(图4-3-7):SCNC,细胞角蛋白(+++),上皮膜抗原(+),细胞增殖核抗原Ki67 90%,CGA(-),突触素(+),C-kit蛋白(++),肌上皮细胞(-)。

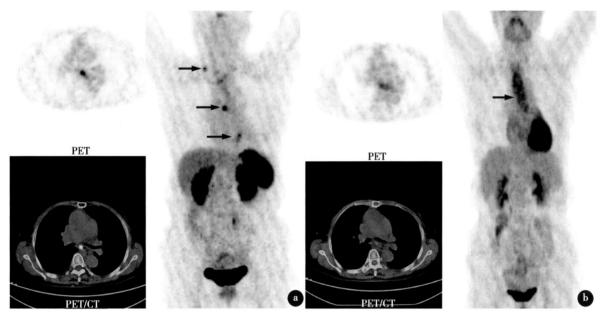

图4-3-6 长范围食管SCNC患者(女,71岁)PET/CT显像图。a. ^{68}Ga-1,4,7,10-DOTA-NOC PET/CT显像示食管局部及左锁骨上淋巴结摄取增高(箭头示),SUV_{max}为6.2;b. ^{18}F-FDG PET/CT显像示食管局部摄取增高(箭头示),SUV_{max}为4.7,未见淋巴结摄取增高

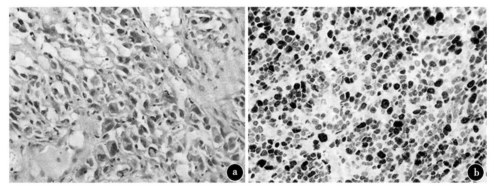

图4-3-7 长范围食管SCNC患者(女,71岁)胃镜活组织病理检查图。a. 光学显微镜下见肿瘤细胞大小较一致,大量肿瘤细胞呈不规则的片巢状浸润性生长,可见菊形团样结构,灶性坏死(HE×400);b. 免疫组织化学染色图(Envision两步法×400)中,深褐色表示细胞增殖核抗原Ki67阳性细胞

讨论 食管是肺外小细胞神经内分泌肿瘤的常见部位,原发性食管SCNC发病率为同期食管癌的0.05%~7.6%[1],呈高度恶性,进展迅速,预后不良,常发生早期淋巴结和血行转移。神经内分泌肿瘤的发病率上升幅度高达500%[2-3]。食管SCNC的临床表现与食管鳞状细胞癌或腺癌基本相似,表现为进行性吞咽困难,进食哽噎,体质量减轻,少部分患者伴有神经内分泌症状(如腹泻、面色潮红等)[4],与其他类型的食管癌在CT、电子食管镜等检查上无明显差异,确诊有赖于病理。

本例患者电子胃镜下见食管多发隆起性病变,消化道肿瘤相关指标除CEA稍增高外,其余都在正常范围内,CGA显著增高提示神经内分泌肿瘤可能。^{18}F-FDG PET/CT发现食管病变处放射性摄取增高,锁骨上窝小结节影放射性无明显增高;^{68}Ga-DOTA-NOC PET/CT示病变处及双侧锁骨上窝小结节处放射性摄取均增高,SUV_{max}高于^{18}F-FDG。电子胃镜活组织病理检查最终证实为食管SCNC,G3期病变(细胞增殖核抗原Ki67>20%)[5]。由于大多数胃肠胰神经内分泌肿瘤(gastroenteropancreatic neuroendocrine tumors,GEP-NET)分化良好,且生长缓慢,其糖代谢通常较低或正常，^{18}F-FDG PET 的诊断价值受到一定限制，但对于快速生长侵袭性较高的神经内分泌癌，^{18}F-FDG 摄取较高[6-7]。不过 ^{18}F-FDG PET 仅反映肿瘤糖代谢水平，无法全面评价其所有生物学事件，也难以鉴别 G3 期神经内分泌肿瘤和神经内分泌癌，^{68}Ga-DOTA-NOC 对神经内分泌肿瘤有很强的亲和力，肿瘤放射性摄取与生长抑素受体水平有很好的相关性[8]。GEP-NET 临床表现多样，生物学行为也各不相同，临床如怀疑 GEP-NET，可考虑行 ^{68}Ga-DOTA-NOC 生长抑素受体显像。

本文直接使用的缩略语：

AFP（alphafetoprotein），甲胎蛋白

CA（carbohydrate antigen），糖类抗原

CEA（carcinoembryonic antigen），癌胚抗原

CGA（chromogranin A），嗜铬颗粒蛋白 A

CYFRA21-1（cytokeratin fragment antigen 21-1），细胞角蛋白 19 片段抗原 21-1

DOTA-NOC［（1,4,7,10-tetraazacyclododecane-1,4,7,10-tetraaceticacid）-1-Nal3-octreotide］,1,4,7,10- 四氮杂环十二烷 -1,4,7,10- 四乙酸 -1- 萘丙氨酸 - 奥曲肽

FDG（fluorodeoxyglucose），脱氧葡萄糖

GEP-NET（gastroenteropancreatic neuroendocrine tumor），胃肠胰神经内分泌肿瘤

NSE（neuron-specific enolase），神经元特异性烯醇化酶

SCNC（small cell neuroendocrine carcinoma），小细胞神经内分泌瘤

SUV$_{max}$（maximum standardized uptake value），最大标准摄取值

参考文献

［1］YEKELER E，KOCA T，VURAL S. Case Rep Med，2012，2012：870783.

［2］KOOPMANS KP，NEELS ON，KEMA IP，et al. Molecular imaging in neuroendocrine tumors：molecular uptake mechanisms and clinical results. Crit Rev Oncol Hematol，2009，71（3）：199-213.

［3］OBERG K. Neuroendocrine tumors：recent progress in diagnosis and treatment. Endocr Relat Cancer，2011，18 Suppl 1：E3-6.

［4］周海榆，陈刚，林华欢，等 . 原发性食管神经内分泌癌影像学及病理特征 . 广州医学院学报，2011，39（1）：24-28.

［5］徐建明，杨晨 . 胃肠胰腺神经内分泌肿瘤国际诊断共识的解读 . 临床肿瘤学杂志，2011，16（11）：1033-1038.

［6］吴江，王中秋，朱虹 . 正电子药物在神经内分泌肿瘤显像中的应用 . 中华核医学杂志，2008，28（6）：419-421.

［7］王健，王秀问 . 生长抑素受体显像和治疗研究进展 . 中华核医学杂志，2011，31（3）：213-216.

［8］卢晓莉，张俊，王峰，等 . ^{68}Ga-DOTA-NOC 胰腺癌生长抑素受体靶向显像的实验研究 . 中华核医学与分子影像杂志，2013，33（5）：372-376.

（摘自中华核医学与分子影像杂志 2015 年第 35 卷第 4 期，

第一作者：姚晓晨，通信作者：王峰）

六、胰腺实性假乳头状瘤 ^{18}F-FDG PET/CT 显像二例

病例 1 患者女，16 岁。体格检查发现右上腹肿物，血清 CA19-9、CEA、CA12-5、CA242 正常。腹部 CT 示胰头区 7.0cm×6.5cm 囊实性占位，增强后肿瘤实性部分明显强化，动脉期、门脉期与延迟期 CT 值约 62、76 和 79HU，中央未强化区 CT 值约 22~35HU，胰管及胆道系统未见扩张（图 4-3-8a）。患者空腹 6h 以上，按体质量静脉注射 ^{18}F-FDG 5.55MBq/kg，注射后 60min 后三维采集颈至盆腔 PET/CT 图像，120min 后行上腹部延迟显像，采用仪器为德国 Siemens Biograph True V 型 PET/CT 仪。PET/CT 显像示胰头区 7.5cm×7.0cm×7.0cm 囊实性占位，同机 CT 见肿瘤边界清晰，密度不均，PET 及融合图像示肿瘤实性部分放射性摄取异常增高，SUV$_{mean}$ 4.3，SUV$_{max}$ 9.2，延迟显像 SUV$_{mean}$ 4.0，SUV$_{max}$ 9.1，肿瘤中心低密度区为放射性缺损（图 4-3-8b，c）。患者行胰十二指肠切除术，术中见右上腹巨大肿物，源自胰头，质较硬，包膜完整，与周围组织无粘连。病理检查结果：胰腺实性假乳头状瘤。显微镜下见肿瘤细胞呈巢状紧密排列，部分肿瘤细胞围绕小血管形成假乳头状结构，远离血管的细胞出现退变，周围有大量多核巨细胞，间质见透明变、黏液变及胆固醇结晶；Ki67 增殖指数 <1%（图 4-3-8d~f）。

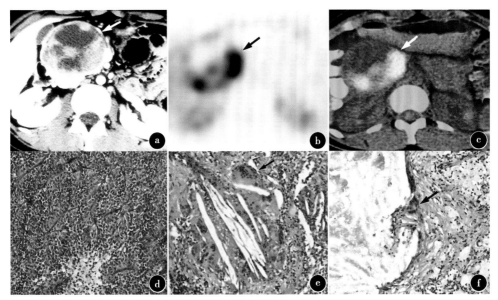

图4-3-8 胰腺实性假乳头状瘤患者(女,16岁)CT及^{18}F-FDG PET/CT显像图和病理图。a. 增强CT示胰头囊实性占位(箭头示),包膜完整,周边明显不均匀强化,中央低密度区未强化;b,c. ^{18}F-FDG PET/CT示胰头区7.5cm×7.0cm×7.0cm肿物(箭头示),CT明显强化部分放射性摄取异常增高,SUV$_{mean}$ 4.3,SUV$_{max}$ 9.2,CT未强化区为放射性缺损;d~f. 胰头病灶病理图(HE×40):d. 肿瘤细胞呈实性紧密排列,e. 胆固醇结晶旁可见多核巨细胞(箭头示),f. 小坏死腔旁可见大量多核巨细胞(箭头示)

病例2 患者男,46岁。右上腹不适1个月余,既往体健。腹部超声示右季肋区14cm×8cm低回声肿物,内见丰富血流信号。CEA、CA19-9、CA12-5、CA15-3正常。腹部CT示胰头巨大囊实性肿物,增强后明显不均匀强化;肝Ⅲ、Ⅷ段4个直径约1~2cm的类圆形结节,增强后动脉期呈环形强化,考虑胰腺肿瘤伴多发肝转移。^{18}F-FDG PET/CT显像(美国GE Discovery LS型,方法同上)示胰头区囊实性占位,放射性摄取异常,呈不均匀增高,SUV$_{mean}$ 3.8,SUV$_{max}$ 6.6,延迟显像SUV$_{mean}$ 5.1,SUV$_{max}$ 9.0;肝Ⅲ、Ⅷ段多个类圆形低密度结节放射性摄取未见异常增高(图4-3-9)。胰头肿物穿刺活组织检查示胰腺实性假乳头状瘤,结合腹部CT特征考虑伴多发肝转移可能性大。

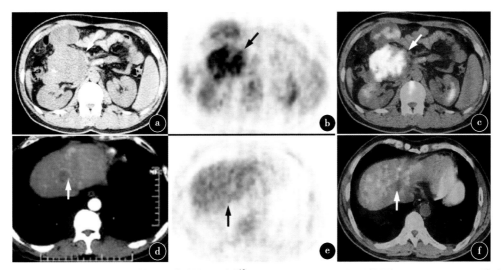

图4-3-9 胰腺实性假乳头状瘤伴多发肝转移患者(男,46岁)^{18}F-FDG PET/CT及CT显像图。a~c. PET/CT示胰头囊实性肿物,放射性摄取异常,呈不均匀增高(箭头示),SUV$_{mean}$ 3.8,SUV$_{max}$ 6.6;d. 腹部增强CT动脉期示肝Ⅷ段结节呈环形强化(箭头示),肝转移瘤可能性大;e,f. PET/CT示肝Ⅷ段类圆形低密度结节(箭头示),未见放射性摄取异常增高

讨论 胰腺实性假乳头状瘤约占胰腺外分泌肿瘤的2.7%[1],可能来源于胰腺多能干细胞,多发生于青年女性,具有低度恶性潜能,生长缓慢,常无症状,罕见黄疸。肿瘤平均直径约10cm,包膜完整,易出血坏死,92%为囊实性,胰管可被挤压移位但无狭窄[1]。胰腺实性假乳头状瘤约10%~15%为恶性,平均生存期>18年,良恶性者生存期无明显差异[2]。

^{18}F-FDG PET诊断胰腺实性假乳头状瘤,放射性摄取轻中度增高,SUV$_{max}$约2~4[3-5]。肿瘤细胞排列致密是导致

病灶摄取轻中度增高的原因[5]，因为肿瘤细胞无明显异型性，且 Ki67 指数 <1% 等分化特征决定 FDG 摄取不会明显增高[6]。也有文献[7-8]报道体积较大的胰腺实性假乳头状瘤 SUV_{max} 可达 10 以上，Nakagohri 等[8]认为 SUV 可能与实性假乳头状瘤的组织学恶性程度相关，因为与 SUV 正常或仅轻度增高的病灶相比，SUV 明显增高的病灶出现了微血管和神经侵犯。

肿瘤 18F-FDG 摄取与病理类型、分化程度、肿瘤大小、炎性反应细胞浸润程度等相关[9]。通过对 2 例患者 18F-FDG PET 图像及病理结果对比分析，发现胰腺实性假乳头状瘤对 18F-FDG 摄取明显增高的因素除肿瘤细胞排列致密外，可能与明显增多的多核巨细胞聚集有关。病例 1 肿瘤细胞无明显异型性，并在肿瘤退变区域内发现大量多核巨细胞，约占总细胞数的 10%~20%（图 4-3-8b），高度提示病灶 SUV 明显增高的原因不是肿瘤细胞恶性程度升高所致，而与多核巨细胞的高葡萄糖代谢有关。多核巨细胞明显摄取 18F-FDG 是临床中观察到肉芽肿类病变呈阳性结果的主要原因，这也在 Kubota 等[10-11]的基础研究中得到证实。此外，Folco 等[12]认为，细胞的缺氧是引起这类细胞包括巨噬细胞摄取 FDG 明显增高的原因。病例 2 中 4 个肝转移灶对 18F-FDG 摄取接近正常肝组织，与原发灶的 SUV 不匹配，这与文献[2]报道类似，提示原发病灶恶性程度可能不高，其代谢异常增高由其他原因引起。

肉芽肿病变中的大量多核巨细胞对 18F-FDG 的高摄取影响了 18F-FDG PET 对肿瘤诊断的特异性，这在胰腺病变的鉴别诊断中尤为突出[9]。典型胰腺实性假乳头状瘤根据年龄、性别、病史及 CT、MRI 等一般可作出较明确诊断，但该肿瘤的 PET 显像结果差异较大，单纯根据 18F-FDG 的摄取高低进行诊断有局限性，需充分了解病变特征，密切结合患者临床表现、其他影像学检查及实验室检查，仔细观察 PET 图像特征进行综合判断。

本文直接使用的缩略语：

CA（carbohydrate antigen），糖类抗原

CEA（carcinoembryonic antigen），癌胚抗原

FDG（fluorodeoxyglucose），脱氧葡萄糖

SUV（standardized uptake value），标准摄取值

SUV_{max}（maximum standardized uptake value），最大标准摄取值

SUV_{mean}（mean standardized uptake value），平均标准摄取值

参考文献

[1] CANZONIERI V,BERRETTA M,BUONADONNA A,et al. Solid pseudopapillary tumour of the pancreas. Lancet Oncol,2003,4（4）:255-256.

[2] KANG CM,KIM KS,CHOI JS,et al. Solid pseudopapillary tumor of the pancreas suggesting malignant potential. Pancreas,2006,32（3）:276-280.

[3] LEE JK,TYAN YS. Detection of a solid pseudopapillary tumor of the pancreas with 18F-FDG positron emission tomography. Clin Nucl Med,2005,30（3）:187-188.

[4] SATO M,TAKASAKA I,OKUMURA T,et al. High 18F-fluorodeoxyglucose accumulation in solid pseudo-papillary tumors of the pancreas. Ann Nucl Med,2006,20（6）:431-436.

[5] SHIMADA K,NAKAMOTO Y,ISODA H,et al. 18F-fluorodeoxyglucose uptake in a solid pseudopapillary tumor of the pancreas mimicking malignancy. Clin Nucl Med,2008,33（11）:766-768.

[6] CAVARD C,AUDEBOURG A,LETOURNEUR F,et al. Gene expression profiling provides insights into the pathways involved in solid pseudopapillary neoplasm of the pancreas. J Pathol,2009,218（2）:201-209.

[7] ROLDÁN-VALADEZ E,RUMOROSO-GARCÍA A,VEGA-GONZÁLEZ I,et al. Non-resected solid papillary epithelial tumor of the pancreas：18F-FDG PET/CT evaluation at 5 years after diagnosis. Rev Esp Med Nucl,2007,26（3）:160-164.

[8] NAKAGOHRI T,KINOSHITA T,KONISHI M,et al. Surgical outcome of solid pseudopapillary tumor of the pancreas. J Hepatobiliary PancreatSurg,2008,15（3）:318-321.

[9] 胡荣剑,姚稚明,潘纪戌,等. 18F-FDG PET/CT 和增强 CT 对胰腺病变定性诊断的价值比较. 中华核医学杂志,2007,27（2）:68-72.

[10] KUBOTA R,YAMADA S,KUBOTA K,et al. Intratumoral distribution of 18F-fluorodeoxyglucose in vivo：high accumulation in macrophages and granulation tissues studied by microautoradiography. J Nucl Med,1992,33（11）:1972-1980.

[11] DEICHEN JT,PRANTE O,GACK M,et al. Uptake of[18F]fluorodeoxyglucose in human monocyte-macrophages in vitro. Eur J Nucl

Med Mol Imaging,2003,30（2）:267-273.

[12] FOLCO EJ,SHEIKINE Y,ROCHA VZ,et al. Hypoxia but not inflammation augments glucose uptake in human macrophages: implications for imaging atherosclerosis with [18]Fluorine-labeled 2-deoxy-d-glucose positron emission tomography. J Am Coll Cardiol, 2011,58（6）:603-614.

（摘自中华核医学与分子影像杂志 2012 年第 32 卷第 6 期，
第一作者:罗亚平,通信作者:李方）

七、[131]I-MIBG 显像发现腹主动脉旁副神经节瘤一例

患者女,41 岁。阵发性头痛、心悸伴乏力、多汗 6 个月入本院。发作以早晨及晚上多见,每次持续 2~3h,发作时有恐惧感,可自行缓解或口服降压药后缓解。发作时血压最高达 210/120mm Hg（1mm Hg=0.133kPa）,缓解时血压为 90/60mm Hg,无抽搐及意识丧失。实验室检查甲状腺功能正常,尿蛋白（+）,尿 VMA 连续 2 次增高,分别为 73.2 和 66.8mg/24h 尿。动态血压报告全天平均 160/130mm Hg,白天 158/108mm Hg,夜间 170/110mm Hg;最高血压 186/124mm Hg（0:14）,最低血压 135/108mm Hg（9:14）。患者全天血压均高于正常范围,且心率较快,血压正常昼夜节律变化消失,曲线呈非构型。肾上腺 MSCT 检查未见异常。[131]I-MIBG 全身显像（分别于 24、48、72h）发现下腹部正中一圆形放射性异常浓聚影,大小约 52.8mm×63.7mm,放射性分布不均匀。随时间推移,浓聚灶渐增强,考虑为异位嗜铬细胞瘤（图 4-3-10）。SPECT/CT 定位及图像融合,可见相当于全身显像发现的异常浓聚区,为骶骨前方一圆形软组织密度影,密度不均匀,边界清晰、整齐,与周围组织分界清晰。后位腹部 MSCT 及彩色超声检查均证实为腹部占位性病变。肿物经泌尿外科手术切除后,患者高血压及其他症状消失。病理检查结果为腹主动脉旁副神经节瘤。

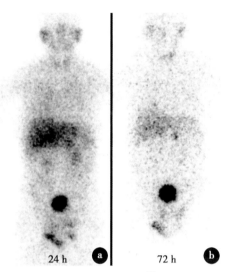

图 4-3-10 患者女,41 岁。[131]I-MIBG 全身显像示腹部正中圆形放射性浓聚灶。a. 24h; b. 72h。术后病理检查诊断为腹主动脉旁副神经节瘤

绝大多数嗜铬细胞存在于肾上腺髓质内,少数存在于交感神经节或附近。根据 WHO 肿瘤国际组织学新分类,交感肾上腺神经节瘤分为 3 类:①嗜铬细胞瘤（肾上腺髓质副神经节瘤）;②肾上腺外的副神经节瘤;③组合性嗜铬细胞瘤或肾上腺外的副神经节瘤。本例患者属第 2 类,分布于主动脉两侧,上起自肠系膜动脉,下至腹主动脉分叉处。副神经节瘤可发生于腹腔、膀胱,偶见于胸部,颈部极少见。副神经节瘤可分泌过量的儿茶酚胺,其组织学表现与嗜铬细胞瘤相似。MIBG 可被肾上腺髓质和交感自主神经元摄取,通过特异性主动摄取和非特异性被动扩散。前者通过去甲肾上腺素跨膜转运蛋白运输,具有高亲和力和饱和性,且有能量和温度依赖性,可被拟交感神经节药物竞争性阻滞;后者非能量依赖,为浓度依赖性弥漫性摄取。MIBG 的滞留是由被动扩散到细胞外的 MIBG 重摄取所致。副神经节瘤或嗜铬细胞瘤手术切除预后良好。[131]I-MIBG 显像可定位、定性及寻找远处转移灶,可一次检查全身。

本文直接使用的缩略语:

MIBG（meta-iodobenzylguanidine）,间碘苄胍

MSCT（multi-sclice spiral CT）,多层螺旋 CT

VMA（vanillylmandelic acid）,3 甲氧 -4 羟苦杏仁酸

（摘自中华核医学杂志 2004 年第 24 卷第 3 期,第一作者:朱广文）

八、脾炎性肌纤维母细胞瘤 ^{18}F-FDG PET/CT 显像一例

患者男,60 岁。体格检查发现脾占位,无腹痛、腹胀,无恶心、呕吐,无发热、盗汗及乏力、消瘦,触诊腹软,无压痛及反跳痛,肝脾肋下未触及。上腹部 CT 增强检查示脾内一类圆形肿块,大小约 4.5cm×4.2cm,肿块内部密度不均匀,主要呈略低密度改变（CT 值为 35.8HU）,中心见类圆形更低密度灶（CT 值 24.3HU）,大小约 1.6cm×1.3cm,肿块与正

常脾实质分界尚清;增强后动脉期肿块实质部分可见强化,但强化程度低于正常脾,而中心可见不强化的坏死区;门静脉期肿块实质部分强化更为明显,中心坏死灶未见强化,肿块与正常脾分界清晰,呈"靶征";延迟期肿块实质部分强化程度接近正常脾,而中心坏死灶仍未见强化。PET/CT 显像采用德国 Siemens 公司 Biograph Sensation 16 型硅酸镥 LSO 晶体 PET/CT 仪,患者空腹 6h 以上,监测血糖为 4.4mmol/L,经静脉注射 ^{18}F-FDG 250MBq,1h 后行全身 PET/CT 常规扫描,共 6 个床位,3min/ 床位,3h 后行延迟显像。结果示脾内肿块呈局限性环状 FDG 摄取增高,即肿块实质部分放射性摄取增高,SUV$_{max}$ 为 5.1,延迟显像 SUV$_{max}$ 上升至 5.3,中心坏死灶未见放射性摄取(图 4-3-11)。PET/CT 诊断为脾恶性肿瘤。患者行脾切除术,病理检查为脾 IMT,交界性。术后患者未进行其他治疗,6 个月后 PET/CT 随访未见明显复发或转移征象。

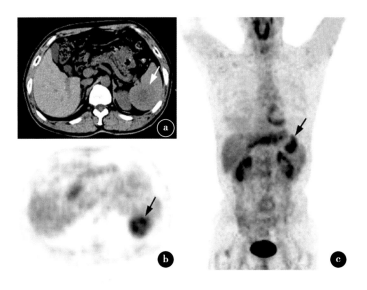

图 4-3-11 患者男,60 岁,脾 IMT。^{18}F-FDG PET/CT 显像。a. CT 平扫(横断面)示该病灶位于脾,主要呈略低密度改变,中心见类圆形更低密度灶;b. PET(横断面)示左上腹病灶呈环形不均匀浓聚,SUV$_{max}$ 为 5.1;c. PET 透视图示左上腹一半环形异常浓聚灶(箭头所示为病灶)

讨论 IMT 是一种少见而独特的间叶性肿瘤,表现为低度恶性或交界性肿瘤特点。由于发病原因和机制不清,起初命名较混乱,如:炎性假瘤、浆细胞肉芽肿、纤维黄色肉芽肿、肌纤维母细胞瘤、黏液样错构瘤、假肉瘤、炎症性纤维肉瘤、组织细胞瘤、浆细胞瘤等。目前 WHO 正式命名为"炎性肌纤维母细胞瘤",定义为"由分化的肌纤维母细胞性梭形细胞组成的,常伴大量浆细胞和 / 或淋巴细胞的一种间叶性肿瘤"。IMT 发病年龄从 2 个月到 74 岁,多位于肺部和眼眶,也可发生在膀胱、乳腺、胰腺、肝、结肠、精索、前列腺、神经末梢及软组织等。发生于脾者较少见,且多见于中年人,男女无明显差异,临床表现常隐匿,可有上腹部不适,脾大,消化道症状(恶心、消化不良、出血),伴发热、体质量下降等非特异性症状,发生于脾的 IMT 可能与 EB 病毒感染有关[1-2]。IMT 与其他脾肿瘤的影像学鉴别见表 4-3-1。

表 4-3-1 与 IMT 鉴别的其他脾肿瘤影像学表现

肿瘤名称	CT 平扫特点	CT 增强特点	PET/CT 特点
血管瘤	边界清晰的低密度灶,很少坏死	由外向内逐渐强化,延迟期呈等密度	低密度病灶 FDG 摄取不高
错构瘤	混杂密度肿块,常见脂肪密度	肿块内部明显强化	脾肿块 FDG 摄取不高
淋巴管瘤	边界清晰的囊性病灶,形态柔软、不规则	不强化	病灶无 FDG 摄取,增强 CT、PET/CT 均可鉴别 IMT
淋巴瘤	圆形或不规则低密度灶,很少坏死	强化方式多样	脾高代谢肿块,多伴有高代谢的淋巴结,较具特征性
转移瘤	多个圆形或不规则低密度灶,较大,可坏死	强化程度不一	脾多发高代谢灶,多能检测原发灶及其他转移灶
脾肉瘤	低密度肿块,可坏死	强化程度不一	脾高代谢肿块,可检测脾外转移灶,反映恶性程度

脾 IMT 的影像学表现文献报道较少,马宵虹等[3]报道 1 例,其 CT 三期增强检查呈缓慢向心性强化,即低密度肿块在动脉期呈边缘斑片状强化,门静脉期强化区域向中心缓慢充填,延迟期强化区域进一步向中心扩大。本例患者 CT 三期增强检查有相似特点,但在病灶中央出现更低密度的坏死灶,三期均未见强化,这与关建中等[4]报道 IMT

可以囊变坏死这一特点相符合。关于脾 IMT 的 PET/CT 显像，Obrzut 等[5]报道用 PET/CT 评价 1 例纵隔 IMT 的免疫抑制治疗，治疗前 IMT 呈高代谢；治疗后肿块大小显著缩小，FDG 摄取下降。Kuo 等[6]报道 PET/CT 检测 1 例转移性 IMT，患者因左肺和大脑枕叶 IMT 行肿瘤切除术后，PET/CT 检查发现近端空肠和胰腺体部异常放射性浓聚灶，病理检查证实为转移性 IMT。可见 IMT 的 FDG 高摄取也可能为恶性细胞所致。本例脾 IMT 的 PET/CT 表现为低密度肿块 FDG 摄取呈局限性环状增高，与 CT 增强显示的"靶征"吻合，即肿瘤实质 FDG 摄取增高，且延迟显像有增加趋势，而中心坏死灶未见代谢。尽管 CT 增强扫描可较好反映病灶的血供和病理特征，PET/CT 可从功能学和解剖学双重角度判断病变的性质，但脾 IMT 仍需和其他脾肿瘤鉴别（表 4-1）[7]。因此，对于脾孤立性高代谢肿块，如能排除常见的恶性肿瘤，如转移瘤、淋巴瘤，应考虑 IMT 的可能。

本文直接使用的缩略语：

FDG（fluorodeoxyglucose），脱氧葡萄糖

IMT（inflammatory myofibroblastic tumor），炎性肌纤维母细胞瘤

SUV$_{max}$（maximum standardized uptake value），最大标准摄取值

参考文献

［1］曹海光，刘素香．炎性肌纤维母细胞瘤．中国肿瘤临床，2007，34（13）：776-779．

［2］KOVACH SJ，FISCHER AC，KATZMAN PJ，et al．Inflammatory myofibroblastic tumors．J SurgOncol，2006，94（5）：385-391．

［3］马宵虹，张红梅，宋颖，等．脾脏炎性肌纤维母细胞瘤 1 例．中国康复理论与实践，2007，13（1）：93．

［4］关建中，田建明，萧毅，等．炎性肌纤维母细胞瘤的 CT 表现．放射学实践，2007，22（5）：500-502．

［5］OBRZUT SL，HALPERN BS，MONCHAMP T，et al．The role of 2-deoxy-2-^{18}F-fluoro-D-glucose positron emission tomography/computed tomography in monitoring the immunosuppressive therapy response of inflammatory myofibroblastic tumor．Mol Imaging Biol，2004，6（3）：126-130．

［6］KUO PH，SPOONER S，DEOL P，et al．Metastatic inflammatory myofibroblastic tumor imaged by PET/CT．Clin Nucl Med，2006，31（2）：106-108．

［7］田嘉禾．PET、PET/CT 诊断学．北京：化学工业出版社，2007：343-380．

（摘自中华核医学杂志 2009 年第 29 卷第 2 期，第一作者：吴江）

九、腹膜后血管瘤样纤维组织细胞瘤 ^{18}F-FDG PET/CT 显像一例

患者男，25 岁。因反复发热伴咳嗽 4 个月余，加重 3 天入院。既往无慢性病、肿瘤及传染病病史。患者 4 个月前出现反复发热、咳嗽伴消瘦，无咯血、胸痛，无呼吸困难等不适，病程中多次实验室检查均提示：贫血、血小板增多、严重低蛋白血症、多克隆球蛋白增多及凝血功能异常。遂于口服羟基脲、输注血浆及白蛋白、抗感染等治疗，但疗效欠佳。血常规（括号中为正常参考值，下同）：WBC 12.24（4.00~10.00）×10^9/L，RBC 3.40（3.50~5.50）×10^{12}/L，Hb 57.9（120.0~160.0）g/L，PLT 755（100~300）×10^9/L，中性粒细胞 9.93（2.00~7.00）×10^9/L；肝功能：白蛋白 17.5（35.0~55.0）g/L，球蛋白 56.3（19.0~38.0）g/L，C 反应蛋白 49.9（0.0~10.0）mg/L；凝血功能：凝血酶原时间 18.5（9.0~13.0）s，活化部分凝血活酶时间 41.0（19.0~34.5）s，纤维蛋白原 5.33（2.00~4.00）g/L，凝血酶时间 23.4（14.0~21.0）s；红细胞沉降率 23（≤21）mm/1h；血培养及痰培养（3 次）均为阴性；免疫功能：IgG 34.80（7.23~16.8）g/L，IgA 7.02（0.69~3.82）g/L，Kappa 链 28.80（6.29~13.50）g/L。风湿免疫系列（自身抗体全套、抗 dsDNA、关节炎及血管炎全套）检查未见异常，结核抗体阴性；肿瘤标志物检查未见异常，Coomb's 试验阴性；外周血红细胞 CD$_{55}$（-），CD$_{59}$（-）；骨髓涂片提示血小板增多，无异常浆细胞，JAK2 基因 V617F 突变检测阴性，骨髓细胞染色体核型无异常。胃镜、全结肠镜、腹部及心脏超声、胸部 CT 均未见明显异常。临床初步诊断：发热待查（感染？）、血小板增多症、贫血、低蛋白血症。

入院予对症支持治疗后病情无明显缓解，为明确病因，按文献[1]报道方法行 ^{18}F-FDG PET/CT 检查，结果（图 4-3-12）示：①腹膜后腹主动脉左旁肿块，肿块大小约为 5.5cm×4.7cm×7.0cm；FDG 代谢异常增高，SUV$_{max}$ 15.01，SUV$_{mean}$ 7.78，其内伴 FDG 代谢减低区；②骨骼髓腔及脾脏 FDG 代谢均匀性增高；③盆腔积液。PET/CT 诊断：腹膜后肿块伴 FDG 代谢异常增高，倾向恶性病变（间叶组织来源可能）。患者于 15 天后行腹膜后肿瘤切除术，术后病理检查（图 4-3-13）诊断为 AFH。术后 1 个月复查，血常规、肝功能、凝血功能等恢复正常。

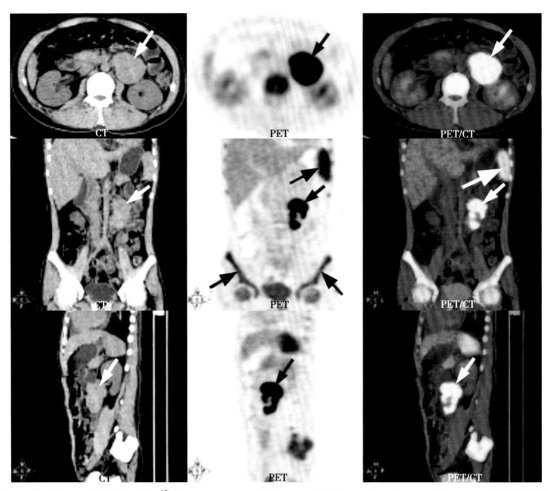

图 4-3-12　腹膜后 AFH 患者（男，25 岁）[18]F-FDG PET/CT 显像图。可见腹膜后腹主动脉左旁肿块，FDG 代谢异常增高，病灶中央呈放射性摄取稀疏改变（小箭头示），脾脏及骨髓髓腔放射性摄取均匀性增高（大箭头示）

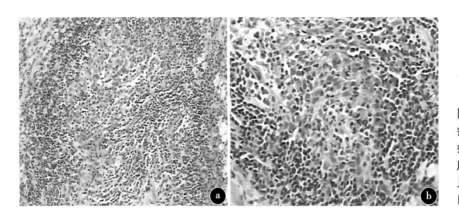

图 4-3-13　腹膜后 AFH 患者（男，25 岁）病理检查（HE 染色）图。a. 组织细胞样瘤细胞弥漫分布，其周围见较多炎性细胞浸润（×100）；b. 肿瘤中央出血灶周围见组织细胞样瘤细胞聚集，外周是以淋巴细胞、浆细胞为主的炎性细胞（×200）

　　讨论　AFH 曾被称为血管瘤样或动脉瘤样恶性纤维组织细胞瘤，属恶性纤维组织细胞瘤的亚型之一。鉴于该瘤的组织形态和生物学行为均与一般恶性纤维组织细胞瘤明显不同，WHO 将其更名为 AFH；2002 年版 WHO 肿瘤分类标准[2]又将其归入分化不确定的偶有转移的中间型肿瘤。AFH 发病率仅占所有软组织肿瘤的 0.3%[3]，临床除表现为肿块外，还伴有贫血、体质量下降、发热等；多发生于儿童和青少年，病变主要位于四肢，躯干、头颈次之，且位置表浅（如真皮深层、皮下组织）[4]。AFH ^{18}F-FDG PET/CT 显像仅见少量病例报道[5]，而发生于腹膜后的 AFH 罕见。

　　超声、CT、MRI 是目前临床诊断最常用的影像检查方法，但因其均为局部检查技术，且仅能反映解剖结构或血流情况，从而可能无法检出较小的及一些无增强方式改变的病灶[6]。[18]F-FDG PET/CT 作为功能性分子影像技术，对肿瘤的诊断、分期与再分期、疗效评估具有很高的价值，一次显像就可完成全身检查，对发现病灶有重要的价值[7-8]。近年来的研究[9]发现，[18]F-FDG PET/CT 对不明原因发热的病因探查较传统的影像学检查有明显优势。本例患者因反复发热就诊，全身 PET/CT 检查不但明确了病灶所在位置，还根据病灶 ^{18}F-FDG 代谢异常增高对其进行了定性，为临床正确诊断和及时治疗创造了条件。此外,该患者腹膜后病灶的 ^{18}F-FDG 摄取与其病理组织学特征相符,肿瘤中央的出血性囊腔表现为 FDG 代谢减低区,而肿瘤细胞及其周围淋巴细胞、浆细胞表现为 FDG 高代谢;脾脏及骨髓髓腔 FDG 代谢均匀性增高则考虑与 AFH 伴发感染和血小板增多有关。

本文直接使用的缩略语:

AFH(angiomatoid fibrous histiocytoma),血管瘤样纤维组织细胞瘤

FDG(fluorodeoxyglucose),脱氧葡萄糖

SUV_{max}(maximum standardized uptake value),最大标准摄取值

SUV_{mean}(mean standardized uptake value),平均标准摄取值

参考文献

[1] 王跃涛,刘德峰,钱作宾,等. ^{18}F-FDG PET/CT 双时相显像对肺部病灶的定性诊断价值. 中华核医学杂志,2009,29(5):293-296.

[2] FLETHCHER CDM,UNNI KK,MERTENS F. Pathology and genetics of tumors of soft tissue and bone//Kleihues P,Sobin LH. World Health Orgnization classification of tumor. Lyon:IARC Press,2002:194-195.

[3] 于鸿,王朝夫,杨文涛,等. 血管瘤样纤维组织细胞瘤病理诊断与鉴别诊断. 中华病理学杂志,2010,39(4):245-248.

[4] CHEN G,FOLPE AL,COLBY TV,et al. Angiomatoid fibrous histiocytoma:unusual sites and unusual morphology. Mod Pathol,2011,24(12):1560-1570.

[5] MAKIS W,CIARALLO A,HICKESON M,et al. Angiomatoid fibrous histiocytoma:staging and evaluation of response to therapy with ^{18}F-FDG PET/CT. Clin Nucl Med,2011,36(5):376-379.

[6] PAVLIDIS N,FIZAZI K. Carcinoma of unknown primary(CUP). Crit Rev Oncol Hematol,2009,69(3):271-278.

[7] KRAUSE BJ,SCHWARZENBÖCK S,SOUVATZOGLOU M. FDG PET and PET/CT. Recent Results Cancer Res,2013,187:351-369.

[8] KWEE TC,BASU S,CHENG G,et al. FDG PET/CT in carcinoma of unknown primary. Eur J Nucl Med Mol Imaging,2010,37(3):635-644.

[9] MANOHAR K,MITTAL BR,JAIN S,et al. ^{18}F-FDG-PET/CT in evaluation of patients with fever of unknown origin. Jpn J Radiol,2013,31(5):320-327.

(摘自中华核医学与分子影像杂志 2014 年第 34 卷第 2 期,
第一作者:王小松,通信作者:王跃涛)

第四节 消化系其他疾病显像

一、肝移植后多器官结核 ^{18}F-FDG PET/CT 显像一例

患者男,54 岁。因间断发热 2 个月就诊,B 超检查发现肝多发占位性病变,入住本院移植科。既往史:患者 2011 年因 HCV 所致肝硬化行原位肝移植,同期接受抗排斥治疗。入院后血常规、生化及肿瘤标志物检测均正常;HCV RNA(−)。胃镜示残胃炎、吻合口炎;结肠镜示直肠、乙状结肠炎,结肠未见溃疡及赘生物。CT(德国 Siemens 公司 Somatom Definition 型)平扫示肝实质内多发类圆形低密度结节影,于增强各期均未见明显强化,肝门区可见环形强化结节影,直径约 1.3cm。右侧肾上腺环形强化结节影,考虑转移瘤不除外。^{18}F-FDG(由天津原子高科同位素医药有限公司生产)PET/CT(德国 Siemens 公司 Biograph mCT 64 型)显像示:双肺上叶斑片及索条样高代谢灶,颈部、锁骨上窝、右侧腋窝、左肺门、纵隔、肝门区、腹膜后及左侧腹股沟高代谢淋巴结(图 4-4-1a),移植肝(图 4-4-1b)、椎体及脑(图 4-4-1c)多发高代谢灶。考虑到患者无原发恶性肿瘤,且有免疫抑制剂使用史,遂行结核相关检查,结果示:结核菌素试验(−),结核杆菌 DNA(−),痰抗酸染色未发现抗酸杆菌,群体反应性抗体(−)。在 PET/CT 引导下行淋巴结穿刺活组织检查,抗酸染色(−),PCR 结核分枝杆菌(+),淋巴结活组织检查诊断为结核病。经规范抗结核治疗,5 个月后患者复查 CT,肝内病灶已不同程度变小。

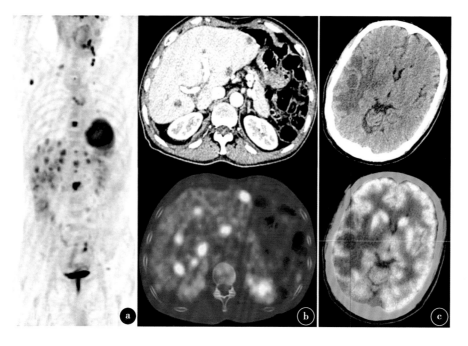

图 4-4-1 肝移植后多器官结核患者（男，54 岁）^{18}F-FDG PET/CT 显像图。a. MIP 图示全身多发高代谢灶；b. 肝实质内多发类圆形高代谢灶，增强 CT 未见明显强化；c. 右侧颞叶环形病灶（十字交叉处）

讨论 随着肿瘤放化疗、免疫抑制剂和激素治疗及器官移植的开展，免疫抑制患者并发结核病呈增多趋势。长期使用免疫抑制剂，会使患者的体液免疫和细胞免疫功能受抑制，对内外源性结核杆菌缺乏有效抵抗，从而导致结核杆菌大量繁殖并侵入血管或淋巴管，最终导致双肺血行播散或在全身各器官的广泛转移[1]。

移植术后并发结核病表现多样[2]，临床表现及实验室检查结果多不典型。患者肺内病变较多见，但淋巴结、肝、肠、胰及脑膜、脑实质等亦可受侵犯，可见血液学变化，如粒细胞缺乏症、血小板减少性紫癜、再生障碍性贫血、骨髓纤维化等。该病病灶分布范围广，但常见于非肺结核好发部位。胸部病变的 X 线或 CT 特征不典型，多表现为双肺中下肺野密度均匀的片状及絮状阴影，与普通肺部细菌感染相似，肺门或纵隔淋巴结肿大少见。这在一定程度上表明，应用免疫抑制剂后，机体免疫机制受损，病变不易局限化。由于长期服用免疫抑制剂会影响 T 细胞功能，很多患者结核菌素试验及淋巴结活组织检查表现为阴性，从而导致漏诊。

活动性结核 ^{18}F-FDG PET/CT 显像表现多样。有研究[3]认为肺结核引起的 ^{18}F-FDG 浓聚在图像上有 4 种基本表现形式：①结核病灶局限性放射性浓聚；②肺内病灶合并肺门或纵隔淋巴结放射性浓聚；③肺内病灶伴有颈部、纵隔、腹腔淋巴结放射性浓聚（类似淋巴瘤）；④广泛胸膜弥散性放射性浓聚。移植后结核可累及包括肺在内的多个部位（如脑、淋巴结、腹腔和腰骶椎等），其中肺内结核病灶多表现为斑片状，边界较模糊，病灶内放射性分布欠均一，周边浓聚，中心区较稀疏；脑结核在 CT 上多表现为低密度肿块，边界不清，呈环形轻度强化或基本不强化，PET 上显像剂摄取程度与脑皮质相似或因周围水肿略低；椎体结核往往位于椎体的前中部，病灶边缘可见硬化缘，其内可见死骨，椎旁可有脓肿，多呈周边强化，PET 上显示为局灶性放射性不均匀浓聚。^{18}F-FDG PET 可反映结核肉芽肿的代谢活性，发现和定位病变并监测疗效[3]。增殖阶段结核灶内可见炎性细胞浸润和纤维结缔组织包绕，内含大量类上皮细胞、朗格汉斯细胞和淋巴细胞，这些细胞葡萄糖代谢旺盛，因此对 ^{18}F-FDG 的摄取可作为结核活动的标志[4-5]。活动期结核对 ^{18}F-FDG 的摄取程度与恶性肿瘤相似。本例患者 B 超发现移植肝内多发占位，应首先排除转移瘤。肝内转移瘤 CT 强化的表现多与原发灶的病理类型相关，相应肿瘤标志物可能升高，受累淋巴结分布多与原发瘤的淋巴引流途径有关。本例患者因肝硬化行肝移植术，PET/CT 显像未发现原发肿瘤，病灶于增强 CT 各期均未强化，而 PET 显示高代谢，因此可排除转移瘤。其次，本病还应与淋巴瘤相鉴别。本例患者病变虽累及多处淋巴结，但受累淋巴结均未见明显融合征象，且多个器官与淋巴结同时受累，综合其影像学特征及实验室检查，可排除淋巴瘤。多数情况下，活动性肺结核 ^{18}F-FDG 常规显像与延迟显像上仅通过 SUV 的变化难以与恶性肿瘤区分，与 ^{11}C- 胆碱进行联合显像有助于两者的鉴别[6]。

本文直接使用的缩略语：

FDG（fluorodeoxyglucose），脱氧葡萄糖

MIP（maximum intensity projection），最大密度投影

SUV（standardized uptake value），标准摄取值

参考文献

[1] HOU CL,TSAI YC,CHEN LC,et al. Tuberculosis infection in patients with systemic lupus erythematosus:pulmonary and extra-pulmonary infection compared. Clin Rheumatol,2008,27(5):557-563.

[2] ACHKAR JM,JENNY-AVITAL ER. Incipient and subclinical tuberculosis:defining early disease states in the context of host immune response. J Infect Dis,2011,204 Suppl 4:S1179-1186.

[3] STELLJES M,HERMANN S,ALBRING J,et al. Clinical molecular imaging in intestinal graft-versus-host disease:mapping of disease activity,prediction,and monitoring of treatment efficiency by positron emission tomography. Blood,2008,111(5):2909-2918.

[4] 赵军,林祥通,管一晖,等. 结核病 18F-FDG PET 图像表现的多样性. 中华核医学杂志,2003,23 增刊:37-39.

[5] GOO JM,IM JG,DO KH,et al. Pulmonary tuberculoma evaluated by means of FDG PET:findings in 10 cases. Radiology,2000,216(1):117-121.

[6] HARA T,KOSAKA N,SUZUKI T,et al. Uptake rates of 18F-fluorodeoxyglucose and 11C-choline in lung cancer and pulmonary tuberculosis:a positron emission tomography study. Chest,2003,124(3):893-901.

（摘自中华核医学与分子影像杂志 2013 年第 33 卷第 6 期，
第一作者：丁恩慈，通信作者：沈婕）

二、肝脏结核 18F-FDG PET/CT 显像二例

病例 1 患者男,29 岁。因腹痛 2 天入院检查。患者无明显发热等临床症状。血常规、肝肾功能及肿瘤标志物（AFP、CEA、CA19-9）均在正常范围。患者无肺结核病史及结核接触史；亦无手术史、肝炎及糖尿病病史。增强 CT 提示肝脏多发强化结节,最大约 8.2cm×5.4cm；肝门区多发肿大淋巴结；考虑为肝脏恶性肿瘤伴肝门区淋巴结转移,或均为转移性肿瘤可能（图 4-4-2）。

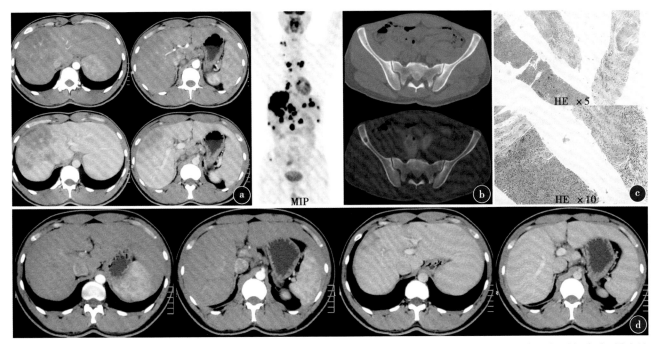

图 4-4-2 肝脏结核患者（男,29 岁）影像学及病理检查图。a. 增强 CT 提示肝脏多发强化结节,静脉期呈相对低密度,最大约 8.2cm×5.4cm,肝门区多发肿大淋巴结；b. 18F-FDG PET/CT 全身显像示肝脏多发低密度结节伴有糖代谢异常增高（SUVmax 13.3）,全身多处肿大淋巴结伴糖代谢异常增高（最大约 2.6cm×2.1cm,SUVmax 19.3）,右侧髂骨及骨质破坏伴糖代谢异常增高（SUVmax 9.7）；c. 肝脏细针穿刺病理检查示：肉芽肿性病变伴凝固性坏死；d. 抗结核治疗半年后复查增强 CT 提示肝脏结节（最大径为 2.8cm）及肝门区淋巴结明显缩小

为明确病灶性质及评估全身情况,行 ^{18}F-FDG PET/CT 全身显像。检查前患者空腹 6h 以上,注射前维持血糖 <7mmol/L;静脉注射 ^{18}F-FDG(放化纯 >96%;注射剂量为按体质量 3.7MBq/kg)1h 后,采用美国 GE discovery VCT PET/CT 仪进行显像。扫描范围自颅顶至股骨中上段;CT 扫描参数:电压 140kV,电流 200mA,层厚 3.75mm;在同一范围用三维模式采集 PET 图像,6~7 床位,2min/ 床位。根据 CT 图像完成对 PET 图像的衰减校正,后进行 OSEM 重建,得到横断面、冠状面、矢状面的 CT、PET 和 PET/CT 融合图像。PET/CT 结果(图 4-4-2)显示:肝脏多发低密度结节伴有糖代谢异常增高,SUV$_{max}$ 13.3;右侧颈部、锁骨上、右侧气管支气管旁、内乳、膈上、肝门区及后腹膜见多发糖代谢异常增高的淋巴结,最大约 2.6cm × 2.1cm,SUV$_{max}$ 19.3;右侧髂骨及左侧第 9 肋见骨质破坏伴糖代谢异常增高,SUV$_{max}$ 9.7;肺部未见明显占位及糖代谢异常增高灶。基于全身 PET/CT 的图像表现,考虑肝脏恶性肿瘤伴全身多处淋巴结及骨转移可能,淋巴瘤不能完全除外。

肝脏、右侧锁骨区淋巴结细针穿刺病理结果均提示为肉芽肿性病变伴凝固性坏死;免疫组织化学检查:广谱细胞角蛋白(cytokeratin,CK)(−),CD$_{68}$(组织细胞 +)。特异性染色:过碘酸 - 雪夫(periodic acid-schiff,PAS)(−),六胺银(−),网状纤维染色示坏死区网状纤维减少,抗酸染色(−)。根据病理学形态,考虑为结核可能性大(图 4-4-2)。抗结核治疗 3 个月后随访超声提示颈部淋巴结基本消失;半年后增强 CT 提示肝脏结节(最大径为 2.8cm)及肝门区淋巴结明显缩小(图 4-4-2)。

病例 2 患者女,36 岁。因发热及黄疸 1 周入院,体格检查示肝脏及脾脏肿大。血常规、自身抗体、C 反应蛋白、血红细胞沉降率、肿瘤标志物(AFP、CEA、CA19-9)均在正常范围内。血培养、肝炎标志物、半乳甘露聚糖试验均为阴性。肝功能:总胆红素及结合胆红素、ALT 及 AST 升高,铁蛋白明显升高(>2 000μg/L,正常参考值:13~150μg/L)。抗生素治疗 1 周,症状无明显改善。超声及增强 CT 均提示肝脏及脾脏弥漫性肿大。骨髓活组织检查提示骨髓增生活跃。^{18}F-FDG PET/CT 全身显像(采集条件同病例 1)结果(图 4-4-3)显示:肝脏肿大伴糖代谢弥漫性异常增高,SUV$_{max}$ 6.0;脾脏肿大伴糖代谢轻度增高,SUV$_{max}$ 3.6;肠系膜间隙及后腹膜见多枚糖代谢异常增高的淋巴结,最大约为 1.9cm × 1.6cm,SUV$_{max}$ 7.2;肺部未见明确占位及糖代谢异常增高灶;全身骨髓弥漫性糖代谢摄取增高,以中轴骨明显,SUV$_{max}$ 为 3.2(结合骨髓活组织检查结果,考虑为发热引起的骨髓反应性增生)。基于全身 PET/CT 图像及临床表现,考虑为血液系统肿瘤可能。根据 PET/CT 提示行肝脏活组织穿刺病理检查示肉芽肿性炎伴凝固性坏死,找到抗酸杆菌(图 4-4-3)。确诊为肝脏弥漫性结核。

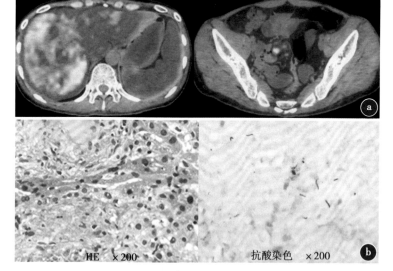

图 4-4-3　肝脏结核患者(女,36 岁)^{18}F-FDG PET/CT 及病理检查图。a. PET/CT 示肝脏肿大伴糖代谢弥漫性异常增高(SUVmax 6.0),脾脏肿大伴糖代谢轻度增高(SUVmax 3.6),肠系膜间隙及后腹膜多枚糖代谢异常增高的淋巴结(最大约为 1.9cm × 1.6cm,SUVmax 7.2);b. 肝脏穿刺病理图像提示肉芽肿性结节伴凝固性坏死(左图),并找到多发的抗酸杆菌(右图)

讨论 肝脏结核临床较少见。肝脏具有丰富的单核巨噬细胞系统及强大的再生修复能力,胆汁又可以抑制结核杆菌的生长,只有在机体免疫力减低时才可能发生肝脏结核病。肝脏结核多继发于肺结核,结核杆菌主要通过肝动脉和门静脉入肝,少数可通过淋巴系统或邻近病灶直接入侵[1],原发性肝脏结核较少见。由于多数肝脏结核缺乏特异的临床表现和影像特征,故易误诊而耽误临床治疗[2-4]。

根据 CT 表现,肝脏结核可分为:①粟粒型肝结核,CT 缺乏特异征象,诊断价值有限;本文病例 2 符合此型改变,在 PET/CT 显像上显示为肝脏弥漫性的糖代谢增高,因此 PET/CT 图像对临床进一步诊断有提示和指导价值。②结节型肝结核,由粟粒性肉芽肿融合而成,病理表现多样,直径大于 2cm,CT 表现为结节样低密度灶,增强扫描病灶边缘强化;本文病例 1 符合此型改变,在 PET/CT 显像上显示为肝脏多发结节伴有糖代谢异常增高。③结核瘤型肝结核,肝结核瘤中央由于干酪样坏死显示为未增强、低密度病变,肝结核瘤的外周相对应为肉芽组织。此外,有学者提出胆管型肝结核、肝包膜型结核类型,临床十分罕见[5]。肝脏结核的其他影像学征象,如腹腔、后腹膜的淋巴结肿大,脾脏肿大,肝外结核等亦有一定的参考价值,上述 2 例 PET/CT 均发现多处的淋巴结病变,病例 1 同时还显示有骨骼的病变。但这些表现为非特异性影像改变,与恶性肿瘤的表现有一定的重叠。

^{18}F-FDG PET/CT 已被广泛应用于恶性肿瘤的诊断和分期、再分期;但炎性病变或其他代谢增高的非肿瘤性病变也会表现为 ^{18}F-FDG 高摄取[6],如肝脏或其他脏器、淋巴结等活动性结核病变的高摄取[7-8]。本文 2 例均为年轻患者,病例 1 的全身 PET/CT 显像表现容易被诊断为实质脏器恶性肿瘤的全身多处转移或血液系统肿瘤的多处累及,肝脏弥漫性粟粒样结核的 PET/CT 显像报道罕见[9-10];病例 2 的超声及 CT 图像均仅提示肝脾肿大,而全身 PET/CT 图像提示肿大的肝脏伴有糖代谢的异常增高,类似于肝脏的"超级影像"。肝脏活组织检查是确诊肝脏结核的"金标准"。虽然根据 PET/CT 图像易被误诊为血液系统肿瘤,尤其是淋巴瘤的肝脏累及[11-13],但 PET/CT 显像可通过对体内高代谢病灶的定位,指导临床进行有针对性的穿刺活组织检查,因此对临床的进一步诊断有较大的指导价值。

综上,临床上对出现肝脏的多发结节或不明原因的肝脏肿大,肿瘤标志物(如 AFP、CEA、CA19-9)均正常的年轻患者,可行 ^{18}F-FDG PET/CT 显像,评估全身情况,以指导临床的诊断和治疗。对 PET/CT 图像表现为肝脏多发占位伴糖代谢异常增高或肝脏弥漫性肿大伴糖代谢异常增高,伴有或不伴有淋巴结病变或其他脏器病变的患者,应考虑结核的可能性。对于疑似结核的病例,应及早进行肝脏活组织检查。

本文直接使用的缩略语:

AFP(alphafetoprotein),甲胎蛋白

ALT(alanine aminotransferase),谷丙转氨酶

AST(aspartate aminotransferase),谷草转氨酶

CA(carbohydrate antigen),糖类抗原

CEA(carcinoembryonic antigen),癌胚抗原

FDG(fluorodeoxyglucose),脱氧葡萄糖

MIP(maximum intensity projection),最大密度投影

OSEM(ordered-subsets expectation maximization),有序子集最大期望值迭代法

SUV_{max}(maximum standardized uptake value),最大标准摄取值

参考文献

[1] VENKATESH SK,TAN LK,SIEW EP,et al. Macronodular hepatic tuberculosis associated with portal vein thrombosis and portal hypertension. Australas Radiol,2005,49(4):322-324.

[2] SINGH S,JAIN P,AGGARWAL G,et al. Primary hepatic tuberculosis:a rare but fatal clinical entity if undiagnosed. Asian Pac J Trop Med,2012,5(6):498-499.

[3] SONIKA U,KAR P. Tuberculosis and liver disease:management issues. Trop Gastroenterol,2012,33(2):102-106.

[4] SPIEGEL CT,TUAZON CU. Tuberculous liver abscess. Tubercle,1984,65(2):127-131.

[5] 张帆,张雪林,邱士军,等.CT 对肝结核的诊断价值.中华放射学杂志,2006,40(6):658-661.

[6] METSER U,EVEN-SAPIR E. Increased ^{18}F-fluorodeoxyglucose uptake in benign,nonphysiologic lesions found on whole-body positron emission tomography/computed tomography(PET/CT):accumulated data from four years of experience with PET/CT. Semin Nucl Med,2007,37(3):206-222.

[7] 鹿峰,王跃涛,钱作宾,等.肝结核 ^{18}F-FDG PET/CT 显像误诊为恶性病变伴淋巴结转移一例.中华核医学杂志,2009,29(6):426-427.

[8] WANG X,SHI X,YI C,et al. Hepatic tuberculosis mimics metastasis revealed by ^{18}F-FDG PET/CT. Clin Nucl Med,2014,39(6):e325-327.

[9] JEONG YJ,SOHN MH,LIM ST,et al. Hot liver on ^{18}F-FDG PET/CT imaging in a patient with hepatosplenic tuberculosis. J Nucl Med Technol,2014,42(3):235-237.

[10] WONG SS,YUEN HY,AHUJA AT. Hepatic tuberculosis:a rare cause of fluorodeoxyglucose hepatic superscan with background suppression on positron emission tomography. Singapore Med J,2014,55(7):e101-103.

[11] ITTI E,JUWEID ME,HAIOUN C,et al. Improvement of early ^{18}F-FDG PET interpretation in diffuse large B-cell lymphoma:

importance of the reference background. J Nucl Med,2010,51(12):1857-1862.

[12] BASU S,NAIR N. Unusually elevated liver radioactivity on F-18 FDG PET in Hodgkin's disease:hepatic "superscan". Clin Nucl Med,2004,29(10):626-628.

[13] KANEKO K,NISHIE A,ARIMA F,et al. A case of diffuse-type primary hepatic lymphoma mimicking diffuse hepatocellular carcinoma. Ann Nucl Med,2011,25(4):303-307.

(摘自中华核医学与分子影像杂志 2017 年第 37 卷第 10 期，
第一作者:张洁,通信作者:石洪成)

三、$^{99}Tc^mO_4^-$ 异位胃黏膜显像诊断梅克尔憩室胃与憩室非同时显像一例

患儿男,10 岁。因反复便血 3 年多入院。患儿 3 年前无明显诱因出现鲜红色便血,约 50ml,伴头晕,无腹痛,于当地医院行止血及输血治疗后缓解。此后反复发作,为求进一步治疗而入本院。体格检查示:贫血貌,腹平软,全腹无明显压痛;血常规检查示:红细胞 $2.55×10^{12}$/L,血红蛋白 73g/L;胃镜检查示:贫血胃;电子肠镜检查未见异常。疑异位胃黏膜,行 $^{99}Tc^mO_4^-$ 腹部显像:静脉注射 $^{99}Tc^mO_4^-$ 74MBq 后即以 1 帧/min 连续采集 30min,胃影逐渐清晰,但下腹部未见放射性浓聚(图 4-4-4)。延迟 1h 静态显像见右下腹出现团状放射性浓聚(图 4-4-5)。4h 后行 SPECT/CT(荷兰 Philips Precedence 型)定位显像,见右下腹局限性放射性浓聚位于回肠区(图 4-4-6)。提示:腹部梅克尔憩室可能。手术中于回肠距回盲部 80cm 系膜处可见圆锥形憩室,大小约为 2.0cm×2.0cm×1.5cm。病理检查示回肠憩室,含少量胃黏膜组织。

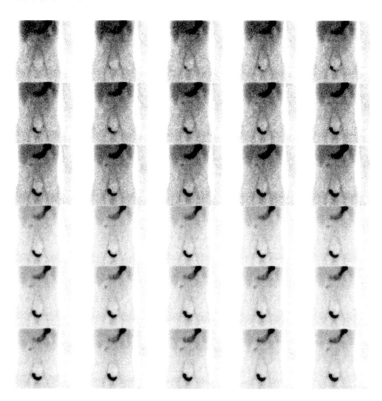

图 4-4-4 患儿男,10 岁(下同)。$^{99}Tc^mO_4^-$ 异位胃黏膜显像 30min 内见胃影逐渐清晰,未发现下腹部有放射性浓聚

讨论 梅克尔憩室是胚胎早期卵黄管未闭所形成的先天性消化道畸形,多位于回盲瓣近端 10~100cm 以内的回肠系膜对侧缘,呈囊状或条索状,憩室腔内可有异位的胃黏膜或胰腺组织,异位黏膜发现率约为 32.5%[1]。但有症状的梅克尔憩室患者中有 50%~60% 含有异位胃黏膜,分泌胃酸,出现肠黏膜溃疡和出血[2]。由于其症状、体征缺乏特异性,术前诊断较为困难。$^{99}Tc^mO_4^-$ 异位胃黏膜显像具有无创伤性、方法简便及准确性高等优点,不论患者在检查时是否出血都能有效诊断梅克尔憩室。金振军等[3]报道其灵敏度、特异性、阳性预测值、阴性预测值和准确性分别为 100.00%、92.86%、92.86%、100.00% 和 96.29%。笔者认为 $^{99}Tc^mO_4^-$ 异位胃黏膜显像是诊断梅克尔憩室的首选方法。显像特征:憩室与胃同时或稍迟于胃显影,一般在注射后 5~10min 即可显示放射性浓聚灶,之后随时间延长放射性逐步增强;憩室内放射性分布与胃相似,其强度明显高于周围组织,在患者体位不变时,1h 内放射性浓聚灶位置、形

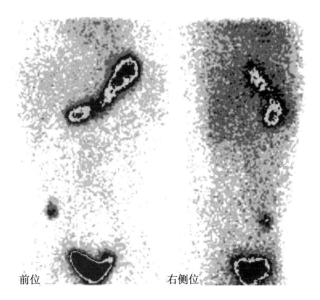

前位　　　　右侧位

图 4-4-5 $^{99}Tc^mO_4^-$ 异位胃黏膜延迟 1h 静态显像 可见右下腹出现团状放射性浓聚

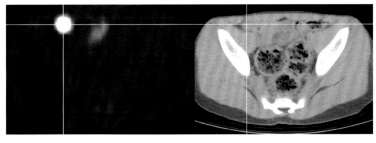

图 4-4-6 注射 $^{99}Tc^mO_4^-$ 4h 后行 SPECT/CT 定位 显像,可见右下腹局限性放射性浓聚位于回肠区

态基本不变。但本例患者在胃显影后很长时间(>30min),憩室内异位的胃黏膜并没有显影,在延迟显像中才看到右下腹的团状放射性浓聚影。正常胃黏膜摄取的放射性随消化液分泌入肠道、尿路梗阻造成放射性在肾盂或输尿管近侧异常浓聚等,使 $^{99}Tc^mO_4^-$ 异位胃黏膜显像存在一定的假阳性。笔者在延迟 4h 时行 SPECT/CT 显像,明确了浓聚影位于肠道内,且其位置较前没有明显变化。本例胃与憩室非同时显影的原因可能是:异位胃黏膜量比较少,摄取 $^{99}Tc^mO_4^-$ 的量比较少,随时间的延长摄取量逐渐增加,而显影渐增浓。因此此 $^{99}Tc^mO_4^-$ 异位胃黏膜早期显像阴性时,为了能提供更准确的诊断信息,延迟显像非常必要;核医学科医师阅片时如遇到不能确定的显像结果,SPECT/CT 检查有利于得出正确结论,从而对治疗决策起重要作用。

参考文献

[1] VARCOE RL,WONG SW,TAYLOR CF,et al. Diverticulectomy is inadequate treatment for short Meckel's diverticulum with heterotopic mucosa. ANZ J Surg,2004,74(10):869-872.

[2] ARNOLD JF,PELLICANE JV. Meckel's diverticulum:a ten-year experience. Am Surg,1997,63(4):354-355.

[3] 金振军,刘增礼,唐军,等. 异位胃黏膜显像对儿童梅克尔憩室的诊断价值. 苏州大学学报(医学版),2005,25(3):537.

(摘自中华核医学杂志 2009 年第 29 卷第 2 期,
第一作者:解朋,通信作者:欧晓红)

四、胃黏膜巨大肥厚症 ^{18}F-FDG PET/CT 显像一例

患者男,54 岁。既往体健,无手术、传染病及肿瘤病史,体格检查时行 ^{18}F-FDG PET/CT 显像。患者经静脉注射 ^{18}F-FDG 370MBq 后口服饮用水 1 500~2 000ml,60min 后行 PET/CT(德国 Siemens Biography 64 TruePoint 型)显像,扫描前再次口服 500~1 000ml 水,使胃充分扩张。同机 CT 扫描示:胃大弯侧黏膜皱襞弥漫性、不均匀性增厚,厚度约 1.8cm,局部呈结节状向腔内隆起,胃浆膜面光整,周围脂肪间隙清晰,未见肿大淋巴结;PET 图像示:与 CT 所示对应的部位放射性分布均匀,呈弧形放射性分布增高,SUV_{max} 为 6.98(图 4-4-7),1h 后行延迟扫描(扫描前再次快速口服

500~1 000ml 水),显像示该处病灶 SUV$_{max}$ 为 6.67。诊断:胃大弯侧胃壁增厚伴 FDG 代谢明显增高,考虑良性病变可能,建议胃镜检查以除外恶性病变。胃镜检查示:胃体部大弯侧黏膜皱襞粗大、扭曲,明显隆起突向腔内呈"脑回"状或结节状,色泽红润,伴有较厚黏液覆盖。胃镜活组织检查:黏膜上皮明显增厚,腺体过度增生,胃小凹变深、延长、扭曲,部分腺体局部呈囊样扩张。病理诊断:MD。

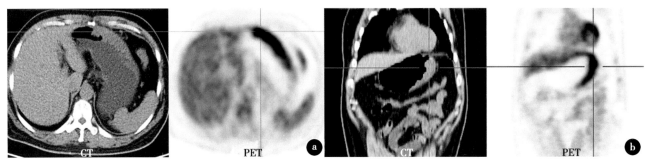

图 4-4-7　MD 患者(男,54 岁)^{18}F-FDG PET/CT 显像图。横断面(a)、冠状面(b)图像示胃大弯侧黏膜皱襞肥厚增生改变(十字交叉示),放射性摄取增高

讨论　MD 以胃黏液腺肥大、胃皱襞增大、胃酸过少和低蛋白血症为特征,病因不明[1]。国外学者[2]认为该病与化学刺激、变态反应、病毒感染、幽门螺杆菌感染、遗传、激素及免疫功能异常等有关。本病男性多于女性,40~60 岁高发,临床多以上腹部疼痛、纳差为主要特征。病变最常发生在胃底、胃体部,尤以胃大弯明显;显微镜下可见上皮和腺体细胞增生及嗜酸性粒细胞浸润,腺体基底部扩张,有时正常的主细胞和壁细胞可被分泌黏液的细胞所代替。大体形态表现为胃黏膜皱襞高度肥厚增生,增生的皱襞突入胃腔内可呈结节状、指状或团块状,皱襞间距增宽,皱襞间黏膜厚度正常,无浆膜面改变[3]。

本病临床少见,需与常见的良性改变(如扩张不佳的生理性摄取,肥厚性胃炎)、恶性病变(如弥漫浸润型胃癌、胃淋巴瘤)等鉴别。对于胃扩张不佳引起的生理性摄取,可嘱患者显像前饮水使胃充分扩张,以利检查;弥漫浸润型胃癌多表现为胃壁僵硬,蠕动消失,黏膜皱襞破坏消失,而 MD 的胃轮廓光滑,胃内息肉状充盈缺损,胃壁柔软,蠕动正常[3]。本例患者 PET/CT 示胃大弯侧黏膜皱襞增厚伴 FDG 代谢增高,延迟显像病灶 FDG 代谢轻度减低,分析认为与局部炎性反应细胞有关。双时相 ^{18}F-FDG PET/CT 显像联合延迟显像滞留指数可提高诊断的准确性,结合胃镜及病理结果可明确诊断 MD。总之,对不明原因胃黏膜不规则增厚伴 FDG 代谢明显增高的患者,除考虑恶性病变外,也应考虑 MD。部分 MD 有恶变可能,尤其当合并有溃疡及幽门螺杆菌感染时更应注意[4],因此对 MD 患者建议定期胃镜随访。

本文直接使用的缩略语:

FDG(fluorodeoxyglucose),脱氧葡萄糖

MD(Ménétrier disease),胃黏膜巨大肥厚症

SUV$_{max}$(maximum standardized uptake value),最大标准摄取值

参考文献

[1] JAIN R,CHETTY R. Gastric hyperplastic polyps:a review. Dig Dis Sci,2009,54(9):1839-1846.

[2] MADSEN LG,TASKIRAN M,BYTZER P. Ménétrier's disease. Another Helicobacter pylori associated disease? UgeskrLaeger,2000,162(32):4250-4253.

[3] FRIEDMAN J,PLATNICK J,FARRUGGIA S,et al. Ménétrier disease. Radiographics,2009,29(1):297-301.

[4] COFFEY RJ,WASHINGTON MK,CORLESS CL,et al. Ménétrier disease and gastrointestinal stromal tumors:hyperproliferative disorders of the stomach. J Clin Invest,2007,117(1):70-80.

(摘自中华核医学与分子影像杂志 2013 年第 33 卷第 2 期,
第一作者:陈峰,通信作者:万卫星)

五、黄色肉芽肿性胆囊炎 ^{18}F-FDG PET/CT 显像一例

患者男,68岁,右上腹隐痛9个月余。2014年2月始无明显诱因下自觉右上腹隐痛不适,放射至腰部,呈持续性,无缓解倾向。既往体格检查发现胆囊结石,抗感染治疗后好转。2014年10月再次出现右上腹隐约不适,门诊超声示:胆囊结石。以慢性胆囊炎、胆囊结石收入院,拟行腹腔镜下胆囊切除术。入院体格检查:全身皮肤黏膜无黄染,腹软,无压痛、反跳痛、肌卫,未触及包块。肝区叩痛(-),Murphy征(-),肝脾肋下未触及,移动性浊音(-)。术前血CA19-9 608.80(正常值范围:0~39)kU/L,为排除恶性病变,推迟手术。胃、肠镜检查无明显异常。^{18}F-FDG PET/CT示:胆囊欠充盈,胆囊壁增厚、水肿,周边脂肪密度不均匀,FDG代谢异常升高(SUV$_{max}$:6.7),胆囊及胆总管结石,余全身未见明显异常恶性征象(图4-4-8)。2014年11月患者在全身麻醉下行腹腔镜探查+开腹胆囊切除术,术中见胆囊与大网膜、十二指肠严重粘连,胆囊三角解剖不清,遂转开腹手术,术中见胆囊管直径约0.3cm。术后病理提示XGC,光学显微镜下见大量淋巴细胞、浆细胞、泡沫样的组织细胞和增生的纤维母细胞伴多灶肉芽肿形成。

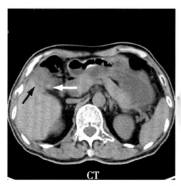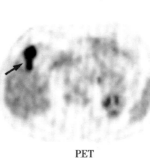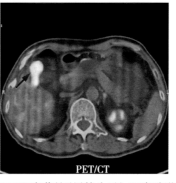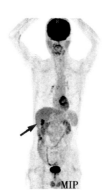

图 4-4-8 XGC患者(男,68岁)^{18}F-FDG PET/CT显像图。CT平扫示胆囊萎缩(黑箭头示),胆囊壁增厚,约5mm,囊壁水肿,周边脂肪密度不均匀,PET示相应部位FDG代谢异常升高(黑箭头示),SUV$_{max}$ 6.7;CT上还可见胆总管结石(白箭头示)

讨论 XGC是一种特殊类型的少见的慢性胆囊炎,以胆囊肉芽肿、重度增生纤维化及泡沫样组织细胞为特征,其病因可能是胆囊结石合并细菌感染,炎性反应波及胆囊壁,使Rokitansky-Aschoff窦破裂或黏膜形成溃疡,胆汁渗入囊壁间质,降解后产生胆固醇和磷脂而诱发组织细胞增生,并被巨噬细胞吞噬形成泡沫细胞和多核巨细胞。由McCoy命名并首次报道[1]。XGC发病率低,最近文献[2]报道发病率仅为0.95%,平均发病年龄53.8岁,临床无特异表现,多见于女性,患者常有慢性胆囊炎及胆囊结石病史。XGC胆囊壁呈纤维性增厚,黏膜可见单发或多发性溃疡,有时可合并出血。胆囊壁部分或全部见黄或橙黄软结节,常合并胆囊周围炎,病灶可波及肝和十二指肠。

XGC与早期胆囊癌在术前及术中较难鉴别[3-4],常规影像学检查表现缺乏特异性[5]。胆囊壁弥漫性增厚型患者的CT增强检查动脉期可见"夹心饼干征"[6],MRI增强扫描提示的胆囊黏膜持续性强化及胆囊邻近肝实质一过性动脉期强化对该病与胆囊癌的鉴别有一定价值[7]。XGC是否为胆囊癌的癌前病变目前尚无定论,但是两者均由胆囊炎发展而来,关系密切,且XGC可合并胆囊腺癌或腺鳞癌[8]。

XGC的^{18}F-FDG PET/CT表现通常为病灶高摄取,较易误诊为胆囊癌,呈假阳性[9],这可能与其葡萄糖转运蛋白的高表达有关[10]。但是PET/CT可通过一次检查了解病灶局部及周边乃至全身整体情况,寻找间接征象辅助诊断,并对外科手术方式的选择提供帮助。胆囊癌转移发生早而广泛,常见的转移是经淋巴转移和直接播散到肝,预后不良,而XGC预后良好,两者手术方式及后续治疗不同。本例XGC属弥漫型,胆囊萎缩,囊壁均匀性增厚,FDG摄取均匀性升高,CT平扫囊壁未见明显结节或肿块形成,胆囊窝区浸润性改变,肝内远处、腹腔淋巴结均未见明显异常。当临床遇到类似病例时,如仅有胆囊窝区异常,在考虑恶性诊断的同时,也应考虑XGC的可能。因为CA19-9虽异常增高,但其特异性较差,建议行PET/CT检查的核医学科医师详细了解病史,特别是慢性胆囊炎及胆结石病史,并多和临床医师沟通;如果胆囊癌的间接征象明确,如存在肝内远处转移、淋巴结转移等情况,则可直接诊断胆囊癌。XGC发病率低,病例有限,PET/CT延迟显像或炎性反应显像等是否有更高价值仍需要更多临床研究来验证。

本文直接使用的缩略语:

CA(carbohydrate antigen),糖类抗原

FDG(fluorodeoxyglucose),脱氧葡萄糖

MIP(maximum intensity projection),最大密度投影

SUV$_{max}$(maximum standardized uptake value),最大标准摄取值

XGC（xanthogranulomatous cholecystitis），黄色肉芽肿性胆囊炎

参考文献

[1] MCCOY JJ JR，VILA R，PETROSSIAN G，et al. Xanthogranulomatous cholecystitis. Report of two cases. J S C Med Assoc，1976，72（3）：78-79.

[2] QASAIMEH GR，MATALQAH I，BAKKAR S，et al. Xanthogranulomatous cholecystitis in the laparoscopic era is still a challenging disease. J GastrointestSurg，2015，19（6）：1036-1042.

[3] JETLEY S，RANA S，KHAN RN，et al. Xanthogranulomatous cholecystitis-a diagnostic challenge. J Indian Med Assoc，2012，110（11）：833-837.

[4] YABANOGLU H，AYDOGAN C，KARAKAYALI F，et al. Diagnosis and treatment of xanthogranulomatous cholecystitis. Eur Rev Med Pharmacol Sci，2014，18（8）：1170-1175.

[5] PARRA JA，ACINAS O，BUENO J，et al. Xanthogranulomatous cholecystitis：clinical，sonographic，and CT findings in 26 patients. AJR Am J Roentgenol，2000，174（4）：979-983.

[6] 施勤，周建胜，张峭巍，等 . 黄色肉芽肿性胆囊炎的 CT 表现 . 中华放射学杂志，2006，40（1）：86-88.

[7] 黄子星，陈光文，鲁昌立，等 . 黄色肉芽肿性胆囊炎的 MRI 表现特点 . 中国临床医学影像杂志，2010，21（12）：856-859.

[8] KRISHNANI N，SHUKLA S，JAIN M，et al. Fine needle aspiration cytology in xanthogranulomatous cholecystitis，gallbladder adenocarcinoma and coexistent lesions. Acta Cytol，2000，44（4）：508-514.

[9] MAKINO I，YAMAGUCHI T，SATO N，et al. Xanthogranulomatous cholecystitis mimicking gallbladder carcinoma with a false-positive result on fluorodeoxyglucose PET. World J Gastroenterol，2009，15（29）：3691-3693.

[10] SAWADA S，SHIMADA Y，SEKINE S，et al. Expression of GLUT-1 and GLUT-3 in xanthogranulomatous cholecystitis induced a positive result on ^{18}F-FDG PET：report of a case. Int Surg，2013，98（4）：372-378.

（摘自中华核医学与分子影像杂志 2016 年第 36 卷第 6 期，
第一作者：吴书其，通信作者：王辉）

六、^{99}Tc^{m}-HSA 显像诊断失蛋白质性肠病一例

　　患儿女，5 岁。因间断双眼睑及下肢浮肿伴尿量减少 2 年，腹泻伴抽搐 1 年 9 个月入院。外院诊断胃肠型肾病综合征，给予泼尼松治疗期间浮肿间断出现；病程中多次出现抽搐，均经静脉补钙后好转。入本院后检查：淋巴细胞 0.7（正常值 1.2~3.4）× 10^9/L；血钙 1.41mmol/L，血镁 0.33mmol/L，血钾 0.33mmol/L，总蛋白 35.36g/L，白蛋白 18.80g/L，IgG 1.09g/L，IgA 0.29g/L，IgM 0.50g/L，均低于本院正常参考值；三酰甘油 2.47（正常值 0.56~1.7）mmol/L；血肌酐、尿素氮、ALT、AST、T$_3$、T$_4$、TSH 均正常。胸部 X 线检查未见异常；左腕骨 X 线片示：左腕骨周围轻度骨质疏松，骨龄稍大；上消化道造影示：食管钡餐顺利通过，胃及十二指肠依次显影，管壁柔软，蠕动好，胃底及体部黏膜粗大，迂回，胃窦及十二指肠球部未见异常。临床高度怀疑为"失蛋白质性肠病"，要求行"蛋白质丢失显像"。患儿口服过氯酸钾 300mg，1h 后静脉注射 ^{99}Tc^{m}-HSA（放化纯 >90%；试剂盒由中国原子能科学研究院同位素研究所提供）370MBq，分别于注射后 15min 和 1.5、3.5、5h 行前位全身显像（图 4-4-9，图 1），结果示：肝、脾、肾及腹部大血管等含血丰富的脏器显影，膀胱显影（为经泌尿系统排泄的 ^{99}Tc^{m}O$_4^-$）。15min~1.5h 图像示腹部小肠区弥漫性放射性浓聚，且随显像时间延长，放射性浓聚程度逐渐增加；3.5~5.5h 结肠内出现明显放射性浓聚（为经小肠漏出的 ^{99}Tc^{m}-HSA 向下排泄汇聚于此）。^{99}Tc^{m}-HSA 显像提示患儿部分血浆白蛋白经小肠丢失。患儿经胃镜在空肠及胃窦黏膜取活组织，病理检查示：轻度慢性肠炎；十二指肠黏膜及黏膜下层淋巴管扩张，黏膜下层水肿，诊断为小肠淋巴管扩张症（图 4-4-9，图 2）。

　　讨论　　失蛋白质性肠病发生机制包括：①肠黏膜通透性增加；②黏膜的侵蚀和 / 或溃疡；③肠淋巴管梗阻。小肠淋巴管扩张症是引起儿童及青少年失蛋白质性肠病的常见原因之一。小肠淋巴管扩张症患者小肠淋巴管结构和功能异常，使乳糜微粒不能经小肠淋巴管正常运输入血，而是同肠淋巴液一起反流入肠腔，从而造成肠淋巴液大量丢失，引起患者脂肪泻、低蛋白质血症、低淋巴细胞血症、电解质紊乱（低钙、低镁、低钾）及发育障碍等。由于经肠道丢失的蛋白质很快被分解成氨基酸而被重吸收，因此失蛋白质性胃肠病的临床确诊较困难；临床常用 α$_1$ 抗胰蛋白酶或 ^{131}I、^{111}In、^{51}Cr 标记 HSA 检测诊断该病。但上述方法复杂且无法判断肠道丢失蛋白质的部位。

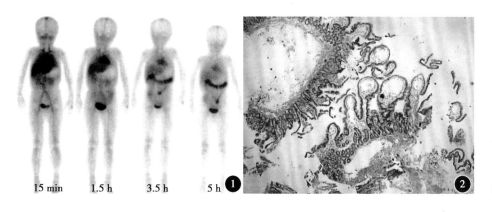

图 4-4-9 图 1 失蛋白质性肠病患儿 $^{99}Tc^m$-HSA 显像图（前位）。图 2 小肠黏膜活组织病理检查图示小肠绒毛内扩张的淋巴管（HE×100）

15 min　1.5 h　3.5 h　5 h ①　②

　　失蛋白质性肠病患者由于存在经肠道的血浆蛋白质丢失,故静脉注射的 $^{99}Tc^m$-HSA 会从血管漏出到肠腔内,从而在病变的肠区出现放射性异常浓聚。本例患儿所使用的 $^{99}Tc^m$-HSA 中,$^{99}Tc^m$ 通过一个双功能螯合剂 DTPA 分子与 HSA 偶联,故即使漏出的 $^{99}Tc^m$-HSA 中 HSA 在肠道内被分解,$^{99}Tc^m$ 仍与 DTPA 分子紧密结合,从而使 $^{99}Tc^m$ 在肠道内不被重吸收。$^{99}Tc^m$-HSA 显像诊断失蛋白质性肠病方法简便且结果直观、可靠。由于消化道出血时 $^{99}Tc^m$-HSA 也会随血液进入肠腔,在局部出现放射性异常浓聚,故在行 $^{99}Tc^m$-HSA 显像诊断失蛋白质性肠病时,需首先排除活动性消化道出血。

　　本文直接使用的缩略语:

　　HSA（human serum albumin）,人血清白蛋白

（摘自中华核医学杂志 2007 年第 27 卷第 3 期,第一作者:付占立）

七、异位胃黏膜显像诊断小肠重复畸形一例

　　患儿男,6 岁。体重 15kg,反复腹痛、黑便伴贫血 2 年,加重 2 个月余,临床以消化道出血收住入院。体格检查:消瘦、贫血貌,余未见异常。实验室检查:血红蛋白 2.5g/L,血小板 $132×10^9$/L,白细胞 $3.8×10^9$/L,Fe^{2+} 2.38μmol/L,总铁结合力 78.5μmol/L。内科治疗无效后转核医学科检查,由患儿肘正中静脉"弹丸"式注射 $Na^{99}Tc^mO_4$ 185MBq,第 1 时相以 2s/帧采集 60s,第 2 时相以 15s/帧采集至 30min。窗宽 20%,矩阵 64×64,放大倍数 1.5。延迟显像矩阵 128×128,采集计数 500/min,余条件相同。5min 胃内出现放射性的同时,在左中下腹部有一直径约 5cm、呈肠襻状放射性分布欠均匀的浓集区域,随时间延长其放射性逐渐增强,体积逐渐扩大,形态发生改变（图 4-4-10）。延迟显像示胃下团块状放射性分布基本同胃内,放射性分布欠均匀,诊断为左下腹 Meckel 憩室。3 天后行剖腹探查术,于距回盲部 155~210cm 区段见管状小肠重复畸形（IDL）,盲端位于近侧,远端开口于小肠,开口处膨大,直径 6cm,远侧小肠及结肠内有残留积血,手术切除包括重复肠管及小肠约 55cm,并行小肠吻合。病理检查示:长 60cm、直径 1.3~5cm 小肠 1 段,另有等长肠管位于肠系膜侧与小肠并行,开口于小肠膨大处,膨大处黏膜有一大小为 1cm×1cm 溃疡,溃疡由上至下分别为炎性渗出物、坏死组织、肉芽组织及瘢痕组织,膨大处黏膜内有胃黏膜组织存在,诊断为小肠重复畸形并慢性溃疡。

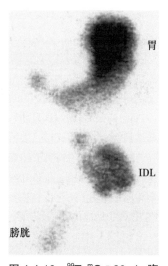

图 4-4-10 $^{99}Tc^mO_4^-$ 30min 腹部显像示小肠重复畸形局部放射性浓集

　　讨论　消化道重复畸形可发生在消化道任何部位,以空回肠最多,其他依次为食管、结肠、十二指肠、胃及直肠,临床症状多表现为梗阻。回肠畸形当其内衬迷生黏膜时,常发生溃疡,表现为呕血或便血等,是下消化道出血的病因之一[1]。常规异位胃黏膜显像主要用于诊断 Meckel 憩室[1],显像阳性时往往考虑为 Meckel 憩室而忽略其他疾病可能。除正常胃黏膜,其他部位肠管内衬迷生黏膜,尤以胃黏膜为主的病变（部分为胰腺组织）均可表现为异位胃黏膜显像阳性[2]。小肠重复畸形尤其管状小肠重复畸形,其显像特点为放射性浓集区域体积往往较 Meckel 憩室大,呈团块状,放射性分布较浓。Meckel 憩室常呈点状和片状,放射性分布淡而均匀,往往出现于右下腹。因此,当异位胃黏膜显像时出现放射性浓集体积较大、分布欠均匀,位置和 Meckel 憩室不一致,且患儿年龄在消化道重复畸形好发年龄段时,应考虑小肠重复畸形。

参考文献

[1] 李少林,主编.核医学.5版.北京:人民卫生出版社,2002.190-192.
[2] 邹兰芳,姚惠筠,李春林,等.小儿消化道重复畸形核素显像特征.中华核医学杂志,2002,22(6):352-353.

（摘自中华核医学杂志 2004 年第 24 卷第 2 期,第一作者:何津祥)

八、大网膜炎性肌纤维母细胞瘤 ^{18}F-FDG PET/CT 显像一例

患者女,16 岁。因贫血半年、发热 1 个月,于 2015 年 3 月 11 日入本院。患者半年前发现贫血,血红蛋白 95(括号内为正常参考值范围,下同;110~150)g/L。近 1 个月出现持续发热,最高达 39.0℃。血常规示:白细胞 11.8(4~10)× 10^9/L,中性粒细胞 9.8(2~7)× 10^9/L,血红蛋白 72g/L;贫血三项:叶酸 7.2(1.9~14.0)μg/L,铁蛋白 421(80~130)μg/L,维生素 B_{12} 500(100~300)ng/L;单纯疱疹病毒 I 型 IgG 抗体阳性,巨细胞病毒 IgG 抗体阳性;血培养未见异常。血清肿瘤标志物(CEA、CA19-9、AFP、CA12-5、CA15-3、CA50)均正常。尿常规、心电图及胸部 CT 均未见明显异常。骨髓形态学检查示:骨髓增生活跃,粒系细胞与红系细胞比例大致正常。体格检查:体温 38.2℃,脉搏 86 次/min,呼吸 18 次/min,血压 110/70mmHg(1mmHg=0.133kPa)。全身皮肤黏膜无黄染、无出血及皮疹,浅表淋巴结未触及肿大;腹部平坦,未触及包块,无明显压痛、反跳痛,肝脾肋下未触及。

^{18}F-FDG PET/CT(德国 Siemens Biograph 16 HR 型)显像示:盆腔内一大小约 10.6cm×8.3cm 稍低密度肿块,CT 值 25~36HU,边缘有分叶,与邻近肠管粘连,放射性摄取不均匀性增高,SUV_{max} 10.4,子宫及膀胱受压变形,诊断为盆腔恶性肿瘤(图 4-4-11)。遂行盆腔肿块切除术。

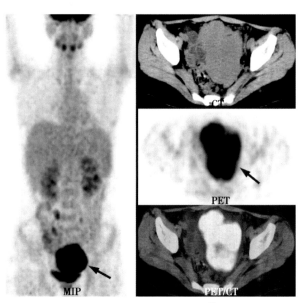

图 4-4-11　大网膜 IMT 患者(女,16 岁)^{18}F-FDG PET/CT 显像图。全身 MIP 图示盆腔内巨大 ^{18}F-FDG 摄取异常增高灶(箭头示);CT 平扫示盆腔内稍低密度肿块;^{18}F-FDG 摄取不均匀性增高(箭头示),SUV_{max} 为 10.4

手术所见:盆腔内 10.2cm×9.0cm 实性肿块,外形不规则,表面有大网膜包裹,并有粗大血管与大网膜相连。病理检查:肿瘤组织主要由梭形细胞组成,呈束状交织状排列,胞质丰富,嗜酸性,细胞核未见核分裂象;免疫组织化学检查:结蛋白(-),肿瘤细胞平滑肌肌动蛋白(+),广谱细胞角蛋白(+),间变性淋巴瘤激酶-1(+),细胞增殖核抗原 Ki-67(约 8%+)。病理诊断:大网膜 IMT。术后患者未行其他治疗,5 个月后随访未见明显肿瘤复发或转移征象。

讨论　IMT 是少见的具有恶变倾向的间叶性肿瘤,好发于儿童和青少年,病因及发病机制不明[1]。有学者[2]认为该病可能与单纯疱疹病毒、EB 病毒、巨细胞病毒及支原体感染有关,本例患者单纯疱疹病毒 I 型 IgG 抗体及巨细胞病毒 IgG 抗体均呈阳性。IMT 多见于肺部和眼眶,也可见于肝脏、胃肠道、腹膜后等[3]。患者主要以发热、胸痛、腹部肿块及胃肠道梗阻等症状就诊,实验室检查发现白细胞增高、血红蛋白降低,而血清肿瘤标志物正常。本例患者具有上述实验室检查特点,肿瘤切除后,患者体温降至正常。笔者认为,由于盆腔瘤体较大,对机体的消耗会导致血红蛋白降低;而 IMT 的炎性刺激会造成机体发热和白细胞升高。因此,不明原因的发热、贫血是辅助诊断此病的指征。

盆腔大网膜 IMT 影像学表现文献报道较少,Kye 等[4]报道了 1 例盆腔大网膜 IMT,CT 表现为分叶状、花环状强化肿块。本例患者肿块可见分叶,但由于未行增强扫描,不能明确强化特点。关于 IMT 的 ^{18}F-FDG PET/CT 显像表现报道少见,Chong 等[5]报道了 1 例胃 IMT,病灶中央可见坏死,^{18}F-FDG 摄取环状增高,SUV_{max} 为 10.5,PET/CT 误诊为胃间质瘤。本例患者 ^{18}F-FDG 摄取不均匀性增高,CT 值 25~36HU,且放射性稀疏区 CT 值较低,SUV_{max} 为 10.4,与上述文献报道相似。Dong 等[6]回顾性分析 6 例 IMT 患者共 10 个病灶的 ^{18}F-FDG 摄取与病理的关系,结果表明 IMT 的肿瘤细胞胞质越丰富、细胞核分裂象越明显、Ki-67 表达越高、炎性细胞浸润越广泛,病灶 ^{18}F-FDG 摄取就越高。本

例患者病灶肿瘤细胞胞质丰富,炎性细胞浸润较广泛,但未见核分裂象,且 Ki-67 表达并不高,因此 IMT 的 ^{18}F-FDG 摄取机制还需通过大样本量的临床试验加以探讨。目前,手术切除是 IMT 的主要治疗方法,术后复发或转移非常少见;放化疗也在初次治疗及复发病例、术后辅助治疗中有所应用,但效果并不理想[7]。本例患者手术切除病灶后症状消失,随访 5 个月未见肿瘤复发或转移征象。

盆腔内大网膜 IMT 需与肠道外间质瘤、Castleman 病等相鉴别:间质瘤强化较 IMT 明显,且 ^{18}F-FDG 摄取相对较低;Castleman 病强化明显,与血管强化相似,且 ^{18}F-FDG 摄取较低。女性患者还需与卵巢癌鉴别,后者发病年龄相对较大,且病灶侵袭性强,边界不清,常伴大量腹水,因此鉴别较易。本例患者血清肿瘤标志物不高,但 PET/CT 将其诊断为盆腔恶性肿瘤,主要是肿块呈分叶状,与邻近肠管分界不清,^{18}F-FDG 摄取较高,且临床医师对 IMT 认识不够,导致误诊。因此,对于盆腔内孤立性高代谢肿块,若能排除常见的恶性肿瘤(如间质瘤、卵巢癌等),应考虑 IMT 的可能,但确诊还需依靠病理学检查。

本文直接使用的缩略语:

AFP(alphafetoprotein),甲胎蛋白

CA(carbohydrate antigen),糖类抗原

CEA(carcinoembryonic antigen),癌胚抗原

FDG(fluorodeoxyglucose),脱氧葡萄糖

IMT(inflammatory myofibroblastic tumor),炎性肌纤维母细胞瘤

MIP(maximum intensity projection),最大密度投影

SUV_{max}(maximum standardized uptake value),最大标准摄取值

参考文献

[1] 赵修义,邵亚辉,汪延明,等. ^{18}F-FDG PET/CT 联合增强 CT 诊断肾炎性肌纤维母细胞瘤一例. 中华核医学与分子影像杂志,2012,32(4):307-308.

[2] PARRA-HERRAN C,QUICK CM,HOWITT BE,et al. Inflammatory myofibroblastic tumor of the uterus:clinical and pathologic review of 10 cases including a subset with aggressive clinical course. Am J Surg Pathol,2015,39(2):157-168.

[3] 吴江,朱虹,王中秋,等. 脾炎性肌纤维母细胞瘤 ^{18}F-FDG PET/CT 显像一例. 中华核医学杂志,2009,29(2):139-140.

[4] KYE BH,KIM HJ,KANG SG,et al. A case of inflammatory myofibroblastic tumor originated from the greater omentum in young adult. J Korean Surg Soc,2012,82(6):380-384.

[5] CHONG A,HA JM,HONG R,et al. Inflammatory myofibroblastic tumor mimicking gastric gastrointestinal stromal tumor on ^{18}F-FDG PET/CT. Clin Nucl Med,2014,39(8):725-727.

[6] DONG A,WANG Y,DONG H,et al. Inflammatory myofibroblastic tumor:FDG PET/CT findings with pathologic correlation. Clin Nucl Med,2014,39(2):113-121.

[7] 刘艳丽,刘良发,黄德亮,等. 头颈部炎性肌纤维母细胞瘤临床分析. 中华耳鼻咽喉头颈外科杂志,2014,49(1):35-38.

(摘自中华核医学与分子影像杂志 2017 年第 37 卷第 5 期,
第一作者:丁重阳,通信作者:李天女)

第五章　泌尿生殖系统

第一节　泌尿生殖类肿瘤

一、阴囊 Paget 病 ^{18}F-FDG PET/CT 显像二例

病例 1　患者男,65 岁。因阴囊及包皮瘙痒伴溃疡 6 个月、右下肢水肿 1 个月就诊。体格检查:阴囊及阴茎包皮皮肤增厚苔藓化,呈鲜红色。行 ^{18}F-FDG PET/CT 检查(PET/CT 仪为德国 Siemens Biograph Sensation 16 HR 型, ^{18}F-FDG 由中国原子能科学研究院同位素研究所提供,放化纯 >90%),患者空腹 8h,休息 30min 测静脉血糖,确定 < 6.5mmol/L 后,按体质量 5.55MBq/kg 经肘静脉注射 ^{18}F-FDG,静卧 60min 行颅底至股骨上段 PET/CT 显像。显像结果示阴囊及阴茎皮肤增厚,伴 FDG 代谢弥漫性轻度增高,SUV_{max} 为 1.5(图 5-1-1a);双侧腹股沟及盆壁、腹主动脉周围多发高代谢肿大淋巴结,SUV_{max} 为 2.8(图 5-1-1b);脊椎部分椎体及左侧坐骨结节可见高代谢骨转移病灶(图 5-1-1c),SUV_{max} 为 3.0。病变部位皮肤病理活组织检查符合阴囊 Paget 病,右腹股沟淋巴结活组织检查示转移性低分化腺癌。

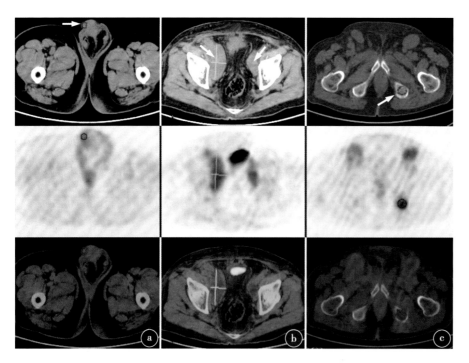

图 5-1-1　阴囊 Paget 病患者(男,65 岁)^{18}F-FDG PET/CT 显像图。a. 阴囊部位皮肤 FDG 摄取弥漫性轻度增高伴皮肤轻度增厚,SUV_{max} 为 1.5(箭头示);b. 双侧腹股沟及盆壁多发高代谢肿大淋巴结,其中右侧盆壁淋巴结相互融合,SUV_{max} 为 2.8(箭头示双侧盆壁肿大淋巴结);c. 左侧坐骨结节 FDG 代谢异常增高骨转移病灶,SUV_{max} 为 3.0(箭头示)

病例 2　患者男,81 岁。因阴囊皮肤 Paget 病术后 16 年阴囊皮肤再发湿疹样改变 1 年,伴右下肢肿胀 3 个月就诊。体格检查:右腹股沟可触及肿大淋巴结。^{18}F-FDG PET/CT 显像示阴囊及会阴部皮肤 FDG 代谢轻度异常增高,SUV_{max} 为 1.3;右侧腹股沟、双侧髂血管周围、腹膜后、左侧锁骨上窝多发高代谢淋巴结,SUV_{max} 为 7.9;腹股沟淋巴结活组织检查示转移性低分化腺癌,符合阴囊 Paget 病淋巴结转移。

讨论　Paget 病即湿疹样癌,该病主要发生于乳房及大汗腺分布的器官,最常见于乳晕周围;发生于腋窝、阴囊、肛周、外阴等部位者统称乳腺外 Paget 病;发生于阴囊部位者较少见。该病临床过程类似慢性湿疹,易误诊为皮炎或

湿疹而延误治疗时机,因此患者确诊前可有较长病程。光学显微镜下可见皮肤棘层增生肥厚,真皮层大量圆形 Paget 细胞浸润。

国内有关阴囊 Paget 病的大样本 ^{18}F-FDG PET/CT 显像的报道鲜见。Cho 等[1]研究了 7 例乳腺外 Paget 病的 FDG 摄取特点,其中 4 例表现为轻至中度的 FDG 摄取增高,且病灶累及范围均超过 2cm,淋巴结和骨骼转移灶均表现为 FDG 摄取明显增高。Aoyagi 等[2]的研究认为 ^{18}F-FDG PET/CT 显像可用于初步评价病变是否合并区域淋巴结转移,尤其对于直径大于 1.0cm 的淋巴结转移灶,有较高的阳性率与准确性。Zhu 等[3]的研究认为 FDG PET/CT 显像有助于检出常规 CT 扫描易遗漏的淋巴结及骨转移病灶,在疾病分期上较传统影像学检查有明显的优势,其病理学分析还提示发生转移的乳腺外 Paget 病皮肤病灶常侵犯真皮层及其深层,且常伴有皮肤淋巴管癌栓。

阴囊 Paget 病的确诊主要依据典型的皮肤损害表现及病变部位皮肤病理活组织检查,而 ^{18}F-FDG PET/CT 显像可准确判断疾病的分期,为临床手术或化疗方案的制定提供依据。PET/CT 显像可直观反映肿瘤细胞的生物学代谢特点,且同时整合了解剖形态学信息,从而可对原发肿瘤的浸润范围、引流区域淋巴结的转移情况及实质脏器是否合并转移作出准确客观的评价。本组 2 例阴囊病变部位皮肤表现为轻度 FDG 摄取增高,淋巴结和骨骼转移病灶 FDG 摄取均异常增高,与上述研究结果一致。分析原发病灶 FDG 摄取轻度弥漫性增高原因:病灶的生长方式为沿皮肤真皮层蔓延生长,不形成明显的实体性结节状肿瘤,肿瘤细胞相对分散,瘤细胞密度较低,因此放射性分布较为散在,SUV_{max} 相对偏低。另外,正常人体阴囊内睾丸可出现生理性摄取增高,三维投影图像上易被误认为阴囊内睾丸摄取,可结合横断面图像进行病变的准确定位来区分。FDG 为恶性肿瘤的非特异性显像剂,可能出现假阳性,炎性或肉芽肿性病灶可表现为 FDG 摄取增高(如结核、炎性反应、结节病等),应结合临床表现及实验室检查鉴别诊断[4]。阴囊 Paget 病在临床上还需与下列疾病鉴别,如皮肤交界痣、派杰样原位恶性黑色素瘤、原发皮肤的 T 细胞淋巴瘤,但最终确诊依赖于组织病理检查。

本文直接使用的缩略语:

FDG(fluorodeoxyglucose),脱氧葡萄糖

SUV_{max}(maximum standardized uptake value),最大标准摄取值

参考文献

[1] CHO SB,YUN M,LEE MG,et al. Variable patterns of positron emission tomography in the assessment of patients with extramammary Paget's disease. J Am Acad Dermatol,2005,52(2):353-355.

[2] AOYAGI S,SATO-MATSUMURA KC,SHIMIZU H. Staging and assessment of lymph node involvement by ^{18}F-fluorodeoxyglucose-positron emission tomography in invasive extramammary Paget's disease. Dermatol Surg,2005,31(5):595-598.

[3] ZHU Y,YE DW,YAO XD,et al. Clinicopathological characteristics,management and outcome of metastatic penoscrotal extramammary Paget's disease. Br J Dermatol,2009,161(3):577-582.

[4] 张悦,高硕,李祖贵,等. 结节病 ^{18}F-FDG PET/CT 显像误诊为淋巴瘤一例. 中华核医学杂志,2006,26(6):375.

(摘自中华核医学与分子影像杂志 2013 年第 33 卷第 3 期,
第一作者:王剑杰,通信作者:李立伟)

二、[18]F-FDG PET/CT 发现阴囊 Paget 病伴体内多发转移一例

患者男,64 岁。因右侧阴囊处潮湿、溃烂 2 年入院。无糖尿病、结核病史,无肿瘤家族史。体格检查:右侧阴囊处见大溃疡,表面糜烂、渗液、结痂,面积约 5cm×8cm,周围皮肤粗糙,有明显异味;双侧腹股沟可触及数枚肿大淋巴结,质硬,活动度差。实验室检查:血清 ALP 为 116.0(正常参考值 32~92)IU/L,ALT 66.0(正常参考值 0~40)IU/L,AST 41.6(正常参考值 0~40)IU/L,细胞角质素片段抗原 21-1(cyfra21-1)4.7(正常参考值 0~3.3)μg/L,CEA 8.7(正常参考值 0~3.4)μg/L。为明确病变的性质及范围,行 ^{18}F-FDG PET/CT 检查。检查前患者空腹 6h 以上,采指尖血测血糖,为 5.2mmol/L。静脉注射 ^{18}F-FDG 350MBq 后患者安静、避光、平卧休息 50min,排空膀胱,再饮水 300ml,采用美国 GE Discovery LS PET/CT 仪,扫描范围自颅顶至股骨上端。[18]F-FDG PET/CT 图像示:右侧阴囊及会阴部皮肤明显增厚,呈菜花样肿物,侵及阴茎根部,呈异常放射性浓聚,SUV_{max} 10.5;双侧腹股沟、盆腔内、腹膜后可见多个肿大淋巴结,部分融合成团,呈异常放射性浓聚,SUV_{max} 9.9(图 5-1-2,图 1a);双肺野内可见多个点状、结节状异常放射性浓聚灶,

最大直径约为 1.8cm, SUV_{max} 6.9(图 5-1-2,图 1b);纵隔窗食管旁可见结节状异常放射性浓聚, SUV_{max} 2.4。结合病史,考虑为右阴囊 Paget 病累及会阴及阴茎根部;双侧腹股沟、盆腔内、腹膜后、食管旁淋巴结多发转移;考虑双肺转移。患者行右侧会阴部病变活组织检查,病理示:(会阴部)乳腺外 Paget 病(肿瘤细胞突破基底膜,达真皮深部,图 5-1-2,图 2),广谱细胞角蛋白 AE3、人细胞角蛋白 CK8、S-100 蛋白免疫组织化学染色阳性。

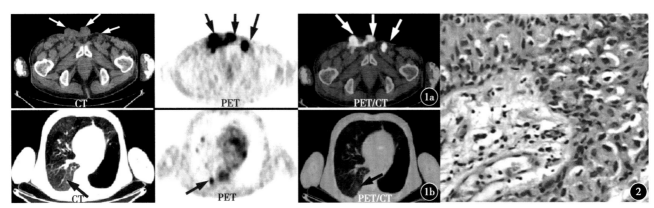

图 5-1-2 图 1 患者男,64 岁,右阴囊 Paget 病伴体内多发转移。^{18}F-FDG PET/CT 示:a. 右侧阴囊及会阴部皮肤明显增厚,呈菜花样肿物,侵及阴茎根部,呈异常放射性浓聚,SUV_{max} 10.5,双侧腹股沟淋巴结肿大,呈异常放射性浓聚,SUV_{max} 9.9;b. 右肺野内多个点状、结节状异常放射性浓聚灶,最大直径约为 1.8cm,SUV_{max} 6.9。图 2 该患者的病理检查图。细胞大而圆,核大,核仁明显。胞质浅染,为空泡状,诊断为(会阴部)乳腺外 Paget 病(HE×40)

讨论 Paget 病最早发现于女性乳腺皮肤,其后陆续于阴蒂、阴囊、肛周、腋窝、眼睑、外耳道等部位发现类似病变,称之为乳腺外 Paget 病。阴囊 Paget 病多见于老年男性,50~60 岁后发病,进展缓慢,病程长达数年至数十年,临床上易被误诊为阴囊皮肤慢性湿疹样皮炎、局限性神经性皮炎、股癣等而延误治疗。患者常因多种局部药物长时间治疗无效后,进行活组织检查才得以证实。本例患者病程为 2 年,按湿疹样皮炎治疗后局部略好转,不久便反复。阴囊 Paget 病还需与外阴 Bowen 病、原发性恶性黑色素瘤及色素性汗腺瘤等相鉴别。病程较长的 Paget 病常见过度角化不全伴上皮增生,上皮脚延长和角质细胞的非典型增生,可误诊为 Bowen 病。Paget 病细胞内若黑色素沉积过多,可酷似交界型黑色素瘤,但 Paget 病细胞分布更弥散,黑色素瘤瘤细胞不见腺样分化和细胞内液,也很少见 Paget 病中常见的反应性上皮非典型增生。两者主要靠免疫组织化学法鉴别,黑色素瘤抗体 HMB-45、S-100 蛋白阳性;EMA 阴性;部分 Paget 病例 S-100 蛋白阳性,HMB-45 阴性,EMA 阳性。色素性汗腺瘤是一种痣样肿瘤,有相当一部分患者有家族史,多见于青春期和中年妇女,与内分泌有关,可单独位于外阴,亦可同时在面部上下眼睑等部位出现,为似蜡样光泽的扁平丘疹,颜色近乎皮色;镜下肿瘤细胞常位于真皮浅层小范围内,在纤维性间质内有很大小导管,形如逗号或蝌蚪状,近表皮处可有囊样导管腔。

阴囊 Paget 病的预后取决于病变浸润及转移的程度和是否伴有内脏器官的恶性肿瘤。局限于表皮或皮肤的 Paget 病比伴有内脏器官恶性肿瘤的预后好。Zhu 等[1]研究发现乳腺外 Paget 病的转移最常见于淋巴结转移,其次见于骨,患者一般较年轻且 CEA 水平升高;表皮或者深部浸润、淋巴管栓子形成、上皮细胞钙黏蛋白表达水平较低是预测其潜在转移性的重要因素;PET/CT 检查可以发现常规 CT 扫描不能检测出的隐蔽的纵隔淋巴结转移,本例经 PET/CT 检查检出纵隔内食管旁淋巴结转移。Aoyagi 等[2]研究发现,PET 在初诊时可以监测病变的活性。而在 Cook 等[3]研究中,18 例 Paget 病患者行 ^{18}F-FDG PET 扫描,只有 6 例病变处具有 FDG 浓聚。此外,Cook 等[4]还报道 FDG 摄取水平较高的患者与较低 FDG 浓聚的患者相比,ALP 及 ALT 水平常较高。本例患者原发灶侵及达真皮,具有较高的 FDG 异常浓聚,血清 ALP、ALT、cyfra21-1 和 CEA 均高于正常参考值,与以上文献报道较一致。

本文直接使用的缩略语:

ALT(alanine aminotransferase),谷丙转氨酶

ALP(alkaline phosphatase),碱性磷酸酶

AST(aspartate aminotransferase),谷草转氨酶

CEA(carcinoembryonic antigen),癌胚抗原

EMA(epithelial membrane antigen),上皮膜抗原

FDG(fluorodeoxyglucose),脱氧葡萄糖

SUV_{max}(maximum standardized uptake value),最大标准摄取值

参考文献

[1] ZHU Y,YE DW,YAO XD,et al. Clinicopathological characteristics,management and outcome of metastatic penoscrotal extramammary Paget's disease. Br J Dermatol,2009,161(3):577-582.

[2] AOYAGI S,SATO-MATSUMURA KC,SHIMIZU H. Staging and assessment of lymph node involvement by ^{18}F-fluorodeoxyglucose-positron emission tomography in invasive extramammary Paget's disease. Dermatol Surg,2005,31(5):595-598.

[3] COOK GJ,MAISEY MN,FOGELMAN I. ^{18}F-FDG PET in Paget's disease of bone. J Nucl Med,1997,38(9):1495-1497.

[4] COOK GJ,FOGELMAN I,MAISEY MN. Normal physiological and benign pathological variants of ^{18}F-2-deoxyglucose positron-emission tomography scanning:potential for error in interpretation. Semin Nucl Med,1996,26(4):308-314.

**（摘自中华核医学与分子影像杂志 2012 年第 32 卷第 4 期，
第一作者:赵芬,通信作者:杨国仁）**

三、PET/CT 检出睾丸肿瘤一例

患者男,49 岁。平素体健,无糖尿病史及肿瘤家族史。于 2004 年 12 月来本院 PET 中心行健康体格检查。PET/CT 显像采用 Siemens Biograph Sensation 16 PET/CT 仪（配 Pico-3D）。显像前患者禁食 6h 以上,空腹血糖 5.7mmol/L,体重 76kg。静脉注射 ^{18}F-FDG 395.9MBq,60min 后行全身 PET/CT 检查。CT 扫描参数:120kV,140mAs,进床 15mm/ 圈,旋转时间 0.5s,螺距 1.25,准直 0.75mm,重建层厚 5.0mm,间隔 5.0mm;PET 扫描及重建参数:采集 7 个床位,每个床位 2min,三维模式采集,应用 CT 数据行衰减校正,OSEM 重建得到 PET 全身各断层图像。融合图像通过 Wizard 工作站 MSV 软件显示。PET/CT 显像结果:右侧睾丸可见异常放射性浓聚灶,SUV_{max} 为 5.9,左侧睾丸轻度放射性浓聚,SUV_{max} 为 2.4,其他部位未见明显放射性摄取异常增高灶。CT 图像示右侧睾丸明显增大,其内见大小约 2.7cm×2.9cm 稍高密度结节影,平扫 CT 值约 40HU。肝脏内见多个囊性低密度影,全身淋巴结未见明显肿大,余未见明显异常（图 5-1-3a~d）。追问病史,患者述右侧睾丸渐进性肿大数月,初始无痛,1 周前开始出现右侧睾丸沉重感。PET/CT 诊断结果:右侧睾丸恶性肿瘤可能性大。

PET/CT 检查后即收入本院泌尿外科住院治疗。体格检查:右侧睾丸扪及 3cm×5cm 质硬肿块,边界欠清,无压痛,透光试验阴性。B 超:右侧睾丸 3cm×2cm 实质性占位,左侧睾丸未见明显占位,双侧腹股沟淋巴结形态规则,大小在正常范围内。腹部平扫 + 增强 CT:后腹膜区淋巴结未见肿大,肝脏多发囊肿。血清肿瘤标志物:AFP 3.8μg/L,β-HCG 0.21U/L,CEA<1μg/L。临床诊断:右侧睾丸癌。经腹股沟行高位睾丸切除和精索高位结扎术,术后病理检查示,大体观右侧睾丸 10cm×6cm×3cm,切面见 3cm×2cm×2cm 结节状灰白色肿块;右侧精原细胞瘤,精索切缘未见肿瘤累及。免疫酶标检测结果:CK（-）、Vim（+）、CEA（-）、PLAP（-）、LCA 淋巴细胞（-）、S100（-）、AFP（-）、EMA（-）、NSE（-）。出院后接受预防性放射治疗,照射位置为同侧髂窝及腹主动脉旁淋巴引流区,放疗剂量为 2 500cGy（100cGy/d）。临床随访及 3 个月后 PET/CT 复查未见异常（图 5-1-3e）。

讨论　睾丸肿瘤发病率较低,在我国约占男性恶性肿瘤的 1%,为青壮年男性常见肿瘤之一[1]。生殖肿瘤是睾丸肿瘤的主要类型,分为精原细胞瘤和非精原细胞瘤,其中精原细胞瘤约占 60%。根据 UICC 分期标准,睾丸肿瘤分 3 期,Ⅰ 期:肿瘤局限于睾丸,伴或不伴精索或附睾的侵犯;Ⅱ 期:肿瘤转移限于腹膜后淋巴结;Ⅲ 期:有膈上淋巴结或结外（肺、肝、脑、骨）转移。临床分期决定治疗方案,同时直接影响患者预后。陈杰等[2]报道,精原细胞瘤患者 Ⅰ 期生存率明显高于 Ⅱ、Ⅲ 期,Ⅰ 期 5 年生存率为 93.2%,而 Ⅱ、Ⅲ 期分别为 66.7%、33.3%。因此睾丸肿瘤的早期诊断和准确分期非常重要,目前临床分期主要依靠体格检查、CT 和肿瘤标志物等常规检查方法,而这些诊断方法准确性尚不满意,约 30% 患者的分期被低估[3],常规检查诊断为 Ⅰ 期的患者已有腹膜后淋巴结转移。而 PET 作为一种功能性显像手段,诊断灵敏度高,目前已广泛用于肿瘤诊断。有关 ^{18}F-FDG PET 在睾丸肿瘤中的应用价值报道较少。1993 年 Wahl 等[4]报道 PET 可用于睾丸肿瘤转移病灶的检测及化疗后肿瘤活性的评价。此后的研究也证实 PET 对睾丸肿瘤分期,尤其对转移灶检测较常规检查有优势,能发现常规检查不能发现的转移病灶,提高对睾丸肿瘤,特别对精原细胞瘤分期诊断的准确性。Albers 等[5]报道 PET 对 37 例 Ⅰ、Ⅱ 期睾丸肿瘤患者分期诊断的灵敏度、特异性分别为 70%、100%,而 CT 分别为 40%、78%。Cremerius 等[6]对 50 例睾丸肿瘤患者进行 PET 显像,其临床分期诊断的灵敏度、特异性分别为 87%、94%,CT 分别为 73%、94%。Hain 等[7]报道 PET 对 31 例睾丸肿瘤患者分期诊断的灵

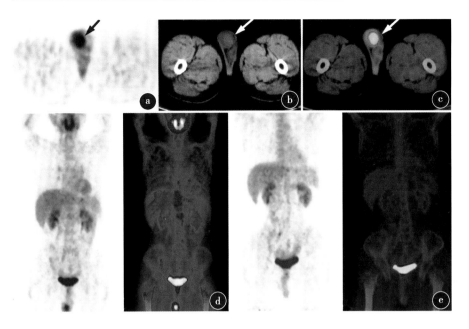

图 5-1-3　右侧睾丸精原细胞瘤患侧睾丸的 ^{18}F-FDG PET（a）、CT 横断面（b）、PET/CT 融合图像（c）及术前三维投射图（d）显示,右侧睾丸放射性摄取异常增高（箭头示）,SUV$_{max}$=5.9;术后 3 个月随访 PET/CT 检查三维投射图（e）未见异常

敏度和特异性分别为 83%、100%。Lassen 等[8]报道 PET 对 46 例睾丸切除术后常规检查阴性患者的分期诊断灵敏度、特异性和准确性分别为 70%、100%、93%,PET 诊断没有假阳性,而常规检查的阴性预测值只有 78%（36/46 例）。研究发现 PET 对 1cm 以下的病灶及畸胎瘤的诊断存在假阴性。PET/CT 实现了功能与解剖图像的同机图像融合,与常规 PET 比较有明显优势[9]。

睾丸是 PET 显像 ^{18}F-FDG 生理性摄取的器官之一,其间质细胞可类似易化扩散通过转运体摄取葡萄糖,且人类精子存在 Glut5,因此睾丸葡萄糖代谢较高。笔者参考文献[10]对 10 例健康体格检查的男性（年龄 45~55 岁,平均 49 岁）睾丸摄取进行分析,SUV$_{max}$ 为 2.3~4.0,平均 3.0。因此对 PET 检查发现睾丸 SUV 明显增高,特别是双侧睾丸放射性摄取明显不对称的患者要高度重视,注意有无睾丸肿瘤的可能。

本文直接使用的缩略语:

β-HCG（β-human chorionic gonadotrophin）,β- 人绒毛膜促性腺激素

AFP（alpha-fetoprotein）,甲胎蛋白

CEA（carcinoembryonic antigen）,癌胚抗原

CK（creatine kinase）,肌酸激酶

EMA（epithelial membrane antigen）,上皮细胞膜抗原

FDG（fluorodeoxyglucose）,脱氧葡萄糖

Glut（glucose transport protein）,葡萄糖转运蛋白

LCA（leukocyte common antigen）,白细胞共同抗原

NSE（neuron-specific enolase）,神经元特异性烯醇化酶

OSEM（ordered-subsets expectation maximization）,有序子集最大期望值迭代法

PLAP（placental alkaline phosphatase）,胎盘碱性磷酸酶

SUV（standardized uptake value）,标准摄取值

SUV$_{max}$（maximum standardized uptake value）,最大标准摄取值

UICC（Union for International Cancer Control）,国际抗癌联盟

Vim（vimentin）,波形蛋白

参考文献

［1］孙冠浩,方丹波,沈周俊,等 . 睾丸肿瘤的诊断 . 中华男科学,2003,9（5）:364-366.

［2］陈杰,李瑞英 . 睾丸精原细胞瘤 78 例临床分析 . 中国肿瘤临床,2003,30（3）:203-205.

［3］GATTI JM,STEPHENSON RA. Staging of testis cancer:combining serum markers,histologic parameters,and radiographic imaging. Urol Clin North Am,1998,25（3）:397-403.

［4］WAHL RL,GREENOUGH RL,CLARKE MF,et al. Initial evaluation of FDG PET imaging of metastatic testicular neoplasms. J Nucl Med,1993,34(5):6.

［5］ALBERS P,BENDER H,YILMAZ H,et al. Positron emission tomography in the clinical staging of patients with stage Ⅰ and Ⅱ testicular germ cell tumors. Urology,1999,53(4):808-811.

［6］CREMERIUS U,WILDBERGER JE,BORCHERS H,et al. Does positron emission tomography using ^{18}F-fluoro-2-deoxyglucose improve clinical staging of testicular cancer? ——Results of a study in 50 patients. Urology,1999,54(5):900-904.

［7］HAIN SF,O'DOHERTY MJ,TIMOTHY AR,et al. Fluorodeoxyglucose PET in the initial staging of germ cell tumours. Eur J Nucl Med,2000,27(5):590-594.

［8］LASSEN U,DAUGAARD G,EIGTVED A,et al. Whole-body FDG PET in patients with stage Ⅰ non-seminomatous germ cell tumours. Eur J Nucl Med Mol Imaging,2003,30(3):396-402.

［9］赵军,林祥通.关于PET/CT临床应用的若干问题.中华核医学杂志,2005,25(2):69-71.

［10］KOSUDA S,FISHER S,KISON PV,et al. Uptake of 2-deoxy-2-^{18}F-fluoro-D-glucose in the normal testis:retrospective PET study and animal experiment. Ann Nucl Med,1997,11(3):195-199.

（摘自中华核医学杂志 2006 年第 26 卷第 1 期,第一作者:陈香）

四、全内脏转位合并膀胱癌术后 ^{18}F-FDG PET/CT 显像一例

患者女,80 岁,膀胱癌膀胱全切＋结肠代膀胱术后半年。体格检查触及多处浅表淋巴结肿大,盆腔 CT 发现左侧闭孔内肌处低密度灶、盆腔淋巴结肿大,为明确其性质并了解全身情况而行全身 [18]F-脱氧葡萄糖（FDG）PET/CT 显像。静脉注射 ^{18}F-FDG 344MBq,静卧 50min 后行 PET/CT（美国 GE Discovery LS 型）检查。图像经衰减校正后行迭代法重建,获得横断、矢状、冠状面 CT、PET 及 PET/CT 融合图像。显像示患者心脏位于右侧胸腔,双肺"镜像"转位,肝和胆囊位于左上腹,脾位于右上腹,胰头位于左上腹,全消化道亦存在转位。患者全内脏表现为以矢状面为轴,呈 180°转向,如人体之"镜映"像。膀胱全切术后结肠代膀胱;右锁骨上、双肺门、腹膜后、双髂窝、双腹股沟多发淋巴结肿大,部分融合,以右锁骨上为著,最大截面约 5.0cm×3.8cm,呈不同程度异常放射性浓聚,最大标准摄取值 SUV_{max} 为 13.8;左侧耻骨下支可见骨质破坏,局部形成软组织肿块,与相邻左侧闭孔内肌关系密切,呈异常放射性浓聚,SUV_{max} 为 10.4。诊断为:膀胱癌膀胱全切结肠代膀胱术后,多发淋巴结转移、左侧耻骨转移并左侧闭孔内肌受累;全内脏转位（图 5-1-4）。

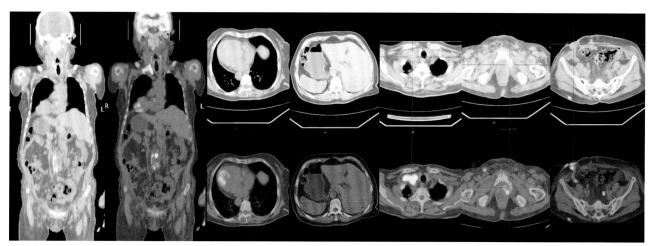

图 5-1-4 患者女,80 岁。[18]F-FDG PET/CT 显像示全内脏"镜像"转位并膀胱癌术后结肠代膀胱。右下腹异常放射性浓聚灶为结肠代膀胱的造瘘口

讨论 内脏转位分为部分和全部转位 2 种。其中全内脏转位占 86%,部分内脏转位中孤立右位心最多。全内脏转位症是指胸腹腔的内脏以及腹膜腔外器官全部转变其位置,其多为胚胎发育过程中内脏旋转发生障碍所致,还与家族遗传及染色体结构畸变等有关,其发生率为 0.02%~0.10%,平均 0.01%[1,2]。单纯全内脏转位如无临床症状,一般不易发现。随着 B 超、X 线检查等影像学检查技术的广泛应用,多能于术前发现内脏转位。本例患者膀胱癌术后,当地医院术前 B 超检查曾发现肝脾转位,但未发现全内脏转位。全身 PET/CT 检查既可准确定性及精确定位病

灶,对患者病情作出准确评估;又可一次完成全身脏器显像,有助于全内脏转位的确诊。在实际工作中,应想到胸腹腔脏器转位者,其脏器病变所致的临床症状、体征与正常解剖位置相反,可避免不必要的损伤和误诊。

本文直接使用的缩略语:

FDG(fluorodeoxyglucose),脱氧葡萄糖

SUV_{max}(maximum standardized uptake value),最大标准摄取值

参考文献

[1]方登华,杨浩雷.内脏转位并胆囊结石成功施行腹腔镜胆囊切除术.中国内镜杂志,1999,5(6):56.
[2]韩永坚,刘牧之.临床解剖学丛书(腹盆分册).北京:人民卫生出版社,1996:115.

（摘自中华核医学杂志 2009 年第 29 卷第 1 期,第一作者:韩安勤）

五、前列腺横纹肌肉瘤伴全身多发转移 ^{18}F-FDG PET/CT 显像一例

患者男,20 岁。2 个月前无明显诱因出现腰背疼痛,且进行性加重,出现下肢僵直感。体格检查示精神疲软、贫血貌、消瘦,无发热、黄疸,浅表淋巴结未触及,相关实验室检查提示贫血,对症处理症状未见明显改善。进一步检查发现铁蛋白 749(正常参考值 80~130)μg/L,其他血清肿瘤标志物(包括总 PSA 和游离 PSA)均正常。骨髓象提示骨髓转移性肿瘤。CT 示两肺及胸膜转移性病灶,前列腺增大(图 5-1-5,图 1)。骨扫描示胸骨、前肋骨代谢略活跃。临床以"转移性肺、骨、胸膜肿瘤"申请行 PET/CT 检查,以探查原发灶。^{18}F-FDG PET/CT(美国 GE 公司 Discovery16 型)显像(图 5-1-5,图 2)示前列腺体积明显增大,放射性摄取呈弥漫性异常增高,SUV_{max} 7.01;右侧肾盂输尿管全程扩张;全身多处骨骼(以锁骨、胸骨、脊柱、骨盆及双上下肢近端骨为著)FDG 代谢活跃,SUV_{max} 5.59,相应部位 CT 未见明显骨质破坏;两肺散在斑片样、结节样高摄取灶,SUV_{max} 3.83;双肺门区可见多发高代谢肿大淋巴结影,最大直径约 15mm,SUV_{max} 6.64;两侧胸腔可见液性密度影,伴结节样、条带样放射性浓聚影,SUV_{max} 6.31。PET/CT 检查结果提示前列腺癌伴全身广泛转移。前列腺穿刺活组织病理检查(图 5-1-5,图 3)提示为前列腺腺泡状横纹肌肉瘤。免疫组织化学检查示:平滑肌肌动蛋白(部分 +),结蛋白(+),肌源性决定因子 1(+),酸性钙结合蛋白 S-100(−),CD99(−),上皮膜抗原(−),人黑色素瘤相关抗原(−)。

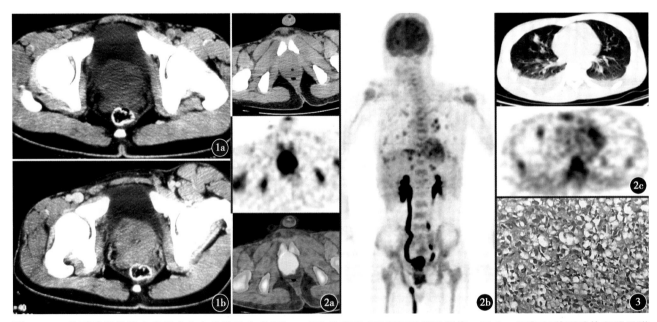

图 5-1-5　前列腺横纹肌肉瘤伴全身多发转移患者(男,20 岁)前列腺 CT 平扫及增强图像。图 1a. 平扫示前列腺体积明显增大,其内可见低密度导尿管影;1b. 增强显示前列腺强化尚均匀。图 2 该患者 ^{18}F-FDG PET/CT 显像图。2a. 盆腔横断位图像示前列腺明显增大,放射性摄取弥漫性增高,SUV_{max} 7.01;2b. MIP 图像示全身(骨、双肺、胸膜、双肺门淋巴结)广泛转移浓聚灶;2c. 胸部横断位图像示肺内转移结节灶。图 3 该患者病理检查图(HE×200)。瘤细胞弥漫成片浸润,胞质丰富

讨论 横纹肌肉瘤是软组织中较常见的恶性肿瘤,也是儿科最为常见的软组织恶性肿瘤[1]。横纹肌肉瘤来源于横纹肌组织或向横纹肌分化的原始间叶细胞,可发生在身体的各个部位,其中泌尿生殖系统约占29%,多见于膀胱、前列腺、睾丸、阴道等[2-3]。病理学上分为胚胎性横纹肌肉瘤(约占所有横纹肌肉瘤的80%,多发于婴幼儿)、腺泡状横纹肌肉瘤(多发于青壮年)和多形性横纹肌肉瘤3种。

前列腺横纹肌肉瘤极为罕见,约占前列腺恶性肿瘤的0.1%,但恶性程度较高,生长迅速,呈浸润生长,易发生淋巴结或血行转移,侵犯周围组织器官;大部分患者就诊时已达临床Ⅲ、Ⅳ期,有转移的患者无进展生存率只有15%[2,4-5]。本例患者年龄为20岁,处于好发年龄段,发现时已有双肺和全身多发骨转移,双侧肺门淋巴结转移,属临床Ⅳ期。

横纹肌肉瘤的治疗主要依赖于最初分期[6],诊断和分期的方法包括临床及实验室检查、超声、胸部X线片、CT、MRI、骨显像和骨髓穿刺等[2,7-8]。CT及MRI是诊断本病的主要手段。CT平扫可见前列腺体积明显增大,平均前后径在5cm以上,肿瘤常呈不均质性等低密度,当中心因坏死液化时呈不规则形或类圆形更低密度影;由于前列腺横纹肌肉瘤血供丰富,肿瘤实质部分早期即明显强化,故CT增强扫描呈不规则结节状或环状,肿瘤内坏死液化区不强化;肿瘤较大时,可向四周生长侵犯,累及膀胱后壁及两侧精囊腺。MRI检查可见前列腺明显增大,以中央叶增大为主,T_1WI呈不均质性低信号,T_2WI呈中心高信号、外周稍高信号的混杂信号影;病灶中心显示的长T_1、长T_2信号改变与CT图像上的肿瘤坏死液化相对应;矢状位和冠状位MRI对分叶状前列腺横纹肌肉瘤显示更佳。MRI检查能够从不同角度及剖面更好地显示肿瘤的大小、形态、内部结构和信号特点,以及对邻近结构的侵犯情况,可为外科手术提供有用信息[8-10]。

本病需与前列腺癌相鉴别:①本病发病年龄较轻,病程进展快,尿潴留出现早,前列腺肿大且质较软,PSA正常,肿瘤主要累及中央叶;而前列腺癌好发于老年人,病程较长,早期可无症状,晚期出现与前列腺增生类似的下尿道症状,同时血清酸性磷酸酶及PSA常升高,肛门检查可触及大小不一、坚硬且界限不清的结节,肿瘤主要生长在周围带。②前列腺癌在CT上表现为不规则增大或局限性外突,癌灶常为等或稍低密度;在MRI T_2WI上表现为在前列腺高信号而周围带低信号的结节状充盈缺损影,此为前列腺癌的特征性改变;CT及MRI动态增强可显示肿瘤密度(或信号强度)随时间变化的规律,反映前列腺癌的血供特点,易于检出癌结节。③前列腺癌骨转移多为成骨性骨转移,而本病骨转移主要为骨髓转移。④^{18}F-FDG PET/CT显像本病呈明显弥漫性高摄取,而前列腺癌往往呈假阴性。

PET已被广泛用于横纹肌肉瘤的探查、分期。Völker等[11]对46例经组织学证实的肉瘤(包括12例横纹肌肉瘤)患儿进行的前瞻性多中心^{18}F-FDG PET显像研究结果显示,PET探查原发肿瘤的准确性为100%,探查淋巴结累及和骨转移的灵敏度分别为95%和90%,而常规影像的相应值仅为25%和57%;但CT对肺转移的诊断灵敏度为100%,高于PET的25%。Federico等[12]报告,^{18}F-FDG PET/CT探查横纹肌肉瘤患儿治疗前淋巴结的灵敏度、特异性和准确性分别为94%、100%和95%,而常规显像的准确性仅为49%。Ricard等[6]分析了13例儿童和青少年横纹肌肉瘤的^{18}F-FDG PET/CT显像结果,并与CT、MRI及骨显像等常规影像技术进行比较,结果显示PET/CT确诊了1例被常规影像误诊的前列腺横纹肌肉瘤,更正了4例淋巴结分期和2例骨转移,改变了2例患儿的治疗方案。PET/CT在淋巴结、骨、骨髓和软组织转移的诊断上优于常规影像[6,12]。此外,通过注射利尿剂促进排尿,再憋尿后行盆腔局部延迟显像,可帮助排除膀胱内尿液放射性对包括前列腺恶性病灶在内的盆腔病灶的干扰[13]。

本例患者因腰背疼痛就诊,常规影像学检查先发现肺、胸膜和骨转移灶,^{18}F-FDG PET/CT不仅找到了原发灶,还发现了更多的骨转移灶和肺门淋巴结转移,为横纹肌肉瘤患者的最初分期和治疗后的再分期提供了有价值的信息。

本文直接使用的缩略语:

FDG(fluorodeoxyglucose),脱氧葡萄糖

MIP(maximum intensity projection),最大密度投影

PSA(prostate specific antigen),前列腺特异性抗原

SUV_{max}(maximum standardized uptake value),最大标准摄取值

参考文献

[1] 邵虹,施美华,王静蕾,等.骨显像在儿童常见恶性实体瘤骨转移中的应用.中华核医学杂志,2007,27(5):275-277.

[2] 王雪刚,章小平,陈力,等.成人泌尿系横纹肌肉瘤的诊治及预后(附8例报告及文献复习).临床泌尿外科杂志,2013,28(3):185-188.

[3] BREITFELD PP,MEYER WH. Rhabdomyosarcoma:new windows of opportunity. Oncologist,2005,10(7):518-527.

[4] WU HY,SNYDER HM 3RD,WOMER RB. Genitourinary rhabdomyosarcoma:which treatment,how much,and when? J Pediatr

Urol, 2009, 5(6): 501-506.

[5] 王强, 孙家庆, 晁亮, 等. 前列腺胚胎性横纹肌肉瘤1例报告并文献复习. 现代泌尿生殖肿瘤杂志, 2012, 4(6): 337-339.

[6] RICARD F, CIMARELLI S, DESHAYES E, et al. Additional Benefit of F-18 FDG PET/CT in the staging and follow-up of pediatric rhabdomyosarcoma. Clin Nucl Med, 2011, 36(8): 672-677.

[7] VAN RIJN RR, WILDE JC, BRAS J, et al. Imaging findings in noncraniofacial childhood rhabdomyosarcoma. Pediatr Radiol, 2008, 38(6): 617-634.

[8] BAUM SH, FRÜHWALD M, RAHBAR K, et al. Contribution of PET/CT to prediction of outcome in children and young adults with rhabdomyosarcoma. J Nucl Med, 2011, 52(10): 1535-1540.

[9] EUGENE T, CORRADINI N, CARLIER T, et al. 18F-FDG-PET/CT in initial staging and assessment of early response to chemotherapy of pediatric rhabdomyosarcomas. Nucl Med Commun, 2012, 33(10): 1089-1095.

[10] 袁正, 王俭, 刘士远, 等. 前列腺横纹肌肉瘤的影像学表现分析(附3例报道并文献复习). 临床放射学杂志, 2008, 27(4): 537-539.

[11] VÖLKER T, DENECKE T, STEFFEN I, et al. Positron emission tomography for staging of pediatric sarcoma patients: results of a prospective multicenter trial. J Clin Oncol, 2007, 25(34): 5435-5441.

[12] FEDERICO SM, SPUNT SL, KRASIN MJ, et al. Comparison of PET-CT and conventional imaging in staging pediatric rhabdomyosarcoma. Pediatr Blood Cancer, 2013, 60(7): 1128-1134.

[13] 支科, 何建军, 王全师, 等. PET/CT显像发现淋巴瘤一例. 中华核医学杂志, 2006, 26(3): 170.

（摘自中华核医学与分子影像杂志2015年第35卷第2期，
第一作者：潘建虎，通信作者：孙达）

六、^{18}F-FDG PET/CT 联合增强 CT 诊断肾炎性肌纤维母细胞瘤一例

患者男，20岁。因左腰部不适10天、外院超声及MRI提示左肾实质性占位病变入院。实验室检查：血、尿常规及肝肾功能、肿瘤标志物均未见异常。CT平扫示左肾体部3.7cm×4.6cm×3.5cm等密度肿块影，边界欠清晰，部分突出于肾轮廓之外，相邻肾周脂肪囊内密度升高，其内可见索条状密度增高影，病变邻近肾包膜明显增厚（图5-1-6a）；CT增强扫描皮质期和实质期肿块均呈不均匀轻到中度强化，且实质期强化较皮质期明显，分泌期肿块呈边缘强化，表现为周边强化与肾实质强化程度类似且高于中央区，强化带厚薄不一，中央区域呈低密度，边界较平扫清晰（图5-1-6b~d）。患者行^{18}F-FDG PET/CT（德国Siemens Biograph 16 HR型）检查，结果示相应肿块处FDG代谢增高，CT强化分泌期所示低密度区FDG代谢最高，周边强化明显区域FDG代谢较低，SUV_{max} 3.2~7.4（图5-1-6e、f）。术后病理：光学显微镜下见梭形细胞分布，并见大量淋巴细胞及浆细胞浸润；免疫组织化学分析：肿瘤细胞SMA（+）、结蛋白局灶（+）、ALK（-）（图5-1-6g，h），诊断为IMT。患者术后恢复良好，随访5个月未见病灶复发或扩散。

讨论 IMT病因尚不明，曾被认为可能是炎性反应或创伤后增生反应性病变，称为炎性假瘤，目前已知肌纤维母细胞是其主要细胞类型，该病是一种真性肿瘤，而非"假瘤"[1-2]。WHO新定义为"由分化的肌纤维母细胞性梭形细胞组成的，常伴大量浆细胞和/或淋巴细胞的一种肿瘤"；为纤维母细胞/肌纤维母细胞肿瘤、中间性、少数可转移类[3]。

肺是常见的IMT好发部位，肾IMT罕见，临床对其认识不足。结合本例资料与相关文献[4-6]，肾IMT的CT、PET/CT表现及临床特征可归纳为：①CT平扫呈等密度，边界欠清晰；②CT增强扫描皮质期及实质期均呈轻到中度强化，且强化不均，分泌期呈带状环形强化；③肿块邻近脂肪囊密度增高，包膜明显增厚，且增厚的包膜较广泛；④PET/CT示肿块FDG代谢增高，且见CT强化分泌期所示低密度区FDG代谢最高，周边高密度增强带FDG代谢较低；肾外其他部位未见明确肿瘤转移征象；⑤临床上无特异性症状体征，无血尿。根据病理结果，CT增强分泌期周边高密度强化带为增生的纤维组织，内含丰富的毛细血管，检查时对比剂进入血管外间隙积聚且不能迅速廓清，因而此区域呈不同程度强化，而近中央低密度区为浸润的慢性炎性细胞，包括浆细胞、淋巴细胞等；PET/CT示前者FDG代谢低于后者，与其病理表现一致。

诊断肾IMT主要需与肾癌进行鉴别[6-7]：肾透明细胞癌也呈不均匀明显强化，但强化方式为快进快出，在分泌期有明显低于肌肉组织密度的坏死、囊变区，后者在PET上呈FDG代谢减低区；而IMT在分泌期低密度区为炎性细胞浸润，呈FDG高代谢；肾筋膜较广泛的增厚征象也有助于IMT与肾癌的鉴别。在临床上，肿块较大的肾癌常伴有血

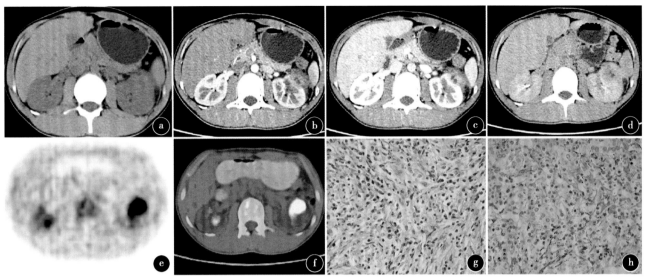

图 5-1-6 肾 IMT 患者,男,20 岁。CT 平扫(a)示左肾体部等密度肿块影,边界欠清晰,部分突出于肾轮廓之外,相邻肾周脂肪囊内密度升高,病变邻近肾包膜较正常明显增厚;CT 增强扫描皮质期(b)和实质期(c)肿块均呈不均匀轻到中度强化,且实质期强化较皮质期明显,分泌期(d)肿块强化趋于均匀,周边强化与肾实质强化程度类似且高于中央区,强化高密度带厚薄不一,中央区域呈低密度,边界较平扫清晰;PET(e)及 PET/CT(f)示肿块 FDG 代谢增高,SUV$_{max}$ 3.2~7.4;病理:光学显微镜下(g)见较多梭形的肌纤维母细胞分布,呈束状交错排列,并见大量淋巴细胞、浆细胞及嗜酸性粒细胞浸润(HE × 400);免疫组织化学检查(h)示肿瘤细胞平滑肌特异性肌动蛋白(+)(SP × 400)

尿,而 IMT 虽然可以累及肾髓质或向外生长,但实验室检查常无血尿。笔者认为结合增强 CT 和 PET/CT 表现,有助于正确诊断本病。

本文直接使用的缩略语:

ALK(anaplastic lymphoma kinase),间变性淋巴瘤激酶

FDG(fluorodeoxyglucose),脱氧葡萄糖

IMT(inflammtory myofibroblastic tumor),炎性肌纤维母细胞瘤

SMA(smooth muscle actin),平滑肌肌动蛋白

SP(streptavidin-peroxidase),链霉素抗生物素蛋白 - 过氧化物酶连结法

SUV$_{max}$(maximum standardized uptake value),最大标准摄取值

参考文献

[1] SELVAN DR,PHILIP J,MANIKANDAN R,et al. Inflammatory pseudotumor of the Kidney. World J Surg Oncol,2007,5:106.

[2] 纪小龙,马亚敏. 从炎性假瘤到炎性肌纤维母细胞瘤:浅谈病理形态学发展的过程. 临床与实验病理学杂志,2003,19(3):319-320.

[3] FLETCHER CDM,UNNI KK,MERTENS F. World Health Organization Classification of Tumours:pathology and genetics of tumors of soft tissue and bone. 2nd. Lyon:IARC Press,2002:47-107.

[4] 李涛,龚书榕,陈梓甫,等. 肾脏炎性肌纤维母细胞瘤. 中华泌尿外科杂志,2005,26(3):188-191.

[5] 蔡汉寿,李恒国,康举龄. 肾炎性肌纤维母细胞瘤一例. 临床放射学杂志,2007,26(4):410-411.

[6] KIM TJ,KIM SH. Radiologic findings of renal inflammatory pseudotumor:a case report. Korean J Radiol,2000,1(4):219-222.

[7] RYU KH,IM CM,KIM MK,et al. Inflammatory myofibroblastic tumor of the kidney misdiagnosed as renal cell carcinoma. J Korean Med Sci,2010,25(2):330-332.

(摘自中华核医学与分子影像杂志 2012 年第 32 卷第 4 期,
第一作者:赵修义,通信作者:邵亚辉)

七、PET/CT 诊断婴儿肾母细胞瘤一例

患儿男,3 个月。以"发热 2d、发现右上腹肿物 1 天"入院;体格检查:神志清楚,腹部膨隆,右上腹可触及肿物,约 10cm×8cm,质韧,表面光滑,不易推动;双肺可闻及啰音,心律齐,无杂音;浅表淋巴结未触及,脾未触及。临床诊断:"右上腹肿物待查"。入院后第 2 天在本院行腹部 CT 平扫,考虑"肝右叶巨大低密度占位";3d 后来本科行 ^{18}F-FDG PET/CT(Discovery STE 16 型)检查(按美国 GE 公司提供的儿童 PET/CT 扫描方案,电压 100kV,电流 80mA),结果示:右上腹见巨大低密度软组织占位,大小约 75.2mm×82.9mm×100.3mm,肿块内部密度不均,可见不规则高密度影及低密度影,CT 均值约 −2~59HU,边缘光滑;整个肿块放射性摄取异常增高,SUV_{max} 为 8.9,平均 SUV 为 4.5,肿块内部放射性分布不均匀;肝右叶及肠道受压,明显向上或向前移位。右肾未见显影,胆囊显示欠清晰。胰腺未见明显异常密度影,脾密度均匀;腹膜后未见肿大淋巴结(图 5-1-7)。诊断意见:右上腹巨大高代谢软组织占位,考虑为右肾母细胞瘤(右肾完全侵犯)可能性大;检查范围内未见明确肿瘤转移征象;考虑临床分期为Ⅱ期。同日在 PET/CT 引导下(方法同常规 CT 引导穿刺活组织检查,穿刺时将 CT 扫描定位图与此前 PET/CT 图像对照,于代谢活跃处穿刺取材)行穿刺活组织病理检查,结果示:(右肾)呈原始肾胚芽,幼稚的平滑肌,纤维细胞分化,符合肾母细胞瘤。免疫组织化学检查结果为:波形蛋白阳性,肌动蛋白阳性,结蛋白阴性,细胞角蛋白阳性,突触素阴性,S-100 蛋白阴性,肝细胞阴性,横纹肌肉瘤标志物阴性。

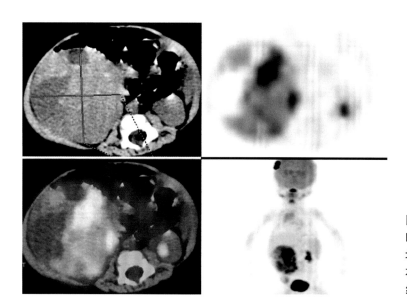

图 5-1-7　患儿男,3 个月,肾母细胞瘤。^{18}F-FDG PET/CT 显像示,横断面右上腹巨大软组织占位,肿块边界尚清,呈混杂密度,代谢呈不均匀异常活跃。右肾未显影,左肾未见异常。腹腔内未见转移淋巴结。三维(左上)图示头部浓聚点为注射点

讨论　肾母细胞瘤又名肾胚胎瘤、维尔姆斯瘤(Wilms 瘤),是儿童最常见的恶性肿瘤之一,占儿童肾脏恶性肿瘤的 90% 以上。其大多起源自肾包膜下的肾实质,外生性和中心性罕见。发病高峰年龄为 1~4 岁,新生儿罕见(0.16%)[1]。肾母细胞瘤主要应与肾上腺神经母细胞瘤鉴别,后者钙化率高(79%),常侵犯腹膜后结构,推移和包绕下腔静脉、腹主动脉等大血管;肿瘤对肾主要是推移,肾的形态基本保持,肿瘤与肾呈锐角相交;CT 示肾实质没有呈"新月形"变薄的强化征象。尿中的 3- 甲氧基 -4- 羟基杏仁酸升高也支持肾上腺神经母细胞瘤诊断。

肾母细胞瘤的准确分期对指导治疗有重要意义。Ⅰ期:肿瘤局限于肾内,肾被膜完整,可完全切除,术前或术中肿瘤未破溃,切除边缘无肿瘤残存。Ⅱ期:肿瘤区域性扩散至肾外,但可完全切除。Ⅲ期:腹部有非血源性肿瘤残存:肾门或主动脉旁淋巴链病理检查示有肿瘤浸润;腹腔内有广泛性肿瘤转移,如术前或术中有肿瘤散落或肿瘤生长穿透至腹膜面;腹膜有肿瘤种植;切除边缘有肿瘤残存(病理学大体或显微镜检查);由于浸润周围主要脏器,肿瘤未能完全切除。Ⅳ期:血源性转移至肺、肝、骨、脑等;Ⅴ期:诊断时为双侧性肿瘤,应按上述标准对每侧进行分期。通常Ⅰ、Ⅱ期肿瘤经合理治疗存活率可达 90% 以上[2]。但目前的影像学方法(如静脉肾盂排泄造影、超声、CT 等)对肾母细胞瘤的准确分期尚存在诸多不足[3]。有文献[4]报道 3 例儿童肾母细胞瘤的 FDG PET 显像,结果示肿瘤组织均有不同程度的 FDG 摄取。本例肾母细胞瘤患儿的全身 FDG PET/CT 检查显示,肾母细胞瘤的 FDG 代谢呈不均匀性高代谢,部分病灶可呈低代谢或无代谢表现。故全身 FDG PET/CT 检查可在显示肿瘤组织代谢活性的基础上,准确显示肾母细胞瘤的肿瘤大小、范围、边缘结构、转移情况、侵犯范围、是否累及大血管与邻近的组织器官以及肿瘤组织的代谢活性等,为其分期、制定治疗方案、估计预后提供重要依据。

本文直接使用的缩略语：

FDG（fluorodeoxyglucose），脱氧葡萄糖

SUV（standardized uptake value），标准摄取值

参考文献

[1] LOWE LH,ISUANI BH,HELLER RM,et al. Pediatric renal masses：Wilms tumor and beyond. Radiolgraphic,2000,20(6):1585-1603.

[2] GOW KW,ROBERTS IF,JAMIESON DH,et al. Local staging of Wilms tumor-computerized tomography correlation with histological findings. J Pediatr Surg,2000,35(5):677-679.

[3] 王秋艳,高煜,李文华,等. 儿童肾脏恶性肿瘤的 CT 诊断和鉴别诊断. 临床放射学杂志,2001,20(12):944-947.

[4] SHULKIN BL,CHANG ES,PETER J,et al. PET FDG studies of Wilms tumors. J Pediatr Hematol Oncol,1997,19(4):334-338.

（摘自中华核医学杂志 2008 年第 28 卷第 6 期,第一作者:潘卫民）

八、卵巢未成熟畸胎瘤合并腹膜胶质瘤 CT 及 PET/CT 表现一例

患儿女,7 岁。因腹部肿物 2 个月于 2012 年 9 月 28 日入院。体格检查:腹部可触及 1 个肿块,部分质硬,不活动,移动性浊音(+)。实验室检查:AFP 175.80(0~7.02)μg/L,CA19-9 65.59(0~39.00)IU/ml,CA12-5 268.70(0~35.00)IU/ml,CEA 6.25(0~3.40)μg/L。CT 平扫(图 5-1-8,图 1a)示下腹部及盆腔肿块,大小约 10.3cm×16.7cm×20.0cm,边界清晰,有完整包膜;可见多发不规则钙质样高密度影、囊性低密度影、"破棉絮状"脂肪密度影及条带状软组织密度影。腹腔大量积液。增强扫描(图 5-1-8,图 1b)示动脉期实性部分轻度强化,静脉期及延迟期实性部分进一步强化。

患儿于 2012 年 10 月 6 日行第 1 次手术。腹腔内见大量淡黄色腹水,约 1 500ml。左侧卵巢肿块,直径约 18cm,呈囊实性;切面见少量皮脂毛发,呈灰白、灰红色,质软,部分区域质如脑髓;病理检查证实为 OIT(Ⅱ～Ⅲ级)。网膜组织表面见粟粒样白色小结节,病理检查(图 5-1-8,图 1c~1d)示脂肪及增生的纤维结缔组织内成熟神经组织呈结节状种植,符合 GP 的表现。患儿术后复查发现血清 AFP 1 194μg/L,遂于术后第 18 天行 ^{18}F-FDG PET/CT 检查。结果(图 5-1-8,图 2a~2b)示:①腹水;②肝肾间隙囊实性混杂密度肿块,边界清楚,最大截面约 3.7cm×5.9cm,见多发斑片状钙质密度影和条带状软组织密度影,实性软组织部分不均匀性 FDG 摄取增高,SUV$_{max}$ 3.6;③肝周腹膜、左侧大网膜及盆腔腹膜返折处等腹膜组织结节样增厚,FDG 摄取增高,SUV$_{max}$ 4.6。于 2013 年 1 月 17 日行第 2 次手术。手术证实:肿瘤来源于后腹膜,大网膜上见少量粟粒状结节。病理诊断(图 5-1-8,图 2c~2d):OIT 合并 GP。

讨论　OIT 是一种少见的生殖细胞来源的肿瘤,起源于生殖细胞的 3 个胚层,含有不等量的未成熟组织和成熟组织,其中神经组织的存在和分化级别对肿瘤的恶性程度起决定性作用。Schmidt 和 Kommoss[1] 依据原始神经上皮的有无和含量多少将未成熟畸胎瘤分为 0～Ⅲ级。临床上以腹部肿块、腹水为主要表现,并伴血清 AFP 升高。

GP 以腹膜或腹腔其他脏器表面种植许多单一、成熟的神经胶质结节为特征[2]。结节由胶质纤维酸性蛋白和 S-100 蛋白阳性的神经胶质组织构成,显微镜下可见单一的星形神经胶质细胞。GP 可来源于成熟与未成熟的卵巢畸胎瘤,且 OIT 合并 GP 比较少见,以青少年女性居多[3]。有研究[2]认为 OIT 合并 GP 的可能原因是:①畸胎瘤因瘤体较大、瘤内容物压力大、包膜破损、肿瘤破裂等因素,致内容物漏出,形成腹膜播散性种植;②由起源于腹膜表面或体腔上皮下多潜能干细胞或间充质细胞,在特定的环境条件下多中心同时发生的胶质定向分化[1,4-5]。

OIT 合并 GP 最具特征性的 CT 表现为在混杂密度的肿块中常见条带状软组织密度影,显微镜下可见这些条带状软组织密度为脑组织,大体标本切面上呈灰白色盘曲带状排列;而 GP 则表现为网膜、肠系膜等腹膜结构的增厚[6]。OIT 合并 GP 的 ^{18}F-FDG PET/CT 表现为:①单发混杂密度肿块,边界清楚,有包膜;②实性部分不均匀性 ^{18}F-FDG 摄取增高;③肝周腹膜、大网膜及盆腔腹膜返折处等腹膜结构的结节样增厚及 ^{18}F-FDG 摄取增高。本例患儿首次手术前未行 PET/CT 显像,术后复查发现血清 AFP 异常增高,是 ^{18}F-FDG PET/CT 显像的主要适应证之一[7]。与 CT 相比,PET/CT 在显示 GP 方面表现出一定的优势,能清楚地定位腹膜上种植转移的成熟神经胶质结节。Gheorghisan-Gakateanu 等[2]的研究认为 GP 是引起 OIT 复发的一个高危因素。因此,通过 ^{18}F-FDG PET/CT 显像准确获知病变大小、累及范围及程度,将有助于手术区域的选定和病灶的完整切除,为控制肿瘤复发创造条件。

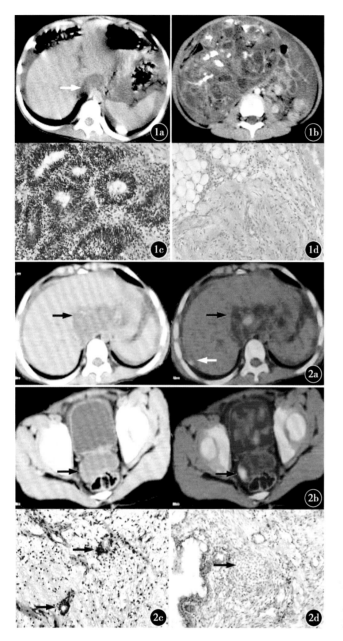

图 5-1-8　图 1 卵巢未成熟畸胎瘤合并腹膜胶质瘤患儿（女,7 岁）第 1 次术前 CT 及术后病理检查图。1a. CT 平扫示肝胃间隙囊性低密度影（箭头示）;1b. 增强扫描示腹腔内巨大囊实性混杂密度肿块,边界清晰,有完整包膜,实性部分轻度强化,囊性部分无强化;病理检查（HE×100）可见原始神经管（1c）和成熟神经胶质结节（1d）。图 2 该患儿第 2 次术前 ¹⁸F-FDG PET/CT 及术后病理检查图。2a. ¹⁸F-FDG PET/CT 示肝胃间隙囊实性混杂密度肿块（黑箭头示）,实性部分不均匀性 ¹⁸F-FDG 摄取增高,肝周腹膜结节样 ¹⁸F-FDG 摄取增高（白箭头示）;2b. ¹⁸F-FDG PET/CT 示盆腔腹膜返折处腹膜结节样增厚,¹⁸F-FDG 摄取增高（箭头示）;病理检查（HE×100）可见少量原始神经管（2c,箭头示）和不成熟软骨（2d,箭头示）

本文直接使用的缩略语：

AFP（alphafetoprotein）,甲胎蛋白

CA（carbohydrate antigen）,糖类抗原

CEA（carcinoembryonic antigen）,癌胚抗原

FDG（fluorodeoxyglucose）,脱氧葡萄糖

GP（gliomatosis peritonei）,腹膜胶质瘤

OIT（ovarian immature teratomas）,卵巢未成熟型畸胎瘤

SUV_{max}（maximum standardized uptake value）,最大标准摄取值

参考文献

[1] SCHMIDT D,KOMMOSS F. Teratoma of the ovary. Clinical and pathological differences between mature and immature teratomas. Pathologe,2007,28（3）:203-208.

[2] GHEORGHISAN-GALATEANU A TERZEA DC,CARSOTE M,et al. Immature ovarian teratoma with unusual gliomatosis. J Ovarian Res,2013,6（1）:28.

［3］李小平,崔恒,魏丽惠,等.卵巢未成熟畸胎瘤合并腹膜胶质瘤病(附4例临床分析).中国妇产科临床杂志,2004,5(4):276-278.

［4］BEST DH,BUTZ GM,MOLLER K,et al. Molecular analysis of an immature ovarian teratoma with gliomatosis peritonei and recurrence suggests genetic independence of multiple tumors. Int J Oncol,2004,25(1):17-25.

［5］KWAN MY,KALLE W,LAU GT,et al. Is gliomatosis peritonei derived from the associated ovarian teratoma? Hum Pathol,2004,35(6):685-688.

［6］于小平.卵巢恶性畸胎瘤的CT表现.医学影像学杂志,2008,18(6):646-648.

［7］林志春,尹亮,何滔,等.^{18}F-FDG PET/CT对原发性腹膜乳头状浆液性癌的诊断价值.中华核医学与分子影像杂志,2013,33(5):324-327.

(摘自中华核医学与分子影像杂志2015年第35卷第3期,
第一作者:刘思敏,通信作者:王振光)

九、子宫肌瘤 ^{18}F-FDG PET/CT 显像高代谢二例

病例1 患者,49岁,孕2产1。右侧乳腺浸润性导管癌根治术后10个月,术后行紫杉醇和阿霉素联合化疗6周期。停经10个月,无不规则阴道出血史。B超检查示:子宫前位,大小约8.4cm×5.8cm×6.5cm,轮廓清,形态失常,宫内光点分布欠均匀,宫肌壁间可见类圆形低回声区,大小为4.6cm×5.0cm,边界清,内部回声均匀,符合子宫肌瘤表现。全身^{18}F-FDG PET/CT显像(图5-1-9,图1a)示:子宫体积明显增大,宫底偏右侧肌壁内见一结节状异常高代谢病灶,大小约4.8cm×5.1cm,病灶SUV约为17.0,全身其他部位未见异常病灶,结合临床,不排除子宫壁内恶性肿瘤。MRI检查示子宫体积增大,子宫底部(子宫肌层)见一类圆形异常信号影,直径约3.5cm(图5-1-9,图1b)。行手术切除占位病变,术后病理检查证实为子宫平滑肌瘤。

病例2 患者,40岁,孕2产1。2年前体格检查时发现子宫肌瘤。患者自发病以来未觉月经周期及月经量异常,周期28天,经期7~8天,无痛经及不规则阴道出血史,近半年每次月经来潮时,自觉右侧乳腺略胀痛,未予处理。B超检查发现子宫占位病变,考虑为子宫肌瘤。CT检查(图5-1-9,图2a)示:子宫体积增大,增强扫描发现子宫底部异常强化灶,增强前后CT值分别为46和162HU,考虑为子宫肌瘤。月经过后2天,盆腔^{18}F-FDG PET/CT显像(图5-1-9,图2b)示:子宫体积增大,宫底部见一结节状异常高代谢病灶,大小约5.3cm×4.2cm,病灶SUV约为8.9,考虑为子宫肌瘤。行子宫肌瘤剔除术,术后病理检查证实为子宫平滑肌瘤。

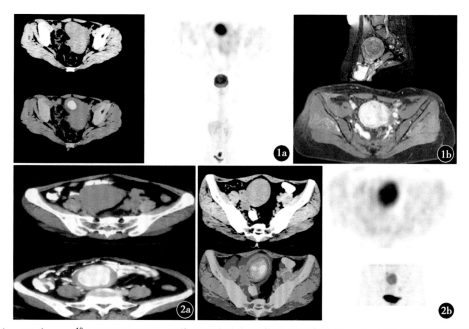

图5-1-9 图1例1,49岁。a. ^{18}F-FDG PET/CT显像示子宫底部结节状异常高代谢灶;b. MRI增强扫描示子宫底部类圆形异常信号影,T_1WI呈等信号(小箭头示),T_2WI呈稍高信号(大箭头示),信号欠均匀,病灶边缘清晰、宫腔明显受压变形。图2例2,40岁。a. CT检查示子宫底部占位病变,边界清晰、密度较均匀,增强扫描可见病灶异常强化(箭头示);b. ^{18}F-FDG PET/CT显像示子宫底部结节状异常高代谢灶

讨论　子宫肌瘤是女性发病率较高的生殖器官良性肿瘤。其病灶大小不等,血液供应丰富。其发病机制目前仍不明确。临床上根据其与子宫肌壁的关系分为:①肌壁间肌瘤,较多见,占60%~70%;②浆膜下肌瘤,约占20%;③黏膜下肌瘤,约占10%[1]。子宫肌瘤瘤体由平滑肌细胞和纤维结缔组织构成,根据两者所占比例不同,病理学上分为普通型子宫肌瘤、细胞型子宫肌瘤、退变型子宫肌瘤。

本组2例子宫肌瘤患者年龄均≥40岁,病灶均为位于子宫底部的单发病灶,且直径均≥3.5cm,病理类型均为细胞型肌瘤,均具有异常高代谢。其CT或MRI增强扫描均明显强化,考虑与子宫肌瘤血液供应丰富有关。有研究[2]表明增强扫描能提高子宫肌瘤的检出率。例2患者的病灶有明显动脉期强化。目前,病灶葡萄糖代谢增高的原因尚不完全清楚。考虑与以下因素有关:①各种生长因子,包括纤维细胞生长因子、胰岛素生长因子、β转移生长因子、单核细胞趋化蛋白、集落刺激因子及其受体的共同作用;②子宫肌瘤平滑肌细胞异常增殖;③子宫肌瘤的血液供应丰富;④不除外子宫肌瘤处于癌前病变期。子宫壁内局灶性FDG代谢增高可见于子宫肌瘤、子宫肌瘤恶变、子宫平滑肌肉瘤、子宫壁内转移瘤[3],故缺乏特异性。因此,PET/CT显像鉴别子宫占位病变的良恶性,需结合临床及其他影像学表现,不能仅通过病灶的代谢鉴别。

本文直接使用的缩略语:

FDG(fluorodeoxyglucose),脱氧葡萄糖

SUV(standardized uptake value),标准摄取值

参考文献

[1] 孔秋英,谢红宁.妇产科影像诊断与介入治疗学.北京:人民卫生出版社,2001.200.

[2] 赖寿伟,杨华岳,邱小琴.动态增强CT扫描对子宫肌瘤的诊断价值.中国医学影像杂志,1999,10(4):264-266.

[3] 李亚军,高硕,白人驹.子宫平滑肌肉瘤一例.中华放射学杂志,2004,38(12):1342-1343.

(摘自中华核医学杂志2006年第26卷第4期,第一作者:陈萍)

十、^{18}F-FDG PET/CT 显像诊断子宫良性转移性平滑肌瘤肺转移一例

患者女,43岁。因心悸、咳嗽、胸痛等不适入院。既往史:2005年曾因子宫肌瘤行"肌瘤剔除加子宫次全切术"。本院胸部CT示左肺上叶及右肺多发占位,考虑转移瘤可能。为明确病变性质及原发灶,于本科行全身PET/CT检查。全身PET/CT(美国GE Discovery STE)示子宫呈术后改变,局部囊实性肿块,代谢不高,考虑肌瘤复发并囊肿;左上肺下舌段及右下肺后基底段结节,右下肺背段软组织肿块,大小约8.3cm×8.6cm,边缘光滑,代谢不高,SUV$_{max}$为1.5,考虑良性平滑肌瘤转移可能(图5-1-10,图1)。在PET/CT引导下经皮穿刺活组织检查,病理诊断符合子宫平滑肌瘤(图5-1-10,图2)。免疫组织化学检查:SMA(+),ER(+),PR(+++),结蛋白(+),CD$_{34}$(-),*BCL-2*(+),CD$_{99}$(+),CD$_{117}$(-),S-100(-),黑色素瘤抗体(-),突触素(-),增殖细胞核相关抗原Ki67(3%+)。最终诊断:PBML。

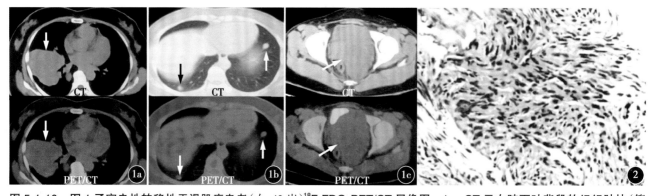

图5-1-10　图1子宫良性转移性平滑肌瘤患者(女,43岁)^{18}F-FDG PET/CT显像图。1a. CT示右肺下叶背段软组织肿块(箭头示),边缘不规则,边界清晰,PET/CT示软组织肿块代谢不高(箭头示);1b. CT示左上肺下舌段及右下肺后基底段小结节,边缘光滑,PET/CT示小结节代谢不高(箭头示);1c. CT示残余子宫周围巨大囊实性不规则软组织肿块,边界清晰,PET/CT示该软组织肿块代谢不高(箭头示)。**图2本例患者病理检查图(HE×200)。**瘤细胞聚集成束,细胞呈梭形,胞质丰富,呈嗜酸性,胞核呈棒状,无异型性

讨论 BML 较为罕见,通常发生在有子宫肌瘤病史的女性,且患者多有子宫肌瘤及部分子宫或全子宫切除的手术史,表现为子宫以外甚至是远离子宫的部位(如肺、盆腔、腹腔、上腔静脉、右心房、脑和骨骼等)出现组织形态学及病理学良性的平滑肌瘤[1]。BML 可表达 ER 与 PR,且与子宫平滑肌瘤相似,为激素依赖型肿瘤[2]。BML 易发转移的现象有悖于人们对肿瘤的共识,即良性肿瘤不转移、恶性肿瘤常转移。在 BML 的诸多转移中,以肺转移最为多见,肺 BML 又称肺特发性播散性平滑肌瘤。因其往往继发于子宫肌瘤,故又称为 PBML,常于子宫切除后 3 个月 ~ 20 年[3]发生。影像学表现为肺内单发或多发肺结节,界限清楚,直径从几毫米至几厘米不等,少数病例结节呈粟粒状或出现空洞[4-5];结节多无钙化,在增强扫描时无明显强化;肺结节一般不累及支气管内膜和胸膜,也无纵隔或肺门淋巴结肿大。本例 PET/CT 示双肺多发结节及肿块,最大位于右肺下叶背段,代谢不高,无纵隔、肺门淋巴结肿大,考虑良性病变。由于患者有子宫肌瘤手术史且一般情况良好,因此提出 PBML 的诊断。对于 BML 的组织来源是良性还是轻度恶性存在较大争议,Kayser 等[6]认为 BML 来源于生长缓慢、分化程度较高的子宫平滑肌肉瘤;然而有研究[7]证实 BML 能够上调表达 miR-221 基因,而平滑肌肉瘤不能,由此表明 BML 不同于子宫平滑肌肉瘤,是良性转移性肿瘤。

目前,对 BML 诊断非常困难。其一般无临床症状,多为体格检查时发现,少数患者有轻微咳嗽、胸痛、腹痛等表现。在影像学方面,常规 CT 一般示肺内多发结节,大小不等,边界较清,与周围组织分界清楚,但仍较难鉴别良恶性及原发灶;B 超可发现盆腔、腹膜后异常软组织肿块,但亦难以区分肿块的良恶性。在组织学方面,肺内或其他部位的转移灶与子宫原发灶具有相似的组织病理学形态学特点,瘤细胞由分化成熟的梭形平滑肌细胞构成;在免疫组织化学方面,由于瘤体来源于子宫肌瘤组织,两者的激素受体表达也相近。本例 ER、PR 表达均阳性,且 PR 表达强度较 ER 高,表明 BML 对 ER 和 PR 有依赖性,并进一步说明其来源于子宫肌瘤。增殖细胞核相关抗原 Ki67 表达的高低与肿瘤分化程度、浸润、转移及预后密切相关;BCL-2 为抗凋亡蛋白,可阻断多种引起细胞凋亡的刺激,延长细胞生存期。本例 Ki67、BCL-2 表达均阳性,这可能是 BML 细胞增殖能力及抗凋亡能力强的原因。对 BML 的治疗主要是尽可能完全切除原发及转移病灶,同时采用抗激素治疗。BML 进展缓慢,预后相对良好,Kayser 等[6]报道的 10 例 BML 患者在行手术切除后中位生存时间为 94 个月。

在鉴别诊断方面,首先要排除肺原发性平滑肌瘤,其影像学主要表现为单个病灶,一般不表达 ER、PR 等受体;其次,双肺粟粒状 BML[4-5]要与粟粒性肺结核相鉴别,要点是后者有较重的全身和呼吸系统症状(如乏力、盗汗、咳嗽、胸闷等)或短期内诊断性抗结核治疗有效;此外,CT 引导下经皮穿刺活组织检查也可获得组织学证据。最后,对 BML 的诊断必须建立在除外恶性病变的基础上,如果出现生长迅速、细胞异型性增加、核分裂象多、出现肿瘤性坏死等,则考虑为平滑肌肉瘤。

目前,关于 ^{18}F-FDG PET/CT 在 BML 中的应用鲜有报道。与传统影像学技术(X 线、CT、MRI 及 B 超)相比,PET/CT 具有形态学与功能代谢相互结合、互为补充的优点,并可进行全身检查,有利于作出全面诊断。^{18}F-FDG 是使用最为广泛的正电子显像药物,对肿瘤的诊断、良恶性鉴别及疗效评价都具有较高的准确性和特异性。张云等[8]报道 1 例 PBML PET/CT 显像,指出 PET/CT 对肺结节良恶性鉴别具有重要价值。di Scioscio 等[9]联合 CT 和 PET/CT 发现了 BML 患者 PET/CT 显像肺内无活动性结节。本例术后 7 年行 PET/CT 检查示,宫内肌瘤复发并囊肿伴双肺多发结节转移,代谢不高。PET/CT 显像结果提示,肿块更倾向于良性组织,病理检查证实为子宫肌瘤复发伴肺内多发转移。

综上所述,对于患有子宫肌瘤且行子宫肌瘤剔除和部分子宫或全子宫切除术的女性,PET/CT 发现肺、盆腔、腹腔、上腔静脉等多部位出现异常软组织病灶,且代谢不高,而患者一般情况尚可,全身无异常高代谢病灶,则要考虑子宫 BML 的可能;病理检查结果若与子宫肌瘤病理组织学相同,则可确诊为子宫 BML。

本文直接使用的缩略语:

BCL-2(B cell lymphoma-2),B 细胞淋巴瘤 -2

BML(benign metastasizing leiomyoma),良性转移性平滑肌瘤

ER(estrogen receptor),雌激素受体

FDG(fluorodeoxyglucose),脱氧葡萄糖

PBML(pulmonary benign metastasizing leiomyoma),良性转移性平滑肌瘤肺转移

PR(progestogen receptor),孕激素受体

S-100(soluble protein-100),可溶性蛋白 -100

SMA(smooth muscle actin),平滑肌肌动蛋白

SUV$_{max}$(maximum standardized uptake value),最大标准摄取值

Syn(synaptophysin),突触素

参考文献

［1］AWONUGA AO,SHAVELL VI,IMUDIA AN,et al. Pathogenesis of benign metastasizing leiomyoma:a review. ObstetGynecol Surv, 2010,65(3):189-195.

［2］RAO AV,WILSON J,SYLVESTER K. Pulmonary benign metastasizing leiomyoma following hysterectomy:a clinicopathologic correlation. J ThoracOncol,2008,3(6):674-676.

［3］ABRAMSON S,GILKESON RC,GOLDSTEIN JD,et al. Benign metastasizing leiomyoma:clinical,imaging and pathologic correlation. AJR Am J Roentgenol,2001,176(6):1409-1413.

［4］倪颖梦,时国朝,沈继敏,等.肺良性转移性平滑肌瘤一例.中华结核和呼吸杂志,2009,32(10):779-780.

［5］苗英,张占春,杨海涛,等.肺转移性子宫平滑肌瘤1例临床病理分析并文献复习.临床与实验病理学杂志,2012,28(3): 313-316.

［6］KAYSER K,ZIN S,SCHNEIDER T,et al. Benign metastasizing leiomyoma of the uterus:documentation of clinical, immunohistochemical and lectin histochemical date of ten cases. Virchows Arch,2000,437(3):284-292.

［7］NUOVO GJ,SCHMITTGEN TD. Benign metastasizing leiomyoma of the lung:clinicopathologic,immunohistochemical,and micro-RNA analyses. Diagn Mol Pathol,2008,17(3):145-150.

［8］张云,杨小丰,王瑜,等.肺良性转移性平滑肌瘤 PET/CT 显像一例.中华核医学杂志,2007,27(6):380.

［9］DI SCIOSCIO V,FERACO P,MIGLIO L,et al. Benign metastasizing leiomyoma of the lung:PET findings. J Thorac Imaging,2009,24 (1):41-44.

（摘自中华核医学与分子影像杂志 2013 年第 33 卷第 6 期，
第一作者：江茂情，通信作者：吴华）

十一、¹⁸F-FDG PET/CT 检出原发性输卵管癌一例

患者女,71 岁。阴道间断流血 1 年余,呈血水样,量时多时少,伴腥臭味,无腰酸、腹痛等不适,绝经 31 年。辅助检查:盆腔 CT 及子宫内膜诊刮术均未见异常;阴道彩超示子宫形态饱满,肌壁钙化,内膜回声不均。肿瘤标志物检查:CEA 5.3（正常参考值 0~5.0）μg/L。于本中心行 PET/CT 检查以排除恶性肿瘤可能。采用美国 GE Discovery ST 16 PET/CT 仪,¹⁸F-FDG 放化纯 >95%。患者静脉注射 ¹⁸F-FDG 237MBq,封闭视听 45min 后行 PET/CT 显像,显像可见左侧输卵管远端增粗,有一大小约 1.4cm×1.9cm×2.2cm 实性结节,边界清晰、密度均匀,CT 值约 52HU,FDG 摄取异常增高,SUV_{max} 6.3,注药后 2h 延迟显像 SUV_{max} 7.4,考虑左输卵管远端恶性肿瘤（图 5-1-11a~d）。患者于 2010 年 3 月

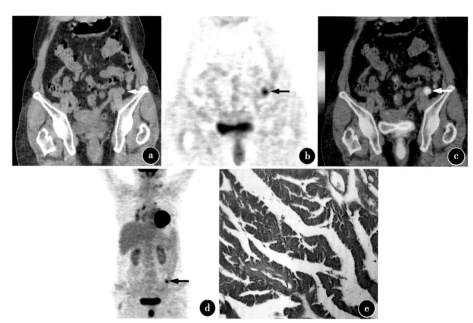

图 5-1-11　患者女,71 岁,左侧输卵管腺癌,¹⁸F-FDG PET/CT 显像图。a~d 依次为 CT,PET,PET/CT 融合图和全身最大密度投影图（箭头示病灶）;e 为病理图。癌组织呈巢状及腺样结果,癌细胞大小一致,核大深染,胞质少,有核分裂象（HE×10）

24 日行肿瘤切除术,术后病理示左侧输卵管腺癌 Ⅱ~Ⅲ 级(图 5-1-11e)。

讨论　原发性输卵管癌是罕见的妇科恶性肿瘤,占妇科恶性肿瘤的 0.1%~1.8%[1],发病高峰在 50~60 岁,其中绝大多数发生在绝经后。主要症状为阵发性阴道排液、下腹痛和盆腔肿块,约在 15% 的病例中可见[2],通常以此作为输卵管癌术前诊断的依据。由于输卵管癌罕见,仅少数患者出现典型"三联症",因此术前诊断率很低。本例为绝经后妇女,仅出现间断阴道流血症状 1 年余,常规检查及影像学检查均未见明显异常(患者虽然行盆腔 CT 检查,但因病变小,且与肠道等影像重叠,故显示不清),因此临床未能作出正确诊断。

PET/CT 在肿瘤早期诊断、鉴别诊断、临床分期、预后判断等方面具有重要作用[3]。Takanami 等[4]报道 1 例 68 岁老年女性因疑患卵巢肿瘤行 PET/CT 检查,显像示附件区一强摄取病灶,SUV 达 10.7,后手术证实为原发性输卵管癌。本例患者 18F-FDG PET/CT 检查发现左侧输卵管实性占位(输卵管与卵巢精确区分存在一定难度,但本例左侧输卵管远端与肿块关系密切,从解剖关系可判断肿块来源于输卵管),葡萄糖代谢明显增高,延迟显像升高明显,结合临床特点,诊断为输卵管恶性肿瘤,并经病理证实。因此 18F-FDG PET/CT 在诊断输卵管恶性肿瘤方面具有优势。

本文直接使用的缩略语:

CEA(carcinoembryonic antigen),癌胚抗原

FDG(fluorodeoxyglucose),脱氧葡萄糖

SUV(standardized uptake value),标准摄取值

SUV_{max}(maximum standardized uptake value),最大标准摄取值

参考文献

[1] 林仲秋. FIGO/IGCS 妇科恶性肿瘤分期及临床实践指南(五):输卵管癌. 国际妇产科学杂志,2008,35(5):389-390.

[2] FINCH A,BEINER M,LUBINSKI J,et al. Salpingo-oophorectomy and the risk of ovarian,fallopian tube,and peritoneal cancers in women with a BRCA1 or BRCA2 Mutation. JAMA,2006,296(2):185-192.

[3] 屈婉莹,郑建国,林嘉滨. PET/CT 临床应用优化选择的思考. 中华核医学杂志,2006,26(6):327-329.

[4] TAKANAMI K,KANETA T,YAMADA S,et al. 18F-FDG PET/CT findings of primary carcinoma of the fallopian tube. Clin Nucl Med,2009,34(6):377-378.

(摘自中华核医学杂志 2011 年第 31 卷第 6 期,第一作者:高海峰)

十二、右侧卵巢卵泡膜细胞瘤 18F-FDG PET/CT 显像一例

患者女,29 岁,未婚未产。主诉咳嗽 3 周余,发现下腹部肿物 1 周。患者 3 周前因感冒出现咳嗽,无发热,无咳痰,无咯血,曾在当地医院经抗感染、止咳治疗,但疗效欠佳,病情反复,1 周前发现下腹部肿大包块,无压痛、腹痛及腹泻症状。外院 B 超示:腹腔、盆腔巨大实性包块,性质待查;肝肾隐窝、双侧盆腔少量积液;右侧胸腔积液;子宫未见明显异常。CT 示:下腹部占位性病变。本院门诊以腹部肿物性质待查收入院。体格检查:全身浅表淋巴结无肿大,右下肺呼吸音减弱,余肺呼吸音较粗,未闻及干湿性啰音,心律齐,未闻及病理性杂音;下腹部稍膨隆,触及一大小约 15cm×10cm 包块,边界尚清,表面光滑,无压痛,移动性浊音(+);肛门指检示:子宫轮廓触及不清,可触及一质硬、位置较固定的巨大包块。血压 101/67mm Hg(1mm Hg=0.133kPa),体温 37.0℃,呼吸 20 次/min,脉搏 90 次/min。癌胚抗原、甲胎蛋白水平正常;2009 年 2 月 21 日血清 CA12-5 检查结果为 564.44(正常参考值 0~35 000)IU/L,2009 年 3 月 3 日复查为 307.38IU/L;2009 年 2 月 13 日查人绒毛膜促性腺激素 <2.90nmol/L;2009 年 2 月 23 日查垂体泌乳素 50.29(正常参考值滤泡期 2.74~26.72)μg/L,2009 年 3 月 3 日复查为 53.59μg/L;2009 年 2 月 23 日查促卵泡激素 5.73(正常参考值滤泡期 3.85~8.78)IU/L;促黄体激素 11.39(正常参考值滤泡期 2.12~10.89)IU/L,孕酮 2.90(正常参考值滤泡期 0.98~4.83)nmol/L。

2009 年 2 月 13 日本院 18F-FDG PET/CT(德国 Siemens 公司 Biograph HR 型)检查(图 5-1-12,图 1)示:①盆腔内见巨大软组织肿块影,大小约 15.1cm×9.0cm×17.4cm,CT 值介于 25.2~33.7HU 之间,病灶部分伸入下腹腔内,放射性摄取轻度增高,SUV 最大值 3.3,平均值 2.6;②右侧胸腔见大量液性低密度影,放射性摄取未见异常增高;③肝包膜下腹腔及盆腔见少量液性低密度影,放射性摄取未见异常增高。2009 年 2 月 20 日行右侧附件切除术 + 右侧卵巢动静脉高位结扎术 + 左侧卵巢活组织检查术。术中见腹腔淡黄色液体约 700ml;盆腔巨大包块,大小约

18cm×17cm,来源于右侧卵巢,蒂宽,质硬,包膜完整,表面光滑,与周围组织无粘连;子宫体积正常,左侧附件未见明显异常。病理检查结果:(右侧卵巢肿物)梭形细胞肿瘤,较符合卵泡膜细胞瘤(图 5-1-12,图 2)。

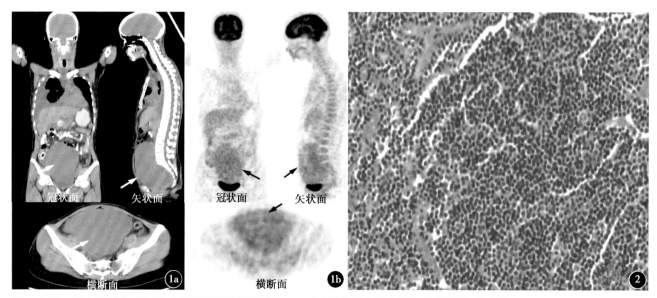

图 5-1-12　图 1 患者女,29 岁,右侧卵巢卵泡膜细胞瘤。a. CT 示盆腔内巨大软组织肿块影,大小约 15.1cm×9.0cm×17.4cm;b. ^{18}F- 脱氧葡萄糖 PET 示盆腔内巨大放射性摄取轻度增高影,标准摄取值最大值 3.3,平均值 2.6(箭头示病灶)。图 2 上述患者病理检查结果:光学显微镜下见分化较好的梭形细胞呈束状排列,部分细胞肥大,胞质红染,并见卵巢白体(HE×100)

讨论　卵泡膜细胞瘤又称卵泡膜瘤,是起源于卵巢性索间质的良性肿瘤,占全部卵巢肿瘤的 0.5%~1.0%,术前常被误诊或不能确诊[1]。卵巢卵泡膜细胞瘤虽为良性肿瘤,但可合并硬化性腹膜炎,出现大量腹水[2]。卵巢良性肿瘤伴胸腔积液和 / 或腹水为 Meigs 综合征,需与假性 Meigs 综合征(Preudo-Meigs syndrome)鉴别。假性 Meigs 综合征[3]是指卵巢恶性肿瘤或其他部位的盆腔肿瘤(如输卵管、子宫圆韧带肿瘤)并发胸腔积液和腹水,且肿瘤切除后胸腹积液不一定消失的一种综合征,亦可为恶性。凡符合下述标准者称之为真性 Meigs 综合征[4]:①原发肿瘤是良性实质性纤维瘤样肿瘤;②肿瘤伴有腹水、胸腔积液,胸腔积液以右侧多见;③切除肿瘤后腹水、胸腔积液消失且不复发。产生胸腔积液和腹水的原因不明,有学者认为可能是腹膜的炎性反应、肿瘤压迫对腹膜的刺激、淋巴管阻塞和通透性增加及腹膜间质水肿引起。另外 Meigs 综合征患者血清 CA12-5 可升高,Timmerman 等[5]报道 2 例合并 Meigs 综合征的肿瘤患者 CA12-5 分别为 485 和 42.3kU/L。CA12-5 升高的机制尚不清楚,文献[5]报道可能是由间皮细胞 CA12-5 的表达,而不是肿瘤本身引起的,并推测肿瘤的机械刺激、生化因素(如补体激活、组织胺释放、纤维蛋白降解产物产生等)和大量腹水使腹腔内压力增加,引起 CA12-5 增高。

鲜有文献报道卵泡膜细胞瘤 ^{18}F-FDG PET/CT 的影像表现。本例患者 ^{18}F-FDG PET/CT 检查见盆腔内巨大软组织肿块影,密度均匀一致,CT 值介于 25.2~33.7HU 之间,PET 示病灶放射性摄取轻度均匀性增高,SUV 最大值 3.3,平均值 2.6,瘤内未见坏死、出血及钙化,提示肿瘤良性病变可能性大。另外本例患者出现右侧大量胸腔积液及腹、盆腔内少量积液,且随访得知其术后胸腔积液、腹水很快消失,均符合 Meigs 综合征表现。本例患者为青年女性(29 岁),与文献[6]报道多发生于绝经期前后妇女不同;且其 CA12-5 明显升高,易误诊为生殖系统的恶性肿瘤。^{18}F-FDG PET/CT 虽然不能提供卵泡膜细胞瘤的特异性表现,但凭借代谢轻度增高以及结合 CT 影像特征,对于盆腔良恶性肿瘤的鉴别诊断有一定意义。

本文直接使用的缩略语:

CA(carbohydrate antigen),糖类抗原

FDG(fluorodeoxyglucose),脱氧葡萄糖

SUV(standardized uptake value),标准摄取值

参考文献

[1] 李雪丹,王晓枫,谭芳. 卵巢卵泡膜细胞瘤的 CT 诊断. 中华放射学杂志,2005,39(5):535-537.

［2］熊光武,李玉艳,史常旭.卵泡膜细胞瘤合并其他类型卵巢肿瘤(附2例报告).现代妇产科进展,2004,13(6):474-475.

［3］左志通,凌春华,刘皓.梅格斯综合征2例报告并文献复习.临床荟萃,2005,20(6):324-325.

［4］张敦华,胡福定.实用胸膜疾病学.上海:上海医科大学出版社,1997:218-219.

［5］TIMMERMAN D,MOERMAN P,VERGOTE I. Meigs'syndrome with elevated serum CA12-5 levels:two case reports and review of the literature. GynecolOncol,1995,59(3):405-408.

［6］WOLF PA,ABBOTT RD,KANNEL WB. Atrial fibrillation as an independent risk factor for stroke:the Framingham study. Stroke,1991,22(8):983-988.

（摘自中华核医学杂志 2011 年第 31 卷第 1 期,第一作者:李金山）

十三、卵巢腺癌术后 ^{18}F-FDG PET/CT 显像一例

患者女,55 岁。2004 年 3 月起在无明显诱因下出现腹痛伴腹胀及左腹部包块。B 超检查诊断为卵巢癌并腹腔转移,随后行姑息性大网膜及部分包块切除手术,术后病理检查结果为卵巢腺癌。术后化疗 1 周(具体不详)后间断性出现排便困难,考虑为肠梗阻、肠粘连,予对症处理后好转。2004 年 8 月 18 日查 CEA 为 5.46(正常值 0~5.0)μg/L、CA19-9 为 160 800(正常值 100~37 000)IU/L、CA12-5 为 32 690(正常值 100~35 000)IU/L。8 月 19 日彩色多普勒超声检示:①胆囊多发结石;②左肾盂重度积水伴输尿管扩张;③子宫底左侧低回声团,性质不确定;④乙状结肠占位? ⑤盆腔脏器粘连。8 月 26 日复查 CEA 为 4.26μg/L、CA19-9 为 141 500IU/L、CA12-5 为 23 050IU/L。8 月 27 日 B 超检查示:左侧子宫附件区不均质回声包块,来源于卵巢的肿瘤可能性大。患者经 2 周对症治疗后好转。2004 年 10 月 13 日,患者肛门停止排气、排便,伴恶心、呕吐,无发热、头痛、胸闷、心悸等症状,纳差,体重较前减少 15kg,停止排便前曾有大便次数减少,隐血(+);小便次数正常,光学显微镜下见白细胞 15~20 个/HP,红细胞 0~3 个/HP。生化及垂体激素检查均未见异常。患者既往无肝炎、结核等传染病史,无糖尿病史。体格检查:腹部膨隆,无胃肠型及蠕动波,右中下腹部见一长约20cm手术瘢痕,愈合好。左下腹压痛及反跳痛明显,肝脾肋下未及肿大。肝肾区无叩击痛,移动性浊音(-)。肠鸣音亢进,可闻及气过水声。为进一步诊治,行 PET/CT 全身检查。

患者空腹 6h 以上,经肘静脉按体重 3.7MBq/kg 注射 ^{18}F-FDG 260MBq,平静休息 60min 后,采用 Discovery ST8 PET/CT 仪行全身显像,PET 每个床位采集 4min,共 6 个床位,90min 后再次行 PET/CT 显像。图像经未衰减校正及衰减校正迭代法重建,Xeleris 工作站进行图像融合。对 CT、PET 及 PET/CT 融合图像进行帧对帧分析,PET/CT 显像示肝脏、脾、直肠、腹盆腔多发不规则异常放射性摄取增高灶,代谢不均匀,最大 SUV 为 22.3(直肠),相应层面 CT 图像可见多发混杂高密度灶,最大 CT 值 452HU(图 5-1-13a);CT 所示部分小的混杂高密度灶,PET 图像上未见明显异常 ^{18}F-FDG 摄取增高。延迟显像放射性高摄取灶大小、位置、形态未见明显改变,放射性摄取略增加,最大 SUV 22.7(直肠),余同常规显像(图 5-1-13b)。PET/CT 诊断为:卵巢癌术后化疗后并全身转移。经电子肠镜取直肠组织行病理检查,结果示乳头状癌“砂粒体”大量形成。

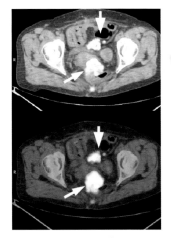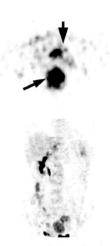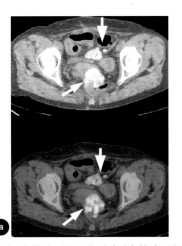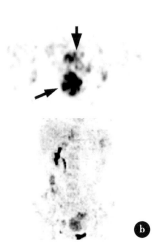

图 5-1-13　本例患者 PET/CT 显像图。a. 常规显像,直肠前壁(小箭头示)及盆腔内(大箭头示)可见高低混杂密度影,相应层面 PET 示不均匀异常放射性摄取增高灶;b. 延迟显像,与同层面常规显像比,病灶大小、位置、形态无明显变化,放射性摄取略增加

讨论 本例为卵巢腺癌术后化疗后患者,PET 显示腹腔内多发异常放射性摄取增高灶,相应层面 CT 图像示多发混杂高密度影,其 CT 值高达 452HU。此种 PET/CT 图像少见。CT 图像显示的高密度灶,会因过度校正而在相应层面 PET 图像上表现为放射性高浓聚灶[1,2]。因此,对本例 PET 图像进行未衰减校正重建,比较未衰减校正和衰减校正图像,结果在未衰减校正图像上该高密度灶仍有明显的放射性浓聚,确定是因病灶本身代谢增高所致。询问病史,排除近期口服造影剂及肠道造影的可能。为进一步明确腹、盆腔内浓聚区是病灶而非肠道生理性摄取,行延迟显像,腹、盆腔内浓聚区未见明显改变,排除肠道生理性摄取 ^{18}F-FDG。结合临床分析本例 PET/CT 图像,CT 显示的高密度影与病灶内有大量的"砂粒体"形成有关,同时"砂粒体"也是导致病灶内代谢不均匀的主要原因。

本文直接使用的缩略语:

CA(carbohydrate antigen),糖类抗原

CEA(carcinoembryonic antigen),癌胚抗原

FDG(fluorodeoxyglucose),脱氧葡萄糖

HP(high power field),高倍视野

SUV(standardized uptake value),标准摄取值

参考文献

[1] 王俊起. ^{18}F-FDG PET/CT 的特点及其在肿瘤诊断中应用. 国外医学放射医学核医学分册,2004,28(2):49-53.

[2] 陈香,赵军,管一晖. PET-CT 常见伪影. 国外医学放射医学核医学分册,2005,29(5):201-205.

(摘自中华核医学杂志 2007 年第 27 卷第 3 期,第一作者:刘健)

第二节 泌尿类其他疾病显像

一、以肾脏病变为首发表现的成人系统性 Epstein-Barr 病毒阳性 T 细胞淋巴增殖性疾病 ^{18}F-FDG PET/CT 显像一例

患者男,51 岁。因无明显诱因间断发热 25 天就诊,抗感染和抗病毒治疗效果欠佳,体温 38.0~39.8℃,伴头晕、恶心、呕吐、腹泻(3 次 /d),其间曾出现感染性休克。28 年前有肝脓肿病史,平素体质较差,易感冒发热,平均每 2 个月 1 次。无结核、肿瘤、糖尿病病史。体格检查:体温 38.5℃,扁桃体无肿大,全身浅表淋巴结未触及肿大,脾稍大;左下腹轻度压痛,双侧肾区无叩击痛。入院后血常规检查示:淋巴细胞计数 4.61(括号内为正常参考值,下同;1.10~3.20)× 10^9/L,淋巴细胞百分比 56.2%(20.0%~50.0%),余无异常。肝功能检查示:总胆红素 36.3(3.4~20.5)μmol/L,直接胆红素 26.3(0~6.8)μmol/L,余无异常。肾功能无异常。T 细胞斑点试验阴性。肝炎、HIV 抗体阴性。EBV DNA>1.0× 10^{10} 拷贝 /L。骨髓活组织检查示淋巴细胞形态异常,偶见淋巴细胞核不规则,胞质量少,无明显颗粒。腹部增强 CT 示:右侧心膈角、腹膜后小淋巴结稍增多;脾稍大;盆腔积液。 ^{18}F-FDG PET/CT(美国 GE 公司 Discovery Elite 64 型)检查(图 5-2-1,图 1)示:双肾体积增大(右肾约 7.2cm×6.3cm×11.6cm,左肾约 7.1cm×6.5cm×12.7cm),实质代谢增高(SUV$_{max}$8.4);双侧颈部、纵隔、右侧心膈角、腹膜后小淋巴结稍增多,大小约 0.3~0.5cm,代谢无增高;脾稍大,代谢无增高;盆腔积液。

根据 ^{18}F-FDG PET/CT 结果,临床行肾脏穿刺活组织检查示:肾脏皮质、髓质界限清楚,肾皮质内散在以淋巴样细胞为主的浸润病灶,部分淋巴样细胞具中度异型,其内夹杂一些嗜酸性粒细胞;偶见肾小球纤维化;余未见特殊。诊断:EBV$^+$ T-LPD,考虑为 II 级,EBV$^+$ 的细胞多数为 CD4 阳性。免疫组织化学:CD2、CD3、CD5、CD43 均弥漫(+),细胞增殖核抗原 Ki-67(约 5%+);CD7、CD4 均多数(+);CD8 和细胞毒颗粒相关蛋白 1 均散在(+);CD20、CD79、B 细胞特异性激活蛋白均少许(+);髓过氧化物酶(-),CD56(-),生长因子受体结合蛋白(-);原位杂交:EBV 编码 RNA 显色原位杂交(+)(图 5-2-1,图 2)。

遂予吉西他滨联合奥沙利铂方案化疗。2 个疗程化疗结束后复查 ^{18}F-FDG PET/CT(图 5-2-1,图 1)示:双肾体积较前缩小(右肾约 5.9cm×5.2cm×8.7cm,左肾约 5.8cm×5.5cm×9.7cm),肾实质代谢较前明显减低(SUV$_{max}$5.6);双侧颈部、纵隔、右侧心膈角、腹膜后小淋巴结稍增多,较前未见明显变化;脾稍大,代谢无增高,较前未见明显变化。

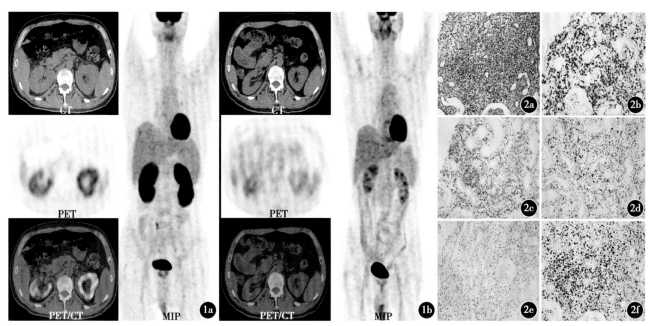

图 5-2-1　图 1 EBV⁺ T-LPD 患者（男,51 岁）化疗前后的 ¹⁸F-FDG PET/CT 检查图。化疗前 PET/CT（1a）示双肾体积增大,双肾实质代谢增高;2 个疗程化疗后,同一层面 PET/CT（1b）示,双肾实质体积较前缩小,代谢较前明显减低。图 2 该患者肾脏活组织病理及免疫组织化学检查图。2a. HE 染色（×400）示肾皮质内散在淋巴样细胞为主的浸润病灶,部分淋巴样细胞具中度异型,其内夹杂一些嗜酸性粒细胞;2b~2f. 免疫组织化学染色（×400）依次示:CD3（弥漫 +）、CD4（+）、CD8（散在 +）、CD56（-）、EBV 编码 RNA 显色原位杂交（+）

讨论　EBV⁺ LPD 的主要临床诊断要点包括:持续性或复发性传染性单核细胞增多症样症状 6 个月以上;在感染组织或外周血中 EBV 数量增多或抗体滴度升高;无明确潜在免疫异常且排除其他诱发免疫异常的慢性疾病[1]。其中 EBV⁺ T-LPD 较为少见,主要发生于儿童及青少年,成人发病罕见。成人系统性 EBV⁺ T-LPD 以发热、肝脾肿大、淋巴结肿大为主要表现,可伴肝功能异常、血小板减少症、贫血等,早期即可并发嗜血细胞综合征或进展为高度恶性淋巴瘤,预后较儿童差,死亡率高,脓毒性休克及多器官功能衰竭为主要死因[2]。

确诊 EBV⁺ T-LPD 需密切结合患者临床、病毒学及组织病理学检查,影像学检查主要表现为肝脾及淋巴结肿大。本例患者既往无诱发免疫异常的慢性疾病史,平素易感冒发热,本次入院以发热伴头晕、恶心、呕吐、腹泻为主要表现,抗感染和抗病毒治疗效果欠佳,实验室检查提示外周血 EBV DNA 水平升高,但血常规及肝肾功能无明显受累征象,体格检查及增强 CT 仅提示脾稍大而淋巴结无肿大。¹⁸F-FDG PET/CT 检查示双肾实质弥漫性代谢增高,提示双肾可能存在病损,肾脏组织病理学检查证实为成人系统性 EBV⁺ T-LPD。推测其双肾实质弥漫性 ¹⁸F-FDG 代谢增高的原因可能为:双肾实质内散在以淋巴样细胞为主的浸润病灶,这些淋巴样细胞存在较高的增殖活性,葡萄糖代谢增高。

双肾实质弥漫性 ¹⁸F-FDG 高代谢较为罕见,主要见于弥漫性大 B 细胞淋巴瘤[3]、血管内大 B 细胞淋巴瘤[4]、恶性黑色素瘤[5];也可见于一些良性疾病[6-8];以肾脏为首发表现或累及肾脏的 EBV⁺ LPD 报道罕见[9-10],临床易忽略肾脏受累可能,¹⁸F-FDG PET/CT 全身显像所示双肾实质弥漫性代谢增高,对本例患者的进一步组织病理学确诊具有指导性的作用。

目前,对成人系统性 EBV⁺ T-LPD 的治疗尚缺乏代表性指南。常规化疗仅对部分患者有效,且维持缓解时间较短,不能降低体内病毒载荷。本例患者采用吉西他滨联合奥沙利铂方案化疗 2 个疗程,症状完全消失,体温和血常规恢复正常。¹⁸F-FDG PET/CT 全身显像复查提示化疗后双肾受累缓解,与其临床表现相符。另外,该患者 Ki-67 仅 5%（+）,也提示病程进展缓慢,预后较好,但其长期疗效有待随访。综上,对于没有明确的先天或后天性免疫缺陷或免疫抑制的成年人,突发进展迅速的原因不明持续性或间歇性高热,不伴或伴不同程度的肝、脾、淋巴结肿大,抗炎治疗无效,应考虑 EBV⁺ T-LPD 可能。临床上,除进行外周血和骨髓检查、EBV 血清学检测及肿大淋巴结活组织检查外,对症状不典型的患者还应考虑行 ¹⁸F-FDG PET/CT 全身检查,可辅助发现受累组织和器官,提高组织病理学检查的阳性率,还有助于疗效评价。

本文直接使用的缩略语:

EBV（Epstein-Barr virus）,Epstein-Barr 病毒

EBV⁺ T-LPD（Epstein-Barr virus positive T-cell lymphoproliferative disease）,Epstein-Barr 病毒阳性 T 细胞淋巴增殖

性疾病

FDG（fluorodeoxyglucose），脱氧葡萄糖

HIV（human immunodeficiency virus），人类免疫缺陷病毒

LPD（lymphoproliferative disease），淋巴增殖性疾病

MIP（maximum intensity projection），最大密度投影

SUV_{max}（maximum standardized uptake value），最大标准摄取值

参考文献

［1］COHEN JI，KIMURA H，NAKAMURA S，et al. Epstein-Barr virus-associated lymphoproliferative disease in non-immunocompromised hosts：a status report and summary of an international meeting，8-9 September 2008. Ann Oncol，2009，20（9）：1472-1482.

［2］PARK S，KIM K，KIM WS，et al. Systemic EBV+ T-cell lymphoma in elderly patients：comparison with children and young adult patients. Virchows Arch，2008，453（2）：155-163.

［3］NAVALKISSOOR S，SZYSZKO T，GNANASEGARAN G，et al. Diffuse FDG renal uptake in lymphoma. Clin Nucl Med，2010，35（10）：813-815.

［4］HOSHINO A，KAWADA E，UKITA T，et al. Usefulness of FDG-PET to diagnose intravascular lymphomatosis presenting as fever of unknown origin. Am J Hematol，2004，76（3）：236-239.

［5］TOKMAK H，OZLÜK Y，MANDEL NM. PET/CT images of bilateral diffuse intraglomerular metastasis of malignant melanoma. Clin Nucl Med，2013，38（7）：566-568.

［6］BÉLISSANT O JR，GUERNOU M，ROUVIER P，et al. IgG4-related tubulointerstitial nephritis pattern in 18F-FDG PET/CT. Clin Nucl Med，2015，40（10）：808-809.

［7］TOYONAGA T，MANABE O，GAERTNER FC，et al. Diffuse renal 18F-FDG uptake of a patient with fever of unknown origin revealed sarcoidosis. Clin Nucl Med，2014，39（7）：648-649.

［8］KUYUMCU S，TURKMEN C，OZLUK Y，et al. Microscopic polyangiitis on 18F-FDG PET/CT of a patient with fever of unknown origin presenting as isolated diffuse renal hypermetabolism. Eur J Nucl Med Mol Imaging，2013，40（8）：1295-1296.

［9］OKADA H，IKEDA N，KOBAYASHI T，et al. An atypical pattern of Epstein-Barr virus infection in a case with idiopathic tubulointerstitial nephritis. Nephron，2002，92（2）：440-444.

［10］HORI Y，WADA N，KOHARA M，et al. Lymphoproliferative disease of the kidney developing in fibro-inflammatory lesion. Pathol Res Pract，2010，206（2）：134-137.

（摘自中华核医学与分子影像杂志2017年第37卷第6期，
第一作者：成钊汀，通信作者：陈璟）

二、肾盏憩室误诊肾恶性肿瘤 18F-FDG PET/CT 显像一例

患者男，44 岁。因体格检查行 PET/CT 显像。患者静脉注射 18F-FDG 370MBq，60min 后嘱排空小便行 PET/CT 检查（德国 Siemens Biograph TruePoint 64 PET/CT 仪）。PET/CT 显像示左肾上极见一局灶性 FDG 异常浓聚灶（图 5-2-2，图 1），大小约为 2.27cm×1.54cm，SUV_{max} 为 16.65，病灶内可见点状钙化，肾恶性病变不排除。实验室检查（括号中为相应指标的正常参考值）：CEA 为 3.21（0~3.4）μg/L，AFP 为 3.92（0~7）μg/L，CA19-9 为 12.35（0~27）kU/L，CA72-4 为 4.52（0~6.9）kU/L，细胞角蛋白片段为 0.62（0.1~3.3）μg/L，肝肾功能、血常规未见明显异常。增强 CT 示动脉期左肾上极见一大小约 2.27cm×1.54cm 稍低密度灶，形态规则，边缘光整，病灶轻度强化，门脉晚期左肾上极病灶下部见造影剂充填，呈分层现象，密度与肾盏及肾盂内造影剂密度相仿（图 5-2-2，图 2）；随时间延迟，左肾上极病灶 CT 值也较门脉晚期增高，诊断为肾盏憩室。

讨论 肾实质可摄取和排泄 18F-FDG，表现为较高的放射性浓聚，而占肾恶性肿瘤 85% 的透明细胞癌常表现为对 18F-FDG 无摄取或摄取较少。因此，18F-FDG PET/CT 显像在肾肿瘤中的应用有一定局限性。文献[1-3]报道，肾细胞癌、肾转移癌、肾淋巴瘤、肾癌肉瘤、肾移行细胞癌及肾炎性增殖性病变均可表现为 FDG 高摄取，而扩张的输尿管、肾盏憩室及膀胱憩室也可表现为局灶性放射性浓聚，从而导致肾良恶性误诊[4]。肾盏憩室的移行上皮具有分泌功

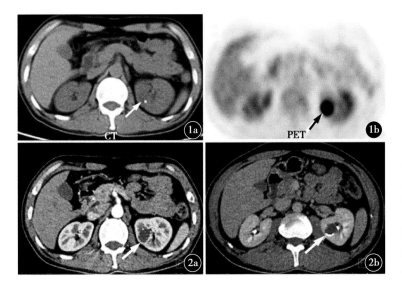

图 5-2-2　图 1 肾盏憩室误诊肾恶性肿瘤患者（男，44 岁）[18]F-FDG PET/CT 显像图。a. 左肾上极不均质结节灶，其内伴有点状钙化（箭头示）；b. 左肾上极见一大小约 2.27cm×1.54cm 局灶性放射性浓聚灶（箭头示）。图 2 该患者增强 CT 图。a. 动脉期图，左肾上极一稍低密度灶，表现为轻度强化（箭头示）；b. 门脉晚期横断面图，左肾上极病灶下部可见造影剂充填，表现为分层现象（箭头示）

能，增强扫描时造影剂经肾排泄进入肾盂肾盏的同时也被代谢进入憩室，因憩室壁无收缩功能，且憩室与集合系统连接通道纤细，造成造影剂排出相对缓慢，随时间延迟积聚越来越多。因此延迟扫描病灶密度持续性增高为肾盏憩室独有的特征性表现，是可靠的诊断依据。另外，憩室内造影剂沉积于憩室下部，使病灶内出现造影剂分层，静脉尿路造影显示憩室与肾盏之间的通道，也是诊断肾盏憩室的依据之一。肾盏憩室需同肾盏积液相鉴别，后者常由肾盏漏斗部炎性反应狭窄或结石梗阻引起，静脉尿路造影显示肾盏位置正常，肾盏扩大，失去正常杯口状，而憩室则位于肾皮质区。肾盏憩室 ^{18}F-FDG PET/CT 显像文献[5]报道较少，且不常同时行 CT 增强检查，因此不易准确诊断，常误诊为肾恶性肿瘤。若肾局灶性 FDG 摄取增高，充分水化和 / 或使用利尿剂行延迟显像有助于肾盏憩室的诊断，其常表现为浓聚程度较前明显减低[6]。

本文直接使用的缩略语：

AFP（alphafetoprotein），甲胎蛋白

CA（carbohydrate antigen），糖类抗原

CEA（carcinoembryonic antigen），癌胚抗原

FDG（fluorodeoxyglucose），脱氧葡萄糖

SUV_{max}（maximum standardized uptake value），最大标准摄取值

参考文献

［1］KUMAR R, ZHUANG H ALAVI A. PET in the management of urologic malignancies. Radiol Clin North Am, 2004, 42（6）: 1141-1153.

［2］KANETA T, HAKAMATSUKA T, YAMADA T, et al. FDG PET in solitary metastastic/secondary tumor of the kidney: a report of three cases and a review of the relevant literature. Ann Nucl Med, 2006, 20（1）: 79-82.

［3］王震吾, 万卫星. 肺癌 ^{18}F-FDG 显像左肾实质转移一例. 中华核医学杂志, 2004, 24（3）: 183.

［4］GORDON BA, FLANAGAN FL, DEHDASHTI F. Whole-body positron emission tomography: normal variations, pitfalls, and technical considerations. AJR Am J Roentgenol, 1997, 169（6）: 1675-1680.

［5］KAVANAGH JJ, GORDON L, CURRY NS, et al. Calyceal diverticulum mimicking a renal tumor on FDG PET imaging. Clin Nucl Med, 2006, 31（5）: 301-302.

［6］MIRALDI F, VESSELLE H, FAULHABER PF, et al. Elimination of artifactual accumulation of FDG in PET imaging of colorectal cancer. Clin Nucl Med, 1998, 23（1）: 3-7.

（摘自中华核医学与分子影像杂志 2013 年第 33 卷第 1 期，
第一作者：郁春景，通信作者：万卫星）

第六章 内分泌系统

第一节 甲状腺显像

一、滤泡型甲状腺癌转移灶引发甲状腺毒症一例

患者女,40 岁。1996 年 3 月发现左颈部肿物,当时未诊治。2004 年 3 月因右股骨颈病理性骨折行人工假体置换术,术后病理检查示甲状腺滤泡癌骨转移,遂于 2004 年 5 月行甲状腺全切术,术后病理检查为甲状腺滤泡状癌。患者于 2004 年 6 月至 2008 年 7 月在本科进行大剂量 ^{131}I 治疗,共 12 次,每次口服 ^{131}I 3 700~7 400MBq,累计总剂量 54 057MBq。每次治疗后第 7 天行 ^{131}I 全身显像(美国 GE 公司 Discovery VH SPECT/CT 仪,高能平行孔准直器)。图 6-1-1,图 1a,b,c,d 分别示患者第 3,7,11,12 次 ^{131}I 治疗后全身显像图,可见不同部位的病灶对大剂量 ^{131}I 治疗有不同的敏感性。双肺和肝的病灶显影逐渐消失,在图 6-1-1,图 1d 中双肺和肝内均未见异常放射性浓聚灶,CT 检查也证实原双肺和肝转移病灶基本消失。肝放射性均匀分布为其对 ^{131}I 生理性代谢所致;右侧骨盆部位的转移病灶在最后 2 次 ^{131}I 治疗期间迅速且进行性增大;右侧骨盆部位的转移病灶持续存在,头部出现新发病灶(图 6-1-1,图 1d)。患者血清 Tg 的变化情况:首次 ^{131}I 治疗前为 118.15(正常参考值为 0~25.00)μg/L,后逐渐下降,第 7 次 ^{131}I 治疗前降至最低,为 5.54μg/L,之后又逐渐升高,第 12 次 ^{131}I 治疗前升高至 252.19μg/L。

患者第 12 次 ^{131}I 治疗后感觉右侧骨盆部位有进行性加重的肿胀和疼痛感,并逐渐出现心悸、乏力、多汗、手颤等高代谢症状。3 个月后,甲状腺功能检测示甲状腺功能亢进症(简称甲亢),T_3>10.0(1.3~3.1)nmol/L,T_4 为 231.3(66.2~181.4)nmol/L,TSH 为 0.01(0.27~4.20)mIU/L,Tg>1 000μg/L(以上括号内为正常参考值);提示甲状腺毒症。患者随后行 ^{18}F-脱氧葡萄糖(fluorodeoxyglucose,FDG)PET/CT 显像(图 6-1-1,图 2),可见右侧骨盆软组织肿块形成、邻近的髂骨骨质破坏,上述病灶对 ^{18}F-FDG 摄取异常增强,SUV_{max} 为 6.3。考虑患者右侧骨盆部位巨大的病灶为导致甲状腺毒症的原因,虽然患者已经接受了累计总剂量为 54 057MBq 的 ^{131}I 治疗,但该病灶仍快速进展,估计再次服 ^{131}I 的预期效果不佳,因此选择手术治疗。患者于 2008 年 11 月手术切除右侧骨盆肿物及部分右侧髂骨,术后病理检查示甲状腺滤泡癌转移。术后 2 周复查:T_3 为 1.3nmol/L、T_4 为 84.2nmol/L、TSH 为 32.6mIU/L,甲状腺毒症消失。

讨论 甲状腺癌(尤其是甲状腺癌转移病灶)导致甲亢在临床上较少见,其主要的病理类型为甲状腺滤泡癌[1-5]。甲状腺滤泡癌占甲状腺恶性肿瘤的 10.5%~20%[3],其主要的转移方式是血行转移。本例患者先发现右股骨颈部位的甲状腺滤泡癌转移灶,在经过 12 次大剂量 ^{131}I 治疗后,右侧骨盆部位的转移灶仍然迅速进展,并能够合成甲状腺激素,导致明显的甲状腺毒症。甲状腺癌导致甲亢的机制仍不清楚。文献[1]报道,甲状腺滤泡癌患者在随访中,口服外源性甲状腺激素抑制治疗时会出现 T_3 升高,其原因已被证实是患者体内脱碘酶表达活性增高[1]。虽然很多文献[2-3]也指出甲状腺癌导致的甲状腺毒症 T_3 增高较 T_4 更明显,而且有的病例只表现为 T_3 型甲状腺毒症[4],但 Rosário 等[4]的研究发现,甲状腺癌导致的甲亢不可能是脱碘酶作用的结果,因为脱碘酶所在的 14 号染色体长臂缺失。

为达到既控制甲亢又清除病灶的治疗目标,很多学者[2-5]尝试以大剂量 ^{131}I 治疗为主。Rosário 等[4]报道甲状腺滤泡癌骨转移病例在大剂量 ^{131}I 治疗后甲状腺功能恢复正常,但维持 9 个月后病情再次加重,甲状腺毒症复发,患者死亡。Guglielmi 等[5]尝试首先进行经皮穿刺激光凝固法将甲状腺滤泡癌肝转移的巨大病灶缩小,再使用大剂量 ^{131}I 治疗,取得了相对较好的疗效。本例最大的不同就是在经过累计总剂量为 54 057MBq 的 12 次 ^{131}I 治疗后,右侧骨盆处的病灶仍迅速增长,并能产生大量甲状腺激素。因此,笔者并没有继续 ^{131}I 治疗,加之此病灶位置相对表浅,可进行手术治疗,便联合外科将病灶直接切除,术后甲状腺毒症很快消失。

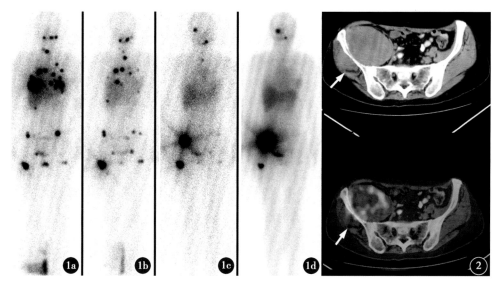

图 6-1-1 图 1 患者女,40 岁,甲状腺滤泡癌骨转移第 3(a),7(b),11(c),12(d) 次服 ^{131}I 后全身显像图。图 2 该患者右侧骨盆病灶(箭头示)的 ^{18}F-FDG PET/CT 显像图

本文直接使用的缩略语：

FDG(fluorodeoxyglucose),脱氧葡萄糖

SUV$_{max}$(maximum standardized uptake value),最大标准摄取值

T$_3$(triiodothyronine),三碘甲状腺原氨酸

T$_4$(thyroxine),甲状腺素

Tg(thyroglobulin),甲状腺球蛋白

TSH(thyroid stimulating hormone),促甲状腺激素

参考文献

[1] MIYAUCHI A,TAKAMURA Y,ITO Y,et al. 3,5,3'-triiodothyronine thyrotoxicosis due to increased conversion of administered levothyroxine in patients with massive metastatic follicular thyroid carcinoma. J Clin Endocrinol Metab,2008,93(6):2239-2242.

[2] SALVATORI M,SALETNICH I,RUFINI V,et al. Severe thyrotoxicosis due to functioning pulmonary metastases of well-differentiated thyroid cancer. J Nucl Med,1998,39(7):1202-1207.

[3] ALS C,GEDEON P,RÖSLER H,et al. Survival analysis of 19 patients with toxic thyroid carcinoma. J Clin Endocrinol Metab,2002, 87(9):4122-4127.

[4] ROSÁRIO F,MARQUES AR,ROQUE L,et al. Metastatic follicular carcinoma associated with hyperthyroidism. Clin Nucl Med, 2005,30(2):79-82.

[5] GUGLIELMI R,PACELLA CM,DOTTORINI ME,et al. Severe thyrotoxicosis due to hyperfunctioning liver metastasis from follicular carcinoma:treatment with ^{131}I and interstitial laser ablation. Thyroid,1999,9(2):173-177.

(摘自中华核医学杂志 2010 年第 30 卷第 1 期,第一作者:谭建)

二、甲状腺乳头状癌合并髓样癌一例

患者女,60 岁。体格检查发现甲状腺结节后 3 个月入院。自述近 1 年吞咽有异物感,无声音嘶哑及饮水呛咳。外院检查 TSH 0.63(正常参考值 0.35~4.94)mIU/L、FT$_3$ 3.33(正常参考值 1.71~3.71)ng/L、FT$_4$ 10.1(正常参考值 7.0~14.8)ng/L、TPOAb 186.07(正常参考值 0~5.61)×10^{3}IU/L,TgAb 712.74(正常参考值 0~4.11)×10^{3}IU/L。生化指标正常。本院体格检查:眼突(−),手抖(−),双侧甲状腺Ⅲ度肿大,轻微压痛,右叶可扪及约 3cm×2cm 结节,质稍硬,边界清晰,随吞咽上下活动。双侧颈部淋巴结未触及肿大。甲状腺 B 超示:甲状腺左叶中下部见混合回声,大小 1.2cm×0.9cm,周边条状血流内部穿入。右叶内见多个混合回声,较大者低回声,大小 3.0cm×1.5cm,边界清,血流丰富;右叶另见 1.5cm×1.0cm 的低回声,内见强回声 0.3cm。颈部淋巴结未见异常。患者幼年患地方性甲状腺肿,补碘后好转;否认明确颈部辐射史,否认明确甲状腺肿瘤家族史(其母亲及妹妹均为肺癌患者)。患者在全身麻醉下行"双侧甲状腺全切并双侧颈部淋巴结（Ⅱ、Ⅲ、Ⅳ、部分Ⅴ、Ⅵ组）清扫术"，术后病理诊断：①左叶：PTC，直径 0.8cm，*B-raf* 基因 *V600E* 突变（+）（实时荧光定量 PCR 法）；②右叶：PTC，直径 1.6cm，*B-raf* 基因 *V600E* 突变（+），免疫组织化学检查：Tg（+），降钙素（−），CgA（−），原癌基因 *RET* 蛋白（+）；③右叶：MTC，直径 2.5cm，*B-raf* 基因 *V600E* 突变（−），免疫组织化学检查：RET 蛋白（+），细胞角蛋白 AE1/AE3（+），降钙素（+），CgA（+），Syn（+），TTF-1（+），Tg（−），细胞增殖核抗原 Ki67<25%；淋巴结检查未见癌转移（图 6-1-2）。

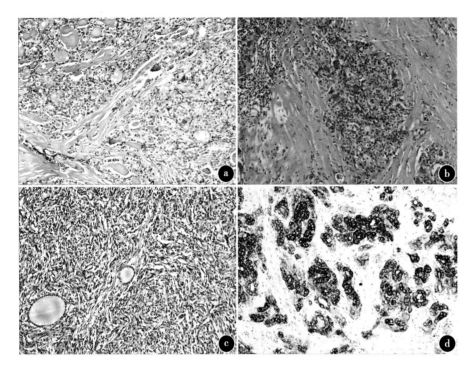

图 6-1-2 甲状腺乳头状癌合并髓样癌患者（女，60 岁）病理检查图。a. HE 染色示右叶甲状腺滤泡型乳头状癌组织（×100）；b. HE 染色示左叶甲状腺滤泡型乳头状癌组织（×100）；c. HE 染色示右叶甲状腺髓样癌组织（×100）；d. 降钙素染色示髓样癌组织（×100）

患者术后口服左旋甲状腺素钠行甲状腺激素抑制治疗，偶有饮水呛咳，无声音嘶哑及手足抽搐。术后 3 个月复查：TSH 0.01mIU/L，Tg 0.1（正常参考值 1.4~78.0）μg/L，TgAb 101.50×10³IU/L，TPOAb 58.27×10³IU/L，CEA 1.73（正常参考值 0~5.00）μg/L，降钙素 <1.5（正常参考值 <10.0）ng/L。综合分析年龄、病灶大小及多发病灶等因素，患者于本科行 ¹³¹I 治疗。治疗前胸部高分辨率 CT 平扫示：右肺多发小结节（请呼吸科会诊考虑肺癌可能性不大，建议随访观察）。颈部 B 超及 ⁹⁹Tcᵐ-6-HYNIC-奥曲肽 SSTR 显像（药物为本院院内制剂，荷兰 Philips Precedence 双探头 SPECT 仪）未见异常；¹³¹I 全身显像（仪器同上）示：颈部残余甲状腺组织未见明确癌转移征象。中止激素抑制治疗 24 天后复查：TSH 104.49mIU/L，Tg 0.1μg/L，TgAb 66.99×10³IU/L，CEA 2.42g/L。心电图、血常规及肝肾功能未见异常。停药 4 周后行 ¹³¹I 治疗，剂量 5 550MBq。治疗后 3 天恢复甲状腺激素抑制治疗。治疗后 7 天患者 ¹³¹I 全身显像结果同治疗前；治疗后半年复查 TSH 52.74mIU/L，Tg<0.1μg/L，TgAb 24.26×10³IU/L，CEA 2.40μg/L，降钙素 <1.5ng/L。同期 ¹³¹I 全身显像示：颈部未见残余甲状腺组织，未见明确癌转移征象。胸部高分辨率 CT 示右肺结节较前无明显变化，继续随访。呼吸科会诊排除肺癌可能。目前继续予患者甲状腺激素抑制治疗中。

讨论 PTC 是 DTC 中最常见的病理类型，约占 DTC 的 80%。PTC 与 MTC 起源不同，治疗策略与预后也不同。2 种病理类型并存罕见。本例双侧 PTC 伴单侧 MTC，且 PTC 病灶均为滤泡细胞亚型，国内报道较少。MTC 合并 PTC 的发生机制尚不明确。目前有 2 种假说[1]：①两者由共同的干细胞恶变发生；②两者由不同干细胞在多重内外因素作用下分化发生，在恶变过程中可能存在交互作用。PTC 来源于滤泡上皮细胞，而 MTC 来源于滤泡旁细胞，单从组织细胞来源看，第 2 种假说更为合理。Kim 等[2]则推测 PTC 合并 MTC 只是偶然现象，或与 PTC 发病率上升有关。研究[3-4]显示 *RET* 基因重排及 *B-raf* 基因 *V600E* 点突变与 PTC 的发生发展相关，而 *RET* 基因点突变与 MTC 的发生有一定相关性，但 *B-raf* 基因突变对于 MTC 的意义结论不一。本例右叶 PTC 和 MTC 病灶中均检测到 RET 蛋白表达，2 处 PTC 滤泡亚型均检测到 *B-raf* 基因 *V600E* 突变，但 MTC 组织未发现该变异，推测 MTC 合并 PTC 的发生可能存在 RAF-ERK-MAPK 通路及其他信号传导通路的多位点激活，因此不能仅从 RET 基因变异角度考虑。

ATA 指南尚无 MTC 合并 PTC 治疗的相关内容。笔者认为应将两者复发及转移的危险因素并重，治疗策略上彼此兼顾。NCCN 指南[5]推荐按照 MTC 的标准行充分手术切除，术后进行 PTC 复发风险评估及辅助治疗。本例采用的手术方式符合指南[5]要求，术后结合患者年龄、多发病灶、病灶大小、侵袭性病理类型及右肺可疑结节进行综合评估,给予高剂量 ^{131}I 治疗。治疗后半年复查,患者残余甲状腺组织已清除,未见明显复发及转移征象。

低水平 TSH 对于 PTC 预后具有重要意义。ATA 指南[6]推荐 PTC 患者术后和 / 或 ^{131}I 治疗后应继续进行甲状腺激素抑制治疗,并明确了不同复发风险对应的 TSH 控制水平。该类患者随访应结合 MTC 和 PTC 各自的随访原则进行合理的病情再评估。

本例患者治疗前胸部 CT 提示右肺多发结节,治疗后 ^{131}I 全身显像示右肺内未见异常 ^{131}I 摄取。患者 ^{131}I 治疗半年后随访 Tg 始终处于低水平,CEA 及降钙素均在正常范围,胸部 CT 较治疗前无明显变化,因此笔者认为右肺结节与甲状腺癌无明显相关。目前该患者正在进一步随访中。

本文直接使用的缩略语:

ATA(American Thyroid Association),美国甲状腺协会

CEA(carcinoembryonic antigen),癌胚抗原

CgA(chromogranin A),嗜铬粒蛋白 A

DTC(differentiated thyroid carcinoma),分化型甲状腺癌

FT_3(free triiodothyronine),游离三碘甲状腺原氨酸

FT_4(free thyroxine),游离甲状腺素

HYNIC(hydrazinonicotinamide),联肼尼克酰胺

MTC(medullary thyroid carcinoma),甲状腺髓样癌

NCCN(National Comprehensive Cancer Network),美国国立综合癌症网络

PTC(papillary thyroid carcinoma),甲状腺乳头状癌

RAF-ERK-MAPK(RAF-extracellular signal regulated kinase-mitogen activated protein kinase),RAF 基因 - 细胞外信号调节激酶 - 丝裂原活化蛋白激酶

SSTR(somatostatin receptor),生长抑素受体

Syn(synaptophysin),突触素

Tg(thyroglobulin),甲状腺球蛋白

TgAb(thyroglobulin antibody),甲状腺球蛋白抗体

TPO(thyroid peroxidase),甲状腺过氧化物酶

TPOAb(thyroid peroxidase antibody),甲状腺过氧化物酶抗体

TSH(thyroid stimulating hormone),促甲状腺激素

TTF(thyroid transcription factor),甲状腺转录因子

参考文献

[1] HASNEY CP, AMEDEE RG. Mixed medullary-papillary carcinoma of the thyroid: a case report. Laryngoscope, 2010, 120 Suppl 4: S153.

[2] KIM WG, GONG G, KIM EY, et al. Concurrent occurrence of medullary thyroid carcinoma and papillary thyroid carcinoma in the same thyroid should be considered as coincidental. Clin Endocrinol(Oxf), 2010, 72(2): 256-263.

[3] TANG KT, LEE CH. BRAF mutation in papillary thyroid carcinoma: pathogenic role and clinical implications. J Chin Med Assoc, 2010, 73(3): 113-128.

[4] SCHULTEN HJ, AL-MAGHRABI J, AL-GHAMDI K, et al. Mutational screening of RET, HRAS, KRAS, NRAS, BRAF, AKT1, and CTNNB1 in medullary thyroid carcinoma. Anticancer Res, 2011, 31(12): 4179-4183.

[5] National Comprehensive Cancer Network(NCCN). NCCN Clinical Practice Guidelines in Oncology. Thyroid Carcinoma. Version2. 2011[EB/OL]. NCCN, 2011[2013-01-10]. http://www.nccn.org/professionals/physician_gls/pdf/thyroid.pdf.

[6] American Thyroid Association(ATA)Guidelines Taskforce on Thyroid Nodules and Differentiated Thyroid Cancer, Cooper DS, Doherty GM, et al. Revised American thyroid association management guidelines for patients with thyroid nodules and differentiated thyroid cancer. Thyroid, 2009, 19(11): 1169-1214.

(摘自中华核医学与分子影像杂志 2013 年第 33 卷第 5 期,

第一作者:荆凡静,通信作者:林岩松)

三、甲状腺癌显像原发灶不显影转移灶高度分泌甲状腺激素一例

患者女,49 岁。因发现左腋下肿块伴心悸、乏力、全身酸痛 3 个月就诊。体格检查:甲状腺不大,颈部淋巴结未触及;乳腺未触及肿块;左腋下肿块直径为 3.0cm,质硬,无明显触痛;心、肺及腹部未见明显异常。实验室检查:血常规示白细胞偏低(3.6×10^9/L),余未见明显异常;尿常规阴性;肿瘤标志物未查。胸部 CT 平扫示胸壁多个转移性病灶。左腋下肿块经活组织检查证实为转移性淋巴结,并可见滤泡样结构。为进一步明确诊断,行全身骨显像及甲状腺显像。^{99}Tc^m-MDP 全身骨显像示颅骨、脊柱、肋骨和骨盆可见弥漫性分布的点、片状放射性浓聚区。^{99}Tc^{m}O$_4^-$ 甲状腺显像见甲状腺形态异常,颈前方至胸骨水平可见多处形态不规则的放射性浓聚区,其图形与临床触诊结果不吻合。为确定甲状腺大小、形态及有无占位性病变,行甲状腺超声检查,结果提示甲状腺大小、形态正常,但可见多个实性小结节(直径 0.4~1.0cm)。为进一步确定甲状腺的功能、形态及转移灶来源,嘱患者禁碘 2 周后行 ^{131}I 显像,同时行血清甲状腺相关激素测定。^{131}I 显像:口服 ^{131}I 111MBq 24h 后,先行全身前、后位平面显像,后行颈部至盆腔断层显像,并与同机定位 CT 图像融合。结果示:颅骨、脊柱、骨盆可见弥漫性分布的放射性浓聚区,与 ^{99}Tc^m-MDP 骨显像所示转移灶基本吻合,但 ^{131}I 全身显像所示胸部点、片状病灶较多(定位 CT 示病灶为胸壁软组织转移灶),而甲状腺内未见 ^{131}I 摄取(图 6-1-3,图 1)。甲状腺 ^{99}Tc^{m}O$_4^-$ 显像与 ^{99}Tc^m-MDP 骨显像和 ^{131}I 全身显像比较示,^{99}Tc^{m}O$_4^-$ 显像中颈部不规则放射性浓聚区为该扫描野内的骨转移病灶摄取 ^{99}Tc^{m}O$_4^-$ 所致,而甲状腺组织并未显影。甲状腺相关激素测定结果示:TT$_4$、FT$_4$ 正常,TT$_3$ 为 6.16nmol/L(正常值 0.85~2.58nmol/L),FT$_3$ 为 17.54nmol/L(正常值 3.6~6.8nmol/L),TSH<0.01mU/L(IRMA 法,正常值 0.4~3.6mU/L)。此外还对患者行符合线路肿瘤代谢显像,静脉注射 ^{18}F-FDG 220MBq 40min 后进行,并与同机定位 CT 进行图像融合。结果示全身骨及软组织转移灶均有 ^{18}F-FDG 摄取增高,但软组织转移灶中 ^{18}F-FDG 的摄取明显高于骨转移灶(靶/非靶放射性比值:骨转移灶为 2.7~3.2;软组织转移灶为 8.9~11.1);甲状腺内仍未见明显放射性摄取(图 6-1-3,图 2)。

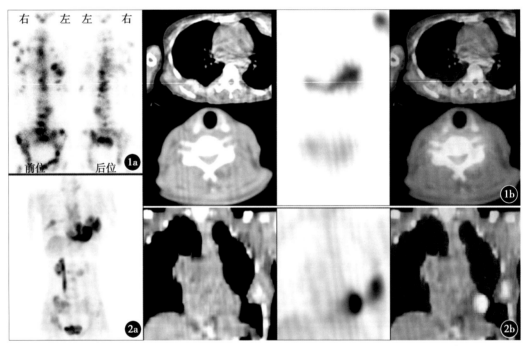

图 6-1-3　图 1 本例患者 ^{131}I 显像图。a. 全身平面显像;b. 断层显像及与同机定位 CT 图像融合。图 2 ^{18}F-FDG 符合线路显像图。
a. 全身显像;b. 胸部显像并与同机定位 CT 图像融合

综合考虑以上检查结果,诊断为分化型甲状腺癌伴全身多发骨及胸壁软组织转移;并提示转移灶具有高度摄碘功能,适合 ^{131}I 放射治疗。在行 ^{131}I 放射治疗前,对患者行甲状腺全切手术,术后病理诊断为甲状腺滤泡样乳头状癌。大体标本显示,1 个直径 1.0cm 的肿瘤位于甲状腺右叶,3 个直径 0.3~0.5cm 的肿瘤位于左叶;峡部组织未见癌细胞;肿瘤以外的甲状腺组织内有结节性甲状腺肿表现,但未见纤维化、钙化及坏死。

讨论　滤泡性甲状腺癌属分化型甲状腺癌,占甲状腺恶性肿瘤的 12.6%[1],易发生血行转移而侵及肺和骨骼。由于分化型甲状腺癌转移灶具有摄碘功能,故可由 ^{131}I 显像检出,并适合 ^{131}I 放射治疗;然而其摄 ^{131}I 能力通常较差,且受残留甲状腺组织的影响,^{131}I 显像易出现假阴性,故要求在手术或 ^{131}I 治疗去除残留甲状腺组织后进行 ^{131}I 显像,

或必要时在给予 TSH 后进行[2]。虽曾有甲状腺切除术前转移灶显影的报道[3],但未切除的甲状腺不显影的情况尚未见报道。本例患者血清 T_3 增高,TSH 减低,提示甲状腺癌转移灶有高度合成和分泌 T_3 的功能,所以有高度摄取 ^{131}I 功能;而血液中的高 T_3 状态通过对下丘脑 - 垂体 - 甲状腺轴的调节,使垂体前叶分泌 TSH 减少,从而抑制正常甲状腺组织对 ^{131}I 的摄取,故 ^{131}I 显像中正常甲状腺组织不显影。而 $^{99}Tc^mO_4^-$ 显像中甲状腺组织未显影,颈部区域骨转移病灶被显示,这是由于 $^{99}Tc^mO_4^-$ 显像与 ^{131}I 显像机制类似所致。

近年来,^{18}F-FDG 显像被广泛用于各种恶性肿瘤原发、复发及转移灶的检出,其可检出 ^{131}I 显像所示阴性的甲状腺癌转移灶,同时对各种类型甲状腺癌的分期、预后及疗效观察有重要价值。而本例患者 ^{18}F-FDG 显像未显示双叶内的肿瘤组织,这可能与肿瘤体积小、分化程度较高及显像仪分辨率较低等因素有关。还有研究认为,^{18}F-FDG 在甲状腺内的摄取与血清 TSH 水平呈正相关[4]。所以该患者血清 TSH 水平降低也可能影响正常甲状腺组织和甲状腺滤泡癌对 ^{18}F-FDG 的摄取。另外,虽 ^{18}F-FDG 显像中骨骼及软组织转移灶均被显示,且其侵犯范围基本与 ^{131}I 显像所示一致,但软组织转移灶中 ^{18}F-FDG 的摄取明显高于骨转移灶,而这种差别在 ^{131}I 显像中未显示,其机制有待进一步探讨。

总之,当某些分化型甲状腺癌及其转移灶具有分泌甲状腺激素的功能时,正常甲状腺组织功能可能被抑制,此时须将核医学影像分析与临床症状、体征及其他实验室检查紧密结合进行诊断。

致谢中国医学科学院、中国协和医科大学肿瘤医院核医学科郑瑢教授提供了该病例相关的手术及病理检查等临床资料,并帮助对患者行 ^{131}I 放射治疗

本文直接使用的缩略语:

FDG(fluorodeoxyglucose),脱氧葡萄糖

FT_3(free triiodothyronine),游离三碘甲状腺原氨酸

FT_4(free thyroxine),游离甲状腺素

MDP(methylene diphosphonate),亚甲基二膦酸盐

T_3(triiodothyronine),三碘甲状腺原氨酸

TSH(thyroid stimulating hormone),促甲状腺激素

TT_3(total triiodothyronine),三碘甲状腺原氨酸总量

TT_4(total thyroxine),甲状腺素总量

参考文献

[1] SCOTT AH, ORLO HC. Cancer of the thyroid and parathyroid glands. In: Lenhard RE, Osteen RT, Gansler T, eds. Clinical Oncology. 3rd ed. 上海:上海科学技术出版社, 2003. 634-651.

[2] THRALL JH, ZIESSMAN HA. Nuclear medicine. 2nd ed. St. Louis: Mosby, Inc. 2001. 363-387.

[3] YAMAMOTO Y, NISHIYAMA Y, ONO Y, et al. Accumulation of $^{99}Tc^m$-pertechnetate in a patient with metastases of thyroid carcinoma. Ann Nucl Med, 1999, 13(5): 357-359.

[4] SCOTT GC, MEIER DA, DICKINSON CZ. Cervical lymph node metastasis of thyroid papillary carcinoma imaged with ^{18}F-FDG, $^{99}Tc^m$-pertechnetate and ^{131}I-sodium iodide. J Nucl Med, 1995, 36(10): 1843-1845.

(摘自中华核医学杂志 2006 年第 26 卷第 2 期,

第一作者:黄俐俐,通信作者:王茜)

四、甲状腺旁颈部肿物 $^{99}Tc^mO_4^-$ 显像并甲状腺微小癌一例

患者女,42 岁。以右颈前区无痛性肿物缓慢增大 30 余年入院,既往无颈部手术及外伤史。体格检查:右颈部沿胸锁乳突肌走行自上而下可触及 4 枚肿物,质硬,界清,无压痛,与皮肤无粘连,活动度好,较大者约为 4.0cm×3.0cm,未触及甲状腺肿大。超声检查示:右颈部多发实性回声,不排除肿大淋巴结液化、钙化;甲状腺回声均匀,形态规则,未见结节。行甲状腺平面静态显像,用 GE Starcam 3200i XR/T 型 SPECT 仪,配低能高分辨平行孔准直器,静脉注射 $^{99}Tc^mO_4^-$ 185MBq 20min 后采集,矩阵 128×128,能峰 140keV,窗宽 20%,计数 3×10^5,放大倍数 1.0,显像结果(图 6-1-4a)示:甲状腺双叶显影清晰,位置、形态、大小未见异常;显像剂分布均匀,甲状腺右叶外侧可见片状显像剂异常浓聚区。患者入院后行甲状腺右叶、峡部切除及左叶部分清除术,右颈淋巴结廓清术。术中探查:于右颈内静脉上

段周围见 2 枚肿物,大小约 4.0cm×3.0cm 和 4.0cm×4.0cm,质硬、包膜完整、光滑,右颈内静脉下段周围亦有 3 枚肿物,分别予以清除。冰冻病理切片检查示淋巴结转移癌可能性大。切除甲状腺右叶,剖开标本见其上极内有 1 枚大小约 0.5cm×0.6cm 结节,质硬、切面灰白、与周围组织界限清晰。冰冻病理切片检查示:甲状腺微小癌。术后病理检查(光学显微镜)示:癌组织中癌细胞排列成滤泡状结构,部分区域见癌细胞呈乳头状突向管腔内,癌细胞异型性明显;淋巴结结构被破坏,癌细胞呈浸润性生长(图 6-1-4b)。病理诊断:甲状腺乳头状癌,淋巴结转移癌。

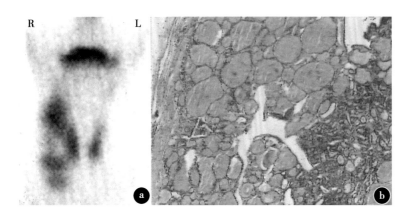

图 6-1-4　患者女,42 岁。a. 甲状腺 $^{99}Tc^mO_4^-$ 显像见甲状腺右叶外侧颈部肿物;b. 右颈部肿物病理检查示:正常甲状腺样区域内可见呈浸润性生长的癌巢,癌细胞排列成不规则的大小不等滤泡样结构。癌细胞核较大,呈毛玻璃样,异型性明显,腔内可见分布不均、均质、淡红染的胶样物,周边可见少量空泡(HE×100)

讨论　本例术前各种检查均未发现甲状腺微小癌病灶,影响了术前诊断,但颈部肿物 $^{99}Tc^mO_4^-$ 显像为诊断提供了重要信息,其虽不能为判定肿物良恶性提供确凿依据,但仍可提示其与甲状腺组织有关。$^{99}Tc^mO_4^-$ 显像的图像对比度及特异性不如 ^{131}I 显像,若患者能行 ^{131}I 显像且有颈部肿物显像,则可排除这些肿物为非甲状腺组织,高度提示其内含具有类甲状腺摄碘功能的组织,为术前诊断及制定手术方案提供依据。本例术前诊断应考虑颈侧异位甲状腺可能,有必要行同侧甲状腺叶切除[1]。颈侧异位甲状腺是从甲状腺游离出来的、具有纤维性被膜的甲状腺组织。现已证实绝大多数颈侧异位甲状腺为淋巴结转移性乳头状癌,原发灶多为甲状腺内的隐性癌[2]。

根据 1988 年 WHO 规定,甲状腺微小癌是指癌灶最大直径≤10mm、不论有无淋巴结转移或远处转移的甲状腺癌,也称隐性癌[3]。其生物学特点是分化程度高,恶性程度低,病程发展缓慢,转移灶可长期滞留于淋巴结,很少有血行转移,绝大多数是乳头状癌[4]。甲状腺乳头状癌在甲状腺静态显像中常表现为摄取功能较低或无摄取功能的"凉"结节或"冷"结节,其转移灶一般在原发灶和正常甲状腺组织全部切除后方能显像。本例 $^{99}Tc^mO_4^-$ 显像未发现甲状腺上有"结节"样改变,考虑与以下因素有关:①本例甲状腺癌为微小癌,原发病灶小,甲状腺平面显像空间分辨能力较差;②本例癌灶表面覆盖有正常甲状腺组织,影响癌灶显像。本例病理检查可见颈部肿物内正常甲状腺样区域,由大小不等的滤泡构成,滤泡上皮呈扁平或矮立方状,腔内充满均质、红染的胶样物。考虑该区域为肿物摄取 $^{99}Tc^mO_4^-$ 的主要场所,而大量的癌性甲状腺滤泡中也分泌类胶质样物,可能具有与正常甲状腺滤泡细胞接近的摄取 $^{99}Tc^mO_4^-$ 能力,故不能完全排除高分化的癌性滤泡摄取 $^{99}Tc^mO_4^-$。高分化乳头状癌转移灶存在摄取 $^{99}Tc^mO_4^-$ 的可能性。但由于缺乏大样本的临床病例来验证,颈部肿物 $^{99}Tc^mO_4^-$ 显像尚不能成为颈侧异位甲状腺的诊断依据,高分化甲状腺癌转移灶的定性及定位诊断仍应根据 ^{131}I 显像。

参考文献

[1] 杨红健,RAPOPORT Y. 异位甲状腺与甲状腺肿瘤. 中国肿瘤临床,2000,27(2):112-115.

[2] 周庚寅,觉道建一. 甲状腺病理与临床. 北京:人民卫生出版社,2005.68-70.

[3] HEDINGER C. Histological typing of thyroid tumors. In WHO international histological classification of tumors. 2nd. London:Springer,1988,11:10-14.

[4] 李树玲. 新编头颈肿瘤学. 北京:科学技术文献出版社,2002.847-855.

(摘自中华核医学杂志 2006 年第 26 卷第 3 期,第一作者:房昕晖,通信作者:李亚明)

五、⁹⁹Tcᵐ O₄⁻ 显像示"热"结节乳头状甲状腺癌一例

患者女,42岁。因发现左颈前肿块12天入院。不伴有多汗、多食、心悸、易怒,无吞咽困难、声音嘶哑等症状。体格检查:左颈前触及一大小约 1.5cm × 1.0cm 肿块,光滑、质硬、界清,随吞咽上下活动。血游离 FT_3 和 FT_4 分别为 3.77(正常参考值 3.5~6.5)pmol/L 和 19.28(正常参考值 11.5~22.7)pmol/L,TSH 为 0.782(正常参考值 0.35~5.5)mIU/L,TPOAb 为 9 580(正常参考值 0~5 600)IU/L,TgAb 为 4 330(正常参考值 0~4 110)IU/L,Tg 为 37.04(正常参考值 0~35)μg/L。彩色超声检查示:甲状腺左叶中部见一低回声实性结节,边界清晰,血流较丰富,未见明显钙化。甲状腺 ⁹⁹Tcᵐ O₄⁻ 显像示:甲状腺左叶中部"热"结节(图 6-1-5,图 1)。手术中见甲状腺左叶中部一大小约 2.0cm × 1.6cm × 1.5cm 实性肿块,质硬,无包膜。术后病理检查证实为甲状腺乳头状癌,中央区见 1 枚转移淋巴结。肿块在光学显微镜下可见癌细胞核具有乳头状癌细胞核的特征:"毛玻璃样"细胞核,有核沟及假包涵物,无核仁。肿物周围甲状腺组织未见癌细胞浸润(图 6-1-5,图 2)。

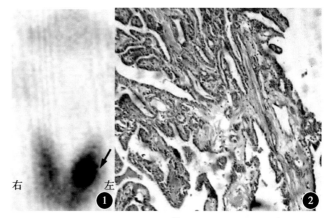

图 6-1-5　图 1 本例患者甲状腺 ⁹⁹Tcᵐ O₄⁻ 显像示左叶甲状腺中部"热"结节(箭头示)。图 2 本例患者病理检查图示甲状腺乳头状癌组织(HE × 100)

讨论　甲状腺结节可根据摄取 ⁹⁹Tcᵐ O₄⁻ 或 ¹³¹I 的情况分为"热"结节(即结节部位放射性高于周围正常甲状腺组织)、"温"结节(即结节部位放射性分布与周围正常甲状腺组织相同)和"冷(凉)"结节(即结节部位不摄取或很少摄取 ⁹⁹Tcᵐ O₄⁻ 或 ¹³¹I)。一般认为"温"结节甲状腺癌的发生率为 2.3%~12.8%,"冷(凉)"结节甲状腺癌的发生率相对较高,平均约 20%,而"热"结节甲状腺癌的发病率较低,不到 10%。梁明华等[1]报道 219 例甲状腺结节 ⁹⁹Tcᵐ O₄⁻ 显像,仅 6 例表现为"热"结节,而术后病理检查证实均为良性病变。Nishida 等[2]报道 1 例甲状腺 ⁹⁹Tcᵐ O₄⁻ 显像为多个"热"结节,术后病理检查证实为甲状腺滤泡状及乳头状混合型癌。常林风等[3]曾报道 1 例甲状腺 ⁹⁹Tcᵐ O₄⁻ 显像为"热"结节,而术后病理检查证实为甲状腺嗜酸细胞腺癌。本病例甲状腺 ⁹⁹Tcᵐ O₄⁻ 显像示单个"热"结节,术后病理检查证实为甲状腺乳头状癌。

临床上应重视对 ⁹⁹Tcᵐ O₄⁻ 甲状腺显像"热"结节恶变风险因素的预测。典型的良性"热"结节多见于 30~40 岁的患者,且有多年颈部肿块伴缓慢增大病史,肿块多光滑、界清、呈圆形或椭圆形,活动度佳[4]。存在以下因素时要考虑甲状腺恶性病变可能:年龄 <20 岁或 >40 岁,男性,有髓样癌或乳头状癌家族史及家族腺样息肉病,头颈部放射线接触史,肿块生长快,界限不清,与周围组织粘连,肿块有侵袭症状及转移(如区域淋巴结增大)[4];彩色超声检查示实性结节,边界欠清晰,内呈低回声,血流丰富,结节内见明显钙化,颈部周围见肿大淋巴结。

因此,本病例即使甲状腺 ⁹⁹Tcᵐ O₄⁻ 显像为"热"结节,也不能除外恶变的可能,需要综合临床症状、体征以及其他相关影像学及血清学检查,必要时行超声引导下细针穿刺检查。

本文直接使用的缩略语:

FT₃(free triiodothyronine),游离三碘甲状腺原氨酸

FT₄(free thyroxine),游离甲状腺素

Tg(thyroglobulin),甲状腺球蛋白

TgAb(thyroglobulin antibody),甲状腺球蛋白抗体

TPOAb(thyroid peroxidase antibody),甲状腺过氧化物酶抗体

TSH(thyroid stimulating hormone),促甲状腺激素

参考文献

[1] 梁明华,谢静华,华静,等.219 例甲状腺结节显像与病理对照分析.中华核医学杂志,1994,14(3):186.

[2] NISHIDA AT,HIRANO S,ASATO R,et al. Multifocal hyperfunctioning thyroid carcinoma without metastases. Auris Nasus Larynx,2008,35(3):432-436.

[3] 常林风,朱虹,李福建,等.⁹⁹Tcᵐ O-4 显像为"热"结节的甲状腺嗜酸细胞腺癌一例.中华核医学杂志,1999,19(4):241.

[4] YEUNG MJ, SERPELL JW. Management of the solitary thyroid nodule. Oncologist, 2008, 13(2):105-112.

（摘自中华核医学杂志 2010 年第 30 卷第 2 期，
第一作者：王冠民，通信作者：王跃涛）

六、甲状腺功能亢进症合并甲状腺低分化癌伴乳腺等多发转移一例

患者女，52 岁。因甲状腺功能亢进症（简称"甲亢"）服丙基硫氧嘧啶（15mg/d）3 个月，近期因发现甲状腺及右乳外侧肿物于 2015 年 5 月 16 日来本院就诊。体格检查：双眼球突出（++），甲状腺肿大Ⅱ度，右叶触及大小约 3.0cm×3.0cm 肿物，质硬，无触痛，较固定。心率 92 次/min，律齐，双手震颤试验（+）。右乳外上象限触及大小约 2cm×2cm 肿块，质硬，固定。双肺呼吸音减弱，未闻及干、湿啰音。实验室检查（括号内为正常参考值）：血清 FT_3 44.87（3.07~6.76）pmol/L，FT_4>1.00（0.12~0.22）pmol/L，TSH 0.01（0.27~4.20）mIU/L，抗 Tg 抗体以及抗 TPO 抗体均正常，Tg>1 515（106.05~233.31）pmol/L，甲状旁腺激素正常。影像学检查：①甲状腺 $^{99}Tc^mO_4^-$ SPECT 显像（美国 GE 公司，S000045 Discovery VH 型）示：右叶下极冷结节（图 6-1-6，图 1a）。②超声检查（荷兰 Philips 公司，iU22 型）示：右叶甲状腺癌（TI-RADS Ⅴ级），左叶稍高回声结节，考虑结节性甲状腺肿（TI-RADS Ⅲ级；图 6-1-6，图 1b）；右乳腺低回声团块，考虑甲状腺癌转移（图 6-1-6，图 1c）。③颈、胸部 X 线片（德国 Siemens 公司，AXIOM Aristas VX Plus）及 CT（德国 Siemens 公司，SOMATOM Sensation 16）示：右叶甲状腺癌并肺转移（图 6-1-6，图 1d，1e）。右甲状腺肿块细针穿刺细胞病理检查示：右叶甲状腺癌，分化较差（图 6-1-6，图 2）。为进一步明确诊断，患者于 2015 年 6 月 1 日在复旦大学附属肿瘤医院行 ^{18}F-FDG PET/CT 全身显像[德国 Siemens 公司，Biograph 16（HR）型]，结果（图 6-1-7，图 1）示双肺、颅骨及右乳外上象限、左侧腹壁、阴阜皮下呈结节性高代谢，考虑原发甲状腺癌伴多处转移可能性大。进一步临床检查：患者左侧腹部及阴阜皮下触及质硬、无痛小结节。为鉴别右乳系原发或转移肿瘤，患者行右乳肿块粗针穿刺活组织检查和免疫组织化学分析：ER（-）、人类表皮生长因子受体 2（弱 +）、细胞增殖核抗原 Ki-67（80%+）、GATA 结合蛋白 3（-）、CK7（-）、合成人胃泌素（-）、突触素（-）、波形蛋白（-）、CEA（-）、pax8（+）、Tg（+）、甲状腺转录因子 -1（+）、PTH（-）、神经特异性钙结合蛋白（-），诊断为甲状腺低分化癌伴转移。给予患者改服甲巯咪唑每天 1 片（10mg）2 周余，甲状腺功能正常后，于 2015 年 6 月 5 日行甲状腺全切除术及颈淋巴结清扫术。术后甲状腺肿物病理（图 6-1-7，图 2）及免

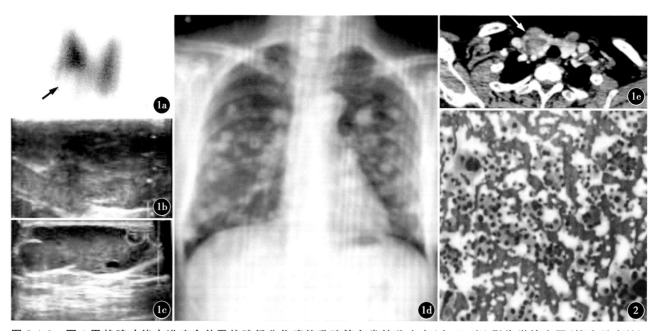

图 6-1-6　图 1 甲状腺功能亢进症合并甲状腺低分化癌伴乳腺等多发转移患者（女，52 岁）影像学检查图（箭头示病灶）。1a. $^{99}Tc^mO_4^-$ 甲状腺显像示右叶下极"冷"结节；1b. 超声示右侧甲状腺中下极 3.7cm×2.7cm 低回声团块，边界不清，内部回声不均匀，可见少许液性暗区；1c. 超声示右侧乳腺内低回声结节，大小 3.9cm×1.8cm，边界清晰，内部回声与甲状腺内结节相似，见少许液性暗区；1d. X 线片示双肺弥漫多发结节，未见明显肿大淋巴结；1e. CT 示甲状腺右叶占位，呈不规则低密度影，增强，无边界，向外突破包膜，相邻气管受压。图 2 该患者甲状腺肿块细针穿刺病理检查图（HE×100）。肿瘤细胞大小较均一，夹杂弥散的瘤巨细胞，提示恶性度较高

疫组织化学:甲状腺转录因子 -1(+)、Tg(+)、人嗜铬蛋白 A(-)、CK19(+)、人骨髓细胞标志物(局部 +)、半乳凝素 -3(+)、降钙素(-)、PTH(-)、CEA(-)、细胞增殖核抗原 Ki-67(25%+)、CK(+)、波形蛋白(部分 +)、平滑肌肌动蛋白(-)、CD_{34}(-)、B 细胞淋巴瘤 -2 基因(+)、P53 蛋白(部分 +),考虑为右叶甲状腺低分化癌。患者最终诊断:甲亢并低分化甲状腺癌伴右乳腺、双肺、颅骨、左侧腹壁及阴阜皮下多发转移。

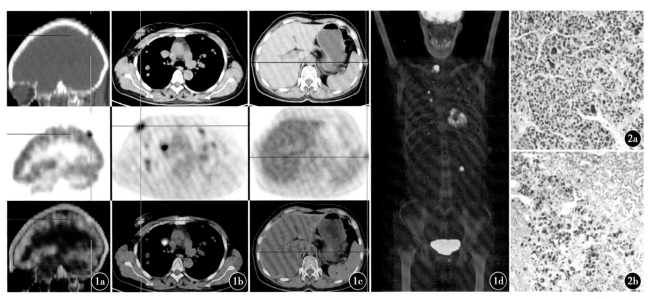

图 6-1-7　图 1 甲状腺功能亢进症合并甲状腺低分化癌伴乳腺等多发转移患者(女,52 岁)^{18}F-FDG PET/CT 显像图(十字交叉示病灶)。1a. 颅顶骨右后见局灶性骨破坏伴放射性分布异常增高;1b. 右乳外上象限约 2.7cm×1.8cm 肿块,边界尚清,放射性摄取增高,SUV_{max} 4.9;1c. 左侧腹壁皮下结节,放射性摄取增高,SUV_{max} 5.8;1d. 右叶甲状腺肿块,大小约 3.9cm×3.4cm,放射性摄取增高,SUV_{max} 11.1,左上颈ⅡA 区小淋巴结,SUV_{max} 2.6,双肺多发结节,大者直径约 2.3cm,SUV_{max} 6.9。图 2 该患者术后病理检查图(HE×100)。2a. 肿瘤细胞排列成索状或缎带状,有弥散的瘤巨细胞,提示低分化癌;2b. 肿瘤细胞呈梁状生长方式伴有向未分化癌过渡区域

讨论 原发性甲亢合并甲状腺癌临床少见,且多以合并高分化甲状腺癌为主,而合并低分化甲状腺癌,尤其伴乳腺等多发转移报道罕见。低分化甲状腺癌是病理特征、预后介于高分化与未分化甲状腺癌之间的一种甲状腺滤泡源性肿瘤,约占甲状腺癌的 0.4%~10.0%[1],多见于 45 岁以上女性,5 年生存率约 40%~50%。病理诊断按 2006 年意大利都灵低分化甲状腺癌会议[2]提出的标准:①具有甲状腺滤泡源性恶性肿瘤的一般特点,同时存在梁状、实性或岛状的生长方式;②缺乏典型乳头状癌核的特点;③至少符合以下 3 种特征之一:核扭曲、核分裂象≥3 个 /10 个高倍视野或坏死,但往往仍需通过免疫组织化学标记分析排除滤泡癌、未分化癌,并结合临床综合诊断。

该患者常规的影像学及甲状腺细胞学穿刺检查均已证实为甲状腺癌,但其表现与常见的高分化甲状腺癌不同:侵袭性较强,血行转移早及细胞学检查中见到不能解释的多个弥散的瘤巨细胞。本研究如对细胞标本进一步做相关基因检测或免疫组织化学分析,可能有助于早期准确诊断,为后续治疗提供依据。

血清 Tg 由甲状腺滤泡细胞产生,是监测 DTC 功能性甲状腺组织存在的重要标志[3],但低分化或失分化甲状腺癌仍具有合成和分泌 Tg 能力,Tg 升高仍是监测甲状腺癌复发和转移的灵敏指标[4]。随着甲状腺癌分化程度的进展,葡萄糖代谢增高,^{18}F-FDG 显像的病灶检测阳性率会明显增高[5]。本研究进行了 ^{18}F-FDG PET/CT 全身显像,发现右乳腺、双肺、颅骨、左侧腹壁及阴阜皮下多发转移灶,这对临床分期、治疗决策的制定和预后判断起到了很重要的作用。

相关资料[6]显示,乳腺癌患者甲状腺癌发病率升高,甲状腺癌患者乳腺癌的发病率也升高,这可能与下丘脑 - 垂体轴同时调控甲状腺和乳腺的分泌与代谢有关。乳腺转移癌少见,占乳腺癌的 0.2%~1.3%,临床表现不特异,但可有 30% 的患者以乳腺疾患为首发症状,常见原发肿瘤来自对侧乳腺癌、淋巴造血系统恶性肿瘤、肺癌、恶性黑色素瘤、卵巢癌、胃癌、肾癌、类癌及前列腺癌[7],而低分化甲状腺癌转移至乳腺报道少见。本例患者乳腺恶性肿瘤是原发还是转移?是否甲状腺癌转移?了解这些有助于确定治疗方案。本研究对右乳肿块进行的粗针穿刺病理和免疫组织化学分析显示:常见原发乳腺癌标志物均阴性或弱阳性,甲状腺癌标志物均阳性,证明系甲状腺癌转移灶,对治疗决策的制定和预后判断有重要价值。

低分化甲状腺癌的治疗目前尚未有突破性进展,提倡综合治疗,而分子靶向治疗可能有望获得突破性进展。本文报道 1 例甲亢合并甲状腺低分化癌伴乳腺等多发转移,希望在临床上引起重视,以防漏诊、误诊、延误治疗时机。

致谢本研究得到上海复旦大学附属肿瘤医院核医学科章英剑教授、上海第六人民医院核医学科陆汉魁教授真诚帮助和大力支持

本文直接使用的缩略语：

CEA（carcinoembryonic antigen），癌胚抗原

CK（cytokeratin），细胞角蛋白

DTC（differentiated thyroid carcinoma），分化型甲状腺癌

ER（estrogen receptor），雌激素受体

FDG（fluorodeoxyglucose），脱氧葡萄糖

FT_3（free triiodothyronine），游离三碘甲状腺原氨酸

FT_4（free thyroxine），游离甲状腺素

PTH（parathyroid hormone），甲状旁腺激素

SUV_{max}（maximum standardized uptake value），最大标准摄取值

Tg（thyroglobulin），甲状腺球蛋白

TI-RADS（thyroid imaging reporting and data system），甲状腺影像报告及数据系统

TPO（thyroid peroxidase），甲状腺过氧化物酶

TSH（thyroid stimulating hormone），促甲状腺激素

参考文献

[1] WALCZYK A, KOWALSKA A, SYGUT J. The clinical course of poorly differentiated thyroid carcinoma（insular carcinoma）-own observations. Endokrynol Pol, 2010, 61（5）:467-473.

[2] VOLANTE M, COLLINI P, NIKIFOROV YE, et al. Poorly differentiated thyroid carcinoma: the Turin proposal for the use of uniform diagnostic criteria and an algorithmic diagnostic approach. Am J Surg Pathol, 2007, 31（8）:1256-1264.

[3] 崔静, 刘保平, 高永举, 等. ^{131}I 显像及 Tg 值监测 ^{131}I 治疗分化型甲状腺癌肺转移灶疗效的探讨. 中华核医学与分子影像杂志, 2012, 32（6）:422-425.

[4] MALLICK UK, American Thyroid Association. The revised American Thyroid Association management guidelines 2009 for patients with differentiated thyroid cancer: an evidence-based risk-adapted approach. Clin Oncol（R Coll Radiol）, 2010, 22（6）:472-474.

[5] 路丽彦, 陆汉魁. ^{18}F-FDG PET/CT 在甲状腺癌中的临床应用. 中华核医学与分子影像杂志, 2013, 33（4）:312-315.

[6] 陈剑, 吴毅. 甲状腺癌与乳腺癌关系的研究进展. 中国癌症杂志, 2011, 21（2）:148-152.

[7] 郑唯强, 白辰光. 转移至乳腺的恶性肿瘤. 临床与实验病理学杂志, 2009, 25（1）:1-4.

（摘自中华核医学与分子影像杂志 2017 年第 37 卷第 7 期, 第一作者: 关晏星）

七、^{18}F-FDG 符合线路显像诊断甲状腺滤泡状癌颈内静脉癌栓一例

患者女, 40 岁。双侧甲状腺滤泡状癌在外院手术后 4 个月余, 因拟行 ^{131}I 治疗而入本院。体格检查: 神志清楚, 颈前部见长约 7cm 手术瘢痕, 左侧颈部可触及一大小 1cm×1cm 肿大淋巴结, 心、肺、腹无异常。甲状腺功能测定: 灵敏促甲状腺激素 3.63（正常参考值 0.34~5.6）mIU/L, 游离三碘甲状腺原氨酸 4.99（正常参考值 3.85~6.01）pmol/L, 游离甲状腺素 6.95（正常参考值 7.85~15.70）pmol/L, 甲状腺球蛋白 448.0（正常参考值 <35.0）μg/L, 甲状腺球蛋白抗体 64 100.0（正常参考值 <4 110.0）IU/L。血清肿瘤标志物未见升高, 胸部 X 线检查未见明显异常, 全身骨骼显像未见明显转移征象。B 超示: 左侧颈静脉分叉处腔内实质性肿块, 考虑栓子可能; 甲状腺右侧窝内及部分峡部低回声区; 左侧颈部大血管旁淋巴结肿大。颈血管 MRI 示: 左侧颈静脉内可见一大小约 18mm×11mm 异常信号影, T_1WI 呈等信号, T_2WI 呈稍高信号, 增强后 MRI 示左侧颈静脉内可见充盈缺损影, 考虑左侧颈静脉内栓子形成。入院后行 ^{18}F-FDG 符合线路显像（美国 GE Millennium VG5 Hawkeye 双探头符合线路 SPECT 仪, ^{18}F-FDG 6MBq）, 结果示: 颈部左侧局灶性异常高代谢病变, 残留甲状腺组织未见放射性摄取（图 6-1-8, 图 1）, 显像范围内未见其他异常。^{18}F-FDG 显像后 3 天再行 ^{131}I（74MBq）全身显像, 服 ^{131}I 后 24, 48 和 72h 行全身连续扫描, 结果示: 颈部残留甲状腺显影（诊断剂量 ^{131}I 全身显像时已调节灰度, 似未能显示癌栓）, 全身其他部位未见明显异常（图 6-1-8, 图 2）。2 天后转外科行

左侧颈淋巴结清扫术,同时切除包含癌栓的左颈内静脉,术后病理检查结果示:左侧颈静脉内癌栓,左侧颈部大血管旁淋巴结未见肿瘤组织。术后 1 个月再次行 ^{18}F-FDG 符合线路显像,原颈部左侧局灶性异常高代谢病灶已消失,显像范围内未见其他异常,复查血清甲状腺球蛋白降至 287.0μg/L。^{131}I 治疗后 7 天全身显像(^{131}I 555MBq)示:左侧股骨近端局灶性高放射性浓聚(图 6-1-8,图 3)。

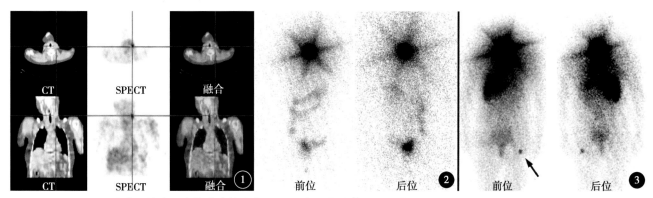

图 6-1-8 图 1 甲状腺滤泡状癌颈内静脉癌栓患者,女,40 岁。术前 ^{18}F-FDG 符合线路显像示,颈部左侧局灶性异常高代谢病变(十字线交叉处示),残留甲状腺未见放射性摄取(上排为横断面,下排为冠状面)。图 2 患者术前诊断剂量 ^{131}I 全身显像示,颈部残留甲状腺显影,全身其他部位未见明显异常。图 3 患者 ^{131}I 治疗后全身显像示,左侧股骨近端局灶性放射性高浓聚(箭头示)

讨论 甲状腺癌中滤泡状癌常侵犯包膜及血管,肿瘤转移以血道传播为主,能转移到肺、骨骼及软组织,也可引起肿瘤血栓形成[1]。肿瘤血栓可以发生在颈内静脉、无名静脉、上腔静脉等,甚至发生在心房内。当癌栓堵塞部分血管影响血流时,临床上可出现上腔静脉综合征,文献[2]报道其发生率 1.3%。如栓子脱落,可出现栓塞,如肺栓塞,可引起突然死亡。

诊断甲状腺癌术后复发或转移常见的方法有:① ^{131}I 全身显像,这是诊断分化型甲状腺癌的一种高特异性方法,可以评价是否存在完整的 Na$^+$-I$^-$ 泵,对高分化、低度恶性的甲状腺癌诊断阳性率较高,并可指导治疗;而对于非功能性转移灶,其可为阴性。但 ^{131}I 全身显像结果和使用剂量有关,本例患者诊断剂量 ^{131}I 全身显像时已调节灰度,似未能显示癌栓,左侧股骨近端也未见放射性浓聚,左侧股骨病灶在 ^{131}I 治疗剂量下才显示。②血清甲状腺球蛋白检测是甲状腺癌术后随访最常见的方法之一,由于甲状腺球蛋白来源于有功能的甲状腺组织,因此,术后血清甲状腺球蛋白升高是甲状腺癌复发或转移的特异性标志,然而这无法确定病变部位。③对于血清甲状腺球蛋白升高而 ^{131}I 全身显像阴性的患者,肿瘤的浸润还可以通过其他影像学方法诊断,如 CT、MRI、B 超等,有学者[1]认为,MRI 对血栓有更实用的诊断价值。但是,这些传统的影像学检查只反映了组织正常和异常的解剖结构、血流动力学,并不能反映肿瘤的功能变化。④ ^{99}Tc^m- 甲氧基异丁基异腈、^{201}Tl、^{18}F-FDG 等常见的功能显像可反映相应组织器官的功能、血流、代谢等,以确定是否发生转移[3]。

甲状腺滤泡状癌常见的转移部位为肺、骨,而癌栓的形成极少见[4],在随访中容易被忽视。Gardner 等[5]强调,脉管侵袭性肿瘤更易发生远处转移,且预后差,因此,对脉管转移要高度重视。当常规的检查未能发现异常时,特别是对血清甲状腺球蛋白升高而 ^{131}I 全身显像阴性的疑分化型甲状腺癌复发转移的患者,^{18}F-FDG 符合线路显像不仅可以和其他检查方法互补,且能改变临床分期,优化治疗方案[6]。

本文直接使用的缩略语:

FDG(fluorodeoxyglucose),脱氧葡萄糖

参考文献

[1] KOIKE E,YAMASHITA H,WATANABE S,et al. Brachiocephalic vein thrombus of papillary thyroid cancer:report of a case. Surg Today,2002,32(1):59-62.

[2] KOWALSKI LP,FILHO JG. Results of the treatment of locally invasive thyroid carcinoma. Head Neck,2002,24(4):340-344.

[3] 黄钢,TIEPOLT C,KROPP J,等 . ^{18}F-FDG 符合线路显像检测甲状腺癌转移灶的价值 . 中华核医学杂志,2001,21(1):23-25.

[4] YAMAGAMI H,TORI M,SAKAKI M,et al. Thyroid carcinoma with extensive tumor thrombus in the atrium. Gen ThoracCardiovascSurg,2008,56(11):555-558.

[5] GARDNER RE,TUTTLE RM,BURMAN KD,et al. Prognostic importance of vascular invasion in papillary thyroid carcinoma. Arch Otolaryngol Head Neck Surg,2000,126(3):309-312.

[6] 李少华,王自正,邵国强,等.抗甲状腺球蛋白抗体和 18F-FDG 符合线路显像在分化型甲状腺癌随访中的临床应用.中国医学影像技术,2008,24(9):1465-1468.

（摘自中华核医学杂志 2011 年第 31 卷第 1 期,第一作者:李少华）

八、甲状腺乳头状癌合并未分化多形性肉瘤 PET/CT 显像一例

患者女,45 岁。2014 年 2 月 19 日于本院行甲状腺癌根治术,术后病理示甲状腺右叶乳头状癌并颈部多发淋巴结转移、气管前肌肉浸润。2014 年 3 月给予 5.55GBq 131I 治疗 1 次,治疗前 Tg 20.6pmol/L（TSH 刺激状态下,化学发光法测定,正常参考值 <83.3pmol/L）。治疗剂量全身 131I 显像（图 6-1-9,图 1A）提示残余甲状腺摄碘。治疗后复查,Tg<0.3pmol/L、TgAb<15（正常参考值 0~60）kU/L。同年 7 月诊断剂量（111MBq）全身显像阴性（图 6-1-9,图 1B）;9 月新发"右颈肿物",并逐渐增大,当时 Tg<0.3pmol/L。2015 年 1 月 9 日于本科行 18F-FDG PET/CT 检查:右锁骨上窝、前上纵隔区有高代谢灶,多发淋巴结转移（图 6-1-9,图 2）,考虑双重肿瘤可能。左颈Ⅳ区淋巴结穿刺活组织检查,光学显微镜下见梭形细胞增生,呈片状排列,胞质丰富,核深染,可见核分裂象,形态考虑为恶性肿瘤细胞。免疫组织化学检查:波形蛋白(+)、S-100 蛋白少量细胞(+)、细胞角蛋白 7(-)、甲状腺转录因子 -1(-)、Tg(-)、平滑肌肌动蛋白(-)、抗肌动蛋白单克隆抗体(-)、结蛋白(-)、CD34(-)、P63 蛋白(-)、降钙素(-)、嗜铬素 A(-)、细胞增殖核抗原 Ki-67(20%+),符合未分化高级别多形性肉瘤（恶性纤维组织细胞瘤）。患者自体活组织检查后未行进一步治疗。

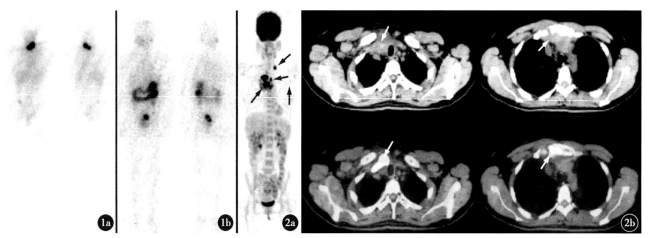

图 6-1-9 图 1 甲状腺乳头状癌合并未分化多形性肉瘤患者（女,45 岁）131I 显像图。1a. 131I 治疗后第 4 天全身 131I 显像示残余甲状腺组织摄碘;1b. 131I 治疗后 4 个月诊断剂量 131I 全身显像未见异常。图 2 该患者 18F-FDG PET/CT 检查图（箭头示病灶）。2a. MIP 示上胸部病灶及左侧颈、左侧腋窝淋巴结呈高代谢;2b. PET/CT 示右锁骨上窝及前上纵隔高代谢肿块,呈不均匀放射性浓聚,SUVmax 24.6,侵犯右侧胸锁乳头肌、胸骨和右侧第一前肋,与邻近血管及前胸壁分界欠清

讨论 UPS 又称为恶性纤维组织细胞瘤,2013 年 WHO 分类将其归类于未分化或未能分类肿瘤,这是一组未分化或利用现有技术不能明确分化方向的多形性、异质性间质肿瘤[1]。UPS 是一个排他性诊断,依其光学显微镜下形态,分为多形性、梭形细胞、圆细胞及上皮样未分化肉瘤,虽然免疫组织化学检查可提示间叶来源,但缺少特征性标记,必须在排除其他相似的疾病后方可确诊[2]。UPS 病因不明,但可继发于放疗、电离辐射（特别是头颈部）、畸形性骨炎、骨梗死、炎性肉芽肿及手术术区慢性修复过程中[1,3]。UPS 影像表现无明显特异性,呈浸润性生长,约近半数的肿瘤累及深筋膜或骨骼肌实质,病灶密度及信号与组织成分有关,而与肿瘤大小无关,坏死、囊性变多见,可伴有钙化,但是骨内 UPS 多不伴骨膜反应。18F-FDG PET/CT 主要表现为不均匀明显高代谢,可能与肿瘤内组织细胞及成纤维细胞增殖相关[3-4]。UPS 免疫表型中,波形蛋白、抗胰蛋白酶、抗糜蛋白酶、CD68、Ⅷα 因子常呈阳性反应,有时也对肌动蛋白、结蛋白和溶菌酶呈阳性[5]。

而本例病灶 PET/CT 检查呈明显高代谢,SUVmax 24.6,主体位于相对少见的前上纵隔内,累及胸骨、前胸壁,侵袭浸润性生长,免疫表型仅波形蛋白(+)提示间叶来源肿瘤,S-100 蛋白少量细胞(+),而上皮、肌肉、血管、神经标志物

均为阴性,与以往报道[2]相似。

分化型甲状腺癌术后及[131]I治疗后Tg和全身[131]I显像未见异常,PET/CT新发高代谢病灶,需考虑双重肿瘤的可能。电离辐射可以触发肉瘤形成,可能与非致死剂量的辐射造成细胞破坏、导致基因突变、辐射区微环境的改变、细胞紊乱的增殖修复等有关[6]。有研究[7]发现,当[131]I累计剂量大于37~40GBq时,双重肿瘤的风险会增高,并且多为白血病及唾液腺肿瘤。甲状腺未分化癌可继发于分化良好的甲状腺恶性肿瘤,并且Tg和全身扫描均可呈阴性,所以当甲状腺癌综合治疗后出现新发肿块时,一定要行病理及免疫组织化学检查,明确肿块性质。

该病例提示:对于甲状腺癌治疗后Tg及全身显像未见异常的患者,若PET/CT新发高代谢病灶,则应考虑双重肿瘤的可能。至于是原发性、转移灶去分化或未分化,[131]I治疗后诱导双重肿瘤还是患者本身有肿瘤体质倾向,仍需多学科分析及大量数据证实。

本文直接使用的缩略语:

FDG(fluorodeoxyglucose),脱氧葡萄糖

MIP(maximum intensity projection),最大密度投影

SUV_{max}(maximum standardized uptake value),最大标准摄取值

Tg(thyroglobulin),甲状腺球蛋白

TgAb(thyroglobulin antibody),甲状腺球蛋白抗体

TSH(thyroid stimulating hormone),促甲状腺激素

UPS(undifferentiated pleomorphic sarcoma),未分化多形性肉瘤

参考文献

[1] DIAZ-BEVERIDGE R,MELIAN M,ZAC C,et al. Primary mesenteric undifferentiated pleomorphic sarcoma masquerading as a colon carcinoma:a case report and review of the literature. Case Rep Oncol Med,2015(2015):532656.

[2] 孙晋渊,韩锋锋,姚迪,等. 纵隔未分化多形性肉瘤1例并文献分析. 国际呼吸杂志,2015,35(22):1707-1710.

[3] CHOI BH,YOON SH,LEE S,et al. Primary malignant fibrous histiocytoma in mediastinum:imaging with ^{18}F-FDG PET/CT. Nucl Med Mol Imaging,2012,46(4):304-307.

[4] DONG A,GONG J,WANG Y,et al. MRI and FDG PET/CT findings of malignant fibrous histiocytoma of the prostate. Clin Nucl Med,2014,39(10):889-891.

[5] 孟嫦娟,张鸿瑞,张建刚,等. 心脏原发性未分化多形性肉瘤临床病理观察. 诊断病理学杂志,2014,21(11):693-695.

[6] THIAGARAJAN A,IYER NG. Radiation-induced sarcomas of the head and neck. World J Clin Oncol,2014,5(5):973-981.

[7] KHANG AR,CHO SW,CHOI HS,et al. The risk of second primary malignancy is increased in differentiated thyroid cancer patients with a cumulative ^{131}I dose over 37 GBq. Clin Endocrinol(Oxf),2015,83(1):117-123.

(摘自中华核医学与分子影像杂志2017年第37卷第12期,
第一作者:刘豆豆,通信作者:程木华)

九、亚急性肉芽肿性甲状腺炎伴多处炎性骨破坏PET/CT显像一例

患者女,38岁。因双侧肩部、腰部、右侧髋部疼痛伴活动受限1个月入院。患者2012年9月出现不明原因腰部疼痛,呈持续性锐痛,难以忍受,并向右侧髋部放射,后觉双肩部钝痛,呈持续性,但未向双上肢放射,无双上肢麻木。于当地医院诊治,X线检查提示腰椎骨质增生,经镇痛、活血化瘀等药物治疗1周后症状未见好转,于2012年10月29日至本院就诊。患者无手术、外伤、结核、肝炎病史。体格检查:甲状腺及颈部淋巴结不大,右侧肩部、髋部及锁骨区有压痛、叩击痛,拾物试验、扭腰试验阳性,双手足可见对称的淡红斑,中央有粟粒大小脓疱;血清学检查:CEA、AFP、铁蛋白、CA12-5、CA15-3、CA19-9、T_3、T_4、FT_3、FT_4、Tg、甲状腺过氧化物酶抗体、超敏促甲状腺激素均未见异常;MRI检查提示:腰4椎体上缘片状低信号影;CT检查提示:腰4椎体上缘溶骨性骨质破坏,其边缘未见明显硬化边。行[18]F-FDG PET/CT(德国Siemens Biograph 64 True Point型)检查提示:甲状腺左叶结节样低密度影(图6-1-10a),右侧锁骨胸骨端(图6-1-10b)、腰4椎体(图6-1-10c)、胸骨溶骨性骨质破坏,FDG代谢异常增高(图6-1-10d),考虑甲状腺恶性肿瘤伴多处骨转移。后行颈部超声检查提示:甲状腺左叶低回声影,性质待定。由于相关检查较支持甲状

腺左叶病灶为原发恶性肿瘤病灶,征得患者同意后于 2012 年 11 月 14 日行甲状腺左叶全叶 + 峡部切除术。术中探查:甲状腺左叶可扪及一 2cm×1.5cm×1cm 的质硬包块,表面光滑,界限较清。术后病理(图 6-1-11a):符合 SGT;腰 4 椎体(图 6-1-11b)、右侧锁骨(图 6-1-11c)穿刺活组织病理检查:纤维组织增生、慢性炎性反应伴死骨形成及纤维软骨退变。

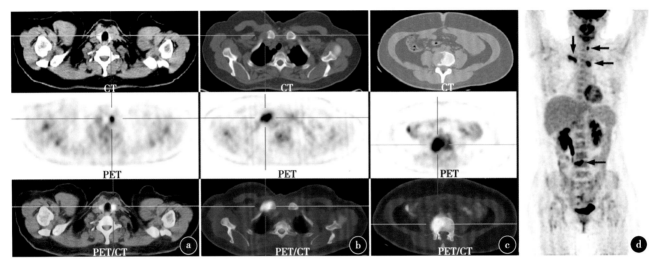

图 6-1-10　SGT 伴多处炎性骨破坏患者(女,38 岁)[18]F-FDG PET/CT 显像图。a. CT 示甲状腺左叶结节样低密度影,边界清晰;PET 及 PET/CT 示相应病灶呈结节样放射性摄取增高,其内放射性分布密集,边缘清晰、光整,SUV_{max} 为 8.11;b. CT 示右侧锁骨胸骨端骨质破坏,破坏边毛糙,不规整;PET 及 PET/CT 示相应骨破坏区呈片块状放射性摄取增高,其内放射性分布较密集,边缘稍模糊,SUV_{max} 为 7.90;c. CT 示腰 4 椎体右侧偏心性骨质破坏,骨破坏边缘不规整,凹凸不平;PET 及 PET/CT 示相应骨破坏区呈团块状放射性摄取增高,其内放射性分布密集,边缘清晰、光整,SUV_{max} 为 7.57;d. 全身最大密度投影图示全身多处放射性摄取异常增高(箭头示)

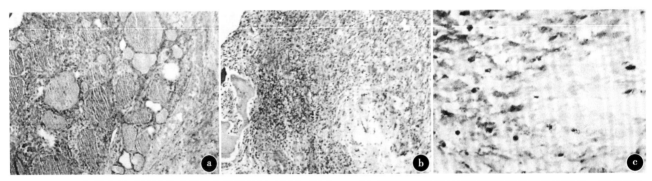

图 6-1-11　亚急性肉芽肿性甲状腺炎伴多处炎性骨破坏患者(女,38 岁)术后病理及病灶穿刺活组织病理检查图像。甲状腺左叶病灶(a. HE×100)病理显示,病变呈灶性分布,范围大小不一,部分滤泡被破坏,胶质外溢,引起类似结核结节的肉芽肿形成,但无干酪样坏死,有多量的嗜中性粒细胞及不等量的嗜酸性粒细胞、淋巴细胞和浆细胞浸润;腰 4 椎体病灶(b. HE×100)、右侧锁骨病灶(c. HE×100)病理显示:病灶为纤维软骨及变性骨组织,髓腔内纤维组织增生伴炎细胞浸润,灶性区域似肉芽肿结构形成,诊断为:纤维组织增生,慢性炎性反应伴死骨形成,另见纤维软骨退变

讨论　SGT 又称亚急性甲状腺炎、病毒性甲状腺炎等,女性多见,可能与病毒感染有关,发作前多伴感染及甲状腺功能亢进症状。该病甲状腺多为单侧肿大,伴有压痛,并可放射至下颌、耳后、颈后或双臂等部位,本例患者甲状腺无明显肿大及压痛,仅有双侧肩部疼痛。SGT 多见血清 T_3、T_4 水平升高,但本例 T_3、T_4 水平未见升高。[18]F-FDG PET/CT 虽不作为甲状腺结节检查的推荐检查方法,但对在检查中无意发现的甲状腺结节需进行初步的良恶性鉴别。文献[1]报道,结节边缘模糊、密度不均匀但与周围软组织分界清楚是 SGT 特征性的 CT 表现,但与其他类型结节表现仍有相似之处。单纯依据 ^{18}F-FDG PET 放射性摄取情况[2]及 SUV_{max} 水平[3]判断甲状腺结节良恶性价值亦有限。《甲状腺结节和分化型甲状腺癌诊治指南》[4]指出,甲状腺结节的评估要点是良恶性鉴别;所有甲状腺结节患者均应行颈部超声检查,均应检测 TSH 水平(推荐级别 A);术前评估甲状腺结节良恶性时,细针穿刺抽吸活组织检查是灵敏度和特异性最高的方法(推荐级别 A)。

各种急慢性炎性病变均可引起相应部位骨质破坏、伴明显疼痛及周围牵涉症状,CT 可示溶骨性骨质破坏,边缘呈侵袭性表现;FDG PET 显像可见放射性摄取明显增高,与恶性肿瘤所致骨质破坏表现相似。文献[5]报道,骨骼良恶性病变之间存在葡萄糖代谢率差异,单用静态 FDG PET 获取 SUV_{max} 不能很好地鉴别骨骼良恶性病变。但恶性骨质破坏常侵犯周围组织并形成软组织肿块,进展迅速,FDG PET 显像见放射性摄取较高且集中;炎性骨质破坏周围组织侵犯少见,进展相对较慢,FDG PET 显像见放射性摄取增高但大多较为分散,可为鉴别诊断提供一定帮助。

本例因 CT、MRI 检查发现腰 4 椎体骨质破坏行 ^{18}F-FDG PET/CT 检查,显像见甲状腺结节伴全身多处骨质破坏,相应病变区放射性摄取明显增高,超声检查难以鉴别其性质,影像学表现较支持恶性肿瘤,故诊断为甲状腺癌伴多处骨转移,忽略了炎性病变的可能。病理证实甲状腺左叶结节处于炎性反应的亚急性期,右侧锁骨、腰 4 椎体病变处于炎性反应的慢性期,均由细菌或病毒感染引起。虽不能证实本例 SGT 与骨骼炎性病变的绝对相关性,但根据炎性病变的局部及全身性表现特点,细菌和病毒进入血液循环可同时引起全身多系统的局部炎性表现。本例 SGT 和骨骼炎性病变同时存在,较为罕见,诊断时若能结合 TSH 结果、穿刺活组织检查结果考虑,或许会避免误诊,使临床处置更加合理。

本文直接使用的缩略语:

AFP(alphafetoprotein),甲胎蛋白

CA(carbohydrate antigen),糖类抗原

CEA(carcinoembryonic antigen),癌胚抗原

FDG(fluorodeoxyglucose),脱氧葡萄糖

FT_3(free triiodothyronine),游离三碘甲状腺原氨酸

FT_4(free thyroxine),游离甲状腺素

SGT(subacute granulomatous thyroiditis),亚急性肉芽肿性甲状腺炎

SUV_{max}(maximum standardized uptake value),最大标准摄取值

T_3(triiodothyronine),三碘甲状腺原氨酸

T_4(thyroxine),甲状腺素

Tg(thyroglobulin),甲状腺球蛋白

TSH(thyroid stimulating hormone),促甲状腺激素

参考文献

[1] 张晓东,唐秉航,杨建勇.亚急性肉芽肿性甲状腺炎的 CT 表现.临床放射学杂志,2008,27(8):1017-1019.

[2] 徐继有,于丽娟,王文志,等.^{18}F-FDG PET/CT 对甲状腺结节性病变的诊断价值.中华核医学与分子影像杂志,2013,33(5):343-346.

[3] 关志伟,徐白萱,陈英茂,等.大规模人群 FDG PET/CT 意外发现甲状腺高代谢结节的回顾性分析.中华核医学与分子影像杂志,2012,32(1):32-35.

[4] 中华医学会内分泌学分会,中华医学会外科学分会内分泌学组,中国抗癌协会头颈肿瘤专业委员会,等.甲状腺结节和分化型甲状腺癌诊治指南.中华核医学与分子影像杂志,2013,33(2):96-115.

[5] 吴华,DIMITRAKOPOULOU-STRAUSS A,HEICHEL TO,等.动态 ^{18}F-FDG PET 定量分析用于骨病变鉴别诊断.中华核医学杂志,2002,22(2):77-79.

(摘自中华核医学与分子影像杂志 2015 年第 35 卷第 3 期,第一作者:夏仁祥)

第二节　甲状旁腺和肾上腺显像

一、甲状腺内异位甲状旁腺腺瘤合并微小乳头状癌一例

患者男,63 岁。因体格检查发现甲状腺结节 3 个月入院。患者主诉无明显不适,于 2015 年 7 月体格检查时行甲状腺超声发现甲状腺结节,无局部红肿疼痛,无呼吸困难或吞咽梗阻感。体格检查:甲状腺无明显肿大,右叶可触及直径约 15mm 结节,质韧,边界尚清,活动度良好,颈部未及明显肿大淋巴结。外院甲状腺超声:甲状腺左叶中部

1.9mm×1.4mm 无回声结节；甲状腺右叶中部见 17.4mm×12.7mm 低回声结节，边界清，中下部 3.2mm×2.7mm 稍低回声结节，边界欠清，另见数个无回声结节及数个强回声斑，中下部多个强回声斑堆积成团。实验室检查：血钙 3.62（括号中为正常参考值范围，下同；2.03~2.54）mmol/L；血磷 0.70（0.96~1.62）mmol/L；PTH 815.62（15.00~65.00）ng/L；甲状腺激素及肿瘤标志物均正常。

采用德国 Siemens 公司 Symbia T6 SPECT/CT 仪行双时相甲状旁腺 $^{99}Tc^m$-MIBI 显像 + 颈部 SPECT/CT 断层显像。MIBI 冻干品药盒由北京师宏药物研制中心提供，$^{99}Tc^mO_4^-$ 新鲜洗脱液由 ^{99}Mo-$^{99}Tc^m$ 发生器制备（北京原子高科股份有限公司提供）。$^{99}Tc^m$-MIBI 注射剂量为 740MBq。显像结果（图 6-2-1）：早期相（5min）见甲状腺双叶显影较清晰，位置正常，显像剂分布大致均匀，甲状腺右叶中上段显像剂轻度浓聚；延迟相（120min）甲状腺右叶中上段仍见显像剂稍浓聚影，其余显像剂分布略高于本底水平；SPECT/CT 图像示甲状腺右叶中上段内侧偏后方低密度结节影，大小为 16mm×13mm×22mm（前后径 × 左右径 × 上下径），相应区域见显像剂浓聚，甲状腺右叶内另见小低密度影，相应区域未见显像剂异常浓聚，甲状腺左叶未见明显异常密度影。SPECT/CT 诊断为：甲状腺右叶中上段内侧偏后方低密度结节，$^{99}Tc^m$-MIBI 显像阳性，考虑右上甲状旁腺腺瘤，甲状腺来源性肿瘤待除外。

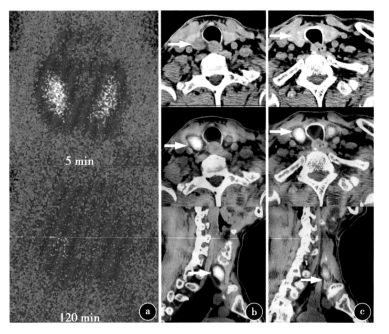

图 6-2-1 异位甲状旁腺腺瘤合并微小乳头状癌患者（男，63 岁）甲状旁腺 $^{99}Tc^m$-MIBI 显像及颈部 SPECT/CT 显像图。a. 甲状旁腺显像早期相（5min）示甲状腺右叶中上段显像剂轻度浓聚；延迟显像（120min）可见甲状腺右叶中上段内甲状旁腺腺瘤显像剂稍浓聚；b. SPECT/CT 显像示甲状腺右叶上段内侧偏后方低密度结节影，相应区域 $^{99}Tc^m$-MIBI 异常浓聚（箭头示）；c. SPECT/CT 显像示甲状腺右叶内小低密度影（箭头示），相应区域显像剂浓聚不明显

结合血清学检查及影像学结果，临床考虑 PHPT，甲状旁腺腺瘤可能性大，行手术治疗。术中见甲状腺双叶大小不等多发结节，其中甲状腺右叶内见直径约 3~5mm 质硬结节；甲状腺右叶上极内背侧见直径约 15mm 结节，质中，界尚清。遂行甲状腺双叶全切及右叶上极甲状旁腺切除术。术中快速病理检查结果提示：右叶上甲状旁腺腺瘤，甲状腺右叶多发微小乳头状癌，左叶结节性甲状腺肿。清扫双侧中央组淋巴结及周围脂肪组织，右叶下极甲状旁腺种植于右侧胸锁乳头肌内。术后病理（图 6-2-2）：甲状腺右叶上极内甲状旁腺腺瘤；甲状腺右叶多灶性微小乳头状癌（癌灶 3 处，光学显微镜下测量最大径为 3mm）；甲状腺左叶结节性甲状腺肿。左侧中央组淋巴结（1/4 枚）及右侧中央组淋巴结（3/4 枚）切片见癌转移。患者术后 4h PTH 99.70ng/L，术后 24h PTH 为 7.03ng/L，血钙 2.33mmol/L，血磷 0.86mmol/L。

讨论 PHPT 是由于甲状旁腺腺瘤、增生、腺癌等引起的 PTH 分泌过多的疾病，单发的甲状旁腺瘤占 PHPT 80% 以上[1]，70%~85% PHPT 患者无明显临床症状[2]。甲状旁腺腺瘤中有 4%~20% 异位[3-4]，上甲状旁腺常异位于气管食管沟、食管后间隙、甲状腺内、颈动脉鞘及食管旁间隙，下甲状旁腺常见异位位置依次为胸腺内、前上纵隔、甲状腺胸腺韧带及颌下区[2]。

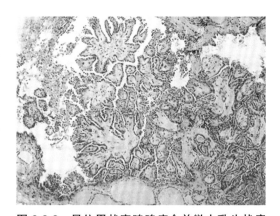

图 6-2-2 异位甲状旁腺腺瘤合并微小乳头状癌患者（男，63 岁）病理图（HE×100）。可见肿瘤呈乳头状生长，癌细胞为单层或多层，呈立方形，乳头分支多，瘤细胞有异质性

甲状腺癌近年来发病率呈现持续上升趋势[5],WHO 将直径≤1.0cm 的甲状腺癌定义为 TMCs,新增的甲状腺癌患者中超过 50% 为 PTMCs[5]。研究[4]报道,随着甲状腺超声检查列入常规体检项目,甲状腺癌的发病率逐年显著上升,但甲状腺癌合并甲状旁腺腺瘤并不多见。本例为无症状甲状旁腺功能亢进症患者,于体格检查中发现甲状腺结节行进一步诊治,后期发现甲状腺内异位甲状旁腺腺瘤,由手术确诊并进一步发现 PTMCs。

^{99}Tc^{m}-MIBI 双时相 SPECT/CT 显像可弥补单纯核素显像时甲状旁腺定位不精准的缺陷,对于 PHPT 诊断灵敏度达 90%,对于合并甲状腺疾病者诊断 PHPT 灵敏度达 86%[2],对于异位甲状旁腺腺瘤的诊断也有较高的灵敏度及特异性[6-7]。本例患者甲状旁腺腺瘤异位于甲状腺右叶内,^{99}Tc^{m}-MIBI 双时相 SPECT/CT 显像为病变定位及定性提供了重要帮助。

^{99}Tc^{m}-MIBI 亦可用于甲状腺癌的诊断。本例术后证实的 PTMCs 区域未见明显阳性显像,可能原因为:① PTMCs 直径小于 10mm,本例患者虽为多灶性 PTMCs,但肿瘤最大直径仅 3mm,超过了 ^{99}Tc^{m}-MIBI SPECT 分辨率的显示范围;②本例患者甲状旁腺腺瘤异位于甲状腺右叶内,对 ^{99}Tc^{m}-MIBI 摄取较高,对甲状腺右叶组织显示有一定干扰,使甲状腺癌阳性显像不明显;③ ^{99}Tc^{m}-MIBI 为非特异性显像剂,甲状腺癌细胞摄取和清除与诸多原因有关,可能存在假阴性。超声是诊断甲状腺癌首选影像学检查方式,单纯 SPECT 显像的价值有限[8]。甲状腺癌较甲状腺内异位甲状旁腺腺瘤在影像学上更具恶性征象,主要表现为结节边缘欠清、伴多发钙化、密度欠均等;且功能亢进的甲状旁腺腺瘤 ^{99}Tc^{m}-MIBI 清除较慢,延迟显像仍呈明显浓聚[7]。虽然国际上对于手术治疗 TMCs 的指征、术式及整体治疗原则有所放宽[9],但治疗甲状旁腺腺瘤最有效的方案仍是手术切除功能亢进的甲状旁腺组织,因此术前如何准确、有效定位对于治疗非常重要[10]。对于甲状腺结节,核医学显像与超声检查应联合进行,以提高对甲状腺和 / 或甲状旁腺疾病的诊断率(特别是对于异位甲状旁腺腺瘤的诊断),从而为临床提供更加全面的信息。

本文直接使用的缩略语:

MIBI(methoxyisobutylisonitrile),甲氧基异丁基异腈

PHPT(primary hyperparathyroidism),原发性甲状旁腺功能亢进症

PTH(parathyroid hormone),甲状旁腺激素

PTMCs(papillary thyroid microcarcinomas),甲状腺微小乳头状癌

TMCs(thyroid microcarcinomas),甲状腺微小癌

参考文献

[1] LEVINE DS,BELZBERG AS,WISEMAN SM. Hybrid SPECT/CT imaging for primary hyperparathyroidism:case reports and pictorial review. Clin Nucl Med,2009,34(11):779-784.

[2] GOUVEIA S,RODRIGUES D,BARROS L,et al. Persistent primary hyperparathyroidism:an uncommon location for an ectopic gland-case report and review. Arq Bras Endocrinol Metabol,2012,56(6):393-403.

[3] GUNASEKARAN S,WALLACE H,SNOWDEN C,et al. Parathyroid ectopia:development of a surgical algorithm based on operative findings. J Laryngol Otol,2015,129(11):1115-1120.

[4] PACINI F. Management of papillary thyroid microcarcinoma:primum non nocere. J Clin Endocrinol Metab,2013,98(4):1391-1393.

[5] MORRIS LG,SIKORA AG,TOSTESON TD,et al. The increasing incidence of thyroid cancer:the influence of access to care. Thyroid,2013,23(7):885-891.

[6] 周前,徐竞英,刘世贞. ^{99}Tc^{m}-MIBI 显像定位诊断功能亢进性异位甲状旁腺. 中华核医学杂志,2003,23(1):24-26.

[7] 吕学民,于淑红,韩建奎,等. ^{99}Tc^{m}-MIBI SPECT 结合定位 CT 显像诊断功能亢进异位甲状旁腺的价值. 中华核医学杂志,2010,30(1):42-45.

[8] 朱栩杭,陈丽羽,葛明华. 甲状腺微小乳头状癌的超声诊断进展. 中国肿瘤,2015,24(6):471-475.

[9] 于洋,高明. 甲状腺微小乳头状癌外科治疗进展. 中国肿瘤临床,2015,42(9):487-490.

[10] HINDIÉ E,ZANOTTI-FREGONARA P,TABARIN A,et al. The role of radionuclide imaging in the surgical management of primary hyperparathyroidism. J Nucl Med,2015,56(5):737-744.

(摘自中华核医学与分子影像杂志 2017 年第 37 卷第 11 期,

第一作者:夏晓天,通信作者:兰晓莉)

二、$^{99}Tc^m$-MIBI SPECT/CT 显像诊断原位及异位并存的甲状旁腺腺瘤一例

患者男,68 岁。因右甲状腺腺瘤术后 4 年半,发现血钙升高 1 个月余入院。既往有糖尿病和高血压病史,无结石和骨折史。入院检查:PTH 230.40(括号内为正常值参考值范围,下同;15.00~65.00)ng/L,血钙:3.00(2.08~2.60)mmol/L,血磷 0.67(0.80~1.60)mmol/L,FT_3、FT_4、TSH、总 25- 羟基维生素 D 均正常。临床诊断为 HPT。颈部超声示右叶甲状腺及峡部切除术后,左侧甲状腺下极下方高回声区,不除外甲状旁腺增生可能。胸部 CT 示:纵隔内见一异常密度块影,边缘光滑,性质不清(图 6-2-3,图 1a)。

$^{99}Tc^m$-MIBI 甲状旁腺显像:早期相(注射后 15min)见左侧甲状腺显影及近胸锁关节处一局灶性放射性摄取增高影,延迟相(注射后 2h)见放射性增高影消退,未见异常放射性浓聚(图 6-2-3,图 1b)。颈胸部 SPECT/CT 显像(注射后 20min)示,颈胸部见 2 处局灶性放射性摄取增高影,一处经 CT 图像融合定位于左侧甲状腺下极后方,局部见一直径约 1.0cm 软组织影(图 6-2-3,图 1c);另一处经 CT 图像融合定位于上纵隔内(胸骨后血管前),局部见一直径约 1.0cm 软组织影(图 6-2-3,图 1d)。$^{99}Tc^m$-MIBI 甲状旁腺显像结论为:原位(左下甲状旁腺)及异位(纵隔内)并存的 HPT。

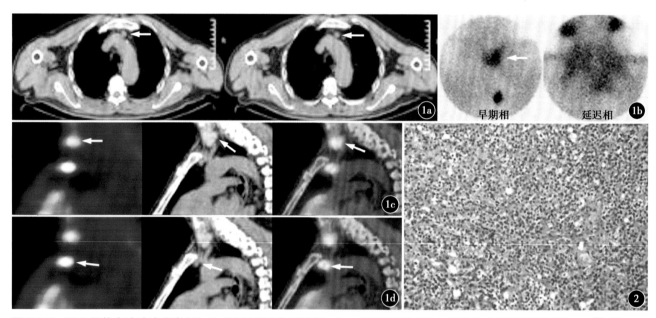

图 6-2-3　图 1 甲状旁腺腺瘤患者(男,68 岁)影像学检查结果。1a. CT 示纵隔内见一异常密度块影(箭头示);1b. $^{99}Tc^m$-MIBI 甲状旁腺显像示,早期相(注射后 15min)见左侧甲状腺显影及近胸锁关节处一局灶性放射性摄取增高影(箭头示),延迟相(注射后 2h)见放射性增高影消退,未见异常放射性浓聚;1c,1d. $^{99}Tc^m$-MIBI SPECT/CT 显像示,注射后 20min 颈胸部见 2 处局灶性放射性摄取增高影(箭头示),一处位于左侧甲状腺下极后方,局部见一直径约 1.0cm 软组织影(1c);另一处位于上纵隔内(胸骨后血管前;1d),局部见一直径约 1.0cm 软组织影。图 2 该患者异位甲状旁腺腺瘤病理检查图(HE×100)。瘤细胞主要为主细胞,部分为嗜酸细胞,间质血管丰富

次日行 $^{99}Tc^m$-MDP 全身骨显像示下颌骨骨代谢活跃伴骨形增宽,双侧多发肋骨骨代谢活跃,下肢长骨骨干放射性摄取增高,考虑为 HPT 导致骨纤维囊肿或棕色瘤形成。后在全身麻醉下行甲状旁腺腺瘤切除术发现:左侧甲状腺下极见直径约 1.0cm 肿块,无明显包膜,质硬;胸骨后方近胸腺处见直径约 1.0cm 肿块,包膜完整,质软。术后病理结果示:左甲状腺下极肿块为甲状旁腺腺瘤,肿瘤组织免疫组织化学标记结果:PTH(+)、Tg(-)、S-100 蛋白(-)、Syn(+)、CHG(+)、细胞增殖核抗原 Ki-67(1%+)、低分子 CK(+)、EMA(-);胸骨后肿块为甲状旁腺腺瘤(图 6-2-3,图 2),肿瘤组织免疫组织化学标记结果:肿瘤细胞 PTH(+)、Tg(-)、Syn(+)、CHG(+)、S-100 蛋白(-)、CD34(-)、CD31(-)、SMA(-)、钙结合蛋白(-)、CK(+)、EMA(-)、CEA(-)、CK19(+)、TPO(-)。术后即刻检测血清 PTH 下降 50% 以上,1 周后复查血清 PTH、血钙和血磷均恢复正常。

讨论　原发性甲状旁腺腺瘤占 HPT 的 85%,其中 6%~10% 为异位甲状旁腺腺瘤[1]。异位甲状旁腺腺瘤多见于纵隔内,而原位及异位甲状旁腺腺瘤同时存在极为少见。本例主要是在有原位甲状旁腺腺瘤的情况下,对纵隔内结节的鉴别诊断。此时血清 PTH、血钙、血磷等血液指标不能作为鉴别诊断依据。

HPT 需与以下几种常见纵隔内亲 $^{99}Tc^m$-MIBI 的肿瘤进行鉴别[2-4]:①胸骨后甲状腺肿或腺瘤。一般无症状,从颈部沿气管、食管及大血管旁或神经向下降至纵隔内,因压迫邻近结构,患者可出现吞咽不畅、胸闷或上腔静脉压迫

综合征等征象。②纵隔淋巴瘤。多位于中纵隔,生长迅速,体格检查可见其他部位浅表淋巴结肿大,CT表现常为包绕或是推移邻近血管,气管可受压、纵隔脂肪间隙消失,淋巴瘤的浸润征象少见。③胸腺瘤。位于前纵隔,患者多无骨质疏松表现,但可有重症肌无力表现。④纵隔畸胎瘤。大多位于前纵隔近心包底部,多见于青少年,症状有胸闷、胸痛、咳嗽、气促、心悸;X线片及CT表现为混杂密度软组织肿块影,可见囊变、软组织、脂肪及钙化。

异位甲状旁腺腺瘤少见,而原位及异位甲状旁腺腺瘤同时存在更为罕见,一般此类患者病情较重,血清PTH和血钙异常升高,对骨代谢影响较大,可形成骨纤维囊肿或棕色瘤。HPT骨病的骨显像有4种类型,本例属ⅡB型[5]。骨显像对HPT的诊断有重要意义。

本例患者亢进的腺体于早期相显影,而晚期相不显影。在某些腺瘤中,少量嗜酸细胞可引起^{99}Tc^m-MIBI快速从甲状旁腺腺瘤中排出;当^{99}Tc^m-MIBI在甲状旁腺腺瘤中的排出率接近甲状腺细胞时,会使^{99}Tc^m-MIBI延迟显像失去诊断意义[6],这是极少数HPT的^{99}Tc^m-MIBI显像特征,提示早期相平面显像后立即行SPECT/CT显像的必要性。本例如果在延迟显像后再行SPECT/CT检查,则相应部位放射性已消退,SPECT/CT融合显像则无意义。因此,对于早期相在甲状腺或纵隔出现明显局灶性放射性摄取增高者,建议在早期相后立即行SPECT/CT检查,然后再于注射后2h行晚期相平面显像。

SPECT/CT显像对原位HPT的诊断意义在于:①准确定位和定性;②鉴别甲状腺腺内型HPT与甲状腺瘤。准确确定异位HPT的解剖位置,对外科手术方案的制定非常重要。SPECT/CT融合显像最佳时期应根据双时相平面显像的具体表现而决定。本例提示,在临床上明确原位HPT后仍应确定有无异位PHT存在的可能,以避免因漏诊而造成再次手术。

本文直接使用的缩略语:

CEA(carcinoembryonic antigen),癌胚抗原

CHG(chromogranin),嗜铬颗粒蛋白

CK(cytokeratin),细胞角蛋白

EMA(epithelial membrane antigen),上皮细胞膜抗原

FT$_3$(free triiodothyronine),游离三碘甲状腺原氨酸

FT$_4$(free thyroxine),游离甲状腺素

HPT(hyperparathyroidism),甲状旁腺功能亢进症

MDP(methylene diphosphonate),亚甲基二膦酸盐

MIBI(methoxyisobutylisonitrile),甲氧基异丁基异腈

PTH(parathyroid hormone),甲状旁腺激素

SMA(smooth muscle actin),平滑肌肌动蛋白

Syn(synaptophysin),突触素

Tg(thyroglobulin),甲状腺球蛋白

TPO(thyroid peroxidase),甲状腺过氧化物酶

TSH(thyroid stimulating hormone),促甲状腺激素

参考文献

[1] 陆再英,钟南山.内科学.7版.北京:人民卫生出版社,2008:751.

[2] HEDAYATI N, MCHENRY CR. The clinical presentation and operative management of nodular and diffuse substernal thyroid disease. Am Surg,2002,68(3):245-252.

[3] 陆峰,马震.多层螺旋CT与超声检查在甲状腺结节鉴别诊断中的应用价值.医学影像学杂志,2014,24(4):628-631.

[4] 邵明海,陈仕林,卢洪胜,等.胸腺瘤WHO组织学分型、Masaoka临床分期和预后的关系.实用肿瘤学杂志,2007,21(2):128-130.

[5] 朱瑞森,罗琼,陆汉魁,等.117例原发性甲状旁腺功能亢进症的核素骨显像分析.中华核医学杂志,2010,30(1):38-41.

[6] DEMAYO AP, REIDENBERG MM. Grand mal seizure in a child 30 minutes after Cyclogyl(cyclopentolate hydrochloride) and 10% Neo-Synephrine(phenylephrine hydrochloride) eye drops were instilled. Pediatrics,2004,113(5):e499-500.

(摘自中华核医学与分子影像杂志2017年第37卷第12期,

第一作者:谢谦,通信作者:朱瑞森)

三、摄取 $^{99}Tc^mO_4^-$ 的腺外型甲状旁腺腺瘤核素显像一例

患者女,40 岁。因腹胀、恶心、关节痛 1 年余就诊。患者无尿路感染及肾绞痛,无外伤及手术史。体格检查:体温 36.5℃,血压 120/80mmHg(1mmHg=0.133kPa),脉搏 76 次/min,呼吸 20 次/min;心肺听诊正常;腹软,左上腹压痛弱阳性,移动性浊音阴性。实验室检查(括号内为正常参考值范围)示:血清 ALP 393(42~140)U/L,血清钙 2.95(2.10~2.52)mmol/L,血清磷 0.58(0.80~1.58)mmol/L,血清氯 110(98~107)mmol/L,血清 PTH 1.509(0.010~0.069)pg/L。颈部 B 超示:左侧甲状腺下方见一约 1.0cm×1.1cm 大小的低回声区,建议进一步检查;颈部 CT(图 6-2-4,图 1a)示:甲状腺左叶后下方见一直径约 1.6cm 结节灶,性质待定。泌尿系统彩超检查未见尿路结石。临床诊断:甲状旁腺功能亢进症(简称甲旁亢)。2013 年 3 月 11 日患者行 $^{99}Tc^m$-MIBI 双时相法甲状旁腺显像,早期相(图 6-2-4,图 1b)见甲状腺及其左叶下方结节均有放射性浓聚,甲状腺左叶下方结节放射性分布较浓;延迟相(图 6-2-4,图 1c)见甲状腺及其左叶下方结节放射性分布均明显减低。为排除甲状腺左叶下方结节为甲状腺组织的可能性,第 3 天行 $^{99}Tc^mO_4^-$ 甲状腺静态显像,结果(图 6-2-4,图 1d)显示:甲状腺及其左叶下方结节均有放射性浓聚,甲状腺左叶下方结节放射性分布较淡。再行 ^{131}I 静态显像(图 6-2-4,图 1e)显示:甲状腺显影清晰,甲状腺左叶下方结节未见明显放射性浓聚。结合病史考虑为腺外型甲状旁腺腺瘤。2013 年 3 月 15 日予手术切除甲状腺左叶下方结节,术后病理(图 6-2-4,图 2)证实为甲状旁腺腺瘤,呈嗜酸细胞亚型,另见少量萎缩胸腺组织;免疫组织化学检示:Tg 和甲状腺转录因子-1 均为阴性。术后第 5 天复查:血清 PTH 降至 0.129pg/L,血清钙降至 1.90mmol/L;3 个月后患者血清钙、血清 PTH 恢复正常,关节痛及腹部不适症状消失。

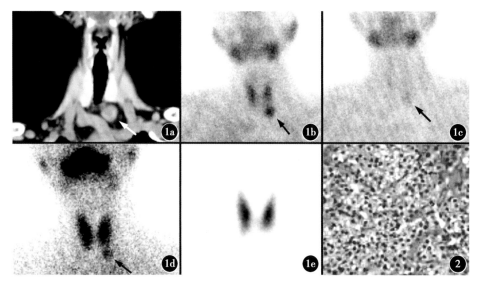

图 6-2-4 图 1 甲状旁腺腺瘤患者(女,40 岁)影像学检查图。1a. CT 平扫;1b. $^{99}Tc^m$-MIBI 显像早期相;1c. $^{99}Tc^m$-MIBI 显像延迟相;1d. $^{99}Tc^mO_4^-$ 静态显像;1e. ^{131}I 静态显像。图 2 该患者术后病理检查图(HE×400)。肿瘤细胞呈圆形、椭圆形,染色质浓密,可见小核仁,胞质弱嗜酸性,呈腺泡状、巢片状排列,小血管增生伴玻璃样变性

讨论 原发性甲旁亢是常见的内分泌系统疾病,甲状旁腺腺瘤约占甲旁亢总数的 85%,绝大多数为单个腺瘤,且多位于甲状腺下方的甲状旁腺[1]。6%~10% 的甲状旁腺腺瘤可位于胸腺、心包或食管后,常见临床表现为尿路结石、骨痛、病理性骨折及高钙血症所导致的各种症状,如记忆力减退、情绪不稳定、倦怠、四肢无力、食欲减退、腹胀、恶心、呕吐、非特异性关节痛及皮肤瘙痒等。本例患者无尿路结石、骨折等表现,仅表现为高钙血症导致的腹胀、恶心及关节痛症状。

甲状旁腺核素显像有多种方法[2],均可用于甲状旁腺腺瘤的诊断和术前定位,其中 $^{99}Tc^m$-MIBI 双时相法在临床上应用较广泛[3-4]。甲状旁腺腺瘤高度摄取 $^{99}Tc^m$-MIBI,一般病灶早期相和延迟相均见放射性浓聚,但也偶见延迟相放射性浓聚,而早期相未见浓聚,亦或早期相见放射性浓聚,而延迟相消失。甲状旁腺腺瘤分为腺外型和腺内型,腺外型即在甲状腺上极或下极外方见放射性浓聚灶,这种类型较为多见;腺内型是在甲状腺腺体内见放射性浓聚灶[5]。本病例属腺外型甲状旁腺腺瘤,早期相见放射性浓聚,延迟相放射性浓聚明显消退。甲状旁腺腺瘤摄取 $^{99}Tc^mO_4^-$ 的报道鲜见,但本例 $^{99}Tc^mO_4^-$ 显像可见病灶有放射性浓聚,而 ^{131}I 显像病灶未见显影。导致上述现象的原因可能是:腺瘤边缘萎缩的胸腺组织表达钠/碘转运蛋白,可摄取 $^{99}Tc^mO_4^-$,而碘的有机化障碍又妨碍了其对 ^{131}I 的摄取。由此可见,对于一些特殊的甲状旁腺腺瘤,进一步行 ^{131}I 显像可能有助于病灶的检出。

本文直接使用的缩略语：

ALP（alkaline phosphatase），碱性磷酸酶

MIBI（methoxyisobutylisonitrile），甲氧基异丁基异腈

PTH（parathyroid hormone），甲状旁腺激素

Tg（thyroglobulin），甲状腺球蛋白

参考文献

[1] 陆再英,钟南山.内科学.7版.北京:人民卫生出版社,2008:751.

[2] CAVENY SA,KLINGENSMITH WC 3RD,MARTIN WE,et al. Parathyroid imaging:the importance of dual-radiopharmaceutical simultaneous acquisition with $^{99}Tc^m$-sestamibi and 123I. J Nucl Med Technol,2012,40(2):104-110.

[3] 赵赟赟,王茜,李原,等.甲状旁腺功能亢进症患者甲状旁腺激素测定与$^{99}Tc^m$-MIBI显像.中华核医学杂志,2011,31(4):263-266.

[4] 吕学民,于淑红,韩建奎,等.$^{99}Tc^m$-MIBISPECT结合定位CT显像诊断功能亢进异位甲状旁腺的价值.中华核医学杂志,2010,30(1):42-45.

[5] 马寄晓,刘秀杰,何作祥.实用临床核医学.3版.北京:原子能出版社,2012:342.

（摘自中华核医学与分子影像杂志 2014 年第 34 卷第 3 期，
第一作者：姚晓波，通信作者：刘学公）

四、甲状旁腺腺瘤伴甲状腺腺瘤 $^{99}Tc^m$-MIBI 显像一例

$^{99}Tc^m$-MIBI 甲状旁腺平面显像诊断甲状旁腺腺瘤有 2 种阳性显像图,即甲状腺下缘型——单侧甲状腺下极外见浓聚灶和甲状腺腺体型——一侧甲状腺腺内见放射性浓聚灶[1],前者多见,后者少见。$^{99}Tc^m$-MIBI 是一种亲肿瘤显像剂,可被甲状旁腺腺瘤和甲状腺腺瘤摄取。因此,鉴别甲状腺腺体型的甲状旁腺腺瘤与甲状腺腺瘤是避免误诊的关键。笔者报道一例罕见甲状旁腺腺瘤伴甲状腺腺瘤的 $^{99}Tc^m$-MIBI 显像结果,供读者参考。

患者女,73 岁。面部潮红、心悸 1 个月余,无手震颤及眼球突出,无多食及其他高代谢症状。有肾结石和胆结石史,并患骨质疏松症多年。体格检查:一般情况可,无颈静脉怒张,甲状腺未触及肿大,颈部未触及肿块,颈部淋巴结未触及肿大。实验室检查:血 PTH 为 325（正常值 15~65）ng/L,血钙 3.52（正常值 2.08~2.6）mmol/L,血磷正常,BMD 值结果:L_1~L_4 为 –3、颈椎为 –2.6（正常值 –2.5 以上）。CT 示右侧锁骨下动脉后方、气管右侧结节,考虑右侧甲状旁腺腺瘤可能;左侧未见甲状旁腺腺瘤。B 超检查示左侧甲状腺未见异常,右侧颈部见淋巴结,右侧甲状腺结节。

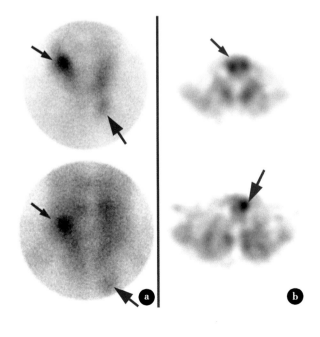

图6-2-5　$^{99}Tc^m$-MIBI甲状旁腺显像图。a. 早期显像。左侧甲状腺下缘和右侧甲状腺腺体内各见一放射性浓聚灶。考虑为左侧甲状旁腺腺瘤（大箭头示）,右侧甲状腺腺瘤（小箭头示）;b. 延迟显像。横断面见左侧甲状腺下缘一放射性浓聚灶（大箭头示）,右侧甲腺肿大显影,并见腺体内一放射性浓聚灶（小箭头示）

^{99}Tc^m-MIBI 显像（图 6-2-5）早期相见右侧甲状腺上极一放射性浓聚灶，左侧甲状腺下缘见一较淡的放射性浓聚灶，注药后 3h 延迟断层显像结果同早期显像。根据患者病史及实验室检查结果，可诊断为甲状旁腺功能亢进症。定位诊断根据 ^{99}Tc^m-MIBI 图像首先可诊断左侧甲状旁腺腺瘤。右侧腺体放射性浓聚灶有 2 种可能：① B 超提示右侧甲状腺腺瘤。② CT 提示右侧甲状旁腺腺瘤（如是，则为腺体型）。^{99}Tc^m-MIBI 断层显像示浓聚灶在腺体内，故考虑为右侧甲状腺腺瘤。手术病理检查证实为左侧甲状旁腺腺瘤，右侧甲状腺腺瘤。

讨论　由于在甲状旁腺平面显像的定位诊断中，甲状旁腺腺瘤可表现为甲状腺内型，因此鉴别是甲状腺腺瘤还是甲状旁腺腺瘤极为重要。为了提高诊断正确性，笔者认为应注意以下 3 点：①在显像前要对甲状腺进行触诊，了解甲状腺是否有结节及结节的位置；②结合 CT 及 B 超的检查结果综合分析；③如还不能明确诊断，应加做延迟断层显像，观察甲状腺部位的浓聚灶是在甲状腺腺体内还是在甲状腺的后方。前者为甲状腺腺瘤，后者为甲状旁腺腺瘤。一般甲状腺腺瘤的 ^{99}Tc^m-MIBI 显像，早期相见放射性浓聚，延迟相浓聚灶消失[2]，而甲状旁腺腺瘤早期和延迟相均为放射性浓聚灶，但也有特殊情况，本例右侧甲状腺腺瘤在延迟显像也见放射性浓聚，因此鉴别诊断必须要进行综合评估分析。

本文直接使用的缩略语：

MIBI（methoxyisobutylisonitrile），甲氧基异丁基异腈

PTH（parathyroid hormone），甲状旁腺激素

BMD（bone mineral density），骨密度

参考文献

［1］朱瑞森,陆汉魁,马寄晓,等.甲旁亢患者 ^{99}Tc^m-MIBI 显像异常二例.中华核医学杂志,2005,25（1）:56.

［2］朱瑞森,朱继芳,陆汉魁,等.原发性甲状旁腺功能亢进症患者甲状旁腺显像和骨显像.中华核医学杂志,2004,24（1）:33-35.

（摘自中华核医学杂志 2007 年第 27 卷第 2 期,第一作者:季红）

五、甲状旁腺腺瘤伴甲状腺乳头状癌 ^{99}Tc^m-MIBI 显像一例

患者女，53 岁。因双下肢乏力 4 个月余入院。患者近期自觉注意力不集中、乏力，双下肢局部有压痛。体格检查：右侧甲状腺下缘触及一 1.5cm×1.5cm 大小结节，质硬、无压痛。实验室检查：血清钙 3.0（正常值 2.2~2.6）mmol/L，尿钙 40（15~34）mg/24h，血磷 0.84（0.97~1.54）mmol/L，PTH 33.6（1~10）pmol/L。颈部 CT 检查见右侧甲状腺下缘近气管处一不规则低密度影，边缘尚清，与周围组织分界亦较清（图 6-2-6）。彩色 B 超示右侧甲状腺下缘低回声光团，大小约 1.2cm×1.5cm，边界清晰，但欠规整，内部回声较低，光点分布较均匀，血流较丰富。为明确诊断，行 ^{99}Tc^m-MIBI 显像，静脉注射显像剂 370MBq 后分别于 15min、2h 和 3h 进行颈部前位平面显像，仪器为 Philips SKYLIGHT SPECT 仪。结果于 15min 初始相见右叶甲状腺下缘异常不规则放射性浓聚影，2h 及 3h 延迟相见右叶甲状腺下缘异常放射性浓聚影依然清晰，而周围组织本底降低（图 6-2-7）。结论：右甲状腺下缘"热"结节，考虑甲状旁腺腺瘤可能。术后病理检查结果为甲状旁腺腺瘤伴甲状腺乳头状癌。由于临床根据该患者其他辅助检查结果，结合临床表现，高度怀疑甲状旁腺腺瘤，本科采用 ^{99}Tc^m-MIBI 双时相法行甲状旁腺显像所示结果亦符合甲状旁腺腺瘤表现，手术前未行 ^{99}Tc^{m}O$_4^-$ 甲状腺显像。

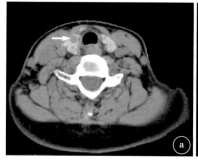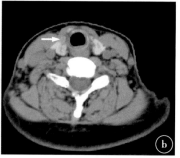

图 6-2-6　CT 检查。a. 平扫见右侧甲状腺下缘近气管处一不规则低密度影，边缘尚清，与周围组织分界亦较清（箭头示）；b. 增强扫描可见肿块增强不明显（箭头示）

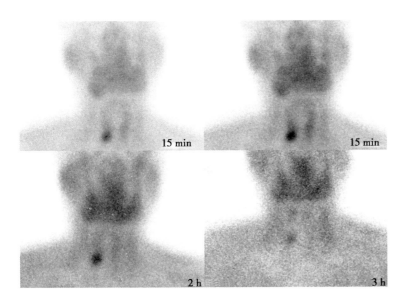

图 6-2-7 甲状旁腺 $^{99}Tc^m$-MIBI 显像。15min 见右叶甲状腺下缘异常不规则放射性浓聚影。2h 及 3h 延迟相浓聚影消退不明显

讨论 甲状旁腺腺瘤是引起原发性甲状旁腺功能亢进的主要原因之一,约占 85%[1]。临床表现常为高钙血症引起的症状,如注意力不集中、情绪不稳定、四肢无力,并常可出现骨疼,主要位于腰背部、髋部、胸肋部和四肢,局部有压痛。本病起病缓慢,根据临床表现和实验室检查结果可作出诊断。$^{99}Tc^m$-MIBI 双时相法甲状旁腺显像可协助诊断[2],为临床提供有力佐证。甲状腺乳头状癌是甲状腺癌中常见的类型,由于分化良好,恶性程度低,放射性核素显像时常表现为癌组织放射性摄取正常或增高。$^{99}Tc^m$-MIBI 是亲肿瘤显像剂,可协助临床确定肿瘤性质及功能状态。本例患者临床高度怀疑甲状旁腺功能亢进,$^{99}Tc^m$-MIBI 甲状旁腺显像发现右叶甲状腺下缘异常不规则放射性浓聚影,2 及 3h 延迟相浓聚影消退不明显,结合临床提示右侧甲状旁腺腺瘤,术后病理检查证实肿块大部分为甲状腺乳头状癌,少部分为甲状旁腺腺瘤。

甲状旁腺腺瘤伴甲状腺乳头状癌较罕见。$^{99}Tc^m$-MIBI 双时相显像作为甲状旁腺显像方法,效果很好,但在腺瘤相同部位伴甲状腺乳头状癌时,易漏诊。Christopher 等[3]报道 $^{99}Tc^m$-MIBI SPECT 甲状旁腺显像存在假阳性的可能,但是甲状旁腺腺瘤并发甲状腺乳头状癌较少见。而 CT 无法良好显示病灶功能,可能会误诊。因此,当 $^{99}Tc^m$-MIBI SPECT 甲状旁腺显像示明显放射性浓聚时,仍应密切结合其他检查如血 CEA 检测等,必要时进行细针穿刺活组织病理检查,避免漏诊。

本文直接使用的缩略语:

CEA(carcinoembryonic antigen),癌胚抗原

MIBI(methoxyisobutylisonitrile),甲氧基异丁基异腈

PTH(parathyroid hormone),甲状旁腺激素

参考文献

[1] 叶任高,陆再英.骨科学.6 版.北京:人民卫生出版社,2004:764-767.

[2] 周前,刘世贞,李方.甲状旁腺显像定位诊断原发性甲状旁腺机能亢进.中华核医学杂志,1994,14(1):5-8.

[3] CHRISTOPHER J,PALESTRO MD. Radionuclide imaging of the parathyroid glands. Semin Nucl Med,2005,35(4):266-276.

(摘自中华核医学杂志 2007 年第 27 卷第 2 期,第一作者:贾鹏)

六、甲状旁腺腺瘤摄取高锝酸盐一例

患者女,74 岁。因血钙和 PTH 升高,临床诊断为甲状旁腺功能亢进症。实验室检查:血钙 2.89(正常参考值 2.0~2.7)mmol/L,PTH 224(正常参考值 15~65)ng/L。甲状腺超声提示左叶甲状腺下极 1.3cm×0.7cm 低回声结节,怀疑甲状旁腺腺瘤可能,于本科行甲状腺显像。患者分别行 $^{99}Tc^m$-MIBI/$^{99}Tc^mO_4^-$ 双显像剂减影法和 $^{99}Tc^m$-MIBI 双时相法甲状旁腺显像($^{99}Tc^m$-MIBI 与 $^{99}Tc^mO_4^-$ 均购自北京森科医药有限公司,显像仪器为荷兰 Philips SKYLight SPECT)。患者

经静脉注射 $^{99}Tc^m O_4^-$ 37MBq,20min 后行甲状腺动态显像,再注射 $^{99}Tc^m$-MIBI 740MBq,20min 后行动态显像,并在注射后 20min 及 2h 分别行 $^{99}Tc^m$-MIBI 静态显像。后处理时用 $^{99}Tc^m$-MIBI 动态显像图像减去 $^{99}Tc^m O_4^-$ 动态显像图像。$^{99}Tc^m O_4^-$ 显像可见甲状腺左叶下极外侧高摄取灶,$^{99}Tc^m$-MIBI 显像在相同部位也出现了放射性浓聚(图6-2-8,图1),但减影后此部位呈放射性缺损区。$^{99}Tc^m$-MIBI 双时相法显示同样部位在早期和延迟显像均有 $^{99}Tc^m$-MIBI 高摄取(图6-2-8,图2),结合超声结果及临床表现,考虑摄取灶甲状旁腺来源可能性大。遂行外科手术,术中见甲状腺左叶下极血管旁 1.0cm×0.8cm 结节,质软,包膜完整,局部血流丰富,完整切除后送病理检查示甲状旁腺腺瘤。术后患者 PTH 即降至 24.94ng/L。

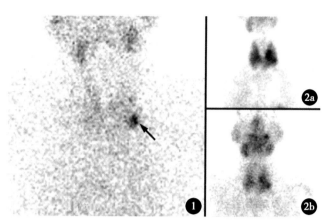

图6-2-8 图1甲状旁腺腺瘤患者(女,74岁) $^{99}Tc^m$-MIBI/ $^{99}Tc^m O_4^-$ 双显像剂减影法甲状旁腺显像图。注射 $^{99}Tc^m O_4^-$ 20min 后显像见甲状腺左叶下极明显放射性浓聚(箭头示)。图2 该患者甲状旁腺 $^{99}Tc^m$-MIBI 双时相法显像图。2a. 注药后 20min,甲状腺左叶下极出现放射性浓聚;2b. 注药后 2h,延迟显像放射性浓聚无明显消退

讨论 甲状旁腺的影像学检查主要为超声和放射性核素显像。超声可初步定位肿大的甲状旁腺,但不能评估其功能;放射性核素显像则可同时把功能评估和解剖定位结合起来,是术前诊断和定位的重要手段。目前甲状旁腺显像的方法主要有减影法和双时相法 2 种。减影法的原理: ^{201}Tl 和 $^{99}Tc^m$-MIBI 能同时被甲状腺组织和亢进的甲状旁腺组织摄取,而 $^{99}Tc^m O_4^-$ 一般只能被甲状腺组织摄取而不被甲状旁腺摄取,利用减影技术将 ^{201}Tl 或 $^{99}Tc^m$-MIBI 的影像减去 $^{99}Tc^m O_4^-$ 的影像,可得到亢进的甲状旁腺影像。减影法弥补了目测观察的不足。然而本例患者左叶下极亢进的甲状旁腺腺瘤在 $^{99}Tc^m O_4^-$ 和 $^{99}Tc^m$-MIBI 影像上均出现了明显的高摄取,因此一定程度上影响了对减影图像的判断。双时相法是利用亢进的甲状旁腺组织清除 $^{99}Tc^m$-MIBI 慢于正常组织的原理,通过比较早期和延迟显像,发现亢进的甲状旁腺组织。既往文献[1]报道单纯应用双时相法易出现假阴性,其原因与亢进的甲状旁腺组织体积过小有关。2 种方法联合使用可提高检查的准确性。本例患者采用了此 2 种方法显像。

有关甲状旁腺摄取 $^{99}Tc^m O_4^-$ 的报道较少[2-3],一般摄取 $^{99}Tc^m O_4^-$ 的甲状旁腺组织病理分型包括甲状旁腺腺瘤、甲状旁腺癌和单纯性甲状旁腺增生,但其高摄取机制尚不明确。可能原因包括局部血流丰富、纤维包膜包裹及瘤内出血等[3],这些因素影响了 $^{99}Tc^m O_4^-$ 在甲状旁腺腺瘤组织的正常清除。结合本例术中所见及术后病理报告,血流丰富及纤维包膜包裹可能是造成本例患者甲状旁腺腺瘤 $^{99}Tc^m O_4^-$ 浓聚的原因。临床上在利用减影法进行甲状旁腺功能亢进定性、定位诊断的过程中,对于 $^{99}Tc^m O_4^-$ 显像中甲状腺部位出现的"热"结节表现,需考虑到功能亢进的甲状旁腺摄取可能,并应结合 $^{99}Tc^m$-MIBI 双时相图像、患者临床检验结果及其他影像学结果综合判断,进一步提高诊断准确性。

本文直接使用的缩略语:

MIBI(methoxyisobutylisonitrile),甲氧基异丁基异腈

PTH(parathyroid hormone),甲状旁腺激素

参考文献

[1] SIPERSTEIN A,BERBER E,BARBOSA GF,et al. Predicting the success of limited exploration for primary hyperarathyroidison using ultrasound,sestamibi,and intraoperative parathyroid hormone:analysis of 1158 cases. Ann Surg,2008,248(3):420-428.

[2] 吕学民,于淑红,韩建,等. $^{99}Tc^m$-MIBI SPECT 结合定位 CT 显像诊断功能亢进异位甲状旁腺的价值. 中华核医学杂志,2010,30(1):42-45.

[3] KIKUCHI T,WATANOBE H,SUDA T,et al. Marked uptake of $^{99}Tc^m$-pertechnetate by parathyroid adenoma. Intern Med,2001,40(6):506-509.

(摘自中华核医学与分子影像杂志 2013 年第 33 卷第 6 期,

第一作者:赵梅莘,通信作者:张燕燕)

七、^{11}C-蛋氨酸 PET/CT 显像诊断甲状旁腺癌一例

患者女,57 岁。17 年前出现骨痛、脊柱畸形,血清 PTH、血 Ca^{2+} 升高,临床诊断为原发性甲状旁腺功能亢进症(简称甲旁亢)。患者行手术治疗,术中完整切除右甲状旁腺肿物,病理检查诊断为甲状旁腺腺瘤。术后症状缓解。5 个月前出现周身酸痛、双下肢无力并伴肾结石。体格检查:脊柱呈前凸、侧弯畸形。右前臂桡侧、左胫前可触及骨性肿块。实验室检查:PTH 190(正常参考值 1.1~7.3)mol/L;血 Ca^{2+} 3.96(正常参考值 2.10~2.55)mmol/L。双手正位、腰椎侧位 X 线检查结果符合甲旁亢骨改变。颈部 CT 平扫未见明显异常。甲状旁腺 $^{99}Tc^m$-MIBI 双时相显像未见高功能病变征象。骨显像符合代谢性骨病征象。为进一步明确病变性质,行全身 PET/CT 显像。检查前患者空腹 6h 以上,指尖采血测血糖为 5.6mmol/L。患者于当日内完成 ^{11}C-蛋氨酸(MET)和 ^{18}F-FDG PET 检查。静脉注射 ^{11}C-MET 740MBq 20min 或 ^{18}F-FDG 370MBq 40min 后,采用美国 GE Discovery LS PET/CT 仪行低剂量螺旋 CT 及 PET 显像。经衰减校正、迭代重建得到断层图像,层厚 5mm。显示横断、冠状及矢状面融合图像(图 6-2-9,图 1)。考虑 ^{11}C 的半衰期短,患者先行颈胸部 ^{11}C-MET PET/CT 显像,至少 100min 后再行全身 ^{18}F-FDG PET/CT 显像。^{18}F-FDG PET/CT 图像示:甲状腺右叶下极后方一直径约 0.7cm 的软组织结节(图 6-2-9,图 1a),左肺下叶内前基底段一直径约 1.6cm 的类圆形软组织结节(图 6-2-9,图 1d),2 处均无放射性异常浓聚(图 6-2-9,图 1b,1e);^{11}C-MET PET/CT 图像示上述 2 处病灶均可见放射性明显浓聚,SUV_{max} 分别为 4.1 和 5.9(图 6-2-9,图 1c,1f),结合病史,考虑为甲状旁腺恶性肿瘤伴肺转移。患者先行右颈肿物切除术,术后病理诊断为甲状旁腺腺瘤,局部包膜不完整(图 6-2-9,图 2a)。术后骨痛症状缓解,血清 PTH 20pmol/L,血 Ca^{2+} 3.31mmol/L。患者于 1 个月后接受开胸探查术,术中见左下肺 1.5cm×1.5cm×1.0cm 肿物,与 ^{11}C-MET PET/CT 所示部位相符,行肿物切除术。左下肺结节病理诊断为转移性腺癌,PTH 免疫组织化学染色(SP)检测结果符合转移性甲状旁腺癌(图 6-2-9,图 2b,2c)。患者术后 3 天复查血清 PTH 为 6.1pmol/L,血 Ca^{2+} 2.27mmol/L。

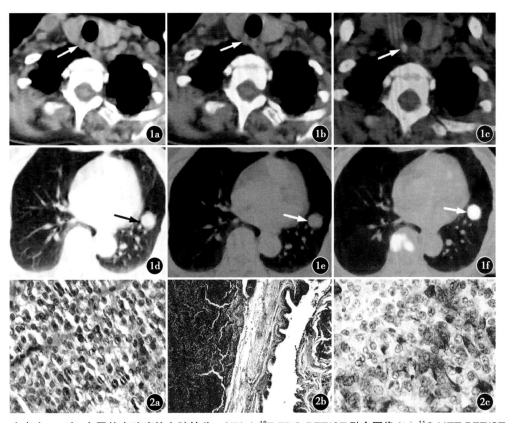

图 6-2-9 图 1患者女,57 岁,右甲状旁腺癌伴左肺转移。CT(a)、^{18}F-FDG PET/CT 融合图像(b)、^{11}C-MET PET/CT 融合图像(c)示甲状腺右叶下极后方一直径约 0.7cm 的软组织结节,无 ^{18}F-FDG 异常浓聚,^{11}C-MET 呈明显浓聚,最大标准摄取值(SUVmax)为 4.1;CT(d)、^{18}F-FDG PET/CT 融合图像(e)、^{11}C-MET PET/CT 融合图像(f)示左肺下叶内前基底段直径约 1.6cm 的类圆形软组织结节,无 ^{18}F-FDG 异常浓聚,相应部位 ^{11}C-MET 明显浓聚,SUV_{max} 为 5.9(箭头示病灶)。图 2该患者病理检查图。a. 右侧甲状旁腺癌最初病理诊断为甲状旁腺腺瘤,局部包膜不完整(HE×400);b. 甲状旁腺肿瘤肺转移灶(HE×40);c. 甲状旁腺肿瘤肺转移灶 PTH 免疫组织化学染色(SP×400)

讨论　原发性甲旁亢是甲状旁腺腺瘤、增生或腺癌引起 PTH 合成与分泌过多所致。其中甲状旁腺腺瘤约占 85%，腺癌仅占 1%。甲状旁腺癌生长缓慢，多数晚期才出现转移，临床上常难与甲状旁腺腺瘤相鉴别。甲状旁腺癌的病理诊断也较困难，发生转移的甲状旁腺癌 50% 最初病理检查误诊为良性[1]。甲状旁腺癌的诊断依据主要为肿瘤浸透包膜、侵袭性生长及远处转移，而其他组织学特征与良性甲状旁腺疾病有很大程度的重叠。其中，发现转移灶是诊断甲状旁腺癌最确切的诊断依据，这通常发生在病变的晚期，包括局部淋巴结侵犯和远隔脏器的转移，后者以肺、肝、骨骼、脑等部位多见。该患者 17 年前术后病理诊断为"甲状旁腺腺瘤"，现再次出现骨痛、骨吸收，且期间伴发肾结石，实验室及体格检查均提示存在甲旁亢复发可能。^{18}F-FDG、^{11}C-MET PET/CT 显像高度怀疑为甲状旁腺癌伴左肺转移，后经术后病理检查证实。

^{99}Tc^m-MIBI SPECT 显像常被用于甲状旁腺疾病术前定位，但难以识别较小病变，且不易显示病变与毗邻结构的关系。^{18}F-FDG PET 显像术前定位甲状旁腺病变灵敏度高于 ^{99}Tc^m-MIBI 显像。^{18}F-FDG PET/CT 同机融合图像可准确定位肿瘤的位置，显示肿瘤与周围组织的关系，并观察肿瘤的代谢活性[2]。但 ^{18}F-FDG 的高代谢常提示肿瘤为低分化。由于大多数内分泌恶性肿瘤生长缓慢并常处于高分化状态，^{18}F-FDG 在内分泌肿瘤中的应用有一定的局限性[3]。^{11}C-MET 在高分化肿瘤的检测、肿块边界显像方面较 ^{18}F-FDG 灵敏度更高，特异性更强，可考虑用于 ^{18}F-FDG PET 阴性的甲状旁腺病变。

本文直接使用的缩略语：

FDG（fluorodeoxyglucose），脱氧葡萄糖

MET（methionine），甲基蛋氨酸

MIBI（methoxyisobutylisonitrile），甲氧基异丁基异腈

PTH（parathyroid hormone），甲状旁腺激素

SP（streptavidin-peroxidase），链霉素抗生物素蛋白 - 过氧化物酶连接法

SUV$_{max}$（maximum standardized uptake value），最大标准摄取值

参考文献

［1］李媛,钟定荣,陈杰.甲状旁腺癌的临床病理特征及研究进展.临床与实验病理学杂志,2007,23（6）:710-714.

［2］张秀丽,付正,杨国仁.甲状旁腺癌 ^{18}F-FDG PET/CT 显像一例.中华核医学杂志,2008,28（5）:352-353.

［3］KHAN S,LLOYD C,SZYSZKO T,et al. PET imaging in endocrine tumours. Minerva Endocrinol,2008,33（2）:41-52.

（摘自中华核医学杂志 2009 年第 29 卷第 5 期，

第一作者：耿园园，通信作者：陈秋松）

八、甲状旁腺癌 ^{18}F-FDG PET/CT 显像一例

患者女,39 岁。1 年前出现间断性双膝关节酸痛。近来消瘦,四肢无力,便秘,夜尿增多。曾经按"骨质疏松"治疗,效果不佳。体格检查:体温 36.4℃,脉搏 80 次 /min,血压 110/70mm Hg（1mm Hg=0.133kPa）,右侧颈部甲状腺旁可触及一直径约 1.5cm 的结节,质硬、不活动。心、肺、腹未见异常。实验室检查:Hb 99g/L,WBC 9.59×10^9/L,PLT 252×10^9/L,肝功能:总蛋白 78.03g/L,白蛋白 41.84g/L,ALT 31.4IU/L,AST 30.9IU/L,ALP 1 168IU/L;肾功能:血尿素 7.24mmol/L,肌酐 78.6μmol/L,尿酸 558.0μmol/L;电解质:钾 3.6mmol/L,钠 145mmol/L,氯 112mmol/L,钙 3.69mmol/L,磷 0.6mmol/L,血红细胞沉降率 28mm/1h;T$_3$ 1.4mg/L,T$_4$ 71.4mg/L,TSH 80mU/L,PTH 3 625（正常值 15~65）ng/L;骨髓检查未查到骨髓瘤细胞。

行常规 ^{18}F-FDG PET/CT 检查:甲状腺右侧叶后方可见横截面积约为 2.4cm×1.7cm 的软组织影,与周围组织界限尚清晰,局部示放射性轻度摄取,最大标准摄取值（SUV$_{max}$）=2.3,双肺野内可见弥散分布数个大小不等的圆形结节灶,直径为 0.4~1.2cm,部分病灶（较大者）呈轻度异常放射性摄取增高,SUV$_{max}$=1.3;双侧肩胛骨、双侧锁骨、右侧第 5 及 7 和 10 肋骨、双侧髂骨、双侧耻骨、左侧髋骨均可见多发以溶骨为主的混合型骨质破坏,部分骨质破坏区可见放射性摄取增高,SUV$_{max}$=3.7。PET/CT 诊断:①甲状腺右叶后方甲状旁腺瘤可能;②双肺多发转移灶;③多发性骨转移（图 6-2-10）。

后在全身麻醉下行右甲状旁腺肿瘤扩大切除 + 右甲状腺部分切除术。术中可见甲状腺右叶后方约 2.5cm×

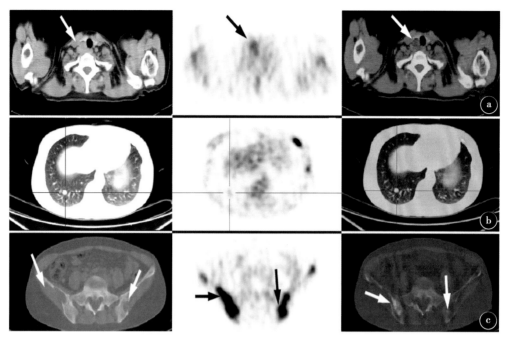

图 6-2-10　本例患者 CT、PET 和 PET/CT 融合图像。a. 疑甲状腺右叶后方甲状旁腺肿瘤（箭头示）；b. 右肺下叶转移灶（蓝十字交叉示）；c. 双侧髂骨处转移病灶（箭头示）

2cm×2cm 大小肿块，与甲状腺右叶及食管粘连，可分离。术后病理检查示：细胞结构特征类似于甲状旁腺腺瘤，细胞排列呈实体片状、梁状、腺泡状和束状，细胞核形态一致，细胞具有丰富的透明或嗜酸性胞质，包膜较厚，瘤细胞浸润纤维包膜及邻近结构。诊断为甲状旁腺癌。术后 1 周查 PTH 为 2 246ng/L。术后 35 天：复查 PTH 为 1 980ng/L，右侧髂骨穿刺证实为肿瘤骨转移，CT 复查示双肺内多发病灶有程度不等的增大。

讨论　甲状旁腺癌临床表现上的诊断标准为：①甲状旁腺功能亢进表现明显，②血钙 >3.2mmol/L，PTH 高于正常 2~4 倍，③触诊和 B 超发现甲状旁腺处有肿块，④术中发现肿块与周围组织粘连，⑤病理检查见核分裂现象或侵及包膜血管或有颈部淋巴结转移[1]。

甲状旁腺癌的影像检查中以 B 超和 CT 最为常用，二者合用可提高定位正确性，但对甲状旁腺肿瘤良恶性鉴别意义不大。^{99}Tc^{m}-MIBI SPECT 显像用于甲状旁腺肿瘤的诊断已有报道[2]，PET 及 PET/CT 在甲状旁腺肿瘤的应用方面也取得一些进展。^{18}F-FDG PET 在术前定位甲状旁腺瘤的灵敏度高于 ^{99}Tc^{m}-MIBI 双时相显像[3]。本例患者病侧甲状旁腺癌的 SUV$_{max}$ 虽然略低，但几乎都发生于一个甲状旁腺，多发于下旁腺，因此该部位高代谢结节应高度警惕甲状旁腺肿瘤可能。对照上述诊断标准[1]，应诊断为甲状旁腺肿瘤。此外，本例 ^{18}F-FDG PET/CT 同机图像融合可准确定位肿瘤的位置，并显示肿瘤与周围组织的关系，同时观察到肿瘤的代谢活性，为手术定位提供有价值的信息；更重要的是全身扫描发现了肺和骨的多发转移灶，可见 ^{18}F-FDG PET/CT 在诊断甲状旁腺癌方面有优势，但其特征性表现尚待积累资料后进一步研究。本例患者病灶具有高功能性，病理检查示细胞分化较好，但较早出现肺转移和骨转移，且手术后 1 个月余 PTH 虽有下降，但仍高于正常值上限 30 余倍，提示转移瘤可能有分泌 PTH 的功能，应考虑进一步治疗并随访。

另外，^{11}C-蛋氨酸的相关研究显示其对甲状旁腺功能亢进症和异常甲状旁腺组织代谢特征术前定位有潜在的应用价值[4]；而 ^{18}F-多巴 PET 不适用于原发性甲状旁腺功能亢进症的探查[5]。

本文直接使用的缩略语：

ALP（alkaline phosphatase），碱性磷酸酶

ALT（alanine aminotransferase），谷丙转氨酶

AST（aspartate aminotransferase），谷草转氨酶

FDG（fluorodeoxyglucose），脱氧葡萄糖

MIBI（methoxyisobutylisonitrile），甲氧基异丁基异腈

PTH（parathyroid hormone），甲状旁腺激素

SUV$_{max}$（maximum standardized uptake value），最大标准摄取值

T$_3$（triiodothyronine），三碘甲状腺原氨酸

T_4(thyroxine),甲状腺素

TSH(thyroid stimulating hormone),促甲状腺激素

参考文献

[1] 徐少明. 甲状旁腺癌的诊断和治疗. 中国实用外科杂志,1998,18(3):177-179.

[2] 游金辉,张清,吴晓华,等. 甲状旁腺癌伴甲状旁腺功能亢进 $^{99}Tc^m$-MIBI 双时相显像一例. 中华核医学杂志,2004,24(3):180.

[3] NEUMANN DR,ESSELSTYN CB,KIM EY. Recurrent postoperative parathyroid carcinoma:FDG-PET and sestamibi-SPECT findings. J Nucl Med,1996,37(12):2000-2001.

[4] SUNDIN A,JOHANSSON C,HELLMAN P,et al. PET and parathyroid L-[^{11}C]methionine accumulation in hyperparathyroidism. J Nucl Med,1996,37(11):1766-1770.

[5] LANGE-NOLDE A,ZAJIC T,SLAWIK M,et al. PET with ^{18}F-DOPA in the imaging of parathyroid adenoma in patients with primary hyperparathyroidism. A pilot study. Nuklearmedizin,2006,45(5):193-196.

(摘自中华核医学杂志 2008 年第 28 卷第 5 期,
第一作者:张秀丽,通信作者:杨国仁)

九、假性甲状旁腺功能减退性甲状旁腺功能亢进骨显像一例

患者男,33 岁,农民。8 个月前无明显诱因出现左下肢酸痛,受力时加重,每次持续时间不等,左膝关节以下症状尤为明显。体格检查未见特殊体型。辅助检查:血钙 2 次均正常,1 次略高于正常;血磷 3 次均正常;AKP 2 次高于正常值,1 次在正常范围;肌酐和尿素均在正常值范围;血甲状旁腺激素(PTH)第 1 次为 2.02pmol/L,第 2 次为 1.20pmol/L(正常值 1.590~6.890pmol/L);红细胞沉降率 1mm/1h,本周蛋白(−);24h 尿钙在正常值范围,尿磷略低于正常范围。X 线检查头颅及骨盆未见异常,左股骨少许斑片状骨质破坏,左下肢广泛骨质凿孔样破坏(表现为骨膜下骨吸收,纤维囊性骨质透亮区)。B 超示甲状腺右叶轻度长大;甲状旁腺未见异常。$^{99}Tc^m$-MIBI 甲状旁腺显像(30min 和 2h)无异常发现。$^{99}Tc^m$-MDP 骨显像表现为局部多发放射性浓聚,主要集中在左下肢,以膝关节、踝关节附近最为明显。其余部位未见异常放射性浓聚和稀疏(图 6-2-11)。

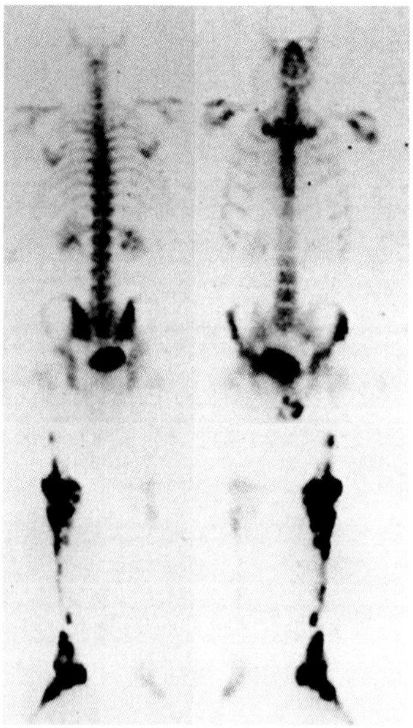

病理诊断(左胫骨):纤维囊性骨炎(即甲状旁腺功能亢进性棕色瘤)。

临床诊断:假性甲状旁腺功能减退性甲状旁腺功能亢进症。

讨论 假性甲状旁腺功能减退性甲状旁腺功能亢进症,即骨反应肾不反应型 PHP,临床较为少见。主要是患者肾脏对 PTH 无反应,不能使肾脏产生 $1,25$-$(OH)_2D_3$,引起低钙血症,低钙血症又使 PTH 分泌增多,而过多的 PTH 引起纤维囊性骨炎,临床均有骨痛表现。本病的血生化主要表现为 PTH 增高或正常,血钙减低或正常,血磷升高或正常,ALP 升高;尿钙不定,尿磷降低。本病诊断主要根据病理检查且不具有甲状旁腺功能亢进症所特有的血生化表现,同时排除肾性骨病[1-3]。

本病提示,一般甲状旁腺功能亢进骨代谢异常的核素骨显像特点多为全身骨代谢增强:①骨影普遍对称性增浓;②颅盖骨和下颌骨尤为明显;③肋软骨呈"串珠"状;④领带样的胸骨影;⑤肾影不清,甚至不显影。当发生纤维囊性骨炎时,可表现为局部放射性浓聚[4]。本病例没有表现为全身骨代谢增强的骨显像征象,而只表现出发生纤维囊性骨炎部位的放射性核素浓聚,类似于良性骨病变表现。其原因可能为本病为 PTH 受体异常,存在部位差异,既左下肢 PTH 受体对 PTH 的敏感性较高,使血中大量的 PTH 作用在左下肢,造成局部骨代谢异常,直到发生纤维囊性骨炎。同时可部分解释血 PTH 不高的原因。

本文直接使用的缩略语:

ALP(alkaline phosphatase),碱性磷酸酶

图 6-2-11 假性甲状旁腺功能减退性甲状旁腺功能亢进患者 $^{99}Tc^m$-MDP 骨显像。头颅、胸廓、脊柱、肋骨及双侧上肢放射性分布均匀,左下肢膝关节和踝关节附近可见明显放射性浓聚

MDP（methylene diphosphonate），亚甲基二膦酸盐

MIBI（methoxyisobutylisonitrile），甲氧基异丁基异腈

PHP（pseudo-hypoparathyroidism），假性甲状旁腺功能减退症

PTH（parathyroid hormone），甲状旁腺激素

参考文献

［1］高绪文，李继莲．甲状腺疾病．北京：人民卫生出版社，1999. 223-251.

［2］GAL-MOSCOVICI A，POPOVTZER NM. Parathyroid hormone-independent osteoclastic resorptive bone disease：a new variant of adynamic bone disease in haemodialysis patients. Nephrol Dial Transplant，2002，17（4）：620-624.

［3］冯凭，尹潍，邱明才．假性甲状旁腺功能减退性甲状旁腺功能亢进症六例临床分析．中华骨科杂志，1995，15（5）：275-277.

［4］潘中允．临床核医学．北京：原子能出版社，1995. 289-291.

（摘自中华核医学杂志 2003 年第 23 卷第 6 期，第一作者：温广华）

十、原发性甲状旁腺功能亢进症骨显像剂摄取一例

患者男，52 岁。因四肢无力、疼痛、食欲减退半年，加重伴咳嗽 5 天入院。无发热，既往体健。体格检查：贫血貌，全身皮肤、黏膜无黄染、皮疹及皮下出血点。双眼睑浮肿，巩膜无黄染，结膜无充血。右颈部可触及一 1.0cm×1.2cm 肿块，质中，随吞咽上下活动。双肺呼吸音粗，未闻及干湿性啰音，心脏听诊正常。腹平软，上腹部压痛，无反跳痛，肝、脾肋下未触及，双肾叩击痛（+）。双侧肱二头肌萎缩，双下肢凹陷性浮肿。实验室检查：白细胞 $8.2×10^9/L$，嗜中性粒细胞百分比 75.2%，红细胞 $3.2×10^{12}/L$、血红蛋白 85g/L，血清甲状旁腺素 23pmol/L（正常值 1~10pmol/L），血钙 3.77mmol/L（正常值 2.1~2.7mmol/L），碱性磷酸酶 488IU/L（正常值 30~110IU/L），血清尿素氮 15.1mmol/L（正常值 2.8~8.2mmol/L），血清肌酐 192μmol/L（正常值 44.2~132.0μmol/L）。颈部 B 超检查示：右甲状旁腺占位，提示腺瘤。$^{99}Tc^m$-MDP 骨显像示：颅骨斑点状放射性浓聚灶，双肺中上野弥漫性放射性浓聚，胃放射性异常浓聚，四肢关节放射性摄取增加，双肾显影较浓（图 6-2-12）。术后病理检查结果为：甲状旁腺腺瘤。

讨论　原发性甲状旁腺功能亢进症以甲状旁腺腺瘤最常见，约占 85%[1]，主要累及骨骼和肾脏，以高血钙和肾功能损害为其主要特点。本例患者双肺、双肾及胃均有 $^{99}Tc^m$-MDP 浓聚，据文献[2]报道：软组织摄取骨显像剂是迁徙性钙化的重要特征，与肾功能衰竭和高钙血症有关，其好发部位为肺、肾脏及胃。而 75% 的迁徙性钙化表现为肺摄取放射性骨

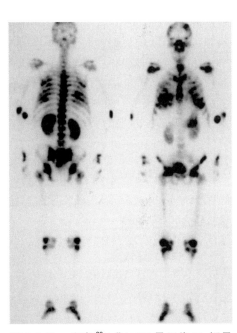

图 6-2-12　患者 $^{99}Tc^m$-MDP 骨显像示，颅骨见斑点状放射性浓聚灶，双肺中上野弥漫性放射性浓聚，胃放射性异常浓聚，四肢关节放射性摄取增加

显像剂，因肺泡周围组织细胞外液中 CO_2 浓度较低，形成一个碱性环境，使钙盐沉积。Conger 等[3]的研究也表明，表现为双肺弥漫性摄取放射性骨显像剂的迁徙性钙化，实际上是钙盐沉积于肺泡间隔，其胸部 X 线常表现为肺弥漫性透光度降低，类似肺水肿、肺浸润性改变，这些患者虽很少发生呼吸困难，但肺活量、CO_2 弥散容量及氧分压均有改变。

本文直接使用的缩略语：

MDP（methylene diphosphonate），亚甲基二膦酸盐

参考文献

［1］叶任高，主编．内科学．第 5 版．北京：人民卫生出版社，2002. 777-781.

［2］STRAIN JP，HILL TC，PARKER JA，et al. Diffuse intense lung uptake on a bone scan：a case report. Clin Nucl Med，2000，25（8）：

608-610.

［3］CONGER JD,HAMMOND WS,ALFREY AC,et al. Pulmonary calcification in chronic dialysis patients. Ann Intern Med,1975,83（3）：330-338.

（摘自中华核医学杂志 2005 年第 25 卷第 4 期,第一作者:周振虎）

十一、^{99}Tc^m-MIBI 显像及术中 γ 探测诊断异位甲状旁腺一例

患者女,59 岁。于 20 年前出现双侧后背痛,右侧为重,风湿检查阴性。7 年前患肾结石,尿频腰痛,右肾积水,行双肾激光碎石术及右输尿管切开取石术,碎石后病情无好转。右下肢骨囊肿行骨水泥填充术。10 年来四肢萎缩,身高减少 10cm,右下肢变粗,比左下肢缩短 2cm。记忆力下降。无恶心、呕吐,无外伤骨折史。无口渴、四肢乏力等症状。实验室检查:高血钙 3.25mmol/L（正常值 2.2~2.7mmol/L）,低血磷 0.86mmol/L（正常值 1.00~1.60mmol/L）,高尿钙 8.02mmol/L（正常值 2.2~7.5mmol/L）。B 超检查示右叶结节性甲状腺肿大,胸骨上窝近前纵隔处占位,左肾多发结石、积水,右肾缩小 6.4cm×2.6cm。骨密度测定:骨质疏松。甲状旁腺 ^{99}Tc^m-MIBI 显像:静脉注射 ^{99}Tc^m-MIBI 740MBq后,15min 时于右甲状腺下方近纵隔处见放射性浓聚区,2h 时放射性仍高于甲状腺组织（图 6-2-13,图 1）。诊断为原发性甲状旁腺功能亢进。

入院后行右甲状腺全切术,并于右叶外侧切除一 1cm×2cm 肿物,病理检查未见甲状旁腺组织。术后连续 2天复查血钙均高于正常,再行甲状旁腺 ^{99}Tc^m-MIBI 显像,15min 时首次甲状旁腺显像示放射性异常浓聚区仍存在,2h 见左叶甲状腺放射性减淡,但上方仍可见放射性异常浓聚。行 γ 探测术中定位。术前 2h 静脉注射 ^{99}Tc^m-MIBI 740MBq,在已切除的原右侧甲状腺下方、气管后深处用 γ 探测仪探及一 2cm×2cm 肿物,计数为 210/min,肿瘤周围正常组织计数为 98/min,切除肿物后,局部计数为 80/min。术中切除组织冰冻病理检查为甲状旁腺组织增生。术后第 2 天,患者血钙水平降至正常范围,症状缓解痊愈出院。术后 2 个月行第 3 次甲状旁腺 ^{99}Tc^m-MIBI 显像:15min 和2h 显像（图 6-2-13,图 2）均未见前 2 次显像所示甲状旁腺异位影像,仅见剩余的左叶甲状腺影。

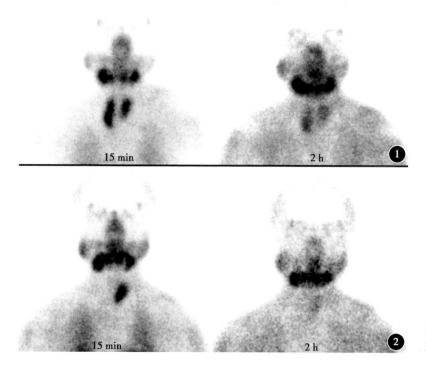

图 6-2-13　图 1 术前甲状旁腺显像。图 2 第 2 次手术后甲状旁腺显像

讨论 异位甲状旁腺多位于纵隔。甲状旁腺功能亢进以 PTH 分泌增多并伴血钙增高为特征。90% 患者由甲状旁腺实质性良性腺瘤引起,其他依次为甲状旁腺增生、继发慢性肾衰、软骨症和甲状旁腺癌等。手术是甲状旁腺腺瘤的有效治疗手段。术前甲状旁腺 ^{99}Tc^m-MIBI 显像不仅可提供腺瘤位置、大小,还可了解其功能状态。CT 解剖定

位优于核素显像,但不能提供功能情况。B 超对于较小的组织深处的异位腺瘤定位诊断准确性差。术中应用 γ 探测不仅可探测组织深部的异位病灶,定位准确,而且简单方便,提高手术准确性。

本文直接使用的缩略语:

MIBI(methoxyisobutylisonitrile),甲氧基异丁基异腈

PTH(parathyroid hormone),甲状旁腺激素

（摘自中华核医学杂志 2003 年第 23 卷第 2 期,第一作者:高心怡）

十二、卵巢甲状腺肿合并甲状腺功能亢进一例

患者女,49 岁。6 年前因心悸、手抖、易汗、消瘦,FT_3、FT_4 增高诊断为甲状腺功能亢进(简称甲亢),并行抗甲亢药物治疗,无明显疗效。2001 年 3 月到本科要求 ^{131}I 治疗。体格检查:甲状腺肿大,质硬,无结节,血管杂音 +。实验室检查:FT_3 52.6ng/L[正常值为(4.02 ± 0.95)ng/L],FT_4 103.7ng/L[正常值为(13.44 ± 3.2)ng/L],促甲状腺激素(TSH)7.1mIU/L[正常值为(2.7 ± 2.3)mIU/L],均采用放射免疫分析法,试剂盒由北京福瑞生物工程公司提供。甲状腺吸 ^{131}I 率 4h 为 37.2%,6h 86.1%,24h 82.3%(高峰前移)。心电图:窦性心动过速,心率 115/min。血常规及肝、肾功能正常。甲状腺显像(仪器为 Elscint SPX-6 型 SPECT 仪,静脉注射 $^{99}Tc^mO_4^-$ 185MBq,20min 后采集平面静态图像,计数 $2 × 10^5$,放大倍数 4.0):双侧甲状腺肿大,放射性分布均匀。结合临床症状,甲亢诊断确立,属 ^{131}I 治疗适应证范围,按每克甲状腺组织 3.7MBq 计算 ^{131}I 剂量为 218.3MBq。考虑患者病程长、症状重、抗甲状腺药物治疗效果差,实际 ^{131}I 用量为 296MBq。3 天后口服甲巯咪唑 5mg/d 继续治疗。30d 后患者症状减轻,体征明显改善(心率 <100 次 /min、出汗减少、手抖减轻、甲状腺缩小),FT_3 4.9ng/L,FT_4 9.6ng/L,TSH 2.2mIU/L,停用抗甲状腺药物。60 天后甲亢症状重新出现,考虑为反跳现象,恢复甲巯咪唑 20mg/d,治疗到 180d,FT_3、FT_4 水平正常,甲巯咪唑 5mg/d 维持治疗。至 ^{131}I 治疗 270 天后,患者 FT_3 19.2ng/L,FT_4 56.4ng/L,TSH 3.2mIU/L,甲亢症状再现并逐渐加重,加大抗甲亢药物至治疗剂量仍不能有效控制症状,考虑行第 2 次 ^{131}I 治疗。

2002 年 6 月,B 超检查提示患者左侧卵巢肿瘤(良性),建议手术切除,暂停第 2 次 ^{131}I 治疗。术前 2 次检查 FT_3、FT_4 均高,于同年 6 月 28 日行左侧卵巢肿瘤切除术。术中所见:腹腔内少量积液,清亮;左侧卵巢增大,质地中等,形态规则,包膜完整,活动度可;左输卵管未见异常。切除组织病理检查诊断为左卵巢甲状腺肿。术后 13 天,患者甲亢症状明显减轻,心率 80 次 /min,出汗减少,手抖减轻,FT_3 5.5ng/L,FT_4 21.2ng/L,TSH 4.6mIU/L,甲状腺缩小至仅可扪及。

术后 1 个月,患者甲亢症状基本消失,FT_3、FT_4 恢复正常,目前仍服用甲巯咪唑 5mg/d 维持治疗。

讨论　常见异位甲状腺为由胚胎发育异常形成迷走甲状腺,多数迷走甲状腺位于正中线附近,上起舌部,下至横膈,多出现在喉节前、胸骨后、纵隔,偶尔出现于心包和心内[1],其共同的影像学特征是颈前区无正常甲状腺影像形态,甲状腺摄碘功能降低,异位腺体有摄碘能力及分泌甲状腺激素的功能[2]。本例患者颈前区甲状腺影像清晰,形态规则,放射性分布均匀,且明显肿大(像素法估算质量 55g),甲状腺吸碘率增高,吸碘高峰前移,^{131}I 治疗后症状、体征缓解又复发,推测可能为 ^{131}I 治疗剂量偏小(未计算卵巢异位甲状腺组织的分泌功能),卵巢异位甲状腺组织摄碘功能较差所致。卵巢肿块组织切除后 1 个月左右,其症状、体征及甲状腺激素水平渐恢复正常,腺体缩小考虑系甲亢完全控制后的自行恢复。本例患者卵巢异位甲状腺合并甲亢,且颈前区甲状腺影像完整,临床少见。

本文直接使用的缩略语:

FT_3(free triiodothyronine),游离三碘甲状腺原氨酸

FT_4(free thyroxine),游离甲状腺素

TSH(thyroid stimulating hormone),促甲状腺激素

参考文献

[1] 马寄晓,刘秀杰. 实用临床核医学. 2 版. 北京:原子能出版社,2002. 360.

[2] 谭天秩. 临床核医学. 北京:人民卫生出版社,1993. 442.

（摘自中华核医学杂志 2004 年第 24 卷第 6 期,第一作者:吴成秀）

十三、异位于甲状腺内甲状旁腺继发性功能亢进症 $^{99}Tc^m$-MIBI SPECT/CT 双时相显像一例

患者男,15 岁。因慢性肾功能衰竭腹膜透析治疗 6 年伴骨痛、皮肤瘙痒入院。实验室检查 PTH 208.6(括号内为正常参考值范围,下同;1.3~9.3)pmol/L,血清碱性磷酸酶 332.7(40.0~120.0)U/L,血钙 2.17(2.00~2.75)mmol/L,血磷 2.42(0.80~1.50)mmol/L。临床诊断:慢性肾功能衰竭尿毒症期,SHPT。采用德国 Siemens Symbia T16 SPECT/CT 仪行甲状旁腺显像,静脉注射 $^{99}Tc^m$-MIBI 370MBq 后 20min 早期相示:双叶甲状腺可见均匀放射性摄取显影(图 6-2-14,图 1a),2h 延迟相示上述影像呈放射性摄取不均匀性减低,可见多发局灶性放射性摄取轻度增高灶(图 6-2-14,图 1b);延迟相 SPECT/CT 融合显像示:甲状腺左叶背侧上、下极及右叶背侧上极可见结节,大小为 10.0mm×12.5mm、8.8mm×13.0mm 及 9.5mm×13.0mm,放射性摄取高于邻近甲状腺组织,而甲状腺右叶内所见低密度结节呈放射性摄取轻度增高,直径约 6.5mm(图 6-2-14,图 1c)。超声检查示:甲状腺右叶下极内见低回声结节,边界清楚,形态规则;彩色多普勒超声内见丰富血流信号(图 6-2-14,图 1d),左叶上极、下极及右叶上极背侧分别见低回声区。

患者在全身麻醉下手术,术中甲状腺左叶背侧上、下极及右叶背侧上极扪及结节,质地中等,包膜完整;探查右甲状腺下极、胸腺组织及右颈血管鞘内均未查见甲状旁腺,右甲状腺内注射 0.1ml 纳米碳混悬注射液后切开甲状腺,下极近包膜处见 8mm×7mm×6mm 未蓝染组织,标记后快速病理检查示其为甲状旁腺组织(图 6-2-14,图 2)。遂行甲状旁腺全切术 + 甲状旁腺自体移植术,术后病理:甲状旁腺增生、右甲状腺内结节为甲状旁腺组织。术后 9 个月复查,患者 PTH 8.1pmol/L,血钙 2.28mmol/L,血磷 2.19mmol/L。

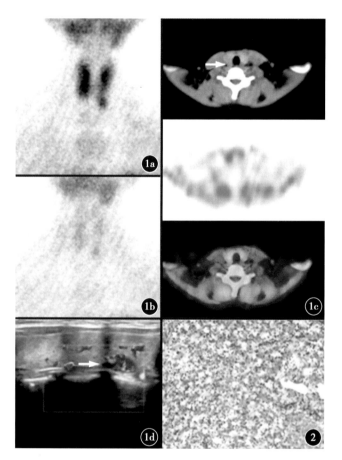

图 6-2-14　图 1 甲状旁腺继发性功能亢进症患者(男,15 岁)影像学检查图。1a. 甲状旁腺显像早期相示甲状腺双叶放射性显影均匀;1b. 甲状旁腺显像延迟相示甲状腺双叶多发局灶性放射性摄取轻度增高灶;1c. SPECT/CT 显像同机 CT 示甲状腺右叶下极内低密度结节(箭头示),融合显像示结节放射性摄取增高;1d. 超声检查示甲状腺右叶中下极近背侧可见低回声,彩色多普勒超声内见丰富血流信号(箭头示)。图 2 该患者病理检查结果。可见甲状旁腺"清水样"细胞(HE×100)

讨论　SHPT 是慢性肾脏病最常见的并发症,严重影响患者生活质量[1-2]。手术是中重度及药物抵抗 SHPT 的主要治疗方法,术前对甲状旁腺精确定位可缩短手术时间,减少术中出血,避免因术中漏诊而行再次手术。文献[3]报道甲状旁腺异位的发生率为 15%~20%,其中异位于甲状腺内者 <3%。本例为右下甲状旁腺异位于甲状腺内。

超声检查和 $^{99}Tc^m$-MIBI 双时相显像已成为术前诊断和定位 SHPT 的重要检查方法。高频彩色超声兼具形态结构学和血流动力学检测能力;研究[4]显示超声和 $^{99}Tc^m$-MIBI 显像联合应用的灵敏度为 73%,优于两者单独应用;但该研究中有 9 例异位甲状旁腺超声均未检出,而 $^{99}Tc^m$-MIBI 显像检出了其中 7 例。本例患者超声表现与甲状腺结节鉴别困难,误诊为甲状腺腺瘤。超声检查易受骨骼影响,由于骨骼变形及短颈,高频探头检查胸骨、锁骨上窝

时难以全面贴合皮肤,可能造成漏诊;且超声对颈部有外科手术史及异位甲状旁腺者检出能力不足。^{99}Tc^m-MIBI平面显像为功能显像,受解剖位置影响小,但易受甲状腺影响,尤其是甲状腺功能亢进时;而SPECT/CT显像可同时提供解剖和功能图像,在甲状旁腺微创手术定位和提供毗邻部位解剖信息方面更有优势。文献[5]报道SPECT/CT诊断SHPT的灵敏度、特异性和准确性分别为78.9%、100%和78.9%。本例患者术前SPECT/CT检查提示甲状旁腺异位于甲状腺内,并经病理证实,提示^{99}Tc^m-MIBI SPECT/CT显像在甲状旁腺功能亢进症时,对甲状旁腺术前定位尤其是异位腺体的解剖定位具有一定的临床应用优势。对于体积较小且功能亢进程度不高、显像剂摄取率低和/或所处位置较深的病灶,^{99}Tc^m-MIBI显像可能出现漏诊,SPECT结合定位CT显像可能会提高对假阴性病灶的检出率[6]。

本文直接使用的缩略语:

MIBI(methoxyisobutylisonitrile),甲氧基异丁基异腈

PTH(parathyroid hormone),甲状旁腺激素

SHPT(secondary hyperparathyroidism),继发性甲状旁腺功能亢进

参考文献

[1] 周洁,洪智慧,石怡珍,等.^{99}Tc^m-MIBI双时相显像定位诊断继发性甲状旁腺功能亢进症的价值.中华核医学与分子影像杂志,2014,34(3):192-195.

[2] CANCELA AL,OLIVEIRA RB,GRACIOLLI FG,et al. Fibroblast growth factor 23 in hemodialysis patients:effects of phosphate binder,calcitriol and calcium concentration in the dialysate. Nephron Clin Pract,2011,117(1):c74-82.

[3] ESLAMY HK,ZIESSMAN HA. Parathyroid scintigraphy in patients with primary hyperparathyroidism:99mTcsestamibi SPECT and SPECT/CT. Radiographics,2008,28(5):1461-1476.

[4] VULPIO C,BOSSOLA M,DE GAETANO A,et al. Usefulness of the combination of ultrasonography and 99mTc-sestamibi scintigraphy in the preoperative evaluation of uremic secondary hyperparathyroidism. Head Neck,2010,32(9):1226-1235.

[5] ZHEN L,LI H,LIU X,et al. The application of SPECT/CT for preoperative planning in patients with secondary hyperparathyroidism. Nucl Med Commun,2013,34(5):439-444.

[6] 吕学民,于淑红,韩建奎,等.^{99}Tc^m-MIBI SPECT结合定位CT显像诊断功能亢进异位甲状旁腺的价值.中华核医学杂志,2010,30(1):42-45.

(摘自中华核医学与分子影像杂志2017年第37卷第12期,
第一作者:陈则君,通信作者:孟宪平)

十四、功能性甲状旁腺囊肿^{99}Tc^m-MIBI SPECT/CT显像一例

患者女,62岁。因双下肢疼痛、乏力3个月,面部浮肿2个月就诊。曾于当地医院检查发现血钙增高,考虑"高钙危象",给予药物治疗,血钙降至正常,但症状未见明显缓解。入本院体格检查一般情况可,阳性体征为双下肢凹陷性水肿。实验室检查(括号中为正常参考值):ALP 399(15~112)IU/L、血钙2.21(2.00~2.60)mmol/L、血磷0.87(0.60~1.60)mmol/L、PTH 3 754(15~65)ng/L。依据主诉、体征及实验室检查,初步诊断为甲状旁腺功能亢进症。颈胸部CT(图6-2-15a)示:右侧中上纵隔内见一类圆形液性密度影,囊壁薄,大小约9.0cm×8.0cm,与气管关系密切,气管受压左移,上腔静脉受压变扁,考虑气管囊肿。为明确病因,静脉注射^{99}Tc^m-MIBI 925MBq后,分别于15min(早期相)和120min(延迟相)行甲状旁腺双时相平面显像,结果(图6-2-15b,c)示:早期相及延迟相平面显像均未见局限性异常放射性分布。遂行SPECT/CT(图6-2-15d)示:右中上纵隔见一类圆形囊性包块,囊壁见不均匀性放射性分布,结合临床及实验室检查诊断为纵隔FPTC。手术切除囊肿,病理检查示:手术切除组织囊肿样改变,囊壁为纤维组织,壁内可见灶性分化良好的甲状旁腺样上皮细胞,诊断为PTC。术后2周复查,PTH降至1 175ng/L、血钙1.62mmol/L,患者临床症状好转,随即出院。

讨论 PTC非常少见,在全部甲状腺和甲状旁腺疾病中所占比例不到1%[1]。该病多见于女性,男女发病比例为1:2.5[2]。根据血清钙、磷、PTH水平及临床症状,PTC可分为功能性和非功能性2种,其中前者约占15%。该病男性多见,男女发病比例为1.6:1,是原发性甲状旁腺功能亢进的原因之一[2]。FPTC中约99%会出现高钙血症,32%~

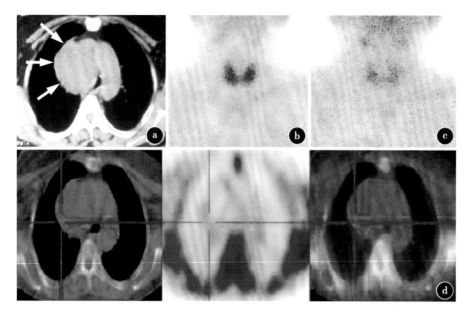

图 6-2-15 功能性甲状旁腺囊肿患者（女,62 岁）影像学检查结果。a. 诊断 CT 示:右中上纵隔内见一类圆形液性密度影,囊壁薄(箭头示);b. ^{99}Tc^m-MIBI 早期相未见局限性异常放射性分布;c. ^{99}Tc^m-MIBI 延迟相未见局限性异常放射性滞留影;d. SPECT/CT 融合图像示右中上纵隔内见一类圆形囊性包块,其囊壁呈不均匀放射性分布

84% 伴有肾损害,41%~91% 可见骨损害。

据相关文献[3-4],该病病因学假说包括:①由第 3、4 鳃裂在胚胎发育时下降至纵隔过程中残留而成;②出生后仍持续存在的 Kursteiner 管衍变形成;③微小囊肿融合而成或由单个微小囊肿囊液储积而成;④甲状旁腺腺瘤退行性囊性变或腺瘤囊内出血;⑤甲状旁腺滤泡融合而成。此例患者考虑为甲状旁腺腺瘤囊性变的可能性较大。

PTC 多位于下颈部到上纵隔区域范围内,其中纵隔型所占比例不到 10%。纵隔型 PTC 需与纵隔型囊状淋巴管瘤、食管囊肿、支气管囊肿、胸腺囊肿、皮样囊肿等相鉴别。PTC 在 B 超、CT 和 MRI 上并无特异性,临床易造成误诊。本例患者 CT 检查表现为右侧中上纵隔内类圆形液性密度包块,因与气管关系密切,易误诊为气管囊肿。因所有甲状旁腺囊肿囊液内 PTH 均升高,故细针穿刺并测定囊液中 PTH 对明确诊断有重要意义,但临床医师对穿刺抽液后易引发甲状旁腺功能亢进危象需有所考虑。

^{99}Tc^m-MIBI 甲状旁腺显像在甲状旁腺腺瘤、甲状旁腺增生及甲状旁腺癌的定位诊断中具有较高价值[5-8]。功能亢进的甲状旁腺组织摄取 ^{99}Tc^m-MIBI 较正常甲状腺组织增多且排出延缓。本例患者血钙及 PTH 水平升高,并具有双下肢疼痛、乏力的临床症状,临床诊断为甲状旁腺功能亢进症,为明确病灶行甲状旁腺显像。^{99}Tc^m-MIBI 双时相平面显像无阳性发现;在 SPECT/CT 融合图像中,CT 所示纵隔内囊性包块的囊壁有不均匀轻度放射性分布,考虑为纵隔 FPTC,术后病理结果进一步证实了上述诊断。

该患者双时相甲状旁腺平面显像阴性的原因有:①病灶位置较深,外围脏器的阻挡造成射线衰减;②平面显像分辨率较低;③病灶大,囊液多,囊壁薄,功能性甲状旁腺细胞分布弥散,囊肿的放射性分布与外周正常组织相当;④分析图像时,着重观察早期相放射性浓聚灶及延迟相滞留灶,缺乏对较大甲状旁腺囊肿的囊壁显像特征的认识。

SPECT/CT 显像将功能图像与解剖图像结合,其中 SPECT 的断层采集方式可以提高分辨率,避免外周器官组织对病灶的干扰;仪器自身所配备的定位 CT 可提供病灶的结构、形态及位置信息,为诊断提供更多的参考。因此,对于临床诊断为甲状旁腺功能亢进的患者,如双时相甲状旁腺平面显像为阴性,建议加做 SPECT/CT 显像,以利病灶的检出。本例 SPECT/CT 显像正确诊断了 FPTC。

此外,该例患者在当地医院就诊检查时发现血钙水平升高,但未做 PTH 测试,只是以“高钙血症”给予降钙素治疗,虽然血钙降至正常,但症状未见缓解。因此在电解质检查中,如发现血钙水平增高,应及时行 PTH 水平测试,以排查是否因甲状旁腺功能亢进所致。

本文直接使用的缩略语:

ALP(alkaline phosphatase),碱性磷酸酶

FPTC(functional parathyroid cyst),功能性甲状旁腺囊肿

MIBI(methoxyisobutylisonitrile),甲氧基异丁基异腈

PTC(parathyroid cyst),甲状旁腺囊肿

PTH(parathyroid hormone),甲状旁腺激素

参考文献

［1］谭德豪,洪丰.纵隔内甲状旁腺囊肿 1 例.实用医学杂志,2011,27(2):180.

［2］秦允生,许强周,黄楚坚.纵隔型甲状旁腺囊肿 1 例报道及文献复习.中华内分泌外科杂志,2010,4(6):432.

［3］WIROWSKI D,WICKE C,BOHNER H,et al. Presentation of 6 cases with parathyroid cysts and discussion of the literature. Exp Clin Endocrinol Diabetes,2008,116(8):501-506.

［4］VAZQUEZ FJ,APARICIO LS,GALLO CG,et al. Parathyroid carcinoma presenting as a giant mediastinal retrotracheal functioning cyst. Singapore Med J,2007,48(11):e304-307.

［5］赵赟赟,王茜,李原,等.甲状旁腺功能亢进症患者甲状旁腺激素测定与 ^{99}Tc^{m}-MIBI 显像.中华核医学杂志,2011,31(4):263-266.

［6］吕学民,于淑红,韩建奎,等. ^{99}Tc^{m}-MIBI SPECT 结合定位 CT 显像诊断功能亢进异位甲状旁腺的价值.中华核医学杂志,2010,30(1):42-45.

［7］朱瑞森,朱继芳,陆汉魁,等.原发性甲状旁腺功能亢进症患者甲状旁腺显像和骨显像.中华核医学杂志,2004,24(1):33-35.

［8］周前,徐竞英,刘世贞. ^{99}Tc^{m}-MIBI 显像定位诊断功能亢进性异位甲状旁腺.中华核医学杂志,2003,23(1):24-26.

(摘自中华核医学与分子影像杂志 2014 年第 34 卷第 2 期,
第一作者:于淑红,通信作者:吕学民)

十五、肾上腺结核致 Addison 病 ^{18}F-FDG PET/CT 显像一例

患者男,43 岁。因左腹部隐痛 2 年,面部皮肤变黑 4 个月入院。患者 2 年多前出现左腹部隐痛,无腰痛;4 个月前在无明显诱因下出现皮肤变黑,无发热、腹痛,10 余天前患者来本院行体格检查,发现血压升高。患者面部皮肤、唇黏膜、舌散在多发黑褐色斑点,双下肢皮肤未见紫纹。既往史:20 余年前因阑尾囊肿行穿刺抽脓;发现乙肝"小三阳"20 余年。实验室检查:肿瘤标志物 AFP、CEA、CA19-9 均阴性;痰检抗酸杆菌阴性;24h 尿游离皮质醇测定:419.96［正常参考值(下同)108~961］nmol/L;血浆皮质醇测定:零时 114.97(55~248)nmol/L,上午 8 时 111.97(240~618)nmol/L,下午 4 时 159.03(121~276)nmol/L;血清 ACTH 测定:250.0(7.2~63.3)ng/L;尿内分泌指标组合测定:17-羟皮质类固醇 11.28(8.30~27.70)μmol/24h,17-酮类固醇 31.01(35.00~87.00)μmol/24h,3-甲氧基-4-羟基苦杏仁酸 15.67(7.00~68.60)μmol/24h;其他实验室检查(包括血常规、生化十项、风湿自身抗体组合、血红细胞沉降率)未见明显异常。

垂体 CT 及胸部 X 线检查未见明显异常。上腹部 CT 表现(图 6-2-16,图 1):双侧肾上腺明显增粗,以左侧肾上腺外肢为著,局部形成软组织结节,CT 平扫结节呈稍低密度,平均 CT 值为 38HU,局部见低密度区,增强后结节部分呈周边强化,CT 值为 69HU,局部低密度区未见明显强化;双侧肾上腺内肢伴有斑点状钙化;腹膜后多个淋巴结肿大,增强后轻度强化。5 天后行 ^{18}F-FDG PET/CT 检查示(图 6-2-16,图 2):双侧肾上腺明显增粗,以左侧为著,局部形成结节伴糖代谢增高,大小约 2.4cm×1.5cm,左侧肾上腺结节上极糖代谢增高,SUV$_{max}$ 6.2,结节下极糖代谢未见增高;右侧肾上腺结节状增粗,SUV$_{max}$ 5.8;双侧肾上腺内肢斑点状钙化,未见糖代谢异常增高;腹膜后淋巴结糖代谢增高,SUV$_{max}$ 4.1。PET/CT 诊断:双侧肾上腺病变伴糖代谢增高,考虑肾上腺结核可能性大,建议行左侧肾上腺结节活组织检查;腹膜后淋巴结糖代谢增高,亦考虑结核。

1 周后患者于腹腔镜下行左侧肾上腺活组织检查术,病理结果(图 6-2-16,图 3)示:(左肾上腺结节上极组织)组织多处片状凝固性坏死,坏死周围见上皮样细胞(免疫组织化学检查:细胞角蛋白阴性)及多核巨细胞,病变为肉芽肿性炎,形态学符合结核;特殊染色:抗酸(+)。(左肾上腺结节下极组织)光学显微镜下检查为纤维血管组织,见散在多处淋巴细胞、浆细胞浸润,未见结核。

讨论 原发性肾上腺皮质功能减退症(chronic adrenocortical hypofunction)系由于双侧肾上腺绝大部分功能被破坏、肾上腺激素分泌不足所致,该病由 Thomas Addison 于 1855 年首次报道,故又称为 Addison 病[1]。其特征性的临床表现为全身皮肤色素加深(垂体 ACTH、黑素细胞刺激素、促脂素分泌增多所致),可伴随其他系统症状,如疲乏无力、食欲不振、体质量减轻、低血压和精神症状等,严重者可发生肾上腺危象[2-3]。结合临床表现及实验室检查,临床可以诊断 Addison 病。该病致病因素有多种,在我国常见的是肾上腺结核,占 20%~30%[4]。在西方国家,自身免疫

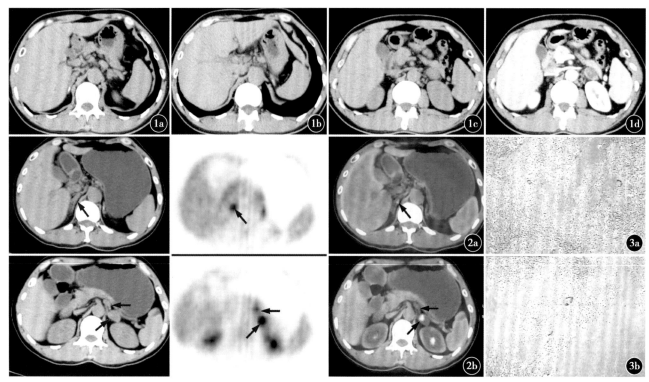

图 6-2-16　图 1 肾上腺结核致 Addison 病患者（男，43 岁）CT 检查图。1a. CT 平扫示右侧肾上腺增粗，右侧肾上腺内肢见点状钙化；1b. CT 平扫示左侧肾上腺内肢见点状钙化；1c. CT 平扫示左侧肾上腺外肢明显呈结节状增粗；1d. CT 增强示左侧肾上腺结节状增粗呈周边强化。图 2 该患者肾上腺 ^{18}F-FDG PET/CT 显像图。2a. PET/CT 显像示右侧肾上腺增粗，代谢增高，SUV_{max} 约 5.8（箭头示）；2b. PET/CT 显像示左侧肾上腺明显增粗，结节上极代谢增高，SUV_{max} 约 6.2，结节下极代谢未见增高（下方箭头示）；腹膜后腹主动脉旁淋巴结代谢增高，SUV_{max} 约 4.1（上方箭头示）。图 3 该患者左侧肾上腺结节活组织病理检查图（HE；3a. ×200；3b. ×400）。组织多处片状凝固性坏死，坏死周围见上皮样细胞（免疫组织化学检查：细胞角蛋白阴性）及多核巨细胞，病变为肉芽肿性炎，形态学符合结核

性肾上腺炎是引起 Addison 病的主要原因。其他少见的原因有肾上腺转移瘤、白血病浸润、真菌感染等。本例为肾上腺结核所致。

对肾上腺结核常用的影像学检查方法有超声、CT 和 MRI[5]，应用 PET/CT 进行诊断的文献报道较少。Guo 等[6]报道了 42 例肾上腺结核的 CT 特征，指出 91% 的患者伴随双侧肾上腺增大。杨志刚等[7]报道了肾上腺结核的增强 CT 表现特征与临床病程的相关性，病程早期双侧肾上腺增大，进展期病灶周边强化，内部见低密度区，稳定期则出现肾上腺萎缩、钙化、纤维化等，钙化明显且不强化。本病例肾上腺 CT 表现为双侧肾上腺增粗，左侧肾上腺内部见低密度区伴周边强化，与病理检查所示干酪样坏死区相对应。

^{18}F-FDG PET/CT 显像在诊断肾上腺良恶性病变方面具有明显的优势[8-10]，不过感染及肉芽肿性病变也会摄取 FDG，如肾上腺结核[11]，需要结合其他临床资料与肿瘤性病变鉴别。既往文献[12-15]报道，处于活动期的肾上腺结核 PET/CT 显像多表现为双侧肾上腺 FDG 摄取增高，早期双侧肾上腺弥漫性增大，进展期形成软组织结节、肿块，均呈代谢增高，其病理组织学表现为结核的上皮样细胞及多核巨细胞形成的肉芽肿性炎，如果病灶内部发生干酪样坏死，PET 显像为局灶性代谢减低区，对应 CT 平扫及增强为低密度无强化区；处于稳定期或治疗后的肾上腺结核 PET/CT 显像多表现为受累肾上腺萎缩或纤维化，部分钙化，无糖代谢异常增高；对于结核活动期的患者，PET/CT 显像可以作为监测治疗效果的有效手段，在治疗过程中，如果糖代谢减低，提示治疗方案有效。本例患者肾上腺结核 PET/CT 显像表现为双侧肾上腺增粗并代谢增高，左侧肾上腺增粗结节上极代谢增高区病理诊断为结核，提示结节上极处于结核活动期；而结节下极代谢正常区病理为多处淋巴细胞、浆细胞浸润，未见结核，PET 的影像表现与病理结果相符合。另外，肾上腺结核需要与引起 Addison 病的其他可能疾病进行鉴别诊断：自身免疫性肾上腺炎在 CT 上表现为肾上腺体积缩小，PET 表现为 FDG 摄取较低或不摄取，易于鉴别；转移瘤、白血病浸润、真菌感染等均可出现 Addison 病，利用 PET/CT 一次检查全身成像的特点，结合病史、实验室检查及其他影像学资料可资鉴别。

本文直接使用的缩略语：

ACTH（adrenocorticotrophic hormone），促肾上腺皮质激素

AFP（alphafetoprotein），甲胎蛋白

CA（carbohydrate antigen），糖类抗原

CEA（carcinoembryonic antigen），癌胚抗原

FDG（fluorodeoxyglucose），脱氧葡萄糖

SUV_{max}（maximum standardized uptake value），最大标准摄取值

参考文献

［1］OELKERS W. Adrenal insufficiency. N Engl J Med, 1996, 335（6）: 1206-1216.

［2］CHARMANDARI E, NICOLAIDES NC, CHROUSOS GP. Adrenal insufficiency. Lancet, 2014, 383（9935）: 2152-2167.

［3］BRANDÃO NETO RA, DE CARVALHO JF. Diagnosis and classification of Addison's disease（autoimmune adrenalitis）. Autoimmun Rev, 2014, 13（4-5）: 408-411.

［4］LAWAY BA, KHAN I, SHAH BA, et al. Pattern of adrenal morphology and function in pulmonary tuberculosis: response to treatment with antitubercular therapy. Clin Endocrinol（Oxf）, 2013, 79（3）: 321-325.

［5］YANG ZG, GUO YK, LI Y, et al. Differentiation between tuberculosis and primary tumors in the adrenal gland: evaluation with contrast-enhanced CT. EurRadiol, 2006, 16（9）: 2031-2036.

［6］GUO YK, YANG ZG, LI Y, et al. Addison's disease due to adrenal tuberculosis: contrast-enhanced CT features and clinical duration correlation. Eur J Radiol, 2007, 62（1）: 126-131.

［7］杨志刚, 郭应坤, 李媛, 等. 肾上腺结核的增强 CT 表现特征与临床病程的相关性. 中华放射学杂志, 2006, 40（10）: 1014-1017.

［8］BLAKE MA, SLATTERY JM, KALRA MK, et al. Adrenal lesions: characterization with fused PET/CT image in patients with proved or suspected malignancy—initial experience. Radiology, 2006, 238（3）: 970-977.

［9］刘健, 吴金陵, 李家敏, 等. ^{18}F-FDG PET 显像诊断肾上腺肿瘤. 中华核医学杂志, 2003, 23（4）: 214-215.

［10］程欣, 周前. ^{18}F-FDG PET 在原发性肾上腺淋巴瘤中的作用. 中华核医学杂志, 2011, 31（4）: 237-240. DOI: 10.3760/cma.j.issn. 0253-9780.2011.04.007.

［11］BAKHEET SM, POWE J, EZZAT A, et al. ^{18}F-FDG uptake in tuberculosis. Clin Nucl Med, 1998, 23（11）: 739-742.

［12］ROUDAUT N, MALECOT JM, DUPONT E, et al. Adrenal tuberculosis revealed by FDG PET. Clin Nucl Med, 2008, 33（11）: 821-823.

［13］RIFAIOĞLU MM, ERDEN EŞ, RIFAIOĞLU EN, et al. Adrenal mass mimicking the incidentaloma in a patient with newly diagnosed adrenal failure due to tuberculosis. TuberkToraks, 2013, 61（3）: 265-267.

［14］LI YJ, CAI L, SUN HR, et al. Increased FDG uptake in bilateral adrenal tuberculosis appearing like malignancy. Clin Nucl Med, 2008, 33（3）: 191-192.

［15］WANG L, YANG J. Tuberculous Addison's disease mimics malignancy in FDG-PET images. Intern Med, 2008, 47（19）: 1755-1756.

（摘自中华核医学与分子影像杂志 2016 年第 36 卷第 1 期，

第一作者：段晓蓓，通信作者：黄斌豪）

十六、多发性嗜铬细胞瘤合并全身脂肪代谢弥漫性增高 ^{18}F-FDG PET/CT 显像一例

患者男，18 岁。半年前在体格检查中发现血压升高（145/100mmHg，1mmHg=0.133kPa），未予进一步诊治，后因血压升高达 160/110mmHg，遂来本院就诊。主诉平日偶有头晕、心悸、伴恶心，但无呕吐、大汗淋漓、四肢乏力等；不适感呈间歇性发作，活动后症状明显，持续数十秒钟后自行缓解。体格检查未见明显异常体征。实验室检查：尿甲氧基去甲肾上腺素 4 018（正常参考值 0~600）μg/24h，尿甲氧基肾上腺素 276（正常参考值 0~350）μg/24h，余无异常。腹部 CT 平扫＋增强示：左侧肾上腺区及腹主动脉右侧见结节状等密度占位，增强呈明显不均匀强化，余未见异常。^{18}F-FDG PET/CT 显像（图 6-2-17）示：左侧肾上腺区见葫芦状等密度软组织密度影，大小约 7.6cm×5.0cm×8.6cm，密度均匀，界限尚清，包膜光整，肿块与周围结构分界尚清，CT 值约 35.2HU，肿块 FDG 摄取增高，SUV_{mean} 12.6，SUV_{max} 15.5；腹膜后腹主动脉右侧见结节状等密度软组织肿块影，密度均匀，大小约 3.0cm×2.6cm×2.0cm，界限清晰，包膜光整，肿块与周围结构分界尚清，CT 值约 39.5HU，肿块 FDG 摄取增高，SUV_{mean} 13.3，SUV_{max} 23.9；右侧肾上腺区、双侧

颈部、双侧颈肩部、双侧腋下、双侧肋间隙、纵隔血管间隙、心包周围、膈肌周围、胃周、腹腔及盆腔内肠管脂肪间隙见广泛条状 FDG 摄取不均匀增高,SUV_{mean} 2.7~7.7,SUV_{max} 15.1~20.2,CT 于上述部位见脂肪密度影,CT 值约 –38.2HU;腹膜后未见明确肿大淋巴结及远处转移征象。

为确诊左侧肾上腺区以及腹主动脉右侧高代谢占位的性质,患者行左侧肾上腺区及腹主动脉旁占位切除术,术中所见:左侧肾上腺区"葫芦状"肿块,大小约 4.3cm×3.0cm×3.0cm,包膜完整;腹主动脉旁类圆形肿块,大小约 3.5cm×2.5cm×2.0cm,肿块周围未见明显肿大淋巴结。病理诊断:左侧肾上腺区及腹主动脉右侧肿块均为嗜铬细胞瘤,瘤体切面呈棕色,见囊变、坏死,低~中级别,未见血管侵犯,手术切缘未见肿瘤。免疫组织化学检查:波形蛋白(+),嗜铬素(+),突触素(+),CD57(+),S-100 蛋白(+),细胞增殖核抗原 Ki-67(2%+)。

术后 2 个月,患者复查 ^{18}F-FDG PET/CT(图 6-2-18),原 FDG 高摄取影全部消失,代谢恢复正常。

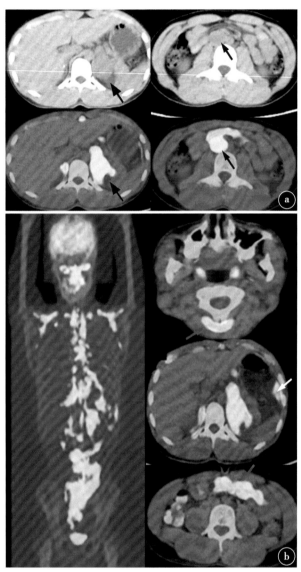

图 6-2-17　多发性嗜铬细胞瘤合并全身脂肪代谢弥漫性增高患者(男,18 岁)术前 ^{18}F-FDG PET/CT 检查图。a. 左侧肾上腺区(大箭头示)及右侧腹主动脉旁(小箭头示)见团块状高代谢结节影;b. 颈椎(红箭头示)、膈肌(白箭头示)及腹腔大网膜周围(蓝箭头示)见高代谢结节影

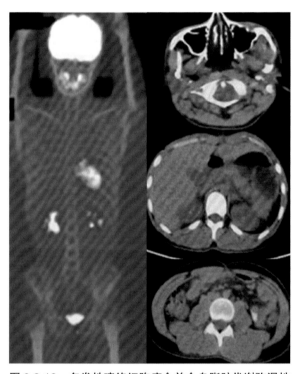

图 6-2-18　多发性嗜铬细胞瘤合并全身脂肪代谢弥漫性增高患者(男,18 岁)术后 2 个月的 ^{18}F-FDG PET/CT 检查图。患者术后高代谢结节影消失

讨论　嗜铬细胞瘤是一种起源于肾上腺髓质嗜铬细胞的肿瘤,起源于肾上腺外神经节嗜铬细胞的肿瘤称为异位嗜铬细胞瘤[1]。同时发生于肾上腺和肾上腺外的嗜铬细胞瘤称为多发性嗜铬细胞瘤,该病临床上比较少见。

嗜铬细胞瘤会持续或者间断释放大量儿茶酚胺,患者常出现持续或阵发性高血压,以及出汗、心悸、腹痛等症状[2]。患者的血、尿儿茶酚胺及其代谢产物常用于嗜铬细胞瘤的定性诊断[3]。在功能性定位诊断方面,^{131}I-MIBG

显像对诊断异位嗜铬细胞瘤有较高的灵敏度和特异性,是肿瘤术前定位及术后随访的重要检查方法[4]。^{18}F-FDG PET/CT全身显像有利于发现转移病灶,对于肿瘤的分期及疗效评价有重要意义,嗜铬细胞瘤常呈现较高的^{18}F-FDG 摄取,SUV$_{max}$可明显高于正常组织[5]。

本例患者^{18}F-FDG PET/CT 图像显示,除左侧肾上腺及腹主动脉右侧高代谢占位外,全身脂肪间隙见广泛条状高代谢影,CT 于上述部位见脂肪密度影。患者于术前曾行右侧腋下高代谢灶穿刺活组织检查,病理结果显示为脂肪组织,因而考虑全身多处高代谢均为脂肪所致。据报道[6],人体内主要有 2 种脂肪组织,即用于能量储存和保温的白色脂肪以及适应寒冷刺激而产热的 BAT。BAT 的代谢活性主要受交感神经支配,其细胞表面有丰富的β$_3$受体,当受到刺激时交感神经释放大量的去甲肾上腺素,与 BAT 细胞表面的β$_3$受体结合,从而激活脂肪的分解[7];BAT 可以氧化脂肪酸而直接产热,脂质氧化分解过程中糖消耗增加,从而使 BAT 对葡萄糖类似物^{18}F-FDG 的摄取增加而显影,可以采用加温、保暖等手段减少甚至消除 BAT 对^{18}F-FDG 的摄取[8]。本例患者在首次^{18}F-FDG PET/CT 检查结束后,于保温环境下(22~25℃)休息 1 天后进行二次显像,显像结果与第 1 次结果无差异,排除了环境因素对显像结果的影响,从而考虑为嗜铬细胞瘤分泌大量儿茶酚胺入血引起了脂肪动员增加、代谢增高。去甲肾上腺素可特异性激动β$_3$受体,加速脂肪分解,造成脂肪间隙条状代谢显著增高。患者手术确诊为多发性嗜铬细胞瘤,术后 1 周复查,血压已降至正常(100/80mmHg),尿甲氧基去甲肾上腺素 254μg/24h,尿甲氧基肾上腺素 60μg/24h。患者术后恢复良好,常规护理后出院。术后 2 个月复查^{18}F-FDG PET/CT,原广泛条状高代谢影全部消失。

本文直接使用的缩略语:

BAT(brown adipose tissue),棕色脂肪

FDG(fluorodeoxyglucose),脱氧葡萄糖

SUV$_{max}$(maximum standardized uptake value),最大标准摄取值

SUV$_{mean}$(mean standardized uptake value),平均标准摄取值

MIBG(metaiodobenzylguanidine),间位碘代苄胍

参考文献

[1] LENDERS JW,DUH QY,EISENHOFER G,et al. Pheochromocytoma and paraganglioma:an endocrine society clinical practice guideline. J Clin Endocrinol Metab,2014,99(6):1915-1942.

[2] ROWLAND KJ,CHERNOCK RD,MOLEY JF. Pheochromocytoma in an 8-year-old patient with multiple endocrine neoplasia type 2A:implications for screening. J SurgOncol,2013,108(4):203-206.

[3] TRAUGOTT AL,MOLEY JF. Multiple endocrine neoplasia type 2:clinical manifestations and management. Cancer Treat Res,2010, 153:321-337.

[4] 宋琦,迟婧,方文强.影像学诊断嗜铬细胞瘤的价值.诊断学理论与实践,2014,13(5):460-463.

[5] 席云,张敏,郭睿,等.^{18}F-FDG PET/CT 显像 SUV$_{max}$ 与嗜铬细胞瘤恶性程度的相关性探讨.中华核医学与分子影像杂志, 2012,32(4):259-264.

[6] 施一平,陈涛,陈虞梅,等.^{18}F-FDG PET/CT 棕色脂肪摄取的影像学规律和特点.医学影像学杂志,2014,24(2):243-246.

[7] VAN MARKENLICHTENBELT W. Brown adipose tissue and the regulation of nonshivering thermogenesis. Curr Opin Clin Nutr Metab Care,2012,15(6):547-552.

[8] TATSUMI M,ENGLES JM,ISHIMORI T,et al. Intense ^{18}F-FDG uptake in brown fat can be reduced pharmacologically. J Nucl Med, 2004,45(7):1189-1193.

(摘自中华核医学与分子影像杂志 2017 年第 37 卷第 2 期,
第一作者:吴凡,通信作者:尹吉林)

第三节　核素治疗

一、^{131}I 临床治愈儿童分化型甲状腺癌多发转移一例

患儿女，10 岁。因左颈部无痛性结节 2 个月就诊。体格检查：左侧甲状腺可触及直径约 3cm 包块，质硬，边界不清，随吞咽活动；双侧颈部可触及多枚肿大淋巴结，质硬，与周围组织粘连。甲状腺超声示：左叶内见 4.6cm×3.0cm×3.1cm 包块，右叶未见异常；双侧颈部多发肿大淋巴结，左侧较大者 3.5cm×1.5cm，右侧较大者 3.2cm×1.9cm。颈、胸部 CT 示：甲状腺左叶及峡部、左颈部及颈前胸廓入口等处见多发软组织团块影，双肺见多发散在小结节灶，考虑甲状腺癌伴多发颈部淋巴结及双肺转移。甲状腺 ^{99}Tc^{m}O$_4^-$（北京原子高科股份有限公司提供）显像示：甲状腺左叶"冷"结节。血清甲状腺功能检查：除 Tg>300.00（正常参考值 1.70~55.60）μg/L 外，其余指标均正常。2009 年 8 月 10 日于本院外科行"甲状腺根治性切除 + 双侧颈部淋巴结清扫"术。术后病理结果示：左叶甲状腺乳头状癌滤泡变异型，左颈部淋巴结（11 个）、右颈部淋巴结（1 个）及右颈鞘淋巴结（1 个）转移。结合患者病理、影像学结果及甲状腺癌易转移的特点，明确诊断为 DTC 颈部淋巴结和肺转移。

术后 20 天行 ^{131}I 清除残留甲状腺组织（简称清甲）治疗。治疗前患者禁服左旋甲状腺素片，并低碘饮食。清甲前相关检查：血清甲状腺功能 8 项 TSH 72.5（正常参考值 0.3~0.5）mIU/L，TgAb 5.77%（正常参考值 <30%），Tg 226.00μg/L，T$_3$、T$_4$、FT$_3$、FT$_4$ 及 TPOAb 均正常；血常规、肝功能、肾功能及血清离子均正常；甲状腺摄 ^{131}I 率 2h 为 3%，24h 为 1.5%；颈部超声示颈部淋巴结转移；胸部 CT 示双肺转移；心电图正常。确认符合 ^{131}I 清甲治疗条件并签署知情同意书，予患者口服 3.7GBq ^{131}I（成都中核高通同位素股份有限公司提供）行清甲治疗。7d 后行 ^{131}I 全身显像及病灶部位 SPECT/CT（德国 Siemens Symbia T2）断层显像，结果示：①甲状腺区域呈高度摄碘影，考虑为残余甲状腺组织；②双侧颈部淋巴结及双肺弥散分布的多个小结节呈中度摄碘影，考虑为颈部淋巴结转移及双肺转移；③左肾中上部及左髂肌异常摄碘影，考虑为转移灶（图 6-3-1）。

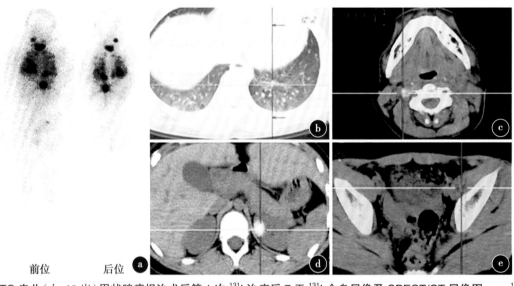

图 6-3-1　DTC 患儿（女，10 岁）甲状腺癌根治术后第 1 次 ^{131}I 治疗后 7 天 ^{131}I 全身显像及 SPECT/CT 显像图。a. ^{131}I 全身显像示甲状腺区高度摄碘，右颈部、双肺、左上腹及左下腹部有摄碘灶；b. 胸部显像示双肺转移灶中度摄碘；c. 颈部显像示右颈部淋巴结转移灶摄碘；d. 腹部显像示左肾中上部转移灶摄碘；e. 髋部显像示左髂肌转移灶摄碘

于第 1 次 ^{131}I 治疗后间隔 4~6 个月对患儿进行颈部超声、胸部 CT 及血清 Tg 检测，均提示仍有不同程度 DTC 转移，陆续行第 2、3 和 4 次 ^{131}I 治疗，每次治疗前均按常规停服左旋甲状腺素片，并低碘饮食 3~4 周，治疗前检查同上，每次给予 ^{131}I 治疗剂量分别为 5.55、5.55 和 3.70GBq。患者在历次治疗后及随访过程中均未见不良反应。4 次治疗前或后血清学随访检查结果示：在 TgAb 正常的条件下，TSH 未受抑制时，Tg 分别为：226.00、64.70、35.30 和 9.99μg/L；4 次治疗后 1 个月在 TSH 受抑制时，血清 Tg 为 14.30、7.07、4.32 和 1.45μg/L；第 4 次治疗后 11 个月随访，Tg 为 0.30μg/L。该患儿经第 2、3 次治疗后 ^{131}I 全身显像及 SPECT/CT 显像结果示：颈部、肺部及其他部位有异常摄碘灶，但较前一次摄取程度有所减低。第 4 次治疗后 18 个月，停服左旋甲状腺素片并低碘饮食 4 周后，^{131}I 全身显像、SPECT/CT 断层

显像及 ^{18}F-FDG PET/CT（德国 Siemens Biograph 40 TruePoint）全身显像均未见异常摄取灶；颈部超声、胸部 CT 均未见明显异常；血清 TSH 86.2mU/L、TgAb 2.98%、Tg 为 1.33μg/L。

讨论　50%~80% 的儿童 DTC 患者存在颈部淋巴结或远处转移，其中以肺部为主的远处转移占 20%~30%，肾转移和肌肉转移较为罕见[1]。本例患儿除伴颈部淋巴结和双肺转移外，同时还伴有左肾和左髂肌转移。儿童 DTC 和成人 DTC 在处理上一般无不同，包括甲状腺全切或近全切术、颈部淋巴结清扫术、^{131}I 清甲治疗及口服左旋甲状腺素片等，一般均可获得满意疗效[2]。有研究[3]报道 ^{131}I 对残余甲状腺清除效果达 100%，对颈部结节转移灶有效率为 83%，只有当放射性剂量大于 18.5GBq 时才对肺转移灶有效。本例患儿为 DTC 多发转移，在采取常规治疗及给予 4 次 ^{131}I 治疗（总剂量为 18.5GBq）后获得满意疗效。血清 Tg 是反映 DTC 转移程度的关键指标之一[4]。治疗后的 ^{131}I 全身显像是确定 DTC 患者术后残余甲状腺组织及功能性转移灶的有效方法[5]。本例患儿 4 次 ^{131}I 治疗前或后血清学随访检查结果示：在 TgAb 正常的条件下，无论 TSH 是否受抑制，血清 Tg 均明显下降。且停服左旋甲状腺素片时血清 Tg<2.00μg/L。治疗后患者 ^{131}I 全身显像及其他影像检查示转移灶消失。因此，^{131}I 治疗 DTC 及其转移灶疗效明显，可以提高患者的生存率，降低复发率。

本文直接使用的缩略语：

DTC（differentiated thyroid carcinoma），分化型甲状腺癌

Tg（thyroglobulin），甲状腺球蛋白

FT$_3$（free triiodothyronine），游离三碘甲状腺原氨酸

FT$_4$（free thyroxine），游离甲状腺素

T$_3$（triiodothyronine），三碘甲状腺原氨酸

T$_4$（thyroxine），甲状腺素

TgAb（thyroglobulin antibody），甲状腺球蛋白抗体

TPOAb（thyroid peroxidase antibody），甲状腺过氧化物酶抗体

TSH（thyroid stimulating hormone），促甲状腺激素

参考文献

［1］NOSTRAND DV，WARTOFSKY L，BLOOM G，et al. Thyroid cancer，a guide for patients. 2nd ed. Pasadena：Keystone Press，2010：103-105.

［2］汪静，邓敬兰．分化型甲状腺癌：放射性碘 -131 治疗手册．西安：第四军医大学出版社，2011：135-145.

［3］SAMUEL AM，SHARMA SM. Differentiated thyroid carcinomas in children and adolescents. Cancer，1991，67（8）：2186-2190.

［4］吴晓徽，陆汉魁，高云朝，等．骨代谢指标在分化型甲状腺癌骨转移中的临床价值．中华核医学杂志，2007，27（6）：350-353.

［5］田蓉，匡安仁，秦卫仕，等．分化型甲状腺癌患者 ^{131}I 治疗后全身显像的临床价值．中华核医学杂志，2000，20（4）：162-164.

（摘自中华核医学与分子影像杂志 2013 年第 33 卷第 5 期，
第一作者：安小利，通信作者：汪静）

二、垂体选择性甲状腺激素抵抗一例

患者男，21 岁。1995 年甲状腺肿大，外院诊断为甲状腺功能亢进症（简称甲亢），给予 ATD 治疗。1997 年 8 月 ~2003 年 2 月因甲亢在本院就诊，其治疗经过如下：① 1997 年 8 月 ~2001 年 6 月患者间断服用 PTU、MMI 等药。其病情变化特点为甲亢中毒症状不重，ATD 治疗期间或停用 ATD 半年后，脉搏 72~92 次 /min，怕热、多汗、手颤等高代谢症状轻微；甲状腺肿大渐加重，由初诊时 Ⅰ~Ⅱ 度肿大增至 Ⅲ 度，质软；无突眼及胫前黏液性水肿；多次随访检测 TT$_3$、TT$_4$、FT$_3$、FT$_4$ 增高，而 TSH 均正常。甲状腺 24h 吸 ^{131}I 率多次检测正常（34.19%~42.12%）。② 2001 年 6 月 13 日因 ATD 药物治疗效果不满意，遂给予 ^{131}I 277.5MBq 治疗（每克甲状腺实际给予活度 2.22MBq）。③ ^{131}I 治疗后随访。^{131}I 治疗后半年，甲状腺缩小已不能触及，甲亢体征消失，脉搏 68/min，但 FT$_3$、FT$_4$ 升高，分别为 7.9 和 32.5pmol/L，TSH 正常（2.6mIU/L）。^{131}I 治疗 1 年后，经 3 次随访，TT$_3$ 为 2.3~3.5（正常值 1.3~3.1）nmol/L，TT$_4$ 为 218~240（正常值 66~174）nmol/L，FT$_3$ 为 8.7~11.4（正常值 4.0~7.8）pmol/L，FT$_4$ 为 26.5~30.6（正常值 13.0~23.0）pmol/L，均高于正常，而 TSH（24.5~32.1mIU/L，正常值 0.3~5.0mIU/L）明显增高。TRAb 2IU/L（正常值 0~12IU/L）。头部 CT 蝶鞍部未见异常。

④临床最后诊断及治疗。考虑到患者病史长，甲亢症状较轻，虽甲状腺激素水平长期增高，但 TSH 始终正常或持续明显增高，故疑有 PRTH 可能，因而给予左旋 -T_3 25μg 3 次 /d×1 周进行治疗性诊断试验。1 周后检测 TT_3 5.9nmol/L，TT_4 111.8nmol/L，FT_3 16.1pmol/L，FT_4 20.1pmol/L，TSH 2.1mIU/L，TT_4、FT_4 和 TSH 均降至正常范围，TT_3、FT_3 较高。停用左旋 -T_3 后 2 周，又出现 T_3、T_4 和 TSH 水平增高。临床最后诊断为 PRTH。给予多巴胺促效药溴隐亭 2.5mg 2 次 /d，治疗共 30 天，血清 T_3、T_4 和 TSH 水平完全恢复正常。

讨论　本例患者的最大特点是甲状腺激素水平增高而 TSH 水平正常或增高，有甲亢症状。TSH 增高引起继发性甲亢可能有如下原因[1]：①垂体 TSH 瘤、垂体增生，本例患者头部 CT 蝶鞍部未见异常，故可排除。②异位 TSH 分泌肿瘤，如睾丸癌、支气管癌、直肠癌及滋养层肿瘤等分泌 TSH 样物质。本例患者无相关症状及体征，亦可排除。③ PRTH，其主要特点为甲亢症状轻微，甲状腺肿大，血清 T_3、T_4 增高而 TSH 正常或增高，TRH 兴奋试验正常，TSH 可能被 T_3 而不被 T_4 抑制，TSHα 亚单位与 TSH 相对分子质量比 <1，TSAb 阴性。本例患者临床表现及相关检查与上述相符，故诊断为该病[2]。

PRTH 是一种遗传性异常[3]，其原因可能是甲状腺激素受体 β 基因的 338、429 及 316 位密码子的错义突变、受体后缺陷以及垂体内 II 型 5' 脱碘酶（5'D II）异常，不能将垂体内的 T_4 转化为 T_3[4]。有研究表明，T_4 是激素原，而 T_3 才是甲状腺激素的活性形式，T_4 需脱碘后转化为 T_3 才能发挥生理效应。正常人直接由甲状腺释放入血的 T_3 约占血清 T_3 的 20%，另外 80% 为 T_4 在周围组织中脱碘形成。现已证明，T_4 转变为 T_3，在肝脏和肾脏由 I 型 5' 脱碘酶催化，在垂体和中枢神经系统由 5'D II 催化[1,4]。垂体分泌 TSH 受甲状腺激素反馈调节，其关键在于垂体中的 T_3 水平。垂体中的 T_3 来源于 5'D II 催化和血循环的比例相等，因此，当垂体内 5'D II 异常时，血中 T_3 要达到抑制垂体的水平比正常高[5]。故 PRTH 时会出现甲状腺激素和 TSH 均增高，只有给予 T_3 才能有效抑制 TSH 水平。

本例患者在疾病前期未获确诊，未能和轻型 Graves 病相鉴别。凡甲状腺激素水平增高而 TSH 正常或增高、甲状腺肿大者，应警惕该病；还应与垂体肿瘤和全身型甲状腺激素抵抗相鉴别。两者虽亦有甲状腺激素水平增高及 TSH 正常或增高，但前者蝶鞍 CT 或 MRI 可见垂体肿瘤，后者无甲亢症状，有时还可出现甲状腺功能减退表现。

PRTH 不宜用 ^{131}I 或抗甲状腺药物治疗，因其可能使血清 TSH 水平进一步升高，甚至导致垂体增生。本例患者 ^{131}I 治疗后虽甲状腺缩小，但甲状腺激素并未有效减低，TSH 水平反较治疗前高即由于此。该病使用 T_3 或三碘甲状腺醋酸可抑制 TSH。其他药物如奥曲肽、左旋多巴和溴隐亭等都可使 TSH 水平下降，从而使肿大的甲状腺缩小，甲状腺激素水平恢复正常，甲亢好转[6]。

本文直接使用的缩略语：

ATD（antithyroid drugs），抗甲状腺药物

FT_3（free triiodothyronine），游离三碘甲状腺原氨酸

FT_4（free thyroxine），游离甲状腺素

MMI（thiamazole），甲巯咪唑

PRTH（selective pituitary resistance to thyroid hormone），垂体选择性甲状腺激素抵抗

PTU（propylthiouracil），丙基硫氧嘧啶

T_3（triiodothyronine），三碘甲状腺原氨酸

T_4（thyroxine），甲状腺素

TRAb（thyrotrophin receptor antibody），促甲状腺激素受体抗体

TRH（thyrotrophin-releasing hormone），促甲状腺激素释放激素

TSAb（thyroid stimulating antibody），甲状腺刺激抗体

TSH（thyroid stimulating hormone），促甲状腺激素

TT_3（total triiodothyronine），三碘甲状腺原氨酸总量

TT_4（total thyroxine），甲状腺素总量

参考文献

[1] 陈敏章. 中华内科学. 北京：人民卫生出版社，1999. 3033-3034.

[2] REFETOFF S. Resistance to thyroid hormone revisited. Thyroid Today，1990，8：1-11.

[3] REFETOFF S，DEGROOT LJ，BERNARD B. Studies of a sibship with apparent hereditary resistance to the intracellular action of thyroid hormone. Metabolism，1972，21（8）：723-756.

［4］朱玲锦,管昌田.甲状腺功能亢进症.北京:中医古籍出版社,2003.29-30,342-344.

［5］LARSEN PR. Thyroid-pituitary interaction:feedback regulation of thyrotropin secretion by thyroid hormone. N Engl J Med,1982,306(1):23-32.

［6］WYNNE AG,GHARIB H,SCHEITHAUER BW,et al. Hyperthyroidism due to inappropriate secretion of thyrotropin in ten patients. Am J Med,1992,92(1):15-24.

（摘自中华核医学杂志 2004 年第 24 卷第 2 期,第一作者:管昌田）

三、卵巢恶性甲状腺肿（甲状腺型乳头状癌）肺和纵隔转移 ^{131}I 治疗一例

患者女,44 岁。1995 年被确诊患右卵巢畸胎瘤,术后病理检查结果:考虑卵巢甲状腺肿。术后未做特殊治疗。2009 年 9 月体格检查时发现肺内转移性病灶,左肺结节楔形切除术后病理结果:向甲状腺分化的腺瘤,少部分有类癌成分,结合 ELISA 结果［甲状腺转录因子 -1(+),Tg(+),间质瘤相关抗体 -1(+),CK 19 部分(+)］及病史,考虑为转移性。2 次术后切片经多家医院会诊后诊断:①(卵巢)未成熟畸胎瘤,部分区域可见不成熟甲状腺样组织,符合卵巢甲状腺肿(第 1 次术后切片);②免疫组织化学标记结果符合甲状腺乳头状癌,结合病史,考虑为转移性(肺结节术后切片)。2009 年 11 月全身 ^{18}F-FDG PET/CT 示:卵巢畸胎瘤术后,两肺转移,纵隔淋巴结炎性增生可能,左胸腔少量胸腔积液;两叶甲状腺密度不均,未见明显 FDG 摄取异常增高。2009 年 12 月行甲状腺双叶切除 + 双颈淋巴结探查术,术中见双甲状腺外形大小正常,包膜完整,仅剖面有轻度实变,以双下极纤维化明显,左颈淋巴结 1 枚,右颈 2 枚,快速病理未见转移癌。术后病理:双甲状腺区域纤维组织增生,探查所得淋巴结表现为慢性炎(慢性反应性增生的淋巴结炎)。术后口服左甲状腺素钠片。2010 年 1 月停左甲状腺素钠片 3 周后检查:FT$_3$ 2.1(正常参考值 3.1~6.8)pmol/L、FT$_4$ 3.6(正常参考值 12.6~22.0)pmol/L、TSH 66.37(正常参考值 0.3~4.2)mIU/L、Tg 11 853.0(正常参考值 1.4~78.0)μg/L 和 TgAb 89.1(正常参考值 0~115)kIU/L;^{99}Tc^{m}O$_4^-$ 甲状腺显像:甲状腺术后改变,颈部未见甲状腺组织残留,左肺甲状腺肿瘤转移可能大(图 6-3-2a);^{131}I 治疗(6.66GBq)后全身显像:纵隔、左肺功能性转移灶(图 6-3-2b)。

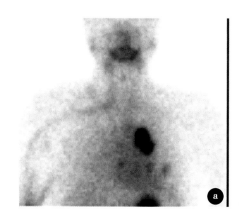
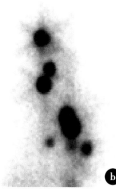

图 6-3-2　卵巢恶性甲状腺肿肺、纵隔转移患者,女,44 岁。a. ^{99}Tc^{m}O$_4^-$ 甲状腺显像示甲状腺术后改变,左肺甲状腺肿瘤转移可能大;b. ^{131}I 治疗后全身显像示纵隔、左肺功能性转移灶,口腔黏膜摄碘明显

讨论　卵巢甲状腺肿是卵巢畸胎瘤的一种,分为单纯性甲状腺肿、混合性甲状腺肿及恶性甲状腺肿(部分肿瘤恶变为甲状腺型乳头状或滤泡状癌)。卵巢恶性甲状腺肿所占比例少,而术后接受 ^{131}I 治疗者更少。Desimone 等[1]综述 1987 年至 2003 年间英文文献报道的 24 例卵巢恶性甲状腺肿,其中仅 4 例(17%)术后行 ^{131}I 治疗。本例患者 14 年前行卵巢手术,病理虽未明确为甲状腺乳头状癌,但 14 年后发现肺转移,肺内结节楔形切除后病理为转移性甲状腺乳头状癌,颈部甲状腺手术未发现恶性病灶,提示肺内病变来源于卵巢甲状腺肿恶变的甲状腺型乳头状癌。该病例原发病灶特殊,转移灶与颈部甲状腺乳头状癌的转移灶具有相似的生物学行为,^{131}I 治疗后显像提示转移灶有较强的摄碘能力,应该具有相对较好的疗效,确切的疗效正在观察中。对分化型甲状腺癌在甲状腺术后行 ^{131}I 治疗可延长患者的生存期,改善临床症状和提高生活质量[2];同样,卵巢恶性甲状腺肿患者行甲状腺切除后亦应及时行 ^{131}I 治疗,以避免局部复发及远处转移。该患者在行右卵巢畸胎瘤切除术后,未再作相应治疗,可能导致了 14 年后出现远处转移,业内人士应引以为鉴。此外,^{99}Tc^{m}O$_4^-$ 甲状腺显像时转移灶显影的情况并不多见,其确切机制尚不明了,可能与转移灶分化相对较高有关。

本文直接使用的缩略语:

ELISA(enzyme-linked immunosorbent assay),酶联免疫吸附测定

FDG(fluorodeoxyglucose),脱氧葡萄糖

FT$_3$(free triiodothyronine),游离三碘甲状腺原氨酸

FT$_4$(free thyroxine),游离甲状腺素

Tg(thyroglobulin),甲状腺球蛋白

TgAb(thyroglobulin antibody),甲状腺球蛋白抗体

TSH(thyroid stimulating hormone),促甲状腺激素

参考文献

[1] DESIMONE CP, LELE SM, MODESITT SC. Maligant struma ovarii: a case report and analysis of cases reported in the literature with focus on survial and ^{131}I therapy. J GynecolOncol, 2003, 89(3):543-548.

[2] 余永利,罗全勇,陈立波,等.分化型甲状腺癌术后 ^{131}I 治疗生存率分析.中华核医学杂志,2006,26(5):261-263.

（摘自中华核医学杂志 2011 年第 31 卷第 6 期，第一作者：袁孝军）

四、^{131}I 治疗儿童分化型甲状腺癌伴肺转移一例

患儿女,14 岁。4.5 岁时父母无意间发现其颈部包块,触之表面不平,花生米粒大小,无声音嘶哑、吞咽困难;无怕热、多汗、心悸表现;无性格改变。遂行甲状腺 B 超检查,示甲状腺多发结节,颈部淋巴结肿大,后行甲状腺结节摘除术,术后病理检查结果为甲状腺乳头状癌(直径约 1.5cm)。进一步在外院行病理会诊,示甲状腺乳头状癌,侵犯周围组织。术后 1 个月再行右甲状腺大部切除 + 右侧淋巴结清扫术,术后病理检查结果示:甲状腺乳头状癌(大小不详)伴淋巴结转移。术后服左甲状腺素片(50μg/d 渐增至 75μg/d)。术后次年复查颈部 B 超发现左侧甲状腺占位,再次行左甲状腺大部切除 + 左侧淋巴结清扫术,术后病理检查结果示:甲状腺乳头状癌(大小不详)伴淋巴结转移。患者于第 3 次术后 3 年行胸部 CT 检查,发现双肺多发结节,考虑肺转移。拟行 ^{131}I 治疗时医师考虑左侧甲状腺残余影响肺转移疗效,建议其再次行甲状腺左残留部分切除,遂行第 4 次手术,术后病理示甲状腺乳头状癌。患儿 9 岁至今 4 年余,先后在本科室行 7 次 ^{131}I 治疗,每次治疗间隔时间约 6 个月(其中第 4 次 ^{131}I 治疗因食用紫菜而推迟),剂量累计 23 495MBq(表 6-3-1)。现肺部病灶处于稳定状态,Tg 水平逐渐下降,其间患儿曾行 ^{99}Tc^m-MIBI 显像,双肺病灶无明显放射性摄取,提示病灶无失分化现象[1]。治疗期间患儿生长发育及智力均正常,目前患者一般状况良好,可正常生活与学习。

表 6-3-1 患儿 7 次 ^{131}I 治疗时间、剂量及甲状腺功能指标

治疗次数	治疗时间	治疗剂量/MBq)	TSH/(mU·L^{-1})	Tg/(μg·L^{-1})	TgAb(×10^{3}U/L)
1	2006-12-06	2 775	100.0	1 000.0	24.31
2	2007-05-30	2 775	100.0	1 000.0	21.42
3	2008-01-23*	3 330	100.0	1 000.0	-
4	2009-01-15	3 330	>100.0	>300.0	6.60
5	2009-07-14	3 330	>150.0	702.3	19.76
6	2010-01-21	3 330	82.9	265.3	10.00
7	2010-09-07	4 625	>150.0	298.4	11.27

注:* 至 2008-09-09 患儿因食用紫菜推迟治疗 4 个月,此时 TSH>150.0mIU/L,Tg 998.2μg/L;"-"为未检测。

既往史及家族史:患儿 2 个月大时因患"颈部血管瘤"(右颈根部近下颌角处,面积约 2cm×2cm)于当地医院行颈部核素敷贴治疗,1 个疗程(10 次)。否认甲状腺癌家族史。

讨论 儿童 DTC 是最常见的甲状腺恶性肿瘤,发病率每年以 1.1% 的比例增长[2]。其临床特征、治疗、预后与成人 DTC 均有所不同:儿童甲状腺结节恶性概率要高于成人为 16%~18%[3];DTC 中 PTC 发生概率较成人更高,达 90%~95%[4];由于患者年龄小不易察觉,就诊时其原发肿瘤往往较大,颈部淋巴结及远处转移率高,表明儿童 DTC

更具侵袭性。儿童 PTC 几乎均有 RET 原癌基因突变[5]，提示 RET 基因突变与侵袭性及预后密切相关；由于儿童 DTC 高表达钠碘转运体，所以对 ^{131}I 治疗敏感，患儿生存率达 90% 以上，但其无进展生存期主要取决于原发病灶切除彻底与否[6]。

儿童 DTC 的诊治模式与成人不同，大量循证医学证据[7]证实，积极的术式如甲状腺全切 + 中央区淋巴结清扫及术后及时行 ^{131}I 治疗更有助于提高儿童 DTC 患者的生存率。本例患者初次手术方式未遵循上述原则导致多次局部复发，手术达 4 次，致使病情未得到及时有效控制，出现远处转移，成为难治性疾病。提示术后积极的 ^{131}I 治疗有助于降低复发及转移。此例患者按体质量 74MBq/kg 给予 ^{131}I，首次 ^{131}I 治疗后显像即示与成人 DTC 肺转移表现不同，除颈部残余甲状腺组织摄碘外，双肺呈弥漫性放射性摄取增高。儿童 DTC 的影像学特征为双肺粟粒样弥漫性转移灶。

本例患儿经多次 ^{131}I 治疗后目前 CT 等影像学资料及 Tg 水平监测示病情稳定，无并发症出现。文献[7]报道 ^{131}I 治疗后近期和远期均无明显并发症和继发肿瘤发生，对于儿童 DTC，^{131}I 治疗是一种安全有效的方法。对儿童 DTC 围 ^{131}I 治疗期间监护应引起重视，本例曾因停药期间食用高碘而错过治疗，一度引起病情反复。

本文直接使用的缩略语：

DTC（differentiated thyroid carcinoma），分化型甲状腺癌

MIBI（methoxyisobutylisonitrile），甲氧基异丁基异腈

PTC（papillary thyroid carcinoma），甲状腺乳头状癌

RET（rearranged during transfection），转染重排

Tg（thyroglobulin），甲状腺球蛋白

TgAb（thyroglobulin antibody），甲状腺球蛋白抗体

TSH（thyroid stimulating hormone），促甲状腺激素

参考文献

［1］ CAMPENNI A，VIOLI MA，RUGGERI RM，et al. Clinical usefulness of ^{99}Tc^{m}-MIBI scintigraphy in the postsurgical evaluation of patients with differentiated thyroid cancer. Nucl Med Commun，2010，31（4）：274-279.

［2］ HOGAN AR，ZHUGE Y，PEREZ EA，et al. Pediatric thyroid carcinoma：incidence and outcomes in 1753 patients. J Surg Res，2009，156（1）：167-172.

［3］ HUNG W. Solitary thyroid nodules in 93 children and adolescents. A 35-years experience. Horm Res，1999，52（1）：15-18.

［4］ BORSON-CHAZOT F，CAUSERET S，LIFANTE JC，et al. Predictive factors for recurrence from a series of 74 children and adolescents with differentiated thyroid cancer. World J Surg，2004，28（11）：1088-1092.

［5］ JARZAB B，HANDKIEWICZ-JUNAK D，WLOCH J. Juvenile differentiated thyroid carcinoma and the role of radioiodine in its treatment：a qualitative review. Endocr Relat Cancer，2005，12（4）：773-803.

［6］ FAGGIANO A，COULOT J，BELLON N，et al. Age-dependent variation of follicular size and expression of iodine transporters in human thyroid tissue. J Nucl Med，2004，45（2）：232-237.

［7］ MAKAREWICZ J，LEWIŃSKI A，KARBOWNIK-LEWIŃSKA M. Radioiodine remnant ablation of differentiated thyroid cancer does not further increase oxidative damage to membrane lipids-early effect. Thyroid Res，2010，3（1）：7.

（摘自中华核医学与分子影像杂志 2012 年第 32 卷第 4 期，
第一作者：王莎莎，通信作者：林岩松）

五、不摄取 ^{131}I 的滤泡状甲状腺癌骨转移综合治疗一例

患者女，45 岁。2012 年 9 月因左颈部胀痛、不适 2 年，发现包块半年入院。入院检查见左侧耳垂下及耳垂后软组织肿胀、突起，可扪及直径 3~4cm 包块，与周围组织分界不清，无压痛，颈部转动明显受限。全身 ^{18}F-FDG PET/CT 检查（图 6-3-3，图 1）示：颈部（寰枢椎周围）团块状高代谢灶，考虑恶性病变；甲状腺左叶下极结节状高代谢灶，不除外甲状腺癌可能。

患者于 2012 年 10 月行全身麻醉下双侧甲状腺全切除术，术后病理（图 6-3-3，图 2）诊断：双侧 FTC。术后忌碘

饮食,1个月后行实验室检查,结果如下:FT$_3$ 1.5(括号内为正常参考值范围,下同;2.8~7.1)pmol/L,FT$_4$ 2.62(12.00~22.00)pmol/L,TSH 79.77(0.27~4.20)mIU/L,Tg>1 000(3.5~77.0)μg/L,TgAb 35.34(0~115)mIU/L。给予^{131}I 5.55GBq。治疗后1周^{131}I全身显像及SPECT/CT局部断层融合显像示甲状腺双叶少量残留;寰枢椎骨质改变,考虑转移灶,未见明显^{131}I摄取。

2013年1月复查CT:寰枢椎及颈部淋巴结处转移灶,伴巨大软组织形成,椎管狭窄。为解除压迫症状,行颈椎后路枕颈内固定术,肿瘤姑息切除术。术后病理(图6-3-3,图2)诊断:符合转移癌,甲状腺来源可能。为排除首次^{131}I治疗因残余甲状腺竞争造成转移灶不摄取,患者于2013年4月行第2疗程^{131}I治疗,给予^{131}I 7.4GBq,治疗后1周^{131}I全身显像未见明显异常摄取,颈椎亦未见放射性^{131}I摄取灶。2013年5月复查Tg>1 000μg/L,表明病情仍未得到有效控制。遂行左颈部及左侧寰枢椎^{125}I粒子植入治疗。治疗经伦理委员会批准(批准号:PJ2016-002-05),患者签署知情同意书。将CT图像导入粒子植入计划系统,处方剂量120mGy,超声引导下于左耳下至左颈部包块内常规穿刺,共植入^{125}I粒子40颗(888MBq)。

2013年7月复查Tg 430.4μg/L,已明显下降。后于2013年8月、2013年11月、2014年3月、2014年5月、2014年6月复查Tg,分别为324.9、110.7、80.4、99.1和197.3μg/L,呈逐步下降后又回升。全身^{18}F-FDG PET/CT检查(图6-3-3,图1)示:较术前(2012年10月)PET/CT检查寰枢椎左侧病灶基本消失,但枕骨及寰椎右缘见新发高代谢转移灶。

2014年8月同法行^{125}I粒子植入治疗,CT引导下于右颈部经皮穿刺,共植入^{125}I粒子20颗(592MBq)。2014年10月复查Tg下降至14.0μg/L,2015年5月复查Tg降至2.4μg/L。2015年6月行全身^{18}F-FDG PET/CT复查(图6-3-3,图1):第2疗程^{125}I粒子植入术后,对比术前(2014年6月)PET/CT检查,原枕骨及寰椎右缘残留高代谢灶消失,代谢正常,术区及全身其他部位未见明显肿瘤复发或转移征象。

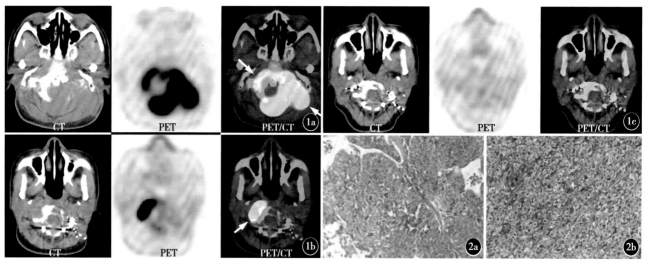

图6-3-3　图1滤泡状甲状腺癌患者(女,45岁)^{18}F-FDG PET/CT显像图。1a. 2012年10月:颈部(寰枢椎周围)团块状高代谢灶,考虑为恶性病变,侵犯鼻咽后壁、双侧咽旁间隙、左侧颈动脉鞘内及邻近枕骨后侧、寰椎椎体(箭头示);1b. 2014年6月:颈椎后路枕颈内固定术后,肿瘤姑息切除术后,左颈部及左侧寰枢椎^{125}I粒子植入术后,对比术前(2012年10月)PET/CT检查,原颈部左侧病灶大部分消失,但枕骨及寰椎右缘可见高代谢转移灶(箭头示);1c. 2015年6月:第2次^{125}I粒子植入术后,对比术前(2014年6月)PET/CT检查,病灶基本消失。图2该患者病理检查图。2a. 左侧甲状腺肿瘤组织(HE×100);2b. 寰枢椎肿瘤组织(HE×200)

讨论　FTC生长缓慢,在甲状腺肿瘤中占10%~15%,远低于甲状腺乳头状癌[1]。FTC易发生血行转移,以肺最为多见,其次为骨转移[2]。FTC的骨转移发生率明显高于甲状腺乳头状癌,为10%~40%,预后差[3]。有研究[4]认为,发生远处转移是FTC预后不良最重要的危险因素。临床上FTC骨转移的部位以肋骨、髂骨和胸骨多见,且以溶骨性病变为主。发生骨转移的患者10年生存率为13%~21%[5]。

DTC骨转移的治疗方式主要有手术+^{131}I治疗+左甲状腺素钠治疗[6]。一般来说,三联治疗可根治大部分DTC,但本例确诊FTC时,已有枕骨、寰枢椎的多发转移,在随后的^{131}I治疗过程中,转移灶不摄^{131}I,治疗难度增大。患者先后经甲状腺手术、2次^{131}I治疗、颈椎手术、超声引导下及CT引导下局部^{125}I粒子植入治疗,效果较好。复查PET/CT全身未见明显高代谢病灶,血清Tg降至2.4μg/L,患者恢复状况良好。

DTC发生骨转移者预后较差[7]。^{131}I全身显像对于DTC患者的分期、预后评估等具有重要作用,但本例患者不摄^{131}I。本例 PET/CT 检查时,病灶葡萄糖代谢异常增高,说明甲状腺癌转移灶碘代谢和葡萄糖代谢往往相反,与文献[8]报道一致;FDG 高代谢但不摄^{131}I 说明恶性程度高,^{131}I 治疗效果差;本例采用综合治疗后效果较好。因此,对于复杂难治性甲状腺癌,不可局限于常规三联治疗,而应进行多种方式的综合治疗,以取得良好效果。

本文直接使用的缩略语:

DTC(differentiated thyroid carcinoma),分化型甲状腺癌

FDG(fluorodeoxyglucose),脱氧葡萄糖

FT$_3$(free triiodothyronine),游离三碘甲状腺原氨酸

FT$_4$(free thyroxine),游离甲状腺素

FTC(follicular thyroid carcinoma),甲状腺滤泡状癌

Tg(thyroglobulin),甲状腺球蛋白

TgAb(thyroglobulin antibody),甲状腺球蛋白抗体

TSH(thyroid stimulating hormone),促甲状腺激素

参考文献

[1] ÇAĞATAY A,HASANŞC,SEMA SG,et al. Follicular thyroid carcinoma with metastases to the breast:an unusual case. J Breast Health,2014,10(1):69-71.

[2] MOSTOFI K. Skull and soft tissue metastasis of an occult follicular thyroid carcinoma:a case report. J Otolaryngol ENT Res,2015,2(5):00037-00039.

[3] RAHMAN GA,ABDULKADIR AY,OLATOKE SA,et al. Unusual cutaneous metastatic follicular thyroid carcinoma. J Surg Tech Case Rep,2010,2(1):35-38.

[4] ITO Y,HIROKAWA M,MASUOKA H,et al. Distant metastasis at diagnosis and large tumor size are significant prognostic factors of widely invasive follicular thyroid carcinoma. Endocr J,2013,60(6):829-833.

[5] 魏波,顾强荣,杜小涛,等.甲状腺滤泡癌多发胸椎转移一例.中国骨与关节杂志,2014(5):398-400.

[6] 中华医学会核医学分会.^{131}I 治疗分化型甲状腺癌指南(2014 版).中华核医学与分子影像杂志,2014,34(4):264-278.

[7] 邱忠领,许艳红,宋红俊,等.^{131}I 治疗分化型甲状腺癌骨转移的疗效评价和生存分析.中华核医学杂志,2011,31(3):155-159.

[8] 刘斌,郭佳,王建涛,等.124I PET/CT 在分化型甲状腺癌诊治中的应用.中华核医学与分子影像杂志,2013,33(1):71-74.

(摘自中华核医学与分子影像杂志 2017 年第 37 卷第 3 期,
第一作者:钟建秋,通信作者:张金赫)

六、^{131}I 治疗卵巢恶性甲状腺肿合并肺转移一例

患者女,40 岁。2009 年底感冒后咳嗽,外院胸部 X 线检查示双肺结节,胸部 CT 示双肺多发结节(图 6-3-4,图 1a),^{18}F-FDG PET/CT 显像未见明显 FDG 摄取。2010 年 1 月行胸腔镜肺活组织检查示:肺转移性甲状腺滤泡上皮来源的癌。甲状腺 B 超检查未见明显甲状腺结节。患者 17 年前因左卵巢肿物行左卵巢切除术,病理:左卵巢甲状腺肿。2010 年 3 月会诊患者当年外院病理切片:卵巢甲状腺肿,部分可见甲状腺滤泡癌,确诊为 MSO 合并肺转移。建议切除甲状腺后行^{131}I 治疗。患者知情同意后于 2010 年 4 月行全甲状腺切除术,术后病理示(双侧)甲状腺组织未见癌。患者术后分别于 2010 年 5 月和 10 月、2011 年 5 月行^{131}I 治疗,剂量均为 5550MBq。3 次^{131}I 治疗前患者停用左甲状腺素钠 1 个月,治疗前 TSH 分别为 24.06、78.91 和 47.89(正常参考值 0.38~4.34)mIU/L,Tg 分别为 282.9、18.5 和 8.0(正常参考值 1.4~78.0)μg/L,TgAb 分别为 11.17×10^3、18.04×10^3 和 13.37×10^3(正常参考值 $<1.15 \times 10^5$)IU/L。第 3 次^{131}I 治疗前,胸部 CT 示双肺转移灶明显缩小、模糊(图 6-3-4,图 1b);3 次^{131}I 治疗后 7 天检查:全身显像示双肺由最初弥漫性放射性摄取变为无明显^{131}I 摄取(图 6-3-4,图 2);Tg 水平明显下降(由 282.9μg/L 降至 8.0μg/L),表明^{131}I 治疗有效。

讨论　卵巢甲状腺肿临床少见,其中仅约 5% 为 MSO。MSO 患者多无明显症状,常以盆腔包块起病,可有甲状腺功能亢进(简称甲亢)表现[1-3];腹腔外转移少见,肺转移仅见个案报道。MSO 诊断较为困难,现多参照甲状腺癌的诊断标准。本例患者初诊为卵巢甲状腺肿,但复检卵巢病理见甲状腺滤泡癌,提示临床上卵巢甲状腺肿的诊断应

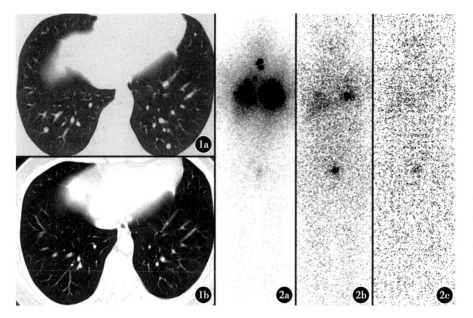

图 6-3-4　图 1 卵巢恶性甲状腺肿合并肺转移患者（女,40 岁）胸部 CT 检查图。1a. ^{131}I 治疗前双肺多发结节;1b. 第 3 次 ^{131}I 治疗前双肺转移灶明显缩小、模糊。图 2 该患者 3 次 ^{131}I 治疗后全身显像图。2a. 第 1 次 ^{131}I 治疗后,双肺见放射性弥漫性摄取;2b. 第 2 次 ^{131}I 治疗后,双肺见灶状放射性增高区;2c. 第 3 次 ^{131}I 治疗后,双肺未见明显放射性增高区

慎重,即使病理诊断为良性也应密切随访。

MSO 治疗仍存在争议,多数学者主张行全子宫及双侧附件切除术,如已有种植或转移,还应辅以全甲状腺切除及 ^{131}I 治疗[1]。因 MSO 治疗无相应规范,本例 ^{131}I 剂量的确定参考美国甲状腺协会指南[4]中对 DTC 肺转移的指导意见,其中全甲状腺切除的作用如下:除外 MSO 由原发甲状腺癌转移;防止因 ^{131}I 优先进入正常甲状腺组织减弱疗效;治疗后 Tg 可作为肿瘤标志物用于随访;提高随访中 ^{131}I 全身显像对复发灶或远处转移的灵敏度。本例患者第 3 次 ^{131}I 治疗前复查 Tg 为 8.0μg/L,且为带瘤患者(肺转移灶未行手术切除),不除外仍有活动病灶,故给予第 3 次 ^{131}I 治疗巩固疗效。2011 年 9 月复查 Tg 为 0.7μg/L,一般状况良好,暂停 ^{131}I 治疗,继续口服左甲状腺素钠,定期门诊复查 Tg、^{131}I 全身显像。此外,本例 PET/CT 显示肺转移病灶糖代谢较低,而研究发现糖代谢低的 DTC 往往对 ^{131}I 治疗反应好,预后好[4],MSO 可能也是如此。

本文直接使用的缩略语:

DTC(differentiated thyroid carcinoma),分化型甲状腺癌

FDG(fluorodeoxyglucose),脱氧葡萄糖

MSO(malignant struma ovarii),卵巢恶性甲状腺肿

Tg(thyroglobulin),甲状腺球蛋白

TgAb(thyroglobulin antibody),甲状腺球蛋白抗体

TSH(thyroid stimulating hormone),促甲状腺激素

参考文献

[1] YÜCESOY G,CAKIROGLU Y,MUEZZINOGLU B,et al. Malignant struma ovarii:a case report. J Korean Med Sci,2010,25(2):327-329.

[2] 吴成秀,谢建平,张涛,等. 卵巢甲状腺肿合并甲状腺功能亢进一例. 中华核医学杂志,2004,24(6):352.

[3] 袁孝军,徐兆强,柳卫. 卵巢恶性甲状腺肿(甲状腺型乳头状癌)肺和纵隔转移 ^{131}I 治疗一例. 中华核医学杂志,2011,31(6):426.

[4] American Thyroid Association(ATA)Guidelines Taskforce on Thyroid Nodules and Differentiated Thyroid Cancer,Cooper DS,Doherty GM,et al. Revised American Thyroid Association management guidelines for patients with thyroid nodules and differentiated thyroid cancer. Thyroid,2009,19(11):1167-1214.

(摘自中华核医学与分子影像杂志 2013 年第 33 卷第 4 期,
第一作者:李田军,通信作者:林岩松)

七、^{131}I 治疗 Graves 病合并重症肌无力一例

患者女,17 岁。因心慌、怕热 8 个月,加重伴四肢无力 2 周入院。入院前诊断 GD,服甲巯咪唑、PTU 各 2 周,均因全身皮疹而停药,2 周前双眼睑下垂、睁眼、行走无力,持物、梳头困难,呈进行性加重。体格检查:皮肤潮湿多汗,双上睑下垂,突眼,甲状腺 II 度肿大,质韧,手抖,四肢肌力 IV 级,轻瘫试验阳性;实验室检查:$T_3>8.0nmol/L$、$T_4>309.6nmol/L$、$FT_3>64.0pmol/L$、$FT_4>59.5pmol/L$、$TSH<0.15mIU/L$、甲状腺球蛋白抗体(TgAb)0.27、TMAb 0.21,TRAb 阳性。入院后逐渐出现翻身和吞咽困难、饮水呛咳、气短、呼吸费力,服 ^{131}I 215.3MBq,3 天后上述无力症状加重,伴咀嚼无力、抬头耸肩困难。追问病史 10 年前曾患 MG。行新斯的明试验阳性,乙酰胆碱受体抗体阳性,诊断为:GD,甲亢性肌病,MG。服溴吡斯的明 60mg/ 次,一日 3 次,加量时腹痛、腹泻、恶心、呕吐等副作用明显,减量时无力症状加重。CT 示胸腺增生,无法外科治疗,继续服溴吡斯的明 3 周,出现耐药,无力症状明显加重,加用泼尼松,隔日 50mg 递增治疗,最高达隔日 80mg。^{131}I 治疗后甲亢症状改善,1、2 个月分别查 T_3、T_4 均较治疗前降低(仍高于正常),但肌无力症状时有加重。于 ^{131}I 治疗 2 个半月后查吸 ^{131}I 率、T_3、T_4 增高,再次给予 ^{131}I 222MBq。^{131}I 2 次治疗 1 个月后查甲状腺功能正常,肌无力症状减轻,此后在原治疗基础上加用丙种球蛋白及中药。2 个月后怕冷,但可下床行走数步,甲状腺功能测定示 $T_3<0.8nmol/L$、$T_4<309.6nmol/L$、$TSH>6.47mIU/L$,服优甲乐 25mg/d。3 个月后肌无力症状完全消失,甲状腺功能正常。

讨论　GD 属抑制性 T 淋巴细胞功能缺陷所致的一种器官特异性自身免疫性疾病,MG 是累及神经肌肉接头处突触后膜上乙酰胆碱受体的自身免疫性疾病。GD 伴发 MG 约占总 GD 患者的 1%,而 MG 伴发 GD 约为 1.8%~10.3%[1],两病并存时仅治疗一种疾病疗效不佳,可缓解或减轻一种疾病,但加重另一种疾病。两种疾病同时治疗,能较好控制症状[2]。Kondo 等[3]主张对 MG 并 GD 者首先予药物治疗甲亢及 MG,根据治疗效果,再决定是否行全胸腺切除或加甲状腺次全切除。

本例患者开始诊断为 GD,因对抗甲状腺药物过敏采用 ^{131}I 治疗,第 1 次 ^{131}I 治疗后甲亢症状缓解,T_3、T_4、FT_3、FT_4 较治疗前降低,但肌无力症状加重。加服溴吡斯的明及糖皮质激素后,MG 最终控制,提示 ^{131}I 治疗 GD 伴 MG 是临床上控制甲亢的一种可行方法。但 ^{131}I 治疗、感染、发热、误吸、大剂量糖皮质激素的应用,极易诱发甲状腺危象及肌无力危象,因此,须引起临床重视。

本文直接使用的缩略语:

FT$_3$(free triiodothyronine),游离三碘甲状腺原氨酸

FT$_4$(free thyroxine),游离甲状腺素

GD(Graves disease),格雷夫斯病

MG(myasthenia gravis),重症肌无力

PTU(propylthiouracil),丙基硫氧嘧啶

T$_3$(triiodothyronine),三碘甲状腺原氨酸

T$_4$(thyroxine),甲状腺素

TgAb(thyroglobulin antibody),甲状腺球蛋白抗体

TMAb(thyroid microsomal antibody),甲状腺微粒体抗体

TRAb(thyrotrophin receptor antibody),促甲状腺激素受体抗体

TSH(thyroid stimulating hormone),促甲状腺激素

参考文献

[1] 杨明山,方思羽,阮旭中,主编. 神经科急症诊断治疗学. 武汉:湖北科学技术出版社,1995. 403-416.

[2] 赵秀梅,杨明山. 甲状腺机能亢进并重症肌无力 50 例临床分析. 同济大学学报,1994,33(4):331.

[3] KONDO K,KOBAYASHI T,URAKAMI T,et al. Three cases of thymic hyperplasia associated with hyperthyroidism. Nihon Kyobu Shikkan Gakkai Zasshi,1997,35(8):900-904.

(摘自中华核医学杂志 2005 年第 25 卷第 3 期,第一作者:薛建军)

八、甲亢伴发罕见泡状黏液水肿 [131]I 联合治疗一例

患者男,49岁。4年前出现怕热多汗、心悸气短、双手颤抖、失眠、消瘦、突眼等症状,伴发双侧PM,外院诊断为甲状腺功能亢进症(简称甲亢),给予甲巯咪唑治疗1年,甲亢有所缓解,但PM缓慢加重,未予处理。继续抗甲状腺药物治疗3年,自述甲亢基本控制,血清 T_3、T_4 及 TSH 水平正常,停服抗甲状腺药物。1个月后甲亢复发,来本科就诊。体格检查:神态紧张,皮肤湿热,双手颤抖(+),突眼(++);甲状腺肿大Ⅱ~Ⅲ度,质地中等,表面光滑;双小腿中下段、踝及足背部皮肤较大面积重度泡状黏液水肿,呈粉红色,右侧更为明显。实验室检查:血 T_3 3.41(正常值0.7~2.3)μg/L,T_4 186(45~130)μg/L,FT_3 12.2(3~9)pmol/L,FT_4 47.2(9~25)pmol/L,rT_3 0.86(0.20~0.70)μg/L。TSH(普通型试剂)3.1(<10)mIU/L,甲状腺球蛋白抗体23.3%(<30%),甲状腺微粒体抗体10.9%(<15%)。血常规检测示,淋巴细胞绝对值增高(10.4×10⁹/L),其余正常。甲状腺吸 [131]I 率增高(2h 24%,24h 65%),甲状腺显像示甲状腺呈弥漫性肿大。病理检查示胫前皮肤表皮角化过度,上皮脚呈网状下延,真皮浅层大量黏液样物质沉积,黏液染色(阿新蓝)阳性,真皮深层毛细血管壁增厚,诊断为Graves甲亢伴双下肢重度局限性泡状黏液水肿(图6-3-5)。采用 [131]I 联合锂盐及激素等治疗[1],碳酸锂片250mg,3次/d,1周后 [131]I 262MBq 一次性口服,泼尼松片5mg,2次/d,3周后停服锂盐及激素。治疗后3个月,患者甲亢症状消失,体重恢复,体格检查:甲状腺大小正常,心率70次/min,手抖(−),突眼减轻,血清甲状腺激素及 TSH 水平均正常,双侧小腿中段黏液水肿好转,皮肤颜色由粉红色变为淡棕色,小腿下段、踝及足背部泡状黏液水肿有所减轻。治疗后6个月,血清甲状腺激素及 TSH 仍正常,双侧小腿黏液水肿较治疗后3个月略有好转。

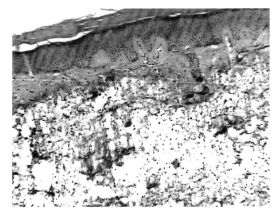

图6-3-5 患者男,49岁,病理检查示双下肢重度局限性泡状黏液水肿(HE×100)

讨论 Graves甲亢患者中,出现PM者约占4%[2],其发生机制尚不清楚。动物实验提示,甲状腺激素影响了皮肤纤维原细胞中胶原质和黏多糖的合成与分解代谢[3]。Graves甲亢伴发PM患者常伴突眼症,50%发生于甲亢治疗后甲状腺功能正常者,此时胫前皮肤和眼眶中纤维原细胞参与Graves甲亢自身免疫过程,这种交叉反应使甲亢治疗后尽管甲状腺功能长期正常,但PM仍继续发展,另50%为甲亢症状未控制者[3]。本例患者应属甲亢症状未控制型。[131]I对控制黏液水肿起一定作用,而锂盐可增强 [131]I 的疗效[1,4]。因此,对甲亢伴渐进型PM者,治疗甲亢的同时应对PM进行必要的治疗;对甲状腺肿大较明显的患者,当用抗甲状腺药物治疗不能使肿大甲状腺体积明显缩小时,建议尽早改用 [131]I 彻底治愈甲亢,以免延误PM病情。

本文直接使用的缩略语:

FT_3(free triiodothyronine),游离三碘甲状腺原氨酸

FT_4(free thyroxine),游离甲状腺素

PM(pretibial myxedema),胫前黏液性水肿

rT_3(reverse triiodothyronine),反三碘甲状腺原氨酸

T_3(triiodothyronine),三碘甲状腺原氨酸

T_4(thyroxine),甲状腺素

TSH(thyroid stimulating hormone),促甲状腺激素

参考文献

[1] 刘德喜,马丽侠,石红梅. 130例重症Graves'甲亢综合性治疗的临床观察.医师进修杂志,2004,27增刊:90-91.

[2] ANDERSON CK,MILLER 3RD OF. Triad of exophthalmos,pretibial myxedema,and acropachy in a patient with Graves' disease. J Am Acad Dermatol,2003,48(6):970-972.

[3] CHUNG-LEDDON J. Pretibial myxedema. Dermatol Online J,2001,7(1):18.

[4] 康玉国,匡安仁,管昌田. 碳酸锂联合 [131]I 治疗Graves病的研究.中华核医学杂志,2003,23(3):165-166.

(摘自中华核医学杂志2006年第26卷第3期,第一作者:刘德喜)

九、^{131}I 治疗丙基硫氧嘧啶致 Graves 病 ANCA 相关性血管炎二例

病例 1　患者女,20 岁。Graves 病 9 年,复发 1 个月。患者 9 年前因 Graves 病服用 PTU 治疗,2 年后好转停药,1 年后复发,继续服用 PTU,2 年后因反复眼红半年余,咯血 2 个月余入院,诊断为 PTU 相关性 ANCA 阳性小血管炎。入院时体格检查:体温 37.1℃,神清,全身皮肤黏膜(-),结膜无充血,甲状腺Ⅱ度肿大,质软,无压痛,未扪及结节;双肺(-),心率 92 次/min,律齐。FT$_3$ 4.2(正常参考值 3.54~6.47)pmol/L、FT$_4$ 15.5(正常参考值 11.48~23.22)pmol/L、TSH 受抑(0.05IU/L);WBC 12.8×10^9/L、嗜中性粒细胞 73.5%、Hb 80g/L、PLT 398×10^9/L;ANCA:MPO 79.3(正常参考值 0.01~20)nmol/L,血红细胞沉降率 42(正常参考值 <20)mm/h,抗 TPO 抗体 1 084(正常参考值 <20)kIU/L,TgAb 871(正常参考值≤115)kIU/L,TRAb 27.83(正常参考值 <12)IU/L,ANA 滴度 1:320(斑点型),抗双链 DNA、抗核抗原阴性。肺部 CT 示"双肺浸润性病变"。予醋酸泼尼松免疫抑制及止血对症等治疗,患者好转出院,改服甲巯咪唑治疗,复查 FT$_3$、FT$_4$ 和 TSH、血红细胞沉降率、C 反应蛋白正常,ANCA 核周型(p-ANCA)阳性,ANA 阴性。1 年后因咯血再次入院,左肺闻及干湿啰音,PR3 2.0(正常参考值 0.01~20)nmol/L,抗 MPO 72nmol/L,p-ANCA 阳性,甲状腺激素水平正常,同上方法治疗好转后出院。出院后 2 年,因甲状腺功能亢进症(简称甲亢)仍存在而就诊,体格检查:甲状腺Ⅱ度肿大,心率 100 次/min,指颤阳性;FT$_3$ 36.8pmol/L,FT$_4$>100pmol/L,TSH 0.005IU/L,抗 TPO 抗体 >600kIU/L,TgAb 671kIU/L,TRAb 7.38IU/L,抗 MPO 74nmol/L,抗 PR3 20nmol/L;先后予碳酸锂、普萘洛尔,经常规方法测甲状腺质量,计算 ^{131}I 剂量,给予口服 ^{131}I 194.62MBq 治疗,症状好转,随访中发生甲状腺功能减退,以 L-T$_4$ 治疗,目前 L-T$_4$ 维持治疗中,FT$_3$、FT$_4$、TSH 水平正常。

病例 2　患者女,36 岁。因心悸、乏力、多汗、易饥、纳亢 10 余天就诊。其母有"甲状腺肿大"病史(已手术治疗)。体格检查:双眼征阴性;甲状腺Ⅱ度肿大,质软,未闻及血管杂音;心率 88 次/min,律齐,指颤阳性。心电图示窦性心动过速;FT$_3$ 18.07pmol/L,FT$_4$ 37.69pmol/L,TSH 0.02IU/L,抗 TPO 抗体 228kIU/L,TgAb 134.7kIU/L,TRAb 301.31IU/L;WBC 3.8×10^9/L。诊断:Graves 病,予甲巯咪唑等治疗,半个月后因全身皮肤瘙痒,并出现红色团块状皮疹而改服 PTU。服 PTU 2 天后感右肩肘关节疼痛,持续约 4h 后转移至右膝关节并加剧致右侧肢体活动不能,立即予地塞米松 20mg,静脉给药,疼痛缓解,查血尿常规未见异常,血红细胞沉降率 5mm/h,拟诊 PTU 致 ANCA 相关性小血管炎关节表现型,停 PTU。停药后四肢大关节间歇性疼痛并累及周围肌肉钝痛伴肢体活动困难,服用布洛芬后可缓解。7 天后实验室检查结果:抗 -PR3 为 45nmol/L;ANA 阳性斑点核型;甲状腺摄碘率测定:3h 66%,6h 82%,确诊胞质型 ANCA(c-ANCA)阳性相关小血管炎。普萘洛尔、石麦清治疗 2 周后口服 ^{131}I 213MBq 治疗。3 个月后复诊:无特殊不适,头颈征阴性,心率 68 次/min;FT$_3$ 11.07pmol/L,FT$_4$ 42.6pmol/L,TSH 0.00kIU/L。服 ^{131}I 后半年发生甲状腺功能减退,予 L-T$_4$ 治疗至今。

讨论　药物性 AAV 是服用 PTU 后一种少见而严重的不良反应,1993 年 Dolman 等[1]首先报道 PTU 可引起 AAV,此后陆续有病例报道[2-4]。Gao 等[5]综述表明,80%~90% 的抗甲状腺药致 AAV 病例涉及 PTU 的使用。

Gao 等[6]的研究结果示,PTU 和甲巯咪唑治疗患者的 ANCA 阳性率分别为 22.6%、6.5%,未治疗患者 5.9%。研究[7]认为 PTU 治疗期间 ANCA 阳性并不罕见,只有少数(6.5%)的 ANCA 阳性病例发展为 AAV,PTU 致 ANCA 阳性率为 20%~60%,儿童 MPO-ANCA 阳性发生率较成人高,为 43.5%。Cin 等[8]认为甲亢本身不会产生 ANCA 阳性,但少数研究[9]发现甲亢患者治疗前或开始治疗后有 ANCA 阳性,推测可能是 p-ANCA 与抗 TPO 间分子类似的原因。另外,文献[6]报道抗甲状腺药物所致血管炎中,ANA 常为阳性,这与本组病例一致。

原发性的血管炎(如韦格纳肉芽肿、显微镜下多动脉炎、Churg-Strauss 综合征等)常发生于老年人,而 PTU 引起的 AAV 则在年轻人中较多见,多发生于成年女性(占 78%),成人较儿童发生率高,这可能与甲状腺疾病在年轻女性患者中的发生率较高有关[10]。

药物致 AAV 的临床表现类似于原发性血管炎病,包括非特异性的综合征(发热、不适、关节痛、肌痛、体质量下降)和单一组织或器官受累甚至危及生命,多为全身系统受累。肾是最易受累的器官,肾外最常见的是皮肤、关节、肺和血液系统。少数患者刚开始治疗就被发现。本病例 1 在间断使用 PTU 6 年后出现眼红和咯血,p-ANCA 阳性、抗 MPO 增高;病例 2 在 PTU 使用 2 天后即出现四肢关节游走性疼痛,p-ANCA 阳性、抗 PR3 增高,停用 PTU 和/或对症、免疫抑制等治疗后好转。

一般临床确诊 PTU 所致 ANCA 相关小血管炎后,无论病情轻重均需立即停用 PTU,轻者停服 PTU 后可自然缓解,重者需行肾上腺皮质激素和/或免疫抑制剂、血浆交换等治疗。因 PTU、卡比马唑和甲巯咪唑结构相似,有交叉反应,所以认为对 PTU 引起的 AAV 患者,不宜用卡比马唑、甲巯咪唑等抗甲状腺药物替换治疗。已有学者[8]提出选择外科手术或 ^{131}I 治疗,但甲亢未控制者不可直接手术。因此 ^{131}I 治疗或许是最佳选择。

本文直接使用的缩略语：

AAV（anti-neutrophil cytoplasmic antibodies-associated vasculitis），抗中性粒细胞胞质抗体相关性小血管炎

ANA（antinuclear antibody），抗核抗体

ANCA（anti-neutrophil cytoplasmic antibodies），抗中性粒细胞胞质抗体

FT$_3$（free triiodothyronine），游离三碘甲状腺原氨酸

FT$_4$（free thytoxine），游离甲状腺素

MPO（myeloperoxidase），抗髓过氧化物酶

PR3（proteinase 3），抗血清蛋白酶 3

PTU（propylthiouracil），丙基硫氧嘧啶

TSH（thyroid stimulating hormone），促甲状腺激素

TPO（thyroid peroxidase），甲状腺过氧化物酶

TgAb（thyroglobulin antibody），甲状腺球蛋白抗体

TRAb（thyrotrophin receptor antibody），促甲状腺激素受体抗体

参考文献

［1］DOLMAN KM，VON DEM BORNE AEG KR，GOLDSCHMEDING R，et al. Vasculitis and antineutrophil cytoplasmic autoantibodies associated with propylthiouracil therapy. Lancet，1993，342（8872）：651-652.

［2］BATCHELOR N，HOLLEY A. A fatal case of propylthiouracil-induced ANCA-positive vasculitis. Med Gen Med，2006，8（4）：10.

［3］OHTA K，SHIMIZU M，YOKOYAMA T，et al. Analysis of MPO-ANCA subtypes in a patient with propylthiouracil-induced vasculitis with multiple complications. Clin Nephrol，2007，68（5）：315-321.

［4］周明宣，林玲，黄子扬，等. 丙基硫氧嘧啶诱发抗中性粒细胞胞质抗体阳性小血管炎三例并文献复习. 中华风湿病学杂志，2004，8（6）：350-353.

［5］GAO Y，ZHAO MH. Review article：drug-induced anti-neutrophil cytoplasmic antibody-associated vasculitis. Nephrology，2009，14（1）：33-41.

［6］GAO Y，ZHAO MH，GUO XH，et al. The prevalence and target antigens of antithyroid drugs induced antineutrophil cytoplasmic antibodies（ANCA）in Chinese patients with hyperthyroidism. Endocr Res，2004，30（2）：205-213.

［7］PANAMONTA O，SUMETHKUL V，RADINAHMED P，et al. Propylthiouracil associated antineutrophil cytoplasmic antibodies（ANCA）in patients with childhood onset Graves' disease. J Pediatr Endocrinol Metab，2008，21（6）：539-543.

［8］CIN MO，GURSOY A，MORRIS Y，et al. Prevalence and clinical significance of antineutrophil cytoplasmic antibody in Graves' patients treated with propylthiouracil. Int J Clin Pract，2009，63（2）：299-302.

［9］PANDEY S，KUSHWAHA RS，MEHNDIRATTA P，et al. Carbimazole induced ANCA positive vasculities. J Assoc Physicians India，2008，56：801-803.

［10］陈慧敏，张晓婷. 丙基硫氧嘧啶治疗Graves病时抗中性粒细胞胞浆抗体阳性的临床研究. 中国地方病防治杂志，2007，22（4）：314-315.

（摘自中华核医学杂志 2011 年第 31 卷第 3 期，
第一作者：查金顺，通信作者：林玲）

十、甲亢性舞蹈症一例

患者女，35 岁，既往体健。患者于 2006 年 9 月 26 日因畏热、多食、消瘦、心悸、颈粗、乏力 10 个月就诊，此前已确诊甲状腺功能亢进（简称甲亢）2 周，停服丙基硫氧嘧啶 6 天。患者于门诊口服 ^{131}I 240.5MBq，同时加服盐酸普萘洛尔 30mg，3 次 /d。2 天后于情绪激动后出现皱额、瞬目、口角不自主抽动、舌不自主伸缩等面部怪异动作和四肢无一定方向的大幅度不自主抖动，以头部及右侧肢体症状为著，生气时加重，睡眠时消失；神志清楚，可语言交流；全身乏力，无法坐起；无发热头痛等症状，明显多汗，但未就诊。后于 10 月 17 日和 30 日分别 2 次因全身不自主运动入住本院。体格检查：甲状腺Ⅱ度肿大，左上极可闻及血管杂音，心率 115 次 /min，神志清楚，构音障碍。定向力、理解

力、记忆力、计算力尚可；颅神经检查：张口困难，咽部未窥入，不能伸舌，其他均（-）；四肢肌力5级，肌张力减低，腱反射未引出，双侧巴宾斯基征（-）；四肢舞蹈样动作，意向性动作笨拙；双侧浅温痛觉对称，本体感觉、位置觉、震动觉（-），脑膜刺激征（-）。实验室检查：甲状腺功能（简称甲功）检查示甲亢，余均（-）。排除脑炎，予甲巯咪唑等治疗，并辅以对症支持治疗，略有好转后出院。后病情加重，于11月15日就诊北京协和医院，考虑肌张力障碍收治入院。体格检查示血压144/86mm Hg（1mm Hg=0.133kPa）；甲状腺Ⅰ度肿大，未闻及血管杂音；心率75次/min，律齐。神经系统检查与本院基本无异。实验室检查：血、尿、便常规（-）；乙肝五项、丙肝抗体（-），梅毒血清学试验（-）；凝血系列检查（-）；ALT 58（正常参考值0~42）IU/L（以下括号内数据均为正常参考值），乳酸脱氢酶328（100~245）IU/L，血清钾2.85mmol/L，高密度脂蛋白0.91（1.0~2.3）mmol/L，低密度脂蛋白1.52（0~3.8）mmol/L，高灵敏度C反应蛋白7.46（<10）mg/L，血钠、血糖、尿酸（-）；血涂片（-）；钙/磷（Ca/P）（-）；肌酶：AST 58（0~42）IU/L，羟丁酸脱氢酶209（72~182）IU/L；血红细胞沉降率未见阳性结果；抗中性粒细胞抗体、抗可溶性抗原抗体、抗核抗体、抗链球菌溶血素"O"均（-）；血铜氧化酶吸光度（-）。患者及家属拒绝检测 Huntington 基因。除外系统性红斑狼疮、风湿性舞蹈症、真红细胞增多症、高渗性（尿酸、血钠、血糖）、甲状旁腺功能亢进、肝豆状核变性后诊断为HTC。按入院前剂量予甲巯咪唑15mg，1次/d，盐酸普萘洛尔20mg，3次/d，同时予氟哌啶醇2mg，2次/d，氯硝西泮2mg，1次/d，并给予对症治疗，患者舞蹈症状逐渐减轻。11月17日复查甲功示亚临床甲亢，调整用药量：甲巯咪唑10mg，1次/8h；盐酸普萘洛尔20mg，1次/12h。11月24日患者病情好转，可坐起并短距离行走，舞蹈症状消失。氯硝西泮和氟哌啶醇逐渐减量至12月2日停用。11月29日复查肝功能ALT 101IU/L，予口服葡醛内酯片100mg，3次/d。至12月4日舞蹈症状未再出现出院。12月26日复查甲功示亚临床甲亢，TSH 0.17（0.3~5.0）μIU/L，仍有多食、便次增多等症状，无舞蹈症，继续服甲巯咪唑10mg，1次/d；保肝治疗同前。2007年1月30日复查无明显甲亢症状，甲功仍示亚临床甲亢，TSH 0.27μIU/L，舞蹈症未再发作，甲状腺 ^{131}I 吸收率（24h）为51.8%，彩超示甲状腺45g，遂口服 ^{131}I 55.5MBq治疗。12月25日复查甲功正常。2010年及2011年随访2次，患者状况良好，舞蹈症未再出现。

讨论　舞蹈症表现为肢体及头部迅速、不规则、无节律、不能随意控制的动作，如转颈、耸肩、手指间断性屈伸（挤牛奶样抓握）、摆手伸臂等舞蹈样动作。患者上肢重，呈现步态不稳或粗大的跳跃舞蹈样步态，严重时可出现从一侧向另一侧快速跳跃动作（舞蹈样步态），随意运动或情绪激动时加重，安静时减轻，睡眠时消失，面部肌肉可见扮鬼脸动作，肢体肌张力低。本例患者第1次 ^{131}I 治疗后2天即出现舞蹈症状，与 ^{131}I 治疗起效时间较慢有关。甲亢导致舞蹈症的机制主要有2个学说[1]，一是多巴胺受体增敏机制；二是免疫机制，认为甲亢是一种自身免疫性疾病，因此不排除免疫机制导致舞蹈症发生的可能。诊断HTC首先要有舞蹈症合并甲亢症状，其次要排除其他可能导致舞蹈症的疾病，两者要有明显相关性，HTC患者在发病前多有甲亢治疗欠佳的情况，发病时甲状腺功能明显异常[2]。本例患者舞蹈症在甲亢控制不佳时出现，并随着甲亢的治疗得以控制，可见甲亢治疗对舞蹈症的控制具有关键作用。

本文直接使用的缩略语：

ALT（alanine aminotransferase），丙氨酸氨基转移酶

AST（aspartate aminotransferase），天冬氨酸氨基转移酶

HTC（hyperthyroidism chorea），甲亢性舞蹈症

TSH（thyroid stimulating hormone），促甲状腺激素

参考文献

［1］丁则昱，崔丽英．甲亢性舞蹈症．临床神经病学杂志，2008，21（3）：234-235.

［2］LOH LM，HUM AY，TEOH HL，et al. Graves' disease associated with spasmodic truncal flexion. Parkinsonism Relat Disord，2005，11（2）：117-119.

（摘自中华核医学与分子影像杂志2012年第32卷第2期，第一作者：温凤萍）

十一、^{131}I 治疗干扰素诱发甲亢一例

患者男，52岁，有输血史。2007年体格检查肝功能示ALT 78IU/L（正常参考值5~40IU/L），TBIL 21.5μmol/L（正常参考值5.1~19.0μmol/L）；后查HCVAb阳性，HCV-RNA定量7.332×10^8 IU/ml（正常参考值<1×10^6 IU/ml），诊断为HCV。于2007年10月起采用IFN-α皮下注射治疗（180μg/次，每周1次），治疗前检测甲状腺功能（简称甲功）正常，

相关抗体阴性。治疗后约1年患者逐渐出现心悸、乏力、多汗等症状。2008年11月检查示FT$_3$、FT$_4$高于正常,TSH低于正常,考虑甲状腺功能亢进症(简称甲亢),停用IFN-α。实验室检查示其肝功能及血常规均正常,予口服丙硫氧嘧啶(100~150mg/d)治疗,心悸、乏力等症状逐渐缓解;2009年5月复查FT$_3$、FT$_4$及TSH正常,但ALT为409IU/L,考虑与应用ATD有关,遂停药。停药后患者仍间断出现心悸、乏力等症状,不规律服用普萘洛尔治疗。2011年1月起患者心悸、乏力等症状加重,2011年2月就诊于本科门诊。体格检查:皮肤潮湿,双眼无外突,甲状腺未触及肿大,心率106次/min,律齐,手颤(+);实验室检查FT$_3$、FT$_4$仍高于正常,TRAb 7.62IU/L(正常参考值<1.75IU/L),肝功能ALT也高于正常(221IU/L),拟行^{131}I治疗。甲状腺最高摄^{131}I率为52%,有效半衰期6.6天;估算甲状腺质量19g,按公式[1]并结合患者病情给予口服^{131}I 111MBq(北京原子高科股份有限公司提供)治疗,治疗后6个月复查甲功正常,疗效评价为临床治愈。患者治疗前后甲状腺激素水平、自身抗体及肝功能指标变化情况见表6-3-2。

表6-3-2　患者治疗前后甲状腺激素水平、自身抗体及肝功能指标变化情况

时间	FT$_3$ (3.19~9.15pmol/L)	FT$_4$ (9.11~25.47pmol/L)	TgAb (<30%)	TMAb (<20%)	TRAb (<1.75IU/L)
治疗前	19.55	43.64	40.51	39.67	7.62
治疗后1个月	10.94	32.11	76.76	55.88	-
治疗后3个月	8.20	24.26	37.62	29.08	-
治疗后6个月	7.54	20.52	25.74	22.03	2.59

时间	ALT (5~40IU/L)	ASTm (0~15IU/L)	GGT (11~50IU/L)	ALP (40~150IU/L)	TBIL (5.1~19.0μmol/L)
治疗前	221	29	64	114	17.7
治疗后1个月	293	49	88	128	13.8
治疗后3个月	115	19	39	141	12.1
治疗后6个月	87	10	46	101	15.7

注:ASTm为线粒体天冬氨酸氨基转移酶,GGT为γ-谷氨酰转移酶;"-"表示"未查";括号内为对应指标正常参考值范围。

讨论　约50%的慢性HCV患者接受IFN-α治疗[2]。在用药过程中可能发生诸如流感样症状、精神症状、骨髓抑制等不良反应,甲状腺疾病也是常见不良反应之一。根据其流行病学特点,可将IFN-α诱发的甲状腺疾病分为自身免疫性和非自身免疫性,前者可分为桥本甲状腺炎和Graves甲亢,而后者则主要为破坏性甲状腺毒症[3]。IFN-α诱发桥本甲状腺炎较为常见,而导致Graves甲亢则临床少见[2]。本例患者应用IFN-α治疗前甲功正常,而在治疗过程中出现高代谢症状群,甲功高于正常,接受ATD治疗后症状缓解,但停药后复发,甲功、TRAb、甲状腺最高摄^{131}I率均高于正常,故IFN-α诱发甲亢诊断成立。IFN诱发的Graves甲亢症状常较严重,停药后甲功不能自行恢复,需临床干预。有学者[4]认为ATD治疗能诱发或加重慢性肝炎患者的肝功能损害程度,建议选择手术或^{131}I根治性治疗方法。本例患者甲亢后用ATD治疗,加重了肝功能损害程度,被迫终止治疗,而停药后甲亢复发,故采用^{131}I治疗。^{131}I治疗后甲状腺激素水平逐渐降低,随访半年达临床治愈标准。甲亢时多种因素可导致或加重肝功能受损[5]:甲亢致组织耗氧增加,肝脏相对缺氧,而使肝小叶中央坏死;大量甲状腺激素对肝脏的直接刺激和毒性作用致肝功能受损;自身免疫反应对肝脏的影响等。本例患者治疗前肝功能异常,而在治疗后随着甲状腺激素水平恢复正常,其肝功能指标也逐渐下降,^{131}I治疗控制了甲状腺毒症。因此接受IFN-α治疗的患者应定期监测甲状腺功能,一旦确诊Graves甲亢应首选^{131}I治疗,从而可以尽快控制甲状腺毒症症状,治愈甲亢,有利于肝功能的恢复。

本文直接使用的缩略语:

ALP(alkaline phosphatase),碱性磷酸酶

ALT(alanine aminotransferase),丙氨酸氨基转移酶

ATD(antithyroid drugs),抗甲状腺药物

FT$_3$(free triiodothyronine),游离三碘甲状腺原氨酸

FT$_4$(free thyroxine),游离甲状腺素

IFN(interferon),干扰素

TBIL（total bilirubin），总胆红素

TgAb（thyroglobulin antibody），甲状腺球蛋白抗体

TMAb（thyroid microsomal antibody），甲状腺微粒体抗体

TRAb（thyrotrophin receptor antibody），促甲状腺激素受体抗体

TSH（thyroid stimulating hormone），促甲状腺激素

参考文献

[1] 王任飞,谭建,张桂芝,等.两种 131I 治疗甲状腺功能亢进症剂量估算方法比较.中华核医学杂志,2010,30(4):279-280.

[2] TOMER Y,MENCONI F. Interferon induced thyroiditis. Best Pract Res Clin Endocrinol Metab,2009,23(6):703-712.

[3] MANDAC JC,CHAUDHRY S,SHERMAN KE,et al. The clinical and physiological spectrum of interferon-α induced thyroiditis: toward a new classification. Hepatology,2006,43(4):661-672.

[4] JACOBSON EM,CHAUDHRY S,MANDAC JC,et al. Immune regulatory gene involvement in the etiology of interferon induced thyroiditis(IIT). Thyroid,2006,16(9):926.

[5] 张志祥.131I 治疗 Graves 甲状腺功能亢进症伴肝功能损害的临床观察.重庆医学,2011,40(8):781.

（摘自中华核医学与分子影像杂志 2013 年第 33 卷第 3 期,第一作者:刘雪辉）

十二、131I 治疗格雷夫斯甲亢合并免疫性血小板减少性紫癜和系统性红斑狼疮一例

患者女,23 岁。因心悸、乏力、怕热伴颈大 1 年,皮肤瘀点、瘀斑 4 个月入院。入院前诊断为弥漫性毒性甲状腺肿,经丙硫氧嘧啶（propylthiouracil,PTU）规律治疗 1 年,减量后症状加重,近 4 个月出现全身皮肤瘀点、瘀斑,伴脱发、鼻衄,于风湿免疫科住院,查 ANA 阳性,anti-dsDNA 93.61［括号内为正常参考值范围(下同);0.00~7.00 ］IU/L,补体 C3 0.75（0.79~1.52）g/L,补体 C4 0.11（0.16~0.38）g/L,骨髓检查符合血小板减少性紫癜骨髓象,确诊为重症活动型 SLE、ITP,经住院治疗,SLE、ITP 好转出院。出院后患者甲状腺功能亢进（简称甲亢）病情反复,甲状腺逐渐增大,遂转入本科拟行 131I 治疗,于入院前 2 周停用 PTU,甲亢症状加重,皮肤再次出现瘀斑、抓痕等。既往史无特殊。体格检查:全身皮肤散在瘀点、瘀斑,突眼（++）,甲状腺Ⅳ度肿大,质软,弥漫性,可触及震颤,心率 120 次/min,心尖区 S1 亢进,双手细颤（+）。实验室检查:PLT 5.00（125~350）× 10^9/L,FT$_3$ 31.88（3.60~6.00）pmol/L,FT$_4$ 83.97（7.86~14.41）pmol/L,TSH 0.03（0.34~5.65）mU/L,ANA（+）,anti-dsDNA 4.14U/L。补体 C3 0.75g/L,补体 C4 0.08g/L。甲状腺摄 131I 率:3h 为 53%,24h 为 65.5%,有效半衰期为 5.4 天。骨髓检查:符合血小板减少性紫癜骨髓象。入院后因患者 PLT 低至 5.00 × 10^9/L,予以输注机采 PLT、泼尼松、环孢素软胶囊、甲氨蝶呤、PTU、丙种球蛋白冲击等联合治疗,经过综合治疗 1 周后复查 PLT 为 72.80 × 10^9/L。患者 PLT 升高后,根据甲状腺超声及甲状腺核素显像结果结合甲状腺触诊,给予 131I 525MBq,出院前复查 FT$_3$ 10.95pmol/L,FT$_4$ 16.77pmol/L,TSH 0.02mIU/L,PLT 79.60 × 10^9/L,anti-dsDNA 15.73IU/L,补体 C3 0.59g/L,补体 C4 0.05g/L。出院后仍予以 PTU 及 SLE 方案治疗。131I 治疗后 8 个月,患者 FT$_3$、FT$_4$ 仍增高,甲状腺大小变化不大,不停 PTU 再次给予 131I 925MBq,于服 131I 当日至服 131I 后 3 天停 PTU,复查 PLT 21.20 × 10^9/L,后将 PTU 改为甲巯咪唑口服控制甲亢,1 周后复查 PLT 58.00 × 10^9/L。第 2 次服 131I 后 3 个月,甲状腺缩小至Ⅱ度肿大,停甲巯咪唑 1 周后查 FT$_3$、FT$_4$ 仍增高,PLT 114.90 × 10^9/L,第 3 次给予 131I 703MBq,服 131I 5 天后复查 PLT 86.00 × 10^9/L,加用甲巯咪唑。第 3 次 131I 治疗后半年复查甲状腺功能正常,PLT 正常,anti-dsDNA 44.29IU/L,补体 C3 0.92g/L,补体 C4 0.11g/L。

讨论　格雷夫斯甲亢是一种器官特异性自身免疫性疾病,以甲状腺激素分泌异常增多为主要特征,可影响循环、消化、神经、骨骼肌肉、生殖等多个系统,造血系统亦可受累,导致红细胞减少、粒细胞减少,伴发血小板减少性紫癜[1]。SLE 属于非器官特异性的自身免疫性疾病,多器官、系统受累。ITP 由自身免疫功能亢进所致,由免疫介导发病者为原发性血小板减少性紫癜,由甲亢、类风湿关节炎、SLE 等免疫介导所发病者为继发性血小板减少性紫癜[2]。上述 3 种疾病均属自身免疫性疾病,三者共存罕见。上述 3 种疾病目前主要以内科治疗为主,而 131I 治疗的报道较少。笔者通过对 1 例格雷夫斯甲亢合并 SLE、ITP 的患者近 2 年的治疗及追踪观察,对其经 3 次 131I 治疗后病情的转归进行追踪,同时对相关文献进行复习,对该疾病的诊断、治疗及预后都有一定的启示。

本例患者甲亢症状较典型,且同时合并 SLE、ITP,经 ATD 治疗效果欠佳,表现为减量后病情反复,甲状腺逐渐肿

大至巨大甲状腺肿,而 ATD 治疗本身就有血液系统方面的不良反应,对有些患者可能会进一步加重血液系统的损害。虽然该患者甲状腺巨大,符合手术治疗指征,但因其甲亢病情控制不佳,故未选择手术,以免诱发甲亢危象。邓豪余等[3]报道,^{131}I 治疗是甲亢合并白细胞降低、药物过敏等患者的首选。该患者 ITP 与甲亢病情的严重程度密切相关,FT$_3$、FT$_4$ 与 PLT 基本成反向。随着 ^{131}I 治疗甲亢好转,FT$_3$、FT$_4$ 逐渐恢复正常,患者 PLT 亦逐渐上升至正常。由此看出,格雷夫斯甲亢并 ITP 治疗的关键是控制甲亢,ITP 会随甲亢的好转而改善。当甲亢病情加重或复发时,ITP 会加重。因此,对于此类患者而言,应首选用 ^{131}I 控制甲亢。

本例患者经 3 次 ^{131}I 治疗,根据甲状腺超声、甲状腺核素显像及甲状腺触诊估算甲状腺质量,根据相应公式计算出所需 ^{131}I 用量。患者 3 次 ^{131}I 剂量分别为 525、925 和 703MBq,每次均为大剂量,且每次间隔治疗时间不长,但 ^{131}I 治疗效果欠佳,考虑与 ATD 使用有关,也与其甲状腺肿大较明显、病情及个体对 ^{131}I 的敏感性有关。武海明等[4]研究发现,甲状腺越大,质量越难估算,而巨大甲状腺患者经 1 次治愈甲亢的可能性小。故对此类患者,临床医师要在常规剂量上明显增大剂量,才能使甲状腺缩小,从而控制甲亢。

随着甲亢病情的控制,本例患者脱发、皮疹消失,相关药物用量逐渐减少,PLT 恢复正常,补体 C3、C4 逐渐上升,虽抗 anti-dsDNA 最后 2 次较前升高,但总体上 SLE 病情随甲亢的控制有所改善。刘京平等[5]研究也表明,当病程短时,抗 dsDNA 的阳性率及水平与 SLE 疾病活动性无明显关联。SLE 病情的活动性需结合临床表现及实验室其他检查结果(如补体 C3、C4、血常规、血红细胞沉降率等)进行综合评价。

总之,格雷夫斯甲亢患者易合并其他自身免疫性疾病,诊断时需注意排查以免漏诊。当格雷夫斯甲亢患者合并 ITP 和 SLE 时,治疗首选 ^{131}I 治疗,并视病情适当提高治疗剂量,视情况在 ^{131}I 治疗前后加用 ATD 以缩短甲亢病程,迅速控制甲亢,从而使 ITP 随甲亢的控制而治愈。

本文直接使用的缩略语:

ANA(antinuclear antibody),抗核抗体

anti-dsDNA(anti-double stranded DNA antibody),抗双链 DNA 抗体

ATD(antithyroid drugs),抗甲状腺药物

FT$_3$(free triiodothyronine),游离三碘甲状腺原氨酸

FT$_4$(free thyroxine),游离甲状腺素

ITP(immune thrombocytopenic purpura),免疫性血小板减少性紫癜

SLE(systemic lupus erythematosus),系统性红斑狼疮

TSH(thyroid stimulating hormone),促甲状腺激素

参考文献

[1] 中华医学会核医学分会.^{131}I 治疗格雷夫斯甲亢指南(2013 版).中华核医学与分子影像杂志,2013,33(2):83-95.

[2] 陈俐丽,文飞球.免疫性血小板减少性紫癜的诊断和治疗进展.实用儿科临床杂志,2010,25(15):1201-1204.

[3] 邓豪余,肖敏,梁昌华,等.^{131}I 与抗甲状腺药物治疗甲状腺功能亢进症的综合评价.中华核医学杂志,2002,22(1):31-32.

[4] 武海明,谭天秩,匡安仁,等.^{131}I 治疗 Graves 甲亢疗效影响因素的研究.中华核医学杂志,2003,23(5):291.

[5] 刘京平,林有坤,何钠.首诊系统性红斑狼疮住院患者 ANA、抗 ds-DNA 与病情活动的研究.中国皮肤性病学杂志,2008,22(1):26-28.

(摘自中华核医学与分子影像杂志 2016 年第 36 卷第 4 期,

第一作者:陈亨伊,通信作者:韦智晓)

十三、^{131}I 治疗甲状腺先天性左叶及峡部缺如患者右叶格雷夫斯甲亢一例

患者女,43 岁。因间断心悸、乏力、手颤 1 年余,加重 2 个月于 2014 年 11 月在本院就诊。体格检查示:皮肤潮湿,双眼无外突,触诊甲状腺右叶 Ⅱ 度肿大、质地中等,左叶未扪及,手颤(+),心率 110 次/min,律齐,双下肢无水肿。患者既往无甲状腺疾病及颈部手术史。实验室检查:FT$_3$ 24.1(正常参考值 3.1~6.8)pmol/L,FT$_4$ 60.6(正常参考值 12.0~22.0)pmol/L,TSH<0.005(正常参考值 0.27~4.20)mIU/L,TgAb 313.7(正常参考值 <115.0)kIU/L,TPOAb 99.57(正常参考值 <34.00)kIU/L,TRAb 13.37(正常参考值 <1.75)IU/L;肝肾功能及血常规均在正常范围。甲状腺 B 超示:甲状

腺右叶肿大、血流信号丰富,左叶及峡部未探及(图6-3-6a)。为进一步明确甲状腺功能,并确定左叶甲状腺及峡部是否缺如或者存在异位甲状腺,行甲状腺 $^{99}Tc^mO_4^-$ 显像,结果示甲状腺右叶肿大伴摄取能力增强,甲状腺左叶及峡部未见显影;未见明确异位甲状腺组织存在(图6-3-6b)。颈部MRI检查示:甲状腺左叶及峡部缺如(图6-3-6c)。临床考虑甲状腺右叶格雷夫斯甲状腺功能亢进症(简称甲亢)伴左叶及峡部缺如,予甲巯咪唑20mg/d口服治疗,服药4周后复查肝功能示ALT 90(正常参考值7~40)IU/L,AST、线粒体同工酶、γ-GT、ALP、总胆红素均正常,考虑有药物性肝损害,遂停用抗甲状腺药物2周,行 ^{131}I 治疗。治疗前甲状腺24h摄碘率为75.8%,最高摄碘率为88.8%, ^{131}I 有效半衰期为3.8天,SPECT显像估算甲状腺质量为21g,按照 ^{131}I 治疗剂量($\times$ 37MBq)=甲状腺质量(g) $\times$ 预计单位甲状腺组织吸收剂量(Gy/g) $\times$ 0.67/[甲状腺最高吸碘率(%) $\times$ 有效半衰期(d)][1]计算剂量,并结合患者病情给予 ^{131}I 148MBq(北京森科医药有限公司)口服治疗。治疗后3个月复查示甲状腺功能减退,肝功能恢复正常,予左甲状腺素钠50μg/d替代治疗;治疗后6个月甲状腺功能及肝功能均正常。

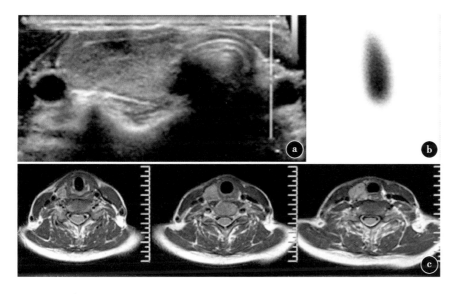

图6-3-6 先天性左叶及峡部缺如的右叶格雷夫斯甲状腺功能亢进症患者(女,43岁)影像学检查图。a. 甲状腺超声示甲状腺右叶肿大、血流信号丰富,左叶及峡部缺如;b. 甲状腺 $^{99}Tc^mO_4^-$ 显像示甲状腺右叶肿大伴摄取能力增强,甲状腺左叶及峡部未见显影;c. 颈部MRI检查示甲状腺左叶及峡部缺如

讨论 单叶甲状腺缺如是一种罕见的先天发育异常,相关文献报道并不多,1971年首次有单叶甲状腺不发育核素显像结果的个案报道[2]。单叶甲状腺缺如患者左右叶比例为4:1[3]。大部分单叶甲状腺缺如患者通常无明显临床症状,不能被发现,仅在合并对侧甲状腺明显肿大或出现甲状腺功能异常时被发现或因其他疾病行颈胸部CT或MRI检查时偶然发现。单叶甲状腺缺如可以合并甲状腺毒症、甲状腺功能减退或其他占位性病变,以合并甲状腺毒症最常见。对于合并甲状腺毒症的患者应进行甲状腺彩超和/或颈部CT、MRI检查及甲状腺核素显像明确诊断。甲状腺彩超可提供甲状腺腺体的解剖及血液运行情况,CT或MRI检查可提供甲状腺解剖及与邻近组织关系,而甲状腺核素显像则可除外破坏性甲状腺毒症,提供甲状腺功能影像学特征。本例患者存在典型高代谢症状,结合甲状腺功能指标、甲状腺相关抗体、甲状腺超声、颈部MRI及甲状腺核素显像结果,其临床诊断"甲状腺右叶格雷夫斯甲亢伴左叶及峡部缺如"成立。

对于单叶甲状腺缺如合并格雷夫斯甲亢以口服抗甲状腺药物治疗为主,较少采用 ^{131}I 或外科手术治疗。本例患者明确诊断后口服甲巯咪唑治疗,但患者治疗过程中出现药物性肝损害,故停用,行 ^{131}I 治疗。 ^{131}I 治疗后3个月患者症状完全缓解,肝功能指标恢复正常、甲状腺功能减退,予以左甲状腺素钠替代治疗。 ^{131}I 治疗后6个月甲状腺功能及肝功能均正常,表明治疗效果良好。笔者认为,单叶甲状腺缺如合并格雷夫斯甲亢患者在口服抗甲状腺药物治疗过程中亦应定期监测其肝肾功能及血常规等,若出现肝功能损伤或其他药物不良反应需及时停用抗甲状腺药物,选择 ^{131}I 治疗。

本文直接使用的缩略语:

γ-GT(gamma-glutamyl transferase),γ-谷氨酰转移酶

ALP(alkaline phosphatase),碱性磷酸酶

ALT(alanine aminotransferase),丙氨酸氨基转移酶

AST(aspartate aminotransferase),天冬氨酸氨基转移酶

FT_3(free triiodothyronine),游离三碘甲状腺原氨酸

FT_4(free thyroxine),游离甲状腺素

TgAb（thyroglobulin antibody），甲状腺球蛋白抗体

TPOAb（thyroid peroxidase antibody），甲状腺过氧化物酶抗体

TRAb（thyrotrophin receptor antibody），促甲状腺激素受体抗体

TSH（thyroid stimulating hormone），促甲状腺激素

参考文献

［1］王任飞,谭建,张桂芝,等 . 两种 [131]I 治疗甲状腺功能亢进症剂量估算方法比较 . 中华核医学杂志,2010,30（4）:279-280.

［2］RUSSOTTO JA,BOYAR RM. Thyroid hemiagenesis. J Nucl Med,1971,12（4）:186-187.

［3］PHILIP R,ASHOKAN A,PHILIP R,et al. Graves' disease with thyroid hemiagenesis:a rare abnormality with rarer presentation. Indian J Nucl Med,2014,29（2）:124-125.

（摘自中华核医学与分子影像杂志 2017 年第 37 卷第 3 期,第一作者:于泓煦,通信作者:刘雪辉）

第七章　骨、关节与软组织系统

第一节　骨、关节与软组织肿瘤显像

一、多骨 Paget 病一例

患者男,72 岁。因四肢、背部疼痛 1 年,进行性加重 3 个月就诊。患者 1 年前出现不明原因的四肢近关节处及腰背部疼痛,在当地医院未能明确诊断,只给予对症治疗;近 3 个月疼痛逐渐加重,自觉部位较深,并出现翻身困难。体格检查:四肢活动受限,腰背部及双下肢近关节处压痛明显,疼痛部位皮温升高。X 线检查:腰椎侧位片可见椎体中央骨质密度减低,并有囊肿透亮区,椎体呈"画框"样改变(图 7-1-1,图 1a)。膝关节正位片可见股骨下段骨质密度增加,骨松质纹理消失呈"磨砂玻璃"样,骨体积增大,骨小梁增加并呈平行的骨小梁线(图 7-1-1,图 1b);膝关节侧位片可见股骨弯曲、变形,骨质稀疏,但骨小梁粗大,沿股骨长轴呈条纹状排列,骨皮质增厚,髓腔密度不均匀(图 7-1-1,图 1c)。X 线疑诊骨 Paget 病。实验室检查:血清 ALP 大于 1 000IU/L(较正常参考值升高 20 倍);血钙、血磷、甲状旁腺素均在正常范围。$^{99}Tc^m$-MDP 骨显像示病变部位骨骼呈明显放射性摄取增加;受累骨增大和变形,病灶边界整齐;四肢骨病变源于关节端;多骨受累(图 7-1-1,图 2),诊断为骨 Paget 病。左侧股骨下端活组织病理检查示:过分活跃的破骨细胞为大型多核细胞,成骨细胞产生粗糙交织而增厚的骨板层与骨小梁,胶原组织镶嵌式分层排列,骨结构增大和变弱(图 7-1-1,图 3)。治疗:每天皮下注射鲑鱼降钙素 100IU,4 周后改为隔天注射并口服磷酸盐(按体质量 20mg·kg^{-1}·d^{-1})。治疗 6 周后疼痛逐渐缓解,原疼痛部位与周围皮温无明显差别,可进行轻微的活动。

讨论　骨 Paget 病(畸形性骨炎)是一种成人的慢性骨骼代谢疾病,西欧多见,我国也有报道[1]。该病病因不明,有学者[2]认为可能是慢性病毒感染,好发于股骨、胫骨、脊椎的腰骶部及骨盆,其早期临床表现多不明显;晚期主要表现为腰、背、负重骨骼及关节的持续性疼痛加重,可伴皮肤灼热感。

本病诊断并不困难,但因其发病率较低而易被漏诊、误诊。①实验室检查:多数患者血清 ALP 急剧升高,近年来

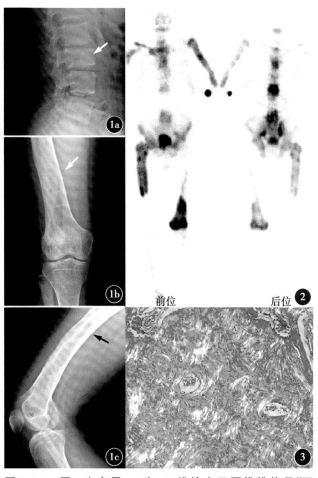

图 7-1-1　图 1 患者男,72 岁。X 线检查示腰椎椎体呈"画框"样改变(a. 箭头示);股骨骨质密度增加,骨松质纹理消失(b. 箭头示);股骨弯曲变形,骨质稀疏,骨皮质增厚,髓腔密度不均匀(c. 箭头示)。图 2 全身骨显像示病变骨骼部分或全部呈明显放射性摄取增加,病灶边界整齐,受累骨增大和变形。图 3 左侧股骨下端活组织检查示偏振光下不规则的骨板(HE×100)

文献[2]报道血清降钙素水平上升也有助于诊断。②X线检查:早期以骨吸收为主,典型表现为局限性骨质疏松,病变与正常皮质骨分界处可见到"V"形分界线,边缘清晰锐利;在椎体则表现为病理性骨折。病程晚期骨骼出现硬化并增大;长管状骨则有骨皮质增厚、骨小梁粗乱,并可发生弯曲变形,不完全横形骨折及病理性骨折;椎体增生硬化明显增大。③核素骨显像:有较特异的影像特点,如出现多骨受累、病变部位骨骼呈放射性摄取明显增加、病灶边界整齐、受累骨增大变形,四肢骨病变源于关节端且向骨干进展,能明确诊断该病。④活组织检查:临床及X线检查不能确诊又无法行骨显像时可考虑实施。综上所述,当血清ALP急剧增高,骨X线检查出现密度增高、结构异常,骨皮质增厚、弯曲与过度生长,胫骨或股骨可见微骨折时,应高度警惕骨Paget病,用核素骨显像可明确诊断。

本文直接使用的缩略语:

ALP(alkaline phosphatase),碱性磷酸酶

MDP(methylene diphosphonate),亚甲基二膦酸盐

参考文献

[1] 周颖,朱明,屈婉莹,等.核素骨显像椎体"小鼠面"征诊断Paget病一例.中华核医学杂志,1999,19(3):151.
[2] MATTHEWS BG,NAOT D,BAVA U,et al. Absence of somatic SQSTM1 mutations in Paget's disease of bone. J Clin Endocrinol Metab,2009,94(2):691-694.

(摘自中华核医学杂志2011年第31卷第2期,
第一作者:梁宏伟,通信作者:彭旭兰)

二、$^{99}Tc^m$-MDP 骨显像发现骨外骨肉瘤腹腔多发转移灶一例

患者女,69岁。因反复腹胀、右上腹痛1.5个月,加重半个月就诊。体格检查发现右下腹部(附件区右侧)可及直径约10cm的实性肿块,压痛、反跳痛(+)。肾功能正常。血CA12-5增高。CT示:右下腹可见约10cm×7.5cm×6.0cm的软组织块影,密度不均,与周围肠道关系密切;盆腔内可见片状低密度影。2001年10月12日于本院手术,术中见右侧盆腔内直径约15cm实性、质地如骨组织的巨大肿物,肿物广泛浸润右侧盆腔、局部浸润肠道、腹膜广泛转移。术后病理检查诊断为(右)阔韧带骨母细胞性骨肉瘤(约6cm×7cm×6cm),侵及右卵巢系膜及右输卵管壁。膀胱底、子宫体浆膜面、宫颈旁、左卵巢门、左输卵管、直肠前、大网膜、回肠及回盲部肌壁及浆膜、肠系膜及肠壁浆膜侧结节,为转移性骨肉瘤结节;肠系膜淋巴结慢性炎(0/6);腹水涂片未见瘤细胞。术后化疗1个疗程。为排除有无骨转移,2001年11月19日于静脉注入$^{99}Tc^m$-MDP 740MBq后3h行全身骨显像(图7-1-2),全身骨骼显影清晰,颅骨及四肢长骨未见异常放射性浓聚灶。腹腔、盆腔软组织内密布多个不规则异常放射性浓聚区,遂行局部断层显像,腹腔内放射性浓聚区均贴近腹壁,盆腔内异常放射性浓聚区位于盆腔中部。2001年11月23日CT示:肝、脾包膜及脾门、盆腔内见多发性斑点片状的钙化灶,左侧腹腔可见小结节影,未见肿大淋巴结。

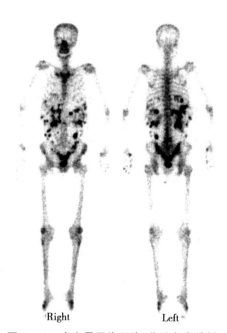

Right　　　　Left

图7-1-2　全身骨显像示腹、盆腔多发放射性浓聚区

讨论 本例患者因肿块与右侧附件关系密切,术前考虑可能为卵巢癌,术中所见及术后病理检查证实为右阔韧带骨肉瘤。EOS很少见,若无组织学检查很难确诊。成人好发部位为四肢、腹膜后及纵隔软组织。本例EOS来源于腹膜,为EOS罕见类型。尽管本例患者巨大的肿块将右侧髂外动、静脉包绕其中,但仍然只见局部肠道浸润及腹膜广泛转移,其主要转移途径为腹腔种植,未见远处转移及淋巴结浸润。这在EOS中非常少见。该特点是否为发生于腹膜的EOS所特有,有待进一步研究。

本例患者行如此大的肿瘤细胞减灭手术会引起腹、盆腔充血,但患者术后1个月行骨显像检查,此时手术所致的局部血循环改变理论上应已恢复,而且相应部位经CT证实有病变存在,故考虑腹、盆腔多发放射性浓聚区为EOS

转移灶,为骨外软组织的异常摄取,这与肿瘤来源及软组织钙化有关[1]。骨肉瘤属于成骨性肿瘤,起源于间叶细胞,形态上表现出多方向分化的潜能。根据其主要的分化成分,组织学上可分成骨母细胞型(最常见)、软骨母细胞型、纤维母细胞型及血管扩张型,4种类型均可见到肿瘤细胞直接形成肿瘤性类骨和骨组织,类骨组织可伴钙盐沉着。本例EOS为骨母细胞型,成骨活跃,伴较多的肿瘤性类骨和骨组织形成,部分病灶伴有钙化,因此尽管有部分病灶无钙化,但仍然对MDP有很强的聚集能力[2,3]。该例骨显像提示术中肿瘤病灶未完全清除,仍有转移灶沿腹膜分布,但未见骨及远处转移。

因手术中病灶的彻底清除关系到患者的预后,所以术前及术后的骨显像对于EOS的发现、临床分期、手术清除的彻底性、治疗效果、预后及指导治疗有重要价值[4]。因术前诊断EOS很困难,因此患者很少行术前骨显像。本例患者未行术前骨显像,但术后骨显像评估了该患者的手术效果,为临床医生的下一步治疗方案提供了依据。

本文直接使用的缩略语:

CA(carbohydrate antigen),糖类抗原

EOS(extraosseous osteosarcoma),骨外骨肉瘤

MDP(methylene diphosphonate),亚甲基二膦酸盐

参考文献

[1] 朱家瑞. 磷酸盐骨显像剂的骨外摄取. 中华核医学杂志,1983,3(2):122-123.

[2] 谭天秩. 放射性核素骨显像(三). 中华核医学杂志,1987,7(3):187-189.

[3] HUMPHREY GM,BROWN I,SQUIRE R,et al. Extraosseous osteogenic sarcoma:a rare pediatric malignancy:case report and review of the literature. J Pediatr Surg,1999,34(6):1025-1028.

[4] WOLF R,WOLF RFE,HOEKSTRA HJ. Recurrent,multiple,calcified soft tissue metastases from osteogenic sarcoma without pulmonary involvement. Skeletal Radiol,1999,28(12):710-713.

(摘自中华核医学杂志2003年第23卷第2期,第一作者:景红丽)

三、$^{99}Tc^m$-MDP 骨显像发现骨巨细胞瘤肺内多发转移灶一例

患者男,26岁。2004年4月无诱因出现左髋部疼痛伴肿物,在当地医院行左髋部肿瘤病灶刮除术;病理诊断为动脉瘤样骨囊肿。2005年拟诊左髋部肿瘤复发,入本院骨科行左髋部肿瘤病灶刮除术+骨水泥填充术+动力髋螺钉系统内固定术和左髋部肿瘤术后复发肿瘤摘除术+全髋关节置换术;病理诊断为左髋部骨巨细胞瘤Ⅲ级,合并骨肉瘤(部分呈小细胞型,部分呈恶性纤维组织瘤样型,部分呈软骨肉瘤形态),部分区域肿瘤浸润横纹肌组织。住院期间患者血清碱性磷酸酶为583(正常值10~121)IU/L。

2006年1月9日患者再次入本院,准备第3疗程化疗。体格检查:一般情况好,股骨中段肿胀组织大小约4cm×4cm,质硬,表皮温度和颜色正常,末梢循环无异常,浅表淋巴结未触及。血清碱性磷酸酶178IU/L,X线片示:左侧股骨上、中段软组织内致密灶,不除外肿瘤复发。1月12日在本科行$^{99}Tc^m$-MDP SPECT全身骨显像示:全身骨骼显影清晰,左髋骨、左股骨中上段、双侧第6前肋、左第7~9后肋、右第5和8后肋、骶骨见多个点、条或团状放射性浓聚灶,左髋骨、左股骨中段周围可见大片不规则放射性浓聚灶,左前第3、4肋间和右前第2、3肋间各可见多个团状放射性浓聚灶(图7-1-3,图1)。胸部断层显像示:双肺内见散在、大小不等的多个圆形放射性浓聚灶,全身骨骼显影所见左前第3、4肋间和右前第2、3肋间的团状放射性浓聚灶为双肺内病灶。胸部CT检查示:双肺野散在分布多个大小不等结节灶,最大者位于左肺上叶,直径约1.6cm,边界清楚,诊断为双肺多发转移性肿瘤。双肺内放射性浓聚灶部位与CT所示病灶位置相对应(图7-1-3,图2)。

讨论 骨巨细胞瘤为溶骨性肿瘤,具有难以预测的明显局限侵袭性,很少恶变,恶变为肉瘤者不到5%。90%的骨巨细胞瘤好发于长骨干骺端的骨骺段,也可见于骶骨骨盆(可累及髂骨、坐骨、耻骨)[1]。主要临床症状为关节疼痛。如果肿瘤极度扩展并穿破骨皮质进入软组织,则出现软组织肿胀。X线检查表现为明显的骨质溶解特性。1%~2%的骨巨细胞瘤可发生肺转移,在组织学方面,这些转移性病变与原发肿瘤一致。继发性骨肉瘤为成骨性肿瘤,肿瘤细胞直接形成肿瘤性类骨和骨组织,类骨组织可伴有钙盐的沉积;可经血行转移至骨,在发生骨转移时往往已发生肺部的转移。

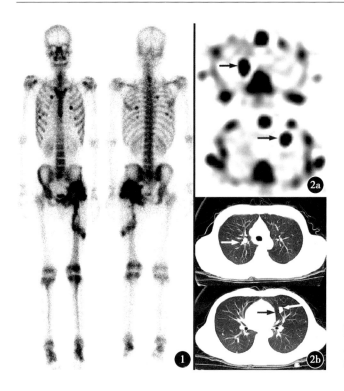

图 7-1-3 图 1 骨巨细胞瘤患者,男,26 岁,^{99}Tc^m-MDP 全身骨显像图。图 2a. 胸部骨 SPECT 显像(横断面);2b. 胸部 CT 检查(箭头所示为肺内病灶)

本例骨巨细胞瘤患者早期 X 线检查表现为明显的骨质溶解特性;后发生恶变:继发性骨肉瘤;血清碱性磷酸酶明显增高,并且发生全身骨、双肺多发转移性肿瘤。全身骨显像示病灶明显摄取显像剂。

骨外软组织摄取 ^{99}Tc^m-MDP 机制尚不明确,可能与多种因素有关[2]。本例患者可能因巨细胞瘤继发骨肉瘤,肺内转移病灶的组织学特性与其一致,从而出现与原发灶机制类似的摄取 MDP 现象。

本文直接使用的缩略语:

MDP(methylene diphosphonate),亚甲基二膦酸盐

参考文献

[1] MARIO C. Bone and soft tissue tumors(骨与软组织肿瘤). 张湘生,张庆,译. 长沙:湖南科学技术出版社,1999:82.

[2] OZALP E,YAGCIOGLU H,IBIS E,et al. Extraossecous uptake of ^{99}Tc^m phosphate in an extremity. Semin Nucl Med,1995,25(4):352-354.

(摘自中华核医学杂志 2007 年第 27 卷第 2 期,第一作者:俞浩)

四、腓骨骨肉瘤 ^{99}Tc^m-MDP 骨显像摄取减低一例

患者男,15 岁。活动后右下肢疼痛 1 年余,加重 1 个月就诊。疼痛以膝关节外侧为著,无发热、咳嗽等症状,无外伤史。体格检查:右侧膝关节外侧略肿胀,扪及一 3cm×4cm 肿块,固定,局部压痛明显,跛行明显;左腿无异常。实验室检查:红细胞沉降率为 8mm/1h,碱性磷酸酶 128(正常值 40~179)IU/L,血钙、血磷、红细胞、白细胞、尿素氮和尿常规均未见明显异常。X 线片示:右侧腓骨干骺端及上段多发溶骨破坏,邻近骨皮质残缺不整,轻度骨膜反应,无成骨及钙化,未见软组织肿块;右侧胫骨无异常(图 7-1-4a)。增强 CT 示右腓骨上端及上段多处骨质破坏,破坏局部被软组织肿块浸润。为排除其他部位骨转移,手术前行 ^{99}Tc^m-MDP 全身骨显像:静脉注射 ^{99}Tc^m-MDP 740MBq(中国原子能科学研究院同位素研究所提供)3h 后行全身骨平面显像,SPECT 仪为东芝 GCA-901A/HG 型,配平行孔低能高分辨准直器。结果示右侧胫骨上端轻度放射性异常浓聚,右侧腓骨上端未见放射性浓聚和缺损区(图 7-1-4b)。遂行局部骨静态显像,患者俯卧,踝关节内旋内翻,行前后位显像,结果示:右侧腓骨上端放射性减低(图 7-1-4c),未见明显放射性浓聚区,右侧胫骨及膝关节未见异常。术后病理检查结果为成骨细胞骨肉瘤(图 7-1-5)。

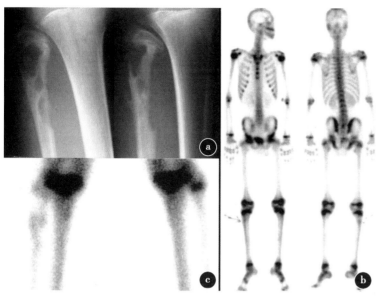

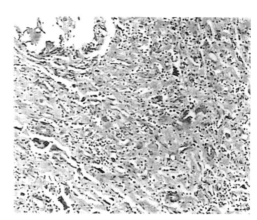

图 7-1-4 骨肉瘤患者 X 线片（a）示右侧腓骨上端多发溶骨性破坏,右侧胫骨无异常;^{99}Tc^m-MDP 全身骨平面显像（b）见右侧胫骨上端轻度放射性异常浓聚;局部骨静态显像（c）见右侧腓骨上端增粗,呈放射性缺损区

图 7-1-5 患者男,15 岁。术后病理检查示成骨细胞骨肉瘤（HE×100）

讨论 骨肉瘤恶性程度高,多见于年轻人,以肿瘤细胞直接成骨为特征,75% 发生于 10~25 岁的青少年,男∶女为 2∶1。常发生于骨骺生长最活跃的部位,多见于股骨下端和胫骨上端,约占 50%,其次为股骨和肱骨上端,很少见于腓骨、骨盆和椎体,肢体远端（手、足）发病者极为罕见。临床特征以局部骨疼痛最为明显。X 线片检查典型表现为骨皮质不连续,骨膜反应和新骨形成,如 Codman 三角、"葱皮样"改变及"日光照射"现象等。CT 可发现局部软组织浸润。骨显像的典型特征为:血流血池相见局部血液供应增加;延迟相见病变部位高度放射性浓聚,有时在放射性浓聚病灶中可见大小不等的放射性减低区;伴或不伴软组织放射性浓聚。全身骨显像可明确显示骨肉瘤原发灶及其转移灶,方法简便、定位准确[1]。本例患者主要表现为放射性摄取减低,与大多数病例表现的放射性浓聚灶中可见大小不等的减低区不同,故全身平面显像极易漏诊,只有在局部骨静态显像中才能作出较明确诊断。该患者 ^{99}Tc^m-MDP 摄取减少可能与病变局部骨膜反应轻微、肿瘤坏死液化、病程较长致骨膜新骨的形成趋于稳定等因素有关。体位也是影响腓骨显示的重要因素,显示腓骨较佳的体位是足内旋内翻位,而常规的足外旋外展位很难较清晰地显示腓骨。本例患者全身骨平面显像中右侧胫骨上端的异常放射性浓聚可能与不同体位使右侧胫腓骨在平面显像中略有重叠,或腓骨的局部骨肿瘤影响到胫骨的骨盐代谢等因素有关。因此,遇到此类病例不能仅凭全身骨显像作诊断,必要时需加做局部骨静态显像。

本文直接使用的缩略语:

MDP（methylene diphosphonate）,亚甲基二膦酸盐

参考文献

李贵平.骨肿瘤.见:蒋宁一,主编.肿瘤核医学.北京:人民卫生出版社,2002.426.

（摘自中华核医学杂志 2005 年第 25 卷第 6 期,第一作者:霍宗伟）

五、多发性骨髓瘤患者肌肉软组织摄取骨显像剂一例

患者男,48 岁。因消瘦、四肢酸痛 6 个月入院。实验室检查:血红细胞 2.43×10^{12}/L,血红蛋白 71g/L,白细胞 11.88×10^9/L,中性粒细胞 0.766,淋巴细胞 0.197,单核细胞 0.027,嗜酸粒细胞 0.007,嗜碱粒细胞 0.003,血小板 383×10^9/L;尿蛋白（++）;血尿素氮 13.4mmol/L,肌酐 236μmol/L;血钙 3.2mmol/L,磷 1.1mmol/L;免疫球蛋白分型 IgG 3.27g/L,IgA 0.44g/L,IgM 0.19g/L,κ 轻链 1.83g/L,λ 轻链 2.33g/L,κ/λ 0.79;尿本周蛋白 λ 阳性;M 蛋白鉴定血、尿均可见游离 λ 轻链;ALP 61IU/L;PTH 42.0ng/L;抗链球菌溶血素"O"、类风湿因子阴性。骨髓穿刺检查示多发性骨髓瘤。X 线胸片

未见异常。B 超示甲状腺左叶下极占位性病变并弥漫性钙化。诊断为多发性骨髓瘤（λ 轻链型 ⅢB 期）。

$^{99}Tc^m$-MDP 骨显像示肋骨多发性异常放射性浓聚灶,长骨骨端和大关节放射性增高,两大腿上端内外侧和下端外侧肌肉组织对称性异常放射性浓聚,呈骨外摄取(图 7-1-6,图 1)。经 2 次 MOD 方案化疗及综合治疗后,复查骨显像示肋骨病灶放射性减低,两大腿上端内外侧和下端外侧肌肉组织放射性减低,长骨骨端和大关节放射性无明显变化(图 7-1-6,图 2)。

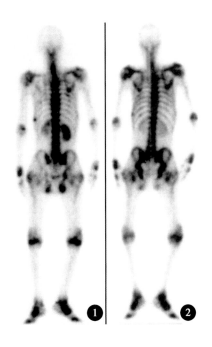

图 7-1-6 图 1 患者治疗前骨显像示肋骨多发性异常放射性浓聚灶,长骨骨端和大关节放射性增高,两大腿上端内外侧和下端外侧肌肉组织对称性异常放射性浓聚(骨外摄取)。图 2 患者治疗后骨显像示肋骨病灶及两大腿上端内外侧和下端外侧肌肉组织放射性浓聚均减低,长骨骨端和大关节放射性无明显变化

讨论 多发性骨髓瘤是浆细胞恶性增生性疾病,其临床表现多样,骨显像常表现为多灶性骨骼异常放射性浓聚或稀疏,以脊柱、肋骨和骨盆最常受累。Eagel 等[1]报道 13 例多发性骨髓瘤骨外放射性摄取的患者均有高钙血症和肾功能不全,9 例死亡患者中 8 例进行了尸体解剖,其中 7 例在摄取骨显像剂的骨外组织中有转移性钙化。这种微小钙化灶在 X 线检查时常不能显示。研究发现钙磷乘积 >5.5（mmol/L）^{2} 是活体钙沉积的条件[1]。钙沉积的部位可能与局部组织 pH 值有关,碱性环境可增加钙盐沉积,这可能为患者骨外摄取部位变异的原因。本例患者有肾功能不全和高钙血症,B 超示甲状腺左叶下极占位性病变并弥漫性钙化,治疗后重复骨显像示病情好转,但钙磷乘积为 3.52（mmol/L）^{2},其骨外摄取的原因可能为骨外软组织转移性微小钙化。此外,患者骨显像示四肢大关节放射性对称性增强,也符合肾功能不全引起肾性骨病的表现,因 PTH 正常,抗链球菌溶血素"O"、类风湿因子阴性,故可排除甲状旁腺功能亢进及风湿和类风湿关节炎等。

本文直接使用的缩略语:

ALP（alkaline phosphatase）,碱性磷酸酶

Ig（immunoglobulin）,免疫球蛋白

MDP（methylene diphosphonate）,亚甲基二膦酸盐

MOD（mitoxantrone+Oncovin+Dexamethasone）,米托蒽醌 + 长春新碱 + 地塞米松

PTH（parathyroid hormone）,甲状旁腺激素

参考文献

EAGEL BA,STIER SA,WAKEM C. Non-osseous bone scan abnormalities in mutiple myeloma associated with hypercalcemia. Clin Nucl Med,1988,13（12）:869-873.

（摘自中华核医学杂志 2004 年第 24 卷第 6 期,第一作者:尚玉琨）

六、骨孤立性浆细胞瘤 ⁹⁹Tc^m-MDP 骨显像一例

患者男,64岁。9年前左上臂外伤,当时未予特殊处理,后逐渐出现进行性增大,伴左肩关节活动受限,一直未予特殊治疗,2个月前出现左上臂疼痛,于本院就诊。专科检查:左上臂肿胀明显,可触及硬化包块,深压痛,左肩关节活动受限,患肢末梢血液循环及感觉正常,手指活动正常。采用荷兰 Philips 公司 Skylight 型 SPECT 仪,行 ⁹⁹Tc^m-MDP (购自南京森科医药有限公司)全身骨显像(图 7-1-7,图 1a)示,左侧肱骨干及左肩关节异常不规则放射性浓聚影,余骨未见异常,考虑原发性骨肿瘤,恶性可能性大。X 线(图 7-1-7,图 1b)及 CT(图 7-1-7,图 1c)检查示左侧肱骨干及左肩关节骨皮质增厚、硬化,骨髓腔完全闭塞。MRI T_1WI(图 7-1-7,图 1d)示左侧肱骨干及左肩关节骨干明显增粗,形态不规则,局部呈现低信号;T_2WI(图 7-1-7,图 1e)局部见高信号。实验室检查(括号中为正常参考值):红细胞 2.9 (3.5~5.5)× 10^{12}/L,白细胞 4.1(4.0~10.0)× 10^9/L,血红蛋白 89(110~160)g/L,血小板 176(100~300)× 10^9/L;总蛋白 50.9(60.0~80.0)g/L,C 反应蛋白 10.4(≤10.0)mg/L,ALP 2 645(男性 45~125,女性 50~135)U/L,白蛋白 35.5(35.0~50.0) g/L,肌酐 63(44~133)μmol/L,Ca 2.2(2.1~2.6)mmol/L,血 $β_2$ 微球蛋白 2.07(2.14~4.06)mg/L。

病理结果(图 7-1-7,图 2;先取骨活组织检查标本,再取左肱骨切除标本):SPB。

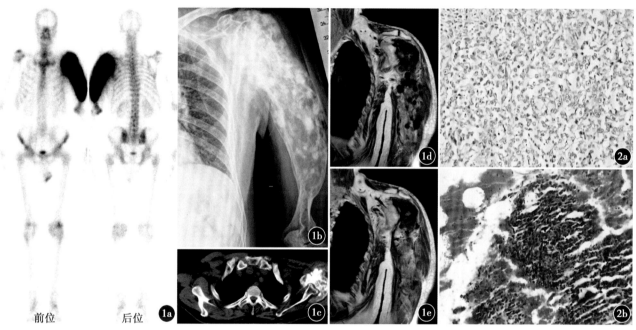

图 7-1-7　图 1 骨孤立性浆细胞瘤患者(男,64 岁)影像学检查图。1a. ⁹⁹Tc^m-MDP 全身骨显像;1b. X 线片;1c. CT;1d. MRI T_1WI;1E. MRI T_2WI。图 2 该患者病理(2a;HE×200)及免疫组织化学检查(2b;×100)图

讨论　SPB 是浆细胞瘤中一种罕见的特殊类型,以单克隆浆细胞无节制增殖为特征,系骨髓内的骨髓瘤细胞增殖所致。浆细胞瘤可分为 MM、EMP、SPB 和浆母细胞瘤[1];按病灶个数又可分为单发性和多发性 2 种,以多发性多见,单发性多见于 40 岁以上患者,其发生率仅占浆细胞瘤的 2%~10%,好发于胸骨、椎骨、肋骨、盆骨及颅骨,亦可单发于颌骨(多见于下颌骨、腭部)[2]。本例患者经病理证实应为单发性 SPB。本例鉴别诊断:①低毒性骨脓肿,多由低毒力细菌感染所致,见于长骨干骺端形成骨脓肿,一般无明显症状,机体抵抗力降低时才有红肿热痛的表现,需活组织检查排除;②急性血源性骨髓炎,高热,患肢痛,溶骨改变,有死骨形成,有骨膜反应,可排除。

SPB 约占浆细胞瘤的 5%,多发于中老年人,病程缓慢,发生于四肢的 SPB 多位于肱骨和股骨的近端,临床表现多样,以骨痛、贫血、蛋白尿、球蛋白增高、反复感染和发热等为常见症状,X 线片和 CT 常表现为单发膨胀性溶骨性骨质破坏,边界较为清楚,周围无骨膜反应,较大的缺损可穿破密质骨,或伴病理性骨折,部分患者骨破坏区内可见骨小梁残存。MRI T_1WI 呈等或稍低信号,T_2WI 呈高信号,瘤周常无骨髓水肿,具有某些良性肿瘤的特征,但骨皮质常呈虫蚀样或锯齿样骨质破坏,常伴软组织侵犯,甚至形成软组织肿块[3],据此可与良性骨肿瘤鉴别。本例患者虽然没有感染、发热症状,但影像学检查结果符合 SPB 特点[3]。骨髓瘤骨显像大部分表现为放射性浓聚区,部分表现为浓聚合并减低或缺损,好发部位以肋骨最常见,其次为胸椎、腰椎和骨盆,四肢骨较少见,以多发常见,单发罕见;肋骨病灶常为点状或串珠状,扁平骨病灶呈圆点状,股骨病灶多为片状、条索状,椎骨病灶可为点状或整块浓聚,颅

骨和髂骨病灶可出现中央显像剂分布缺损、周边显像剂分布增浓的改变[4]。本例患者骨显像为单发肱骨干不规则团块状放射性浓聚影并累及肩关节，为浆细胞瘤骨显像罕见病例，全身骨显像一次显像即可得全身骨骼功能图像，具有一定优势。

本例患者血钙正常、RBC略低、没有贫血症状，病理表现为质软、易碎、无包膜、血管丰富，组织病理学检查可见单一的致密浆细胞增殖，分化较差的细胞体积可为正常细胞的2~3倍，胞核大、偏位或居中，染色质疏松伴粗凝块，可为双核，可见核仁，胞质嗜碱性，大量病理性核分裂象，胞质内可见圆形透明的嗜伊红包涵体（即Russell小体，为免疫球蛋白沉积物）[5]。SPB诊断标准[6-7]：①单一骨病变，经病理证实为浆细胞瘤；②骨髓细胞形态学检查和骨髓活组织检查正常（<5%的浆细胞）；③患者无贫血、高血钙或肾脏受累；④不符合MM诊断标准。本病的最终诊断需综合考虑病理学、影像学及临床检查结果，即便是符合上述条件，仍需随访≥2年无变化才能诊断。本病因其恶性程度较低，可采用放疗或手术切除后辅以放疗或化疗，预后一般较好，但值得警惕的是该病衍变为MM，则预后较差。

本文直接使用的缩略语：

ALP（alkaline phosphatase），碱性磷酸酶

EMP（extramedullary plasmacytoma），髓外浆细胞瘤

MDP（methylene diphosphonate），亚甲基二膦酸盐

MM（multiple myeloma），多发性骨髓瘤

SPB（solitary plasmacytoma of bone），骨孤立性浆细胞瘤

WI（weighted imaging），加权成像

参考文献

［1］叶任尚,陆再英.内科学.北京:人民卫生出版社,2000:649-650.

［2］FINSINGER P,GRAMMATICO S,CHISINI M,et al. Clinical features and prognostic factors in solitary plasmacytoma. Br J Haematol,2016,172（4）:554-560.

［3］Jia R,Xue L,Liang H,et al. Surgery combined with radiotherapy for the treatment of solitary plasmacytoma of the rib:a case report and review of the literature. J CardiothoracSurg,2015,10:125.

［4］李少林.核医学.6版.北京:人民卫生出版社,2004:135.

［5］陈忠年,沈铭昌,郭慕依.实用外科病理学.上海:上海医科大学出版社,1997:242-243.

［6］MATAR HE,MOTTRAM C,GUDENA R. Proximal femur giant solitary plasmacytoma of bone:lessons learnt. BMJ Case Rep,2015,2015. pii:bcr2014204976.

［7］ALONGI P,ZANONI L,INCERTI E,et al. ^{18}F-FDG PET/CT for early postradiotherapy assessment in solitary bone plasmacytomas. Clin Nucl Med,2015,40（8）:e399-404.

（摘自中华核医学与分子影像杂志2017年第37卷第10期，
第一作者:贾鹏,通信作者:冯雪凤）

七、左大腿透明细胞肉瘤 ^{99}Tc^m-MDP 骨显像和 ^{67}Ga 全身显像一例

患者男,73岁。1995年因骨化性纤维瘤行病灶扩大清除、人工股骨头置换术。2003年1月出现左髋隐痛,X线检查示局部骨吸收,假体松动。2003年3月行全髋置换术,4个月后出现左髋及膝以下疼痛,并有腰背疼痛。体格检查:左股骨近小粗隆处扪及肿块,直径约4~5cm,有压痛;腰椎 L_4~L_5、L_5~S_1 间压痛。实验室检查:血红细胞沉降率90mm/1h,C反应蛋白62.4mg/L。血常规示中性粒细胞78.3%,血总前列腺特异性抗原、碱性磷酸酶值均正常。影像学检查:腰椎X线片示腰椎退行性病变:L_4 椎弓根骨密度减低,后缘皮质模糊。左股骨上段X线正侧位片示股骨近段骨溶解较重,远段存在局部溶解。腰椎CT示 L_4 椎体骨破坏。 ^{99}Tc^m-MDP 三相骨显像血流和血池相示左髋假体股骨头下方有片状放射性摄取增高;延迟相示左股骨近段有不均匀放射性浓聚灶,中下段有间断条状放射性摄取增高,腰椎 L_4 两侧缘和 L_5 左侧缘放射性摄取增高,左髂前上棘有小片状放射性浓聚灶（图7-1-8,图1）。在 ^{99}Tc^m-MDP 骨显像所示左髋假体股骨近段放射性浓聚处, ^{67}Ga 全身显像仅见一小片状 ^{67}Ga 摄取增高,L_4 亦有 ^{67}Ga 摄取轻度增高,且浓聚程度均比 ^{99}Tc^m-MDP 骨显像淡（图7-1-8,图2）。

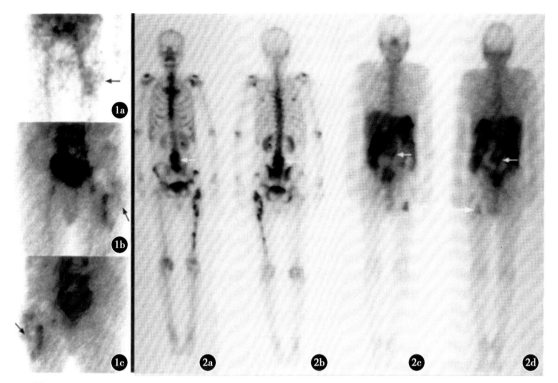

图 7-1-8 图 1^{99}Tc^m-MDP 三相骨显像（a. 血流前位；b. 血池前位；c. 血池后位影像）示左髋假体股骨头下方（箭头所示）放射性摄取增高。图 2^{99}Tc^m-MDP 骨显像（a. 前位；b. 后位）及 ^{67}Ga 显像（c. 前位；d. 后位）。小箭头所示为腰椎 L$_4$，大箭头所示为左髋假体股骨近段异常放射性浓聚灶

病理诊断：L$_4$ 肉瘤；左大腿根部中分化透明细胞肉瘤。

临床诊断：左大腿根部透明细胞肉瘤并 L$_4$ 骨转移。

讨论 ^{99}Tc^m-MDP 骨显像灵敏度高，假体感染 95%~100% 可出现异常影像；但其特异性仅 15%[1]。^{67}Ga 全身显像虽灵敏度较差，但特异性高。假体感染时，^{67}Ga 全身显像示假体周围异常弥漫放射性摄取增加，且病灶范围较 ^{99}Tc^m-MDP 骨显像大，浓聚程度较骨显像明显，^{67}Ga 全身显像阳性，提示感染存在[2]。该例患者 ^{67}Ga 全身显像与 ^{99}Tc^m-MDP 骨显像比较，左髋假体放射性摄取异常增高范围小、程度低，提示感染可能性低。另外，假体感染应与假体松动相鉴别，假体松动是人工关节置换术后最常见的并发症，发生率为 10%~40%[3]；其 ^{99}Tc^m-MDP 骨显像特点是在假体干尖、顶端周围出现放射性摄取增加，且绝大多数呈局灶性放射性浓聚。

但由该例患者的 ^{99}Tc^m-MDP 骨显像图难以鉴别是否假体松动：因患者左侧股骨近段有植骨，植骨后成骨反应所致放射性浓聚，难以与假体松动所致假体干顶端放射性浓聚相区别，且其干尖端有异常放射性浓聚，使骨显像诊断困难；但其 X 线检查未见假体松动，排除了假体感染、假体松动，肿瘤可能性增大，肿瘤 ^{67}Ga 显像特点是肿瘤部位有异常放射性浓聚，该例患者符合这一特点：在相当于左股骨近小粗隆处的肿块部位见局灶性放射性浓聚灶。

本例提示：①当 ^{99}Tc^m-MDP 骨和 ^{67}Ga 联合显像示假体感染可能性低，X 线、CT 检查示假体周围骨吸收，且排除了假体松动，以及 ^{99}Tc^m-MDP 骨显像非假体部位骨骼系统的异常放射性浓聚程度高于 ^{67}Ga 全身显像，而 X 线、CT 检查示骨破坏时，应高度怀疑肿瘤可能。② ^{67}Ga 显像时，肿瘤对 ^{67}Ga 可呈轻度摄取增高，如本例腰椎 L$_4$。③当植骨影响假体松动诊断时，X 线检查有助于鉴别是否假体松动[4]。④病史的重要性。该例患者首次人工股骨头置换时，曾从左侧髂骨取骨植于左股骨近段，因此左髂前上棘放射性浓聚与从该处取骨有关，左髋假体股骨近段放射性浓聚，与假体周围植骨成骨代谢活跃有关。⑤ ^{99}Tc^m-MDP 骨显像椎体异常浓聚，如没有做图像融合，应结合 X 线检查区分是否退行性变。⑥肠道是枸橼酸镓（^{67}Ga-citrate）的排泄途径之一，显像前应进行肠道准备，并进行动态显像。

参考文献

[1] 谭天秩 . 临床核医学 . 2 版 . 北京：人民卫生出版社，2003. 917-922.

[2] PALESTRO CF. Chronic infection：radionuclide diagnosis of the infected joint replacement. In：Murray IPC，Ell PJ，eds. Nuclear medicine in clinical diagnosis and treatment. London：Churchill Livingstone，1994. 985-986.

［3］王宾尧.髋部成形术.髋关节外科学.北京:人民卫生出版社,1998.650-697.

［4］BEATVY JH.现代骨科学.6版.北京:科学技术文献出版社,2003.394-421.

（摘自中华核医学杂志 2005 年第 25 卷第 5 期,第一作者:郑建国）

八、PET/CT 诊断骨纤维结构不良恶变一例

患者男,70 岁。1 年前无明显诱因出现右小腿肿物,无明显疼痛,伴皮肤色素沉着,1 年来肿物逐渐增大,伴小腿肿胀,色素沉着逐渐加重。体格检查:右小腿肿胀,局部皮肤隆起,大小约 5cm×6cm,伴皮肤色素沉着,无压痛,边界不清。行全身骨显像,右下肢骨可见异常放射性浓聚区,内可见多个放射性缺损区(图 7-1-9a)。股骨、胫骨及骨盆正侧位 X 线检查示:右耻骨上支、右股骨全段、右胫腓骨全段及右跗骨见大片状、小片状、不规则骨质异常区,部分呈多囊状透亮影,并见较多斑片状、斑点状钙化影;右胫骨中下段明显溶骨样骨质破坏,周围软组织稍肿胀,形成软组织肿块。^{18}F-FDG 全身 PET/CT 显像示,右侧胫骨中下段骨质破坏,周围可见软组织肿块,PET 相应区域可见高度放射性浓聚灶;右侧足骨、踝关节、胫骨上段、股骨全段及右侧髋关节局部骨质异常,骨质破坏与成骨并存,部分侵犯骨髓,髓内可见软组织及成骨形成,PET 相应区域可见中度放射性浓聚灶(图 7-1-9b~d)。小腿肿物切除术后病理检查示:右胫骨恶性纤维组织细胞瘤;股骨中下段膨胀区穿刺活组织病理检查示:股骨上段 FD。最终诊断:右下肢骨 FD并右胫骨恶性纤维肉瘤样变。

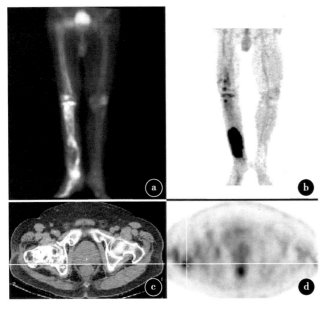

图 7-1-9　患者男,70 岁,骨 FD 恶变。a. 全身骨显像示右下肢骨可见异常放射性浓聚区,内可见多个放射性缺损区;b. PET 全身显像示右侧胫骨中下段骨质破坏,周围可见软组织肿块,PET 相应区域可见中 - 高度放射性浓聚灶;c. CT 示右侧足骨、踝关节、胫骨上段、股骨全段及右侧髋关节局部骨质异常,骨质破坏与成骨并存,部分侵犯骨髓,髓内可见软组织及成骨形成;d. PET 示图 c 相应区域可见中度放射性浓聚灶

讨论　骨 FD 又称骨纤维异常增殖症,是一种非遗传性疾病,占所有骨肿瘤的 21.5%[1],占良性骨肿瘤的 5%~7%。其属于形成骨的间质组织发育异常的疾病,病因不明,均为散发病例[2]。主要临床症状有骨痛,骨畸形,疲劳性骨折,病理性骨折。多发生在青少年,发生部位为一侧肢体的多数骨,以胫骨、股骨、颌骨较多见,肋骨、颅骨次之,可有碱性磷酸酶升高。骨 FD 并不少见,但发生恶变者较少。其发生恶变平均病程为 30 年以上,最长 52 年,恶变部位依次多见于上颌骨、股骨、胫骨[3]。FD 恶变最常见的组织学类型依次为骨肉瘤、纤维肉瘤、软骨肉瘤、血管肉瘤及梭形细胞肉瘤。FD 肉瘤性恶变须与原发性肉瘤鉴别:①FD 肉瘤性恶变患者年龄较大;②继发性肉瘤是在良性 FD 的基础上出现溶骨性或混合性骨质破坏;③FD 肉瘤性恶变虽然其病理图像大多数区域示肉瘤,但也可发现良性 FD的组织,两者有过渡。FD 一旦发生恶变,预后不良,大多数患者 5 年生存率极低[3]。影像学鉴别诊断 FD 和恶性肿瘤较困难,而对 FD 恶变的早期诊断也困难。约 50% 低度恶性的 FD 恶变被归为"类 FD"[4]。

虽然 PET 通过 ^{18}F-FDG 对 FD 的亲和力及 SUV 鉴别 FD 和恶性骨肿瘤的能力还不确定,但在连续监测时局部SUV 的剧增有助于 FD 恶变的早期诊断。PET/CT 图像所示解剖结构更加清晰,可以用于 FD 恶变的治疗前评估,如引导精确的组织学分型及评估新辅助化疗疗效,以及早期诊断 FD 恶变的局部复发和转移灶。

本文直接使用的缩略语:

FDG(fluorodeoxyglucose),脱氧葡萄糖

FD（fibrous dysplasia），纤维结构不良

SUV（standardized uptake value），标准摄取值

参考文献

［1］BIENIASZ J，MAJ A，Noczyńska A. Fibrous dysplasia of bone in a 12-year old girl. Endokrynol Diabetol Chor Przemiany Materii Wieku Rozw，2006，12（1）：69-72.

［2］王建方，赵新明，张敬勉，等．骨纤维异常殖症全身骨显像一例．中华核医学杂志，2006，26（3）：183.

［3］张泽坤．胫骨纤维结构不良恶变一例．临床放射学杂志，2008，27（1）：139.

［4］BRENNER W，BOHUSLAVIZKI KH，EARY JF. PET imaging of osteosarcoma. J Nucl Med，2003，44（6）：930-942.

（摘自中华核医学杂志 2009 年第 29 卷第 5 期，
第一作者：李芳，通信作者：张祥松）

九、骨外尤因肉瘤 ^{18}F-FDG PET/CT 显像一例

患者男，20 岁。因发现左小腿包块 5 个月，包块增大伴行走不适 10 余天于本院行 PET/CT 检查。5 个月前患者无意间发现左小腿下段包块，大小约 2.0cm×2.0cm，无疼痛，未重视。10 余天前发现左小腿包块增大，有不适感，行走时较明显，无明显疼痛，于当地医院就诊。经 MRI、CT 和彩超检查后诊断为良性病变（"血管瘤"）可能性大，拟行血管栓塞治疗。但经血管造影评估，不宜栓塞治疗，建议手术切除，家属拒绝手术出院。^{18}F-FDG PET/CT 显像（德国 Siemens 公司 Biograph PET/CT 仪）示：①左小腿下段巨大软组织密度包块（图 7-1-10a，b），位于小腿肌肉组织间，呈长梭形，形态不规则，大小约 7.0cm×5.4cm×15.3cm，边界欠清晰，密度欠均匀；病灶摄取 ^{18}F-FDG 明显增高，分布不均匀，SUV_{max} 为 3.4~5.9，明显高于正常肌肉组织（0.4~0.8）；②左大腿后下段软组织间隙可见一近圆形软组织密度肿块（图 7-1-10c），大小约 5.4cm×4.4cm×6.4cm，边缘较光滑，密度不均，大部分区域密度近似于正常肌肉组织，局部呈水样低密度；密度近正常组织肌肉的病灶 ^{18}F-FDG 摄取异常增高，分布明显不均，SUV_{max} 为 2.2~3.5，低密度区 ^{18}F-FDG 摄取明显较低，SUV_{max} 为 1.7~2.1，但仍高于周围正常肌肉组织（0.5~0.9）。PET/CT 诊断：考虑左腿部 2 处包块恶性可能性大。

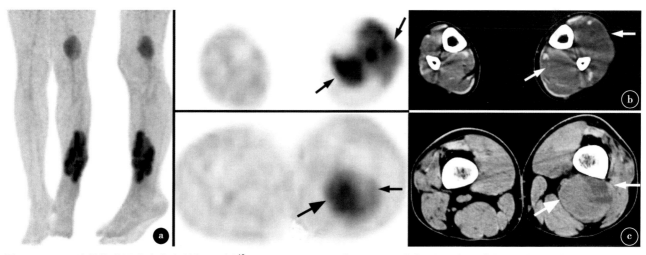

图 7-1-10　下肢骨外尤因肉瘤患者（男，20 岁）^{18}F-FDG PET/CT 显像图。a. 三维投影图，左下肢小腿和大腿下段各见代谢异常增高区，其内部放射性分布不均匀；b. 小腿下段肌肉组织间巨大软组织密度包块（箭头示），^{18}F-FDG 摄取异常增高且不均匀，小腿内侧包块 SUV_{max} 为 4.4~5.9，小腿外侧包块 SUV_{max} 为 3.4~5.9；c. 大腿下段密度不均软组织肿块，大部分区域密度近似于正常肌肉组织（大箭头示），局部呈水样密度（小箭头示）

PET/CT 检查 9 天后于全身麻醉下行"左大腿下段肿瘤切开活组织检查术"。术中见：左大腿下段后方一包块，位于皮下深筋膜深面，质中，边界不清，与周围血管、神经粘连紧密，难以完整切除；包块内含稀薄状液体内容物，同时有暗红色血性积液。术中将包块切开后取其内容物行冰冻切片病理检查。术后病理检查：肉眼所见灰红色坏死

组织,体积为 4cm×3cm×1cm;左大腿 EWS/pPNET。免疫组织化学检查:CD₉₉(+++),结蛋白(−),白细胞共同抗原(−),上皮膜抗原(−),突触素(−),S-100(−),CD₅₆(+)。

讨论 骨外尤因肉瘤、外周原始神经外胚层瘤和好发于儿童胸部的 Askin 瘤均属于 EWS/pPNET 家族,是一组发生于软组织的小圆细胞肉瘤。1918 年报道了首例病例,1975 年首次提出骨外尤因肉瘤这一名称[1]。骨外尤因肉瘤临床上少见,发生率约占软组织恶性肿瘤的 1%,误诊率较高。

骨外尤因肉瘤临床表现无特异性,常规影像学检查表现特异性亦不强。本例患者 CT 及 MRI 显像均误诊为血管瘤,考虑原因为:①病灶血供丰富,侵及大血管,CT 增强时病灶强化明显;②局部有出血、液化坏死,呈低密度。本例患者 ¹⁸F-FDG PET/CT 显像表现为:深部软组织肿块,病灶体积大,形态不规则,边界不清,肿块因出血坏死而密度不均或局部呈低密度,周围组织为受压移位及受侵改变;病灶 ¹⁸F-FDG 代谢较正常肌肉组织(SUVₘₐₓ 为 0.7)明显活跃,病灶 SUVₘₐₓ 为 1.7~5.9,高于相关文献[2]提出的骨和软组织恶性病变的诊断阈值(1.6~2.0);代谢不均匀,较低密度区病灶 SUVₘₐₓ 相应较低;T/B 比值为 3.8~7.3(除外病灶内低密度区),高于 Schulte 等[3]提出的肢体肿瘤恶性病变的判断指标 T/B 比值(>3.0)。

PET/CT 全身显像可一次显示所有病灶,本例患者即通过 PET/CT 检查发现左小腿下段肌肉组织和左大腿后下段软组织间隙各一病灶,明确了病灶数量及有无转移,提示瘤组织细胞代谢活跃并伴有局部液化坏死,为该病准确临床分期及选择合适治疗方案、估计预后提供了重要依据。目前该病确诊仍依赖于组织病理学检查,而 ¹⁸F-FDG PET/CT 显像能够提示良好的活组织检查取材部位,提高活组织检查的病理诊断准确性。尤其是在与本例大腿软组织病变类似、有液化坏死的软组织包块时,高 SUV 区为较满意的取材部位。由于 ¹⁸F-FDG PET/CT 可直接反映肿瘤组织葡萄糖代谢的活性,故能区分有活性的肉瘤组织和坏死的肿瘤组织,因而测定肿瘤病灶的葡萄糖代谢活性即可评价化疗效果。目前有关骨外尤因肉瘤的文献主要为病例报道,尚缺乏大规模的临床及实验研究,因此对骨外尤因肉瘤的研究有待进一步深入。

本文直接使用的缩略语:

EWS(extraskeletal Ewing sarcoma),骨外尤因肉瘤

FDG(fluorodeoxyglucose),脱氧葡萄糖

pPNET(peripheral primitive neuroectodermal tumor),外周原始神经外胚层瘤

SUV(standardized uptake value),标准摄取值

SUVₘₐₓ(maximum standardized uptake value),最大标准摄取值

T/B(tumor/background),肿瘤/本底放射性

参考文献

[1] 王坚,朱雄增. 软组织肿瘤病理学. 北京:人民卫生出版社,2008:455-460.

[2] 吴华. 骨骼和软组织肿瘤 // 潘中允. PET 诊断学. 北京:人民卫生出版社,2005:323-328.

[3] SCHULTE M,BRECHT-KRAUSS D,HEYMER B,et al. Grading of tumors and tumorlike lesions of bone:evaluation by FDG PET. J Nucl Med,2000,41(10):1695-1701.

(摘自中华核医学与分子影像杂志 2013 年第 33 卷第 1 期,第一作者:刘浩)

十、臀部肌肉原发性副神经节瘤 ¹⁸F-FDG PET/CT 显像一例

患者男,37 岁。10 个月前因左髋部疼痛,无意中发现肿块。发病初期疼痛可忍受,休息后缓解,不伴有夜间痛、发热、咳嗽,无局部破溃、流脓;3 个月前疼痛加重,自行口服止痛药疼痛可缓解;近期患者自觉上述症状明显加重,遂来本院就诊。既往史、个人史及家族史未见异常。X 线检查发现左侧髋臼顶处可见明显的溶骨性骨破坏;MRI 示左侧髂骨体部及髋臼骨肿瘤、外侧肌肉组织内肿块,考虑恶性肿瘤,建议行穿刺活组织检查术。CT 示左侧髂骨、髋臼多发骨质破坏,左侧髋部软组织肿块,考虑恶性肿瘤可能性大。2011 年 1 月 21 日在本科行 ⁹⁹Tcᵐ-MDP 全身骨显像(图 7-1-11,图 1)示:左侧髂骨及左侧髋臼放射性摄取增高,另见右侧肩胛骨上角点条状放射性摄取稍增高。1 月 24 日于本院骨外科行左侧髋部肿瘤活组织检查术,发现肿物大小约为 5cm×4cm×3cm,质软,包膜完整,表面血管丰富。取部分肿瘤组织送病理检查,结果为副神经节瘤。该患者未做相关免疫组织化学分析。患者于 2 月 9 日

行 PET/CT（美国 GE 公司 Discovery ST16 型）显像，^{18}F-FDG 的放化纯 >95%。检查前患者空腹血糖为 5.4mmol/L；^{18}F-FDG 注射剂量为 300MBq；PET 扫描采用三维模式采集，每床位 3min；CT 扫描参数为 120kV、150mA、层厚 3.75mm。显像结果（图 7-1-11，图 2）：左侧臀部见 5.0cm×6.0cm 软组织肿块，伴放射性摄取增高（SUV$_{max}$ 为 3.23）；左侧髋关节骨破坏，放射性摄取增高（SUV$_{max}$ 为 4.17）；T$_{12}$ 椎体骨破坏，放射性摄取增高（SUV$_{max}$ 为 1.99）；两肺多发小结节影，放射性摄取未见明显增高。考虑左侧臀部恶性肿瘤伴双肺、左侧髋关节及 T$_{12}$ 椎体转移可能。

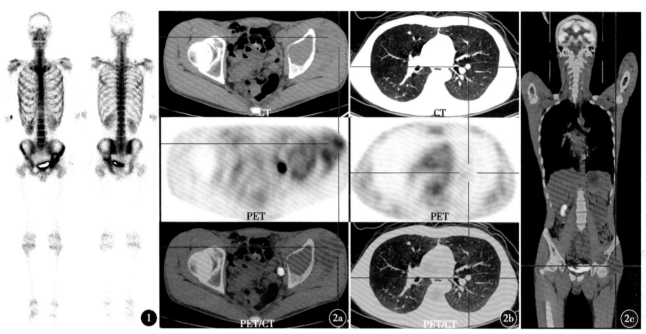

图 7-1-11　图 1 臀部肌肉原发性副神经节瘤患者（男，37 岁）^{99}Tc^{m}-MDP 全身骨显像图。可见左侧髂骨及左侧髋臼放射性摄取增高，右侧肩胛骨上角点条状放射性摄取稍增高。图 2 该患者 ^{18}F-FDG PET/CT 显像图。可见左侧臀部肌肉内软组织肿块（a），放射性摄取增高（十字交叉处）；其相近髋骨呈溶骨性破坏，放射性摄取增高；两肺多发小结节（b），放射性摄取未见明显增高；c. 全身冠状位 PET/CT 融合图

讨论　副神经节瘤起源于神经嵴细胞，是沿交感或副交感神经链分布的神经上皮样细胞团。其主要分布于头颈、纵隔、肾上腺及腹膜后等有副神经节聚集的部位，其中颈动脉体瘤和颈静脉球瘤占 98%，发生在肌肉内者临床上罕见。副神经节瘤按其主细胞对铬盐的反应有嗜铬性与非嗜铬性之分。副神经节瘤（尤其是副交感神经副神经节瘤）大多为"非功能性"，其肿瘤体积不一，直径从 1~25cm 不等，一般表现为单发、缓慢生长的无痛性肿块，少数功能性患者由于分泌过多儿茶酚胺产物，可出现阵发性高血压、心悸、头晕和多汗等临床症状。神经元特异性烯醇化酶可作为该肿瘤的可靠标志物，若联合应用嗜铬粒素或突触运载蛋白则灵敏度更高，此外副神经节瘤还表达 S-100 蛋白和神经纤丝蛋白[1-2]。本病例仅行神经元特异性烯醇化酶检查，未见异常。近期研究[3]发现，发生在骨盆周围的副神经节瘤主要是琥珀酸脱氢酶 β 亚基变异所致，33% 有家族史，30 岁左右起病。副神经节瘤多数为良性，仅 10% 左右为恶性。仅凭其临床表现、生化检查及影像学特征很难鉴别良恶性，其鉴别主要依据有无发生远处转移和随访结果[4-6]，其主要转移部位为肝、淋巴结、肺和 / 或骨[7]。本病对放、化疗不敏感，首选手术治疗，尽量完整、彻底切除肿瘤，是防止肿瘤复发、提高患者生存率的关键。通常在骨显像图上，其病变区放射性摄取正常或轻度增加，一般提示为良性；放射性摄取呈剧烈或明显的增加，并向外生长的病变，则提示为骨恶性肿瘤。有些良性病变也可有明显放射性摄取，普通的骨显像尚不能作出定性诊断，此时三相骨显像则价值较大。肺部小结节影良恶性鉴别如下：肺转移瘤多表现为两肺多发散在结节病灶，可大可小，可有分叶，也可分布在一侧肺野；而肺部良性结节，如结核球或错构瘤，前者一般单个且大于 2cm，边缘光滑无分叶，密度较高，有钙化和卫星灶，后者病变内一般有钙化或脂肪成分。

张燕齐等[8]曾报道 1 例颈部副神经节瘤，其 ^{18}F-FDG PET 显像呈放射性浓聚，延迟显像 SUV$_{max}$ 下降。本例患者的 ^{18}F-FDG PET/CT 的显像特点是：①臀部软组织肿块葡萄糖代谢增高，累及附近髋骨，髋骨呈溶骨性破坏，葡萄糖代谢增高；②两肺小结节，葡萄糖代谢未见明显异常（可能由于结节较小）；③ T$_{12}$ 椎体破坏，葡萄糖代谢轻度增高。根据显像结果，因存在远处转移可明确诊断此肿瘤为恶性，并提示瘤组织细胞葡萄糖代谢活跃。

本文直接使用的缩略语：

FDG（fluorodeoxyglucose），脱氧葡萄糖

MDP（methylene diphosphonate），亚甲基二膦酸盐

SUV_{max}（maximum standardized uptake value），最大标准摄取值

参考文献

［1］季晓克，曾其强，吴秀玲，等. 腹膜后副神经节瘤 19 例临床诊治分析. 中华医学杂志，2010，90（34）：2385-2388.

［2］陈杰. 副神经节瘤. 中华病理学杂志，2006，35（8）：494-496.

［3］BAYLEY JP，DEVILEE P，TASCHNER PE. The SDH mutation database：an online resource for succinate dehydrogenase sequence variants involved in pheochromocytoma，paraganglioma and mitochondrial complex Ⅱ deficiency. BMC Med Genet，2005，6：39.

［4］AHLMAN H. Malignant pheochromocytoma：state of the field with future projections. Ann N Y Acad Sci，2006，1073：449-464.

［5］PLOUIN PF，AMAR L，LEPOUTRE C. Phaeochromocytomas and functional paragangliomas：clinical management. Best Pract Res Clin Endocrinol Metab，2010，24（6）：933-941.

［6］PARK J，SONG C，PARK M，et al. Predictive characteristics of malignant pheochromocytoma. Korean J Urol，2011，52（4）：241-246.

［7］KIM KH，CHUNG JS，KIM WT，et al. Clinical experiences of pheochromocytoma in Korea. Yonsei Med J，2011，52（1）：45-50.

［8］张燕齐，高海峰，乔瑛，等. 18F-FDG PET/CT 检出颈部副神经节瘤一例. 中华核医学杂志，2009，29（5）：355-356.

（摘自中华核医学与分子影像杂志 2012 年第 32 卷第 6 期，

第一作者：徐峰坡，通信作者：吴翼伟）

十一、恶性周围神经鞘瘤 PET/CT 显像一例

患者女，31 岁。因反复头痛、头晕伴呕吐 1 周，脑 MRI 示左额叶占位，疑胶质瘤，于本院脑外科行手术切除肿瘤。术后病理诊断（左额）梭形细胞恶性肿瘤伴坏死，考虑为转移性。肿瘤细胞波形蛋白 Vim（++）、S100（++）、巨噬细胞 CD_{68}（+）、胶质纤维酸性蛋白 GFAP（-）、核抗原 Ki67（++）、P53（++）、细胞角蛋白 CK（-）、上皮膜抗原 EMA（-）。1 个月后行 18F-FDG PET/CT（美国 GE Discovery ST）检查，结果示右侧肩胛下肌肿大，右侧肩胛骨和右后胸壁间隙增宽，局灶性密度减低，CT 值 13~41HU；右侧肩胛下肌及前锯肌 FDG 代谢异常增高，最大 SUV 13.8，平均值 10.2，延迟显像最大 SUV 13.1，平均值 11.7，同时双侧颈部、双侧颌下及左侧耳前见多发肿大淋巴结影，最大者 0.9cm×1.5cm，最大 SUV 2.8（图 7-1-12）。PET/CT 检查结果提示右侧肩胛下肌及前锯肌软组织恶性肿瘤伴双侧颈部、双侧颌下及左侧耳前多发淋巴结转移。经过 2 次化疗后，淋巴结触诊未及。估计肩胛区肿瘤为脑肿瘤的原发灶。因肩胛区肿瘤生长较快，且该病理类型肿瘤对放化疗不敏感，行"姑息性肿瘤切除术"。术后病理检查示（右侧肩胛内）MPNST（10cm×6.5cm）伴局灶横纹肌分化，脉管内可见瘤栓，免疫病理：Vim（++）、S100（++）、CD_{68} 局灶（+）、GFAP（-）、Ki67（+）、P53（++）、CK（-）、EMA（-）、MyoD1 局灶（+）。

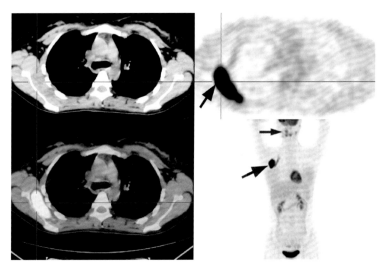

图 7-1-12　患者女，31 岁，右肩胛内 MPNST 18F-FDG PET/CT 显像图（大箭头示原发灶，小箭头示头颈部转移灶）

讨论 MPNST是起源于周围神经或显示神经鞘分化的恶性肿瘤,是软组织肿瘤中最为复杂的一种梭形细胞肉瘤,占软组织肉瘤的5%~10%,多发生于20~50岁的成年人,女性略多见。多数肿瘤的发生与周围神经干(如坐骨神经、骶神经和臂丛神经)关系密切,因此最常见于大腿和臀部,以及上臂和脊柱旁,而位于头颈部者较为罕见。最常见的转移部位为肺,其次为骨、肝和脑。

神经鞘瘤的PET显像研究尚不多见。本例先发现脑转移灶,伴有头颈部多处转移,提示高度恶性,与其原发灶FDG摄取最大SUV高达13.8相符。Hamada等[1]报道了2例周围神经鞘瘤,FDG PET显像(包括延迟显像)均显示FDG摄取增加,以最大SUV=3.0为阈值区分肿瘤的良恶性。Santaella等[2-3]报道了1例30岁女性左坐骨神经鞘瘤患者和1例28岁男性胸壁神经鞘瘤患者治疗后FDG PET均示复发,后者还伴有左腋窝淋巴结转移,表明在神经鞘瘤的分期、再分期和治疗后随访中,FDG PET/CT可以起重要作用。但De Waele等[4]报道1例27岁女性椎旁肿块者,CT、MRI和穿刺细胞学检查示良性肿瘤,而PET示FDG高摄取,考虑恶性病灶。胸腔镜术后病理学诊断为良性,表明良性神经鞘瘤也可见FDG高摄取,因此在鉴别时需注意。Ahmed等[5]报道22例患者的25个组织学证实的四肢良性神经鞘瘤,术前用FDG PET、α-FMT PET、MRI、CT和DSA进行探查,探查的病灶数分别为22,17,25,16,17个。FDG和/或FMT PET探查的病灶均显示放射性浓聚,FDG最大SUV范围从0.33~3.7,其中8个病灶(36.4%)被估计为恶性;FMT最大SUV从0.44~1.47,15个(88.2%)显示为良性。作者认为,上述所有显像技术对神经鞘瘤的探查和定位都是有用的,其中FMT PET显像可能是鉴别良恶性神经鞘瘤最适宜的方法,FDG PET虽鉴别诊断价值有限,但可显示病灶的数目和形态。

本文直接使用的缩略语:

DSA(digital subtraction angiography),数字减影血管造影

FDG(fluorodeoxyglucose),脱氧葡萄糖

FMT(methyltyrosine),甲基酪氨酸

MPNST(malignant peripheral nerve sheath tumor),恶性外周神经鞘瘤

SUV(standardized uptake value),标准摄取值

参考文献

[1] HAMADA K,UEDA T,HIGUCHI I,et al. Peripheral nerve schwannoma:two cases exhibiting increased FDG uptake in early and delayed PET imaging. Skeletal Radiol,2005,34(1):52-57.

[2] SANTAELLA Y,BORREGO I,LÓPEZ J,et al. ¹⁸F-FDG PET in a case of recurrent malignant schwannoma. Rev Esp Med Nucl,2005,24(2):127-130.

[3] HALAC M,CNARAL F,SAIT S,et al. FDG PET/CT findings in recurrent malignant schwannoma. Clin Nucl Med,2008,33(3):172-174.

[4] DE WAELE M,CARP L,LAUWERS P,et al. Paravertebral schwannoma with high uptake of fluorodeoxyglucose on positron emission tomography. Acta ChirBelg,2005,105(5):537-538.

[5] AHMED AR,WATANABE H,AOKI J,et al. Schwannoma of the extremities:the role of PET in preoperative planning. Eur J Nucl Med,2001,28(10):1541-1551.

(摘自中华核医学杂志2009年第29卷第6期,第一作者:郑思廉)

十二、恶性周围神经鞘膜瘤摄取骨显像剂一例

患者男,62岁。右侧腹痛2个月,腹膜后神经鞘膜瘤化疗栓塞术后1个月。2个月前患者出现右侧腹痛,外院CT检查见右腹膜后肿块,于本院泌尿外科行手术治疗。术中肿块无法切除,术后病理检查诊断为外周神经鞘膜瘤(低度恶性,图7-1-13),后转入介入病房行腹膜后神经鞘膜瘤化疗栓塞术。体格检查:右上腹见一长约30cm手术瘢痕,身体其余部位未见异常。实验室检查:血清碱性磷酸酶923(正常值47~138)IU/L,血清钙(Ca)1.92(正常值2.1~2.7)mmol/L,血、尿、大便常规检查阴性。腹部CT平扫见右肾下方、右腹膜后一约10cm×10cm大小团块状低密度影,形态不规则,边缘不清,其内可见大小不规则高密度影。肿块与后腹壁软组织相连,分界不清,紧贴脊柱,分别向前、向上、向内推挤肝、右肾、十二指肠和胰头,与右肾相连且分界不清;右肾积水。右侧腹膜增厚。周边骨质未见破坏。CT增强后病灶呈不均匀强化,其内可见更低密度影,CT值31.3~505.59HU,提示肿瘤内有坏死。右侧

臀大肌、臀中肌见类圆形不均匀高密度影(图7-1-14a)。MRI T_1 加权像横断面见一形态不规则的低信号肿块影,提示肿瘤及其转移灶内钙化。胸部CT示右上肺尖段紧贴后内侧胸壁处一条状影,其内大量斑点状高密度影,右上肺见2个结节状影,左下肺见一边缘清楚的结节影,右肺门及纵隔淋巴结肿大,右侧胸腔积液。$^{99}Tc^m$-MDP全身骨显像(图7-1-14b)示全身骨骼及软组织内多发异常放射性浓聚灶,考虑其软组织显影异常与转移灶内钙化有关。

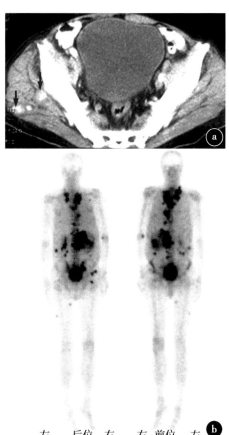

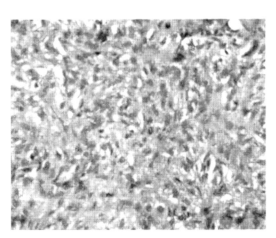

图7-1-13　患者男,62岁。病理检查为外周神经鞘膜瘤(HE×100)

图7-1-14　本例患者CT检查(a)示,右侧臀大肌、臀中肌见类圆形不均匀高密度影(箭头示);放射性核素全身骨显像(b)示,全身骨骼及软组织内多发异常放射性浓聚影

　　讨论　放射性核素全身骨显像骨外组织异常放射性浓聚影主要见以下3种情况:技术伪影、泌尿生殖系统异常、软组织或体内脏器异常摄取放射性。其中泌尿生殖系统异常最常见,如肾脏大小(肾脏肿大或萎缩),位置(异位肾、肾下垂)、先天性泌尿系统结构异常(肾和输尿管重复畸形),泌尿道病变(肾盂肾盏扩张、积水)等。技术伪影的形成主要由于放射性药物质量问题、注射失败或药物误注入动脉及图像采集过程中仪器质量问题或患者移动而产生[1]。软组织或脏器摄取骨显像剂的机理尚未完全明了。但很多病变如组织缺血、坏死、肾衰竭时的转移性钙化部位和高钙血症,会致软组织和脏器内有钙盐沉积。有学者认为这是多种因素综合作用的结果,如间质容积增大、局部血流变化、渗透性、钙化、内分泌疾病、原发或转移性肿瘤及多种良性病变手术创伤等[2]。已有学者发现神经母细胞瘤、乳腺癌和肺癌等有摄取骨显像剂的能力,而鲜见恶性周围神经鞘膜瘤摄取骨显像剂的报道[3-5]。恶性周围神经鞘膜瘤也称恶性神经鞘瘤或神经纤维肉瘤,是由纤维母细胞、上皮膜抗原阳性的束膜细胞、施万细胞、CD_{34} 阳性的树突状细胞、原始神经上皮细胞等构成的异质性肿瘤。发病年龄多 >35 岁,男性多于女性,最常发生于近大神经干(坐骨神经、臂丛、骶神经丛)的深部软组织。本例患者MRI、CT检查的异常密度影与骨显像浓聚灶吻合,提示其软组织异常显影与钙化有关。

　　全身骨显像不仅可发现肿瘤多发性骨转移,且清晰显示其部分软组织转移灶。诊断时,应密切结合病史。

　　本文直接使用的缩略语:

　　MDP(methylene diphosphonate),亚甲基二膦酸盐

参考文献

［1］LOUTFI I，COLLIER BD，MOHAMMED AM，et al. Nonosseous abnormalities on bone scans. J Nucl Med Technol，2003，31（3）：149-153.

［2］赵军，颜廷秀，梁荣祥，等.肿瘤患者软组织摄取骨显像剂的临床价值.中华核医学杂志，1996，16（1）：51.

［3］邵虹，施美华，周莺，等.骨显像和CT联合应用对儿童神经母细胞瘤临床分期的价值.中华核医学杂志，2004，24（4）：227-228.

［4］KENNA M，MRCPI D，IQBAL，A FRCR，et al. ^{99}Tc^m-methylene diphosphonate uptake in a primary lung cancer. Clin Nucl Med，2004，29（11）：723-724.

［5］金星，林爱珠，郑石芳.肿瘤患者核素骨显像骨外软组织浓聚的分析.中国临床医学影像杂志，2000，11（5）：332-334.

（摘自中华核医学杂志2005年第25卷第6期，第一作者：马超）

十三、股直肌腱鞘巨细胞瘤 ^{18}F-FDG PET/CT 显像一例

患者男，47岁，胸中段食管癌术后放化疗半年，随访胸腹部CT（德国Siemens公司Sensation 16型）示腹腔内残胃左旁见一短径约1.5cm淋巴结。为排除腹腔淋巴结转移并了解全身情况，行全身^{18}F-FDG PET/CT（美国GE Discovery LS型）显像。患者静脉注射^{18}F-FDG 344MBq，静卧50min后行PET/CT检查。显像结果（图7-1-15，图1）：食管癌术后，吻合口未见异常放射性摄取；腹腔内残胃左后下方示一长径约1.9cm的椭圆形软组织结节，边界清晰，未见异常放射性摄取；股骨头水平右侧缝匠肌后方示一长径约为1.7cm的略低密度结节，呈结节状放射性浓聚，SUV$_{max}$为6.9。患者体格检查局部未见明显阳性体征。MRI（德国Siemens 3.0 T型）示右股部缝匠肌后方肌间隙内平股骨头上方层面见一结节样异常信号影，T$_1$WI呈低信号，T$_2$WI压脂序列扫描信号略高。注射对比剂Gd-DTPA后呈轻中度边缘强化，大小约1.2cm×1.8cm×2.4cm，边界较清晰（图7-1-15，图2）。行手术治疗，术中见股直肌腱鞘深面一类圆形肿物，大小约1.5cm×2.0cm×2.5cm，包膜完整，表面光滑，与股直肌腱鞘分界不清。术后病理检查示：腱鞘巨细胞瘤（图7-1-15，图3）。

讨论 腱鞘巨细胞瘤是一种起源于腱鞘滑膜、滑囊及关节的增殖性疾病，根据发病部位和表现形式可分为局限型和弥漫型2种[1]。局限型又称结节性腱鞘炎，绝大多数发生在指趾关节附近，少数可发生在足、踝、膝、肘等关节附近。大体肿瘤多呈结节状或分叶状，光学显微镜下瘤组织结构多样，组织学特征为分化良好的纤维性细胞和裂隙样血管通道，主要由组织细胞样滑膜细胞、巨噬细胞、成纤维细胞和泡沫细胞4种细胞构成。弥漫型少见，主要发生在膝、踝、髋等较大的关节附近，又称关节外色素沉着绒毛结节性滑膜炎。病灶大体边界不清，多表现为巨大的不规则软组织肿块，光学显微镜下组织结构与局限型基本一致。

目前本病病因尚不清楚，局限性绒毛结节性滑膜炎、慢性炎性反应、反应性增生、单/巨核细胞衍生等可能与本病有关。这些病理过程可能导致病灶FDG摄取增加，在PET/CT显像呈结节状放射性浓聚[2]。该病MRI典型表现为局限性或弥漫性的软组织肿块，呈圆形、类圆形或梭形，主要发生在关节外。因肿瘤反复出血致含铁血黄素沉积，T$_1$WI呈特征性低信号，T$_2$WI则可为等信号或高低混杂信号。当含铁血黄素含量较少、以胶原纤维为主时，T$_1$WI及T$_2$WI信号稍高于骨骼肌信号；当含铁血黄素含量较多时，两者信号等于或稍低于骨骼肌信号[3]。本例患者系食管癌综合治疗后复查，肿瘤原发灶及区域淋巴结未见明显异常，PET/CT及MRI示股骨头水平右侧缝匠肌后方孤立性低密度结节。食管癌单纯此处转移较为少见，此结节首先考虑为腱鞘及神经源性来源；肿瘤较小，穿刺活检组织检查难度大，遂行手术治疗，术后病理证实为腱鞘巨细胞瘤。

目前手术根治性切除是本病的主要治疗措施，但术后复发率高达9%~44%[4]。有文献[5]报道，术后放疗可提高对肿瘤局部的控制，降低复发率。本例患者巨细胞瘤起源于股直肌腱鞘，较为罕见，相关PET/CT表现也鲜有报道。临床表现生长在腱鞘或关节周围、^{18}F-FDG PET/CT显像呈结节状放射性浓聚、MRI示T$_1$WI低信号、T$_2$WI压脂序列扫描略高信号时，应考虑腱鞘巨细胞瘤可能。

本文直接使用的缩略语：

DTPA（diethylene triamine pentaacetic acid），二乙基三胺五乙酸

FDG（fluorodeoxyglucose），脱氧葡萄糖

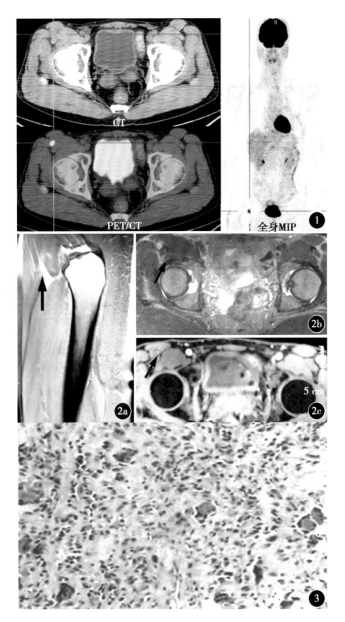

图7-1-15 图1腱鞘巨细胞瘤患者(男,47岁)[18]F-FDG PET/CT显像图。肿物位于股骨头水平右侧缝匠肌后方,CT呈略低密度,PET示结节状放射性浓聚,SUV_{max}为6.9(十字交叉处示)。图2该患者MRI图。肿物位于右股部缝匠肌后方肌间隙内平股骨头上方层面,T_1WI低信号(2a,箭头示);T_2WI及T_2WI压脂序列扫描(2b)略高信号,边界较清(箭头示);注射对比剂Gd-DTPA后,该异常信号影呈轻度边缘强化(2c,箭头示)。图3该患者术后病理检查图(HE×100)。光学显微镜下可见肿瘤细胞体积小,边界不清,呈多角形或梭形,核呈卵圆形;视野内可见多核巨细胞及吞噬类脂质及含铁血黄素的巨噬细胞

MIP(maximum intensity projection),最大密度投影

SUV_{max}(maximum standardized uptake value),最大标准摄取值

参考文献

[1] 唐翠松,李文彬,杨世埙,等.腱鞘巨细胞瘤的MRI诊断价值.上海交通大学学报(医学版),2008,28(1):13-16.

[2] WISSMEYER M,KOHL S,JUENGLING FD,et al. FDG uptake in giant cell tumor of the tendon sheath in a patient restaged for gastrointestinal stroma tumor(GIST). Clin Nucl Med,2009,34(3):193-196.

[3] 顾东华,孙明.腱鞘巨细胞瘤的影像学诊断(附13例分析).放射学实践,2011,26(5):530-533.

[4] SURESH SS,ZAKI H. Giant cell tumor of tendon sheath:case series and review of literature. J Hand Microsurg,2010,2(2):67-71.

[5] CORONEOS CJ,O'SULLIVAN B,FERGUSON PC,et al. Radiation therapy for infiltrative giant cell tumor of the tendon sheath. J Hand Surg Am,2012,37(4):775-782.

(摘自中华核医学与分子影像杂志2013年第33卷第5期,
第一作者:吴培培,通信作者:邢力刚)

十四、腹壁皮下颗粒细胞瘤 ^{18}F-FDG PET/CT 显像一例

患者女,48 岁。右下腹"蚕豆"大小肿块 2 年,无明显变化。1 周前体格检查,右下腹皮下可触及大小约 2.0cm × 2.0cm 的结节,边界清,质硬,移动度尚可,无触痛。B 超检查示:右下腹实质性肿块,考虑恶性可能。为进一步明确结节性质和全身情况,行 ^{18}F-FDG(由上海原子科兴药业有限公司提供,放化纯 >95%)全身 PET/CT(德国 Siemens 公司 Biograph 64 TruePoint 型)检查(图 7-1-16,图 1)示:右腹壁皮下见一结节,最大横断面约 1.7cm × 1.5cm,边缘欠光滑,密度尚均匀,CT 值 8~56HU,^{18}F-FDG 轻度摄取,SUV_{max} 1.7;结节邻近皮肤增厚,周围脂肪组织未见异常;全身其他部位未见恶性占位征象,全身淋巴结无肿大和代谢增高,故考虑为良性病变。于外科行肿块切除,肿块大小约 3.5cm × 2.0cm × 2.0cm,切面见一灰白结节,边界不清,质硬,直径约 1.5cm,位于皮下 0.5cm。病理检查(图 7-1-16,图 2a):肿块内见嗜酸性细胞呈巢状浸润生长,无包膜,边界尚清,胞质丰富,充满中性颗粒,核圆形,染色质淡,核分裂象罕见,诊断为右腹壁肿块颗粒细胞瘤。免疫组织化学染色:嗜酸性细胞胞质 S-100 蛋白(+)(图 7-1-16,图 2b),钙结合蛋白(+),NSE(+),CD_{68}(+),PGP9.5(+),抑制素(+),突触素(+/−),细胞角蛋白 AE1/AE3(−)。

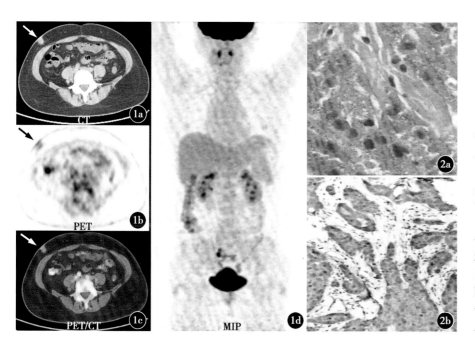

图 7-1-16　图 1 腹壁皮下颗粒细胞瘤患者(女,48 岁)^{18}F-FDG PET/CT 显像图。1a. CT 平扫示结节密度均匀,边界欠光滑,邻近皮肤增厚(箭头示);1b. PET 图像示结节轻度代谢增高(箭头示);1c. PET/CT 融合图像,箭头示病灶;1d. 全身 MIP 图像,其他脏器未见异常高代谢灶。图 2 该患者病理及免疫组织化学检查图。2a. HE 染色(×400)见大量嗜酸性细胞;2b. S-100 蛋白免疫组织化学染色(×100)示嗜酸性细胞胞质呈阳性表现

讨论　颗粒细胞瘤是极为少见的软组织肿瘤,可能起源于原始神经外胚层细胞[1],生长缓慢,大多数为良性肿瘤,约 1%~3% 为恶性[2]。其可发生于任何年龄,但多见于 40~60 岁女性,男女比例约为 1:2。40%~50% 发生于头颈部,发生于皮肤及皮下软组织、乳腺和呼吸道的分别为 30%、15% 和 10%,仅 1%~8% 发生于消化道[3]。皮肤及皮下软组织内颗粒细胞瘤生长缓慢,表面光滑,大多单发,一般无自觉症状,少数患者可有局部疼痛或压痛。该病主要靠组织病理学明确诊断。良性颗粒细胞瘤局部切除即可,复发多为切除不净所致。恶性颗粒细胞瘤对放化疗不敏感,手术时需扩大切除范围。

有关颗粒细胞瘤的报道多为个案,且较多关注临床和病理表现,影像表现报道较少。周丽娜等[4]总结了 4 例软组织颗粒细胞瘤的影像学表现(CT 和 MRI 各 2 例),认为软组织颗粒细胞瘤 CT 平扫多表现为中等或略低于邻近肌肉密度影,MRI 平扫则表现为病灶边缘环绕脂肪信号,病灶呈膨胀性生长,周围组织主要为推压改变。MRI 的增强表现与文献报道[5]不尽一致,可能与瘤细胞的形态和排列密集程度等有关。Hoess 等[6]报道了 1 例左侧乳腺小结节病例,超声和乳腺 MRI 检查均提示结节恶性可能,但 PET 显像仅显示轻度 FDG 摄取,SUV_{mean} 1.8,以 SUV 2.5 为良恶性的界值,判断该结节为良性;手术切除标本冰冻切片的病理诊断结果为恶性导管细胞癌,但最终经石蜡切片病理诊断和免疫组织化学检查证实为颗粒细胞瘤。Hamada 等[7]报道 1 例软组织颗粒细胞瘤 PET/CT 显像,该病例左上肢渐进性肿胀,并可触及约 3cm × 3cm 的结节,FDG 摄取增高,SUV_{max} 2.35。

本例患者 ^{18}F-FDG PET/CT 检查所示结节密度尚均匀,FDG 轻度摄取(SUV_{max} 1.7),为良性表现,但结节边缘欠光滑,B 超提示有恶性可能。结合临床,依据病变时间长、进展缓慢的特点,综合考虑为良性病变,最终经病理诊断为右腹壁肿块颗粒细胞瘤。临床上该病需与以下病变鉴别。①炎性结节:临床上多有红、肿、热、痛反应,FDG 摄取增高

较显著,周围脂肪组织中会有密度增高的反应性改变;②脂肪瘤:在 CT 上能测得脂肪密度,FDG 摄取多正常;③结节性脂膜炎:好发于中年肥胖女性,局部可有皮疹,病程中结节会有触痛,可伴发热和关节酸痛等全身症状,FDG 摄取增高;④转移性瘤:有原发恶性肿瘤病史,[18]F-FDG PET/CT 有助于软组织转移瘤的诊断和鉴别诊断[8];⑤神经源性肿瘤:好发于头颈、四肢、纵隔和腹膜后,病变较大时可有囊变、坏死,小病灶较难鉴别,但 FDG 摄取通常会增高。

结合本例及文献报道,软组织颗粒细胞瘤通常表现为接近肌肉密度的结节,边界清楚或欠光滑,内部密度均匀,FDG 轻度摄取。[18]F-FDG PET/CT 检查可同时显示病灶的形态学改变和葡萄糖代谢改变,SUV 可以提示病灶的良恶性,结合全身其他部位有无恶性肿瘤和肿瘤转移的征象,可以提供更多信息以辅助诊断。

本文直接使用的缩略语:

FDG(fluorodeoxyglucose),脱氧葡萄糖

MIP(maximum intensity projection),最大密度投影

NSE(neuron specific enolase),神经元特异性烯醇化酶

PGP9.5(protein gene product 9.5),蛋白基因产物 9.5

SUV(standardized uptake value),标准摄取值

SUV_{max}(maximum standardized uptake value),最大标准摄取值

SUV_{mean}(mean standardized uptake value),平均标准摄取值

参考文献

[1] QURESHI NA,TAHIR M,CARMICHAEL AR. Granular cell tumor of the soft tissues:a case report and literature review. Int Semin SurgOncol,2006,3(1):21.

[2] THACKER MM,HUMBLE SD,MOUNASAMY V,et al. Case report. Granular cell tumors of extremities:comparison of benign and malignant variants. Clin Orthop Relat Res,2007,455:267-273.

[3] KAMAL SA,OTHMAN EO. Granular cell tumour of the larynx. J Laryngol Otol,1998,112(1):83.

[4] 周丽娜,吴宁,林冬梅,等. 软组织颗粒细胞瘤的 CT 与 MRI 表现. 中华放射学杂志,2012,46(2):170-172.

[5] BLACKSIN MF,WHITE LM,HAMEED M,et al. Granular cell tumor of the extremity:magnetic resonance imaging characteristics with pathologic correlation. Skeletal Radiol,2005,34:625-631.

[6] HOESS C,FREITAG K,KOLBEN M,et al. FDG PET evaluation of granular cell tumor of the breast. J Nucl Med,1998,39(8):1398-1401.

[7] HAMADA K,FUJIMOTO T,OMORI S,et al. FDG PET-CT evaluation of granular cell tumor of the soft tissue. Clin Nucl Med,2010,35(3):192-193.

[8] 邵丹,王淑侠,王思云,等. ^{18}F-FDG PET/CT 探测恶性肿瘤软组织转移. 中华核医学杂志,2009,29(5):353-354.

(摘自中华核医学与分子影像杂志 2014 年第 34 卷第 1 期,
第一作者:冯菲,通信作者:张建)

十五、[18]F-FDG PET/CT 诊断小腿腺泡状软组织肉瘤一例

患者男,37 岁。2005 年因咳嗽、咳痰行检查发现肺占位,他院诊断为肺结核,抗结核治疗约半年后停药。2006 至 2009 年间每年复查肺部 CT,病灶未见减小,2009 年示肺内病灶少量增多。2011 年患者因过于劳累后出现咯血、腰痛明显,为明确肺内病灶性质来本科行 ^{18}F-FDG PET/CT 检查。实验室检查示肝功能、肾功能、电解质及空腹血糖均正常,男性肿瘤标志物均呈阴性。

检查采用德国 Siemens Biograph 16 HR PET/CT 仪,[18]F-FDG 由本科日本住友公司加速器生产,放化纯 >95%。患者空腹 4h 以上,静脉注射 ^{18}F-FDG 260MBq,静卧休息 60min 后行头至大腿中段 PET/CT 扫描。结果示:双肺多发类圆形软组织密度结节,直径 0.3~3.1cm,SUV_{max} 为 2.1~5.2(图 7-1-17,图 1a);左侧胸膜多个结节状放射性摄取增高影,SUV_{max} 为 4.7;左侧锁骨上窝、腹膜后多个肿大淋巴结影,SUV_{max} 为 4.9~8.0;肋骨、脊椎、骨盆多发骨质破坏伴放射性摄取增高,SUV_{max} 为 2.9~9.4;常规扫描发现除肺部病灶外,胸膜、淋巴结、骨骼等多处也存在病变,考虑为多发转移性病变,遂行下肢扫描查找原发灶。显像结果示左侧小腿肌间隙放射性摄取增高的软组织肿块,约 3.5cm×3.6cm,

SUV_{max} 为 11.2,相邻骨质无破坏(图 7-1-17,图 1b)。诊断结果:左侧小腿肌间隙高代谢灶,考虑间叶源性恶性病变;双肺、左侧胸膜、淋巴结及多发骨转移。左侧小腿病灶穿刺活组织检查病理结果为 ASPS(图 7-1-17,图 2)。

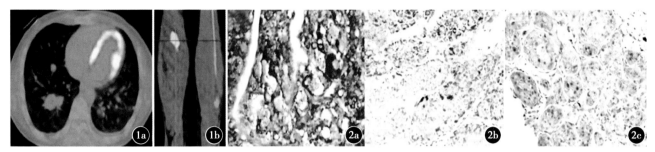

图 7-1-17　图 1 患者男,37 岁,小腿腺泡状软组织肉瘤 PET/CT 显像图。a. 双肺多发结节,SUV_{max} 为 5.2;b. 左侧小腿肌间隙高代谢灶,SUV_{max} 为 11.2。图 2 同一患者免疫组织化学检查结果 PAS 染色(×400)。a. 胞质内可见菱形晶体;b. 细胞核 *MyoD1* 强阳性表达;c. 酸性钙结合蛋白强阳性表达

讨论　ASPS 是一种少见的细胞呈腺泡样或器官样排列的软组织恶性肿瘤,占所有软组织肉瘤的 0.5%~1.0%,来源尚不明。免疫组织化学表达结蛋白和 *MyoD1* 等肌源性标志物、酸性钙结合蛋白、神经元特异性烯醇化酶等神经源性标志物阳性[1]。近年有报道[2]称其来源可能为肌源性,是横纹肌肉瘤的特殊类型,但目前争论较多。本例患者经免疫组织化学检查证实细胞腺泡状结构周围见网状纤维,细胞质 *MyoD1*(+)、S-100(+)及 PAS 染色(+),进而证实为 ASPS。

ASPS 好发于青年人,女性多见,发病年龄多在 15~35 岁之间,可累及身体任何部位,成人常见于股前区肌肉内或肌肉筋膜处,小儿则以头颈部多见。ASPS 主要表现为缓慢生长的无痛性肿块,病史较长,恶性程度低,临床表现无特异性,误诊率高[3]。该类肿瘤血液循环丰富,少数可触及血管搏动或听及血管杂音,瘤细胞易发生血行转移。30% 的患者以转移瘤为首发症状,最常见转移部位为肺、骨和脑,少数可侵犯邻近骨质,其中肺转移可发生于就诊时或术后 6 个月 ~8.8 年。此类型肿瘤侵袭性很强,但患者中位生存时间为 4.4 年,最长可达 10 年以上,明显好于其他软组织肉瘤[4]。手术切除仍是目前治疗局限期腺泡状软组织肉瘤的唯一有效手段,但术后易复发,放化疗效果均不肯定。

ASPS 在影像学检查中,X 线片及 CT 表现为深部软组织内密度稍低于肌肉的不规则软组织肿块影,内有钙化,可伴有邻近骨破坏;增强扫描病变区明显强化。MRI 在诊断 ASPS 方面亦有其特征性,大多数肉瘤与相邻肌肉在 T_1 强化像上强化程度基本一致,但 ASPS 在 T_1 和 T_2 像上均为明显强化,在瘤内和瘤周有很多流空信号,这一特征有助于疾病的诊断[5]。

由于 ASPS 发病率低,肿瘤生长缓慢,临床表现无特异性,易被临床忽视,术前诊断较为困难,常需通过影像学检查发现。本例患者病程长达 6 年,其间小腿症状不明显,仅于 2008 年行小腿彩超时怀疑静脉血栓,但未进一步检查或治疗;此前主要关注肺内病灶,曾误诊为结核,直至本次 PET/CT 检查才发现小腿肌间隙内 FDG 高摄取肿块和肺、胸膜高代谢灶及多发骨质破坏,临床分期已属晚期。根据该患者年龄较轻,肿块源于小腿肌肉间隙,呈缓慢无痛性生长,同时伴多发肺、骨转移及 6 年多的病程,应考虑到此病的可能。PET/CT 一次检查全身成像提供的临床分期信息优于 CT 或 MRI,并可通过 FDG 摄取程度来判定病灶良恶性[6]。

本文直接使用的缩略语:

ASPS(alveolar soft part sarcoma),腺泡状软组织肉瘤

FDG(fluorodeoxyglucose),脱氧葡萄糖

MyoD1(myogenic differentiation 1),成肌细胞决定基因 1

PAS(Periodic acid-Schiff),过碘酸 - 雪夫

SUV_{max}(maximum standardized uptake value),最大标准摄取值

参考文献

[1] TASAKI I,KURATOMI H,SAKAI T. Alveolar soft part sarcoma in the region of the axilla:a case report. J Plast Reconstr Aesthet Surg,2009,62(10):e409-410.

[2] VAN RUTH S,VAN COEVORDEN F,PETERSE JL,et al. Alveolar soft part sarcoma:a repert of 15 cases. Eur J Cancer,2002,38(10):1324-1328.

[3] AJLAN AM,BINKHAMIS S,KELLOW Z,et al. Primary alveolar soft-part sarcoma of the iliac bone:A case report. Eur J Radiol,

2009,69(3):e113-115.

[4] 徐立斌,于胜吉,邵永孚,等.腺泡状软组织肉瘤的临床和预后分析.中华肿瘤杂志,2007,29(10):778-780.

[5] LAI YC,CHIOU HJ,WU HT,et al. Ultrasonographic and MR findings of alveolar soft part sarcoma. J Chin Med Assoc,2009,72(6):336-339.

[6] 刘德军,冯彦林,余丰文,等.乳腺癌腋窝淋巴结转移 ^{18}F-FDG PET/CT 半定量分析预测阈值的临床研究.中华核医学杂志,2009,29(2):73-77.

(摘自中华核医学与分子影像杂志 2012 年第 32 卷第 5 期,
第一作者:赵红光,通信作者:林承赫)

十六、钙化性纤维性肿瘤原发灶摄取 $^{99}Tc^m$-MDP 一例

患者女,43 岁。因月经周期缩短、经量增多、经期延长、不规则阴道流血、白带增多就诊于当地医院,诊断为子宫肌瘤,拟行手术治疗,术前检查发现右纵隔肿瘤。为求进一步治疗,转入本院心胸外科。患者不伴咳嗽、咳痰、发热、无恶心、呕吐、眼睑下垂、面部无汗、无黑矇、视物旋转、气促、呼吸困难、腹痛、呕血、黑便、肉眼血尿、双下肢水肿、双下肢无力等症状。患者无手术、外伤、结核、肝炎病史。

患者血 CEA 0.60(正常参考值 0~5.00)μg/L;胸部 CT(图 7-1-18,图 1)示:右后下纵隔混杂密度占位性病变,以高密度为主,与食管下端关系密切,考虑良性肿瘤或肿瘤样病变(畸胎瘤? 软骨起源性肿瘤? 食管重复畸形?)。$^{99}Tc^m$-MDP SPECT/CT 显像(图 7-1-18,图 2)示:平面显像胸骨右侧软组织区域见片状放射性异常浓聚影,SPECT/CT 断层图像融合后示右后纵隔区域混杂密度占位性病变,放射性异常浓聚,考虑肿瘤性病变。由于相关检查较支持右后下纵隔肿瘤,征得患者及家属同意后,于 2015 年 5 月 5 日在全身麻醉下行开胸右侧纵隔肿瘤切除术。术中探查见:肿瘤位于下纵隔,来源于食管,呈梭形,大小约 8cm×4cm,质地坚硬,肿瘤表面可见滋养血管,肿瘤与右肺中、下叶及心包粘连。常规分离粘连,术后组织病理检查(图 7-1-19)示:(右纵隔)肿瘤,肿瘤大部分为致密的胶原纤维、可见砂粒体样钙化,间有淋巴细胞、浆细胞浸润,可见淋巴滤泡样结构,倾向钙化性纤维性肿瘤。免疫组织化学检查示:CD34(血

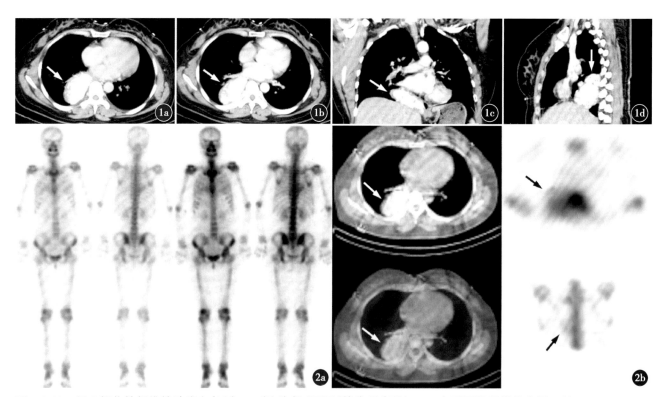

图 7-1-18 图 1 钙化性纤维性肿瘤患者(女,43 岁)胸部 CT 图(箭头示病灶)。1a. 右后下纵隔脊柱旁见一约 7.0cm×4.5cm 类梭形混杂密度影,其内大量结节状、点片状高、稍高及散在条片状软组织密度影,CT 值 70.0~500.0HU,宽基底与胸壁相贴;1b~1d. 增强扫描后实质部分未见明显强化。图 2 同一患者 $^{99}Tc^m$-MDP 显像图。2a. 全身骨平面显像示胸骨右侧软组织区域见片状放射性异常浓聚影;2b. SPECT/CT 断层图像融合示右后纵隔区域混杂密度占位性病变,放射性异常浓聚(箭头示)

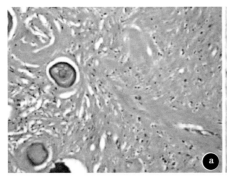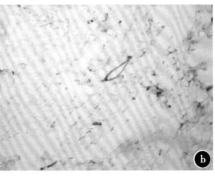

图7-1-19 钙化性纤维性肿瘤患者（女,43岁）术后病理检查图。a.结果示致密的胶原纤维、可见砂粒体样钙化,间有淋巴细胞、浆细胞浸润,可见淋巴滤泡样结构（HE×200）;b.免疫组织化学检查图（Maxvision×100）

管+）、S-100蛋白（−）、结蛋白Desmin（−）、平滑肌肌动蛋白（−）、间变性淋巴瘤激酶（−）、肌动蛋白（−）,细胞增殖核抗原Ki-67低表达,支持（右纵隔）钙化性纤维性肿瘤。

讨论 钙化性纤维性肿瘤是一种罕见的良性软组织肿瘤[1],由透明变性的纤维组织夹杂散在的束状梭形纤维母细胞、散在的砂粒体性和/或营养不良性钙化与多少不等的单核细胞浸润为主的炎性细胞组成。Rosenthal与Abdul-Karim[2]于1988年第1次描述为儿童沙瘤样纤维肿瘤。Fetsch等[3]重新将其命名为钙化性纤维性假瘤。钙化性纤维性肿瘤可发于任何部位,但好发于儿童和青少年的胃肠道与软组织,肠外常见于肠系膜,患者年龄范围从5到77岁,平均40.8岁,没有明显性别差异[4]。临床上多表现为局部缓慢生长的无痛性肿块,多为偶然发现;位于实质脏器者可有相应的临床症状,如在乙状结肠可出现间歇性便秘、腹痛,口服止痛药不能缓解[5]。病理特征为丰富的胶原蛋白,散在钙化,炎性细胞浸润;钙化分散在整个纤维化区域,可以是砂砾样或营养不良性[6-8]。钙化性纤维性肿瘤需与以下疾病相鉴别:畸胎瘤、纤维瘤病、炎性反应性肌纤维母细胞瘤、结缔组织增生性间皮瘤、钙化性肉芽肿。纵隔钙化性纤维性肿瘤是非常罕见的软组织肿瘤,易误诊或漏诊,认识其独特的病理特征,有助于诊断和鉴别诊断。

影像学检查对该病是非特异性的。内镜超声检查可显示低回声肿块,内部回声钙化[9]。CT检查肿块界限清楚,增强CT动脉期肿块强化不明显或轻度强化,分散的钙化灶,多呈混杂密度影[10]。本例⁹⁹Tcᵐ-MDP SPECT/CT显像时肿瘤显影。全身骨显像时骨外组织摄取⁹⁹Tcᵐ-MDP并不罕见。非骨性组织摄取⁹⁹Tcᵐ-MDP机制尚不十分明确,可能是多种因素共同作用的结果,如局部血流变化、血管增生、局部钙离子浓度改变、成骨细胞活跃、内分泌变化,酸碱度变化、渗透性增加,变性蛋白的结合、手术创伤、细胞中磷酸酶浓度改变,也见于原发或转移性肿瘤、胸腔积液、腹水、孕期和哺乳期妇女乳腺摄取等。肿瘤的骨显像剂摄取有如下几种常见情况:①有成骨活性的肿瘤,如骨肉瘤及其转移灶、骨外骨肉瘤;②异位骨化,与良恶性肿瘤伴发的骨化生,外伤性骨化性肌炎;③钙化组织,出现钙化的肿瘤及其转移灶,肾衰竭、继发性甲状旁腺功能亢进造成的异位钙化,静脉输入葡萄糖酸钙外漏导致的软组织坏死与钙化,慢性胰腺炎造成的钙化,手术伤口钙化等;④营养不良性钙化,即发生在病变或损伤组织内的磷酸钙沉积,主要以羟基磷灰石的形式沉积在病变组织,对骨显像剂的摄取一般较弱。纵隔肿瘤原发灶摄取⁹⁹Tcᵐ-MDP多见于神经母细胞瘤、纵隔甲状腺肿;非纵隔肿瘤偶见于先天性纤维瘤病,目前少有纵隔钙化性纤维性肿瘤摄取⁹⁹Tcᵐ-MDP的报道。本例摄取⁹⁹Tcᵐ-MDP的机制考虑为肿瘤营养不良性钙化的钙离子与⁹⁹Tcᵐ-MDP相结合,导致病灶部位出现放射性浓聚。

综上,全身骨显像对纵隔内肿瘤的检测和鉴别诊断具有一定的临床价值,当患者纵隔内有摄取⁹⁹Tcᵐ-MDP的非骨性组织时,应进一步检查。

本文直接使用的缩略语:

CEA（carcinoembryonic antigen）,癌胚抗原

MDP（methylene diphosphonate）,亚甲基二膦酸盐

参考文献

[1] GEORGE SA,ABDEEN S. Gastric calcifying fibrous tumor resembling gastrointestinal stromal tumor:a case report. Iran J Pathol, 2015,10（4）:306-309.

[2] ROSENTHAL NS,ABDUL-KARIM FW. Childhood fibrous tumor with psammoma bodies. Clinicopathologic features in two cases. Arch Pathol Lab Med,1988,112（8）:798-800.

[3] FETSCH JF,MONTGOMERY EA,MEIS JM. Calcifying fibrous pseudotumor. Am J Surg Pathol,1993,17（5）:502-508.

[4] LARSON BK,DHALL D. Calcifying fibrous tumor of the gastrointestinal tract. Arch Pathol Lab Med,2015,139（7）:943-947.

［5］WESECKI M，RADZIUK D，NIEMIEC S，et al. Calcifying fibrous tumor of the small bowel mesentery in a 27-year old male patient—case report. Pol PrzeglChir，2014，86（9）：436-439.

［6］AZAM M，HUSEN YA，PERVEZ S. Calcifying fibrous pseudotumor in association with hyaline vascular type Castleman's disease. Indian J Pathol Microbiol，2009，52（4）：527-529.

［7］AGAIMY A，BIHL MP，TORNILLO L，et al. Calcifying fibrous tumor of the stomach：clinicopathologic and molecular study of seven cases with literature review and reappraisal of histogenesis. Am J Surg Pathol，2010，34（2）：271-278.

［8］JANG KY，PARK HS，MOON WS，et al. Calcifying fibrous tumor of the stomach：a case report. J Korean Surg Soc，2012，83（1）：56-59.

［9］LEE SW，YEH HZ，CHANG CS. Calcifying fibrous pseudotumor of the esophagus. J Chin Med Assoc，2010，73（11）：599-601.

［10］FAN SF，YANG H，LI Z，et al. Gastric calcifying fibrous pseudotumour associated with an ulcer：report of one case with a literature review. Br J Radiol，2010，83（993）：e188-e191.

（摘自中华核医学与分子影像杂志 2017 年第 37 卷第 10 期，
第一作者：牛书俐，通信作者：李素平）

十七、腹膜后恶性纤维组织细胞瘤骨显像阳性一例

患者男，54 岁。因左中上腹反复胀痛 2 年入院。体格检查：左中上腹明显隆起，可触及直径 13cm、质硬、压痛、表面欠光滑、不移动肿块，叩诊肿块呈实音，肝脾肋下未触及，移动性浊音阴性，其余各系统无异常。美国 GE-high speed-8 层螺旋 CT 平扫示：胰尾部后下方、左肾前方、脊柱左侧腰大肌前可见一形态不规则肿块影，大小约 114mm×73mm×150mm，其内密度不均匀；增强扫描后肿块明显强化，肿块下面部分内侧低密度影未见强化，且似由多个大部分坏死结节融合而成，低密度区周围强化比肿块主体层面更明显；左肾静脉、左髂内动脉包埋其内；左侧腰大肌受压变形且向后移位，边缘显示模糊，肿块下方组织与肿块分界不清。按常规骨显像注意事项，患者经静脉注射 ^{99}Tc^{m}-MDP 925MBq（中国原子能科学研究院同位素研究所生产），3h 后行全身骨前、后位静态采集，仪器为德国 Siemens E.cam SPECT 仪，配低能高分辨平行孔准直器。全身骨显像示：左中上腹可见明显局灶性放射性高浓聚影，全身其他组织未见明显异常（图 7-1-20）。参照心肌梗死灶阳性显像标准[1]，将软组织异常摄取 ^{99}Tc^{m}-MDP 程度分为：0 级（无放射性摄取），Ⅰ级（轻度摄取：放射性浓聚程度低于肋骨），Ⅱ级（中度摄取：放射性浓聚程度相当于肋骨），Ⅲ级（明显摄取：放射性浓聚程度相当于胸骨）和Ⅳ级（高度摄取：放射性浓聚程度高于胸骨）。该患者左中上腹腔内软组织异常放射性

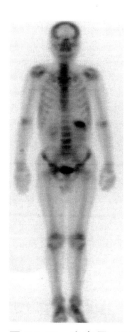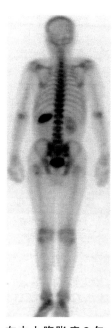

图 7-1-20 患者男，54 岁，左中上腹胀痛 2 年。全身 ^{99}Tc^{m}-MDP 骨显像示左中上腹明显局灶性放射性高浓聚影，全身其他组织未见明显异常

浓聚程度为Ⅳ级。全身骨显像后第 2 天行左腹膜后肿瘤切除术，病理检查示：肿瘤主要由棱形细胞构成，部分区域细胞较丰富，呈不典型的"漩涡状"或"车辐状"排列，部分区域胶原纤维增生较明显，另见少许散在的多核巨细胞及炎性细胞，并浸润周围脂肪组织、肠壁及肾。免疫组织化学检查结果为：CD$_{68}$（+），抗胰糜蛋白酶（±），S100 蛋白（-），CD$_{117}$（-），CD$_{34}$（-）。最后诊断为恶性纤维组织细胞瘤。

讨论 恶性纤维组织细胞瘤由发生间变的组织细胞和纤维母细胞所构成，多发生于深层软组织，其组织病理学特征：细胞及细胞核有明显多形性，常伴有奇异型肿瘤巨细胞，并混合有数量不等的棱形细胞和圆形组织细胞样细胞。常有编席状结构和间质慢性炎性细胞浸润。该病好发于男性，发病年龄较大，一般 50~70 岁，好发于肢体（特别是下肢，尤以大腿多见）及腹膜，后者主要为炎症型变种。

当肿瘤贴近骨骼时，恶性纤维组织细胞瘤的 X 线检查可能表现为浅表性骨质溶解或骨膜反应。本例患者骨显像示左中上腹明显局灶性放射性浓聚较罕见，其显影可能因为局部组织的间质容积扩大、血流增加、与肿瘤血管化有关的毛细血管通透性改变、^{99}Tc^{m}- 膦酸盐与肿瘤的磷酸酶受体结合、肿瘤细胞局部钙离子浓度改变、内分泌改变等[2-4]。有文献[3-5]报道，骨外软组织对骨显像剂 ^{99}Tc^{m}-MDP 异常摄取主要见于各种原发和转移性恶性肿瘤，尤其

是局灶性摄取者[5]。故骨显像时，如果发现软组织有异常局灶性放射性摄取灶,应高度警惕恶性肿瘤可能。

参考文献

[1] 李少林.核医学.6版.北京:人民卫生出版社,2004:91-92.

[2] 朱瑞森,陆汉魁,陈立波,等.肝癌患者 ^{99}Tc^m-MDP 骨显像肠道显影二例.中华核医学杂志,2007,27(5):320.

[3] 许华,张绍亮,叶万忠,等.骨显像时骨外组织显影的意义.中华核医学杂志,2002,22(1):57.

[4] 朱宝,尚玉琨,李舰南,等.骨外软组织异常摄取骨显像剂的临床意义.中华核医学杂志,2006,26(3):171-173.

[5] 张芬茹,许建林,周建平,等.肿瘤患者骨外软组织摄取骨显像剂的临床意义.中国医学影像技术,2007,23(7):1076-1079.

（摘自中华核医学杂志 2009 年第 29 卷第 6 期,第一作者:赵小艳）

十八、Erdheim-Chester 病 ^{99}Tc^m-MDP 全身骨显像一例

患者女,38 岁。因右前臂疼痛 7 天入院。患者 3 年前因右大腿胀痛不适,外院诊断右股骨远端骨破坏,行病灶刮除 + 右髂骨取骨植骨术,术后病理右股骨远端黄色瘤。1 年多前因左小腿胀痛不适于外院行全身骨显像示:下颌骨、T$_{11}$ 椎体、L$_3$ 椎体、双侧肱骨、股骨远端、双侧胫骨近端高代谢灶。病理结果示:股骨远端组织内见大量泡沫细胞和部分淋巴细胞、浆细胞及单核细胞,局灶区见多核巨细胞及增生纤维组织(图 7-1-21,图 1),倾向于类脂质肉芽肿病,即 ECD。患者经对症治疗后左腿疼痛缓解。7 天前无明显诱因突发左肱骨下段针刺样疼痛,后疼痛难忍,伴肿胀、活动障碍,遂入外院治疗,其间肿胀逐渐向下蔓延至左腕关节。外院 X 线片示:左肱骨中下段局部骨皮质变薄,相应髓腔扩大伴骨质密度降低。为进一步治疗转入本院。入院体格检查:眼周及甲状腺未见明显异常,尿量无明显增多;左上肢腕关节至肱骨中下段肿胀,压痛明显,左小腿压痛明显,无红肿,皮温正常,右大腿可见一长约 10cm 手术瘢痕,全身其余部位未见明显异常。颈部及腹部超声未见明显异常。实验室检查:白蛋白 26.8(括号中为正常参考值范围,下同;40.0~50.0)g/L,总胆汁酸 47.5(0~10.0)μmol/L,尿液中免疫球蛋白 κ 轻链 0.019(0~0.020)g/L,免疫球蛋白 λ 轻链 0.050(0~0.050)g/L,κ/λ 比值 0.380(1.530~3.290),PTH 19.82(15.00~65.00)ng/L,类风湿因子阴性。患者于本科行 ^{99}Tc^m-MDP 全身骨显像示:下颌骨、左侧肱骨下段、T$_{11}$ 椎体、L$_3$ 椎体、双侧股骨及胫骨干骺端、双侧跟骨显像剂异常浓聚,双下肢骨干显像剂呈对称性浓聚(图 7-1-21,图 2)。结合骨科和肿瘤科会诊意见、相关辅助检查及外院病理检查结果,最终诊断为 ECD。患者经抗感染止痛、调节免疫、激素治疗后,疼痛明显缓解,遂出院。

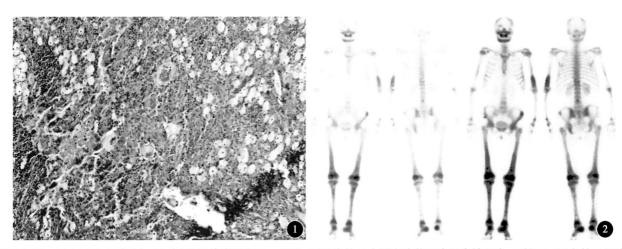

图 7-1-21　图 1 ECD 患者(女,38 岁)病理检查图(HE × 200)。可见病灶区大量泡沫状细胞及炎性细胞,局灶区可见多核巨细胞。图 2 该患者 ^{99}Tc^m-MDP 全身骨显像图。可见下颌骨、左侧肱骨下段、双下肢骨干显像剂异常浓聚

讨论　ECD 是罕见的非朗格汉斯细胞组织细胞增生症,其病灶内有大量泡沫样富含脂质的组织细胞、多核巨细胞、淋巴细胞及浆细胞浸润[1]。病变可侵犯多个脏器系统,如骨骼、中枢神经系统、眼眶、心血管系统、肺、后腹膜、肾脏、皮肤等,其中以累及长骨为主,骨痛为最常见症状。大多见于膝关节与踝关节,骨骼受累约占报道病例的 96%[2],好发于四肢长骨,中轴骨很少累及,主要表现为四肢骨骨干及干骺端对称性增生硬化。ECD 好发于 50~70 岁,男性略

多见，性别比为 1.2 : 1~1.5 : 1[3]。其发病机制不明，有文献[4]报道 *BRAF^V600E* 基因突变对 ECD 的发生、发展起重要作用。当病变累及内脏器官时预后较差，多数患者因心脏、肺部及肾脏侵犯或中枢神经系统并发症于 3 年内死亡[1-2]。病理检查示病灶内可见大量泡沫细胞及不同炎性细胞（淋巴细胞、浆细胞、Touton 多核巨细胞）浸润，周围伴不同程度的纤维化；免疫组织化学检测示 CD_{68}（+），CD_{1a}（-），S-100 蛋白（+/-）；电子显微镜下可见 Birbeck 小粒缺失[1,5]。

ECD 患者 $^{99}Tc^m$-MDP 全身骨显像的典型表现是四肢骨干骺端呈对称性显像剂浓聚，相应骨骼 X 线片表现为骨干及干骺端的骨质硬化和骨骺端软骨的骨质疏松[1,6]，骨髓质缺失，皮质不规则，骨膜增厚。本例患者为女性，主要表现为渐进性、多部位骨骼受累伴疼痛，全身骨显像示多部位骨骼异常显像剂浓聚灶，涉及管状骨（股骨、胫骨、肱骨、跟骨）、扁平骨（下颌骨）、中轴骨（T_{11}、L_3），双侧股骨及胫骨干骺端、双侧跟骨显像剂呈对称性浓聚，而左侧肱骨为非对称性浓聚，扁平骨为弥漫性浓聚，中轴骨为局灶性浓聚。本例 ECD 患者全身骨显像特点具有非典型性，值得借鉴。全身骨显像对 ECD 骨骼受累具有独特价值，可明确病变范围及穿刺部位。

本例 ECD 患者病变主要累及骨骼系统，其全身骨显像与肿瘤骨转移的影像表现明显不同。肿瘤骨转移常表现为多发、散在异常显像剂浓聚灶，多呈不规则性、局限性、非对称性放射性浓聚，四肢骨对称性浓聚较少见。本例患者全身骨显像特点与代谢性骨病较为相似，虽然肾脏显影较淡，但中轴骨、胸骨及肋骨软骨连接处未见明显显像剂摄取，且 PTH 正常，可以借此鉴别。另外，患者尿液中免疫球蛋白 κ 轻链、λ 轻链测定值处于临界值，κ/λ 比值降低，需与多发性骨髓瘤鉴别。多发性骨髓瘤好发于中老年，主要引起溶骨性骨质破坏[7]，全身骨显像示病灶主要累及中轴骨（脊柱、胸骨、骨盆等），以散在、多发性为主，呈片状、条索状、点状等异常浓聚灶，部分病灶中央呈现显像剂分布缺损灶，即"冷区"或"炸面圈"改变，较易鉴别。鉴于本例患者在邻近膝关节处可见显像剂异常浓聚，需与骨肉瘤相鉴别。骨肉瘤常发生于青少年，绝大多数病灶累及邻近膝关节部位，骨显像表现为病变部位明显异常的显像剂局灶性浓聚，呈现团块状、片状及边缘参差不齐的浓聚影，当病变部位有骨坏死、骨溶解时，可见显像剂稀疏缺损区，借此可与本例患者相鉴别。

本例患者 ECD 病主要累及四肢骨，亦需与肺性肥大性骨关节病及畸形性骨炎（Paget 病）进行鉴别。肺性肥大性骨关节病多继发于有肺部基础疾病的患者，病变主要发生于四肢骨、长骨骨干等缺少红骨髓的部位，以小腿及前臂最常受累，表现为长骨骨膜下新生骨形成，可波及全部骨干，但骨皮质和髓腔较少累及；其全身骨显像主要特征为四肢长骨对称性显像剂高摄取灶，呈"双轨征"改变，同时关节周围可见对称性放射性浓聚[8]。畸形性骨炎为慢性进行性骨代谢异常疾病，病变部位以骨盆最为常见，其次为中轴骨、四肢骨和下颌骨，累及上述部位时一般具有均匀性、非对称性，且长骨受累较为弥漫；全身骨显像主要表现为受累骨骼异常强烈的、均匀的放射性浓聚，受累骨骼多伴有畸形；另外，此类患者 ALP 有不同程度的增高，也是诊断的重要依据[9]。

综上，当 ECD 病累及骨骼系统时，$^{99}Tc^m$-MDP 全身骨显像可早期发现骨骼受累情况，并为其诊断及鉴别诊断提供较为明确的依据，尽管 MRI 和 X 线片可以显示骨膜及髓腔改变，但特异性不高，灵敏度较差，相较于全身骨显像仍有一定的局限性。因此，当怀疑是 ECD 累及的骨骼病变时，应尽早进行骨显像，尽早发现病变。

本文直接使用的缩略语：

ALP（alkaline phosphatase），碱性磷酸酶

ECD（Erdheim-Chester disease），Erdheim-Chester 病

MDP（methylene diphosphonate），亚甲基二膦酸盐

PTH（parathyroid hormone），甲状旁腺激素

参考文献

［1］冯欣慧，叶志斌 . Erdheim-Chester 病的诊治进展 . 上海医学，2008，31（9）：674-677.

［2］ANTUNES C，GRACA B，DONATO P. Thoracic，abdominal and musculoskeletal involvement in Erdheim-Chester disease：CT，MR and PET imaging findings. Insights Imaging，2014，5（4）：473-482.

［3］ALEXIOU J，KLASTERSKY J. Erdheim-Chester disease：a case report. Am J Case Rep，2015，16：361-366.

［4］JOHNSON WT，PATEL P，HERNANDEZ A，et al. Langerhans cell histiocytosis and Erdheim-Chester disease，both with cutaneous presentations，and papillary thyroid carcinoma all harboring the BRAFV600E mutation. J Cutan Pathol，2016，43（3）：270-275.

［5］周晓莉，鲍永仪，王更芬 . 骨 Erdheim-Chester 病 1 例临床与病理学特点分析 . 山东医药，2012，52（23）：46-48.

［6］张英，陈曦哲 . $^{99}Tc^m$-MDP 全身骨显像诊断 Erdheim-Chester 病一例 . 中华核医学杂志，2009，29（1）：63.

［7］赵娜，宋丽萍 . 单光子发射计算机断层扫描全身骨显像对多发性骨髓瘤的诊断价值 . 重庆医学，2012，41（15）：1505-1506.

[8] 张丽,童冠圣. ⁹⁹Tc^m-MDP 骨显像示肺性肥大性骨关节病治疗前后变化一例. 中华核医学与分子影像杂志,2013,33(4):308.
[9] 李少林,王荣福. 核医学. 7 版. 北京:人民卫生出版社,2008:163.

（摘自中华核医学与分子影像杂志 2017 年第 37 卷第 11 期,
第一作者:刘斌,通信作者:游金辉）

十九、类似 SAPHO 综合征的罕见骨转移患者 SPECT/CT 显像一例

患者女,47 岁。因乳腺癌根治术后 3 年,左侧胸锁关节疼痛 5 个月入院。体格检查:左侧胸锁关节局部肿胀、压痛,局部无皮肤发红。实验室检查:碱性磷酸酶 330.2(正常参考值 40~150)IU/L,血红细胞沉降率 41(正常参考值 0~20)mm/1h,余常规检查均阴性。予患者静脉注射 ⁹⁹Tc^m-MDP(上海欣科医药有限公司苏州分公司提供,标记率 >95%)740MBq 后 3h,使用荷兰 Philips SPECT/CT(Precedence 16)进行全身前位、后位及胸锁关节区断层采集。全身骨平面显像见两侧胸锁关节区对称性异常浓聚,呈典型的"牛头"征(图 7-1-22a)。SPECT/CT 显示(图 7-1-22b,c)胸骨病变累及胸部柄、胸骨体及剑突,但仅见胸骨切迹周围轻度放射性浓聚,另外两侧第 2 肋骨与肋软骨连接处亦可见少量放射性浓聚。两侧锁骨、两侧第 1 肋骨远端膨大;同机 CT 示锁骨、第 1 肋骨、胸部及第 2 肋骨远端骨小梁结构紊乱,呈丝瓜瓤样改变;锁骨与胸骨关节面完整,关节间隙存在,肋锁关节缘亦完整。

骨显像后 1 周,患者在局部麻醉下行 CT 引导的胸锁关节经皮穿刺骨活组织检查。光学显微镜下见大量异型细胞,核深染畸形,呈巢团状及筛孔状,病理结果提示为转移性腺癌。随后患者接受了上胸部局部外照射及唑来膦酸盐治疗。治疗后 7 个月复查骨显像,表现与治疗前大致相似,只是胸骨浓聚区弥散到胸骨全部;同机 CT 显示两侧锁骨、胸骨、第 1、2 肋骨呈弥漫性毛玻璃样改变,但两侧胸骨和锁骨关节面仍然光整(图 7-1-23)。碱性磷酸酶及血红细胞沉降率均恢复到正常水平。

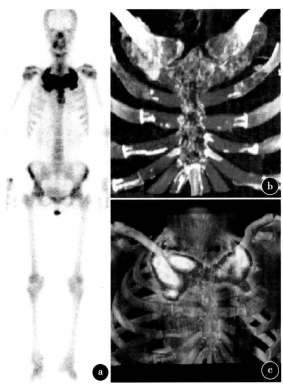

图 7-1-22　乳腺癌根治术后骨转移患者(女,47 岁)治疗前骨显像图。a. 全身骨显像示两侧胸锁关节"牛头"状异常放射性浓聚;b. SPECT 的同机 CT 胸骨平面的冠状位曲面重建像示两侧锁骨,第 1、2 肋骨,胸骨广泛溶骨性破坏,胸锁关节面尚完整;c. SPECT/CT 图像示放射性浓聚于两侧锁骨近端、两侧第 1、2 肋骨远端,胸骨未见明显异常放射性浓聚

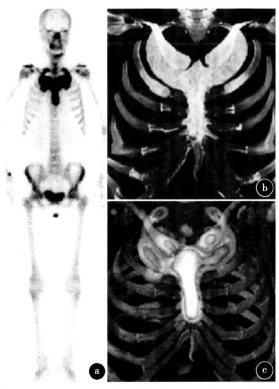

图 7-1-23　乳腺癌根治术后骨转移患者(女,47 岁)治疗后骨显像图。a. 与治疗前相比,全身骨显像胸骨出现放射性浓聚;b. SPECT 的同机 CT 胸骨平面的冠状位曲面重建像示两侧锁骨,第 1、2 肋骨远端,胸骨呈弥漫性成骨性改变,两侧胸锁关节面完整;c. SPECT/CT 图像示两侧锁骨近端、两侧第 1 肋骨、右侧第 2 肋骨远端放射性浓聚

讨论 胸锁关节区并不是乳腺癌骨转移的典型好发部位,骨转移的常见表现为多发性、非对称性放射性增高或缺损[1-2]。胸锁关节区对称性放射性浓聚多见于一种少见的皮肤-骨关节综合征,即 SAPHO 综合征。文献[2-3]报道 90% 以上的 SAPHO 患者存在胸锁关节区放射性浓聚,60% 的患者可合并胸锁关节外病变。SAPHO 综合征可以和恶性肿瘤共存。SAPHO 综合征骨关节的基本病理基础包括滑膜炎、骨肥大和骨髓炎[4]。滑膜炎表现为关节面侵蚀模糊、破坏和硬化,关节间隙狭窄以及软组织肿胀。骨肥大和骨髓炎多共同存在,多见于胸骨、肋骨、锁骨、脊椎、长骨干骺端和下颌骨等部位,其中以胸骨、第 1 肋骨和锁骨内段骨硬化和肥厚多见且具有诊断价值[2-3]。

核素骨显像是检查 SAPHO 综合征的灵敏方法,图像上胸锁关节区的对称性浓聚呈典型的"牛头"征,颇具特征性[2-4]。SPECT/CT 可显示滑膜炎导致的髋关节侵蚀、软骨剥脱及软骨下骨炎等病理改变。原发性或继发性骨肿瘤极少侵蚀关节软骨,不会形成髋关节破坏。本例有皮肤病史、血红细胞沉降率升高,及典型的"牛头"征,类似 SAPHO 综合征骨显像表现;但累及关节的关节面完整,关节软骨及软骨下骨未见侵蚀破坏和硬化,未见关节间隙肿胀,亦无骨膜反应导致的骨肥厚,不符合关节炎的典型影像表现。本病例表明胸锁关节区"牛头"状浓聚不是 SAPHO 综合征的独有表现,SPECT/CT 有助于诊断和鉴别诊断。

本文直接使用的缩略语:

MDP(methylene diphosphonate),亚甲基二膦酸盐

SAPHO(synovitis-acne-pustulosis-hyperostosis-osteomyelitis),滑膜炎 - 痤疮 - 脓疱疮 - 骨肥大 - 骨髓炎

参考文献

[1] 张卫红,田钢龙,何继民,等.乳腺癌骨转移临床相关因素的研究.中华核医学杂志,2010,30(5):320-323.

[2] 刘晓梅,魏玲格,黄建敏.99Tcm-MDP 骨显像对 SAPHO 综合征的诊断价值.中华核医学杂志,2011,31(2):125-127.

[3] SALLÉS M,OLIVÉ A,PEREZ-ANDRES R,et al. The SAPHO syndrome:a clinical and imaging study. Clin Rheumatol,2011,30(2): 245-249.

[4] DEPASQUALE R,KUMAR N,LALAM RK,et al. SAPHO:What radiologists should know. Clin Radiol,2012,67(3):195-206.

(摘自中华核医学与分子影像杂志 2016 年第 36 卷第 5 期,
第一作者:倪建明,通信作者:巢琳)

第二节 代谢性、其他良性骨病与软组织显像

一、甲状腺肢端病骨显像一例

患者女,55 岁。1998 年 10 月无明显诱因出现心慌、怕热多汗、乏力等症状,6 个月后因甲状腺明显肿大,当地医院诊断为"甲亢",给予"甲巯咪唑"治疗 1 年,停药后甲亢复发。2000 年 10 月在当地医院行甲状腺次全切除手术,术后甲亢症状缓解,但半年后出现双眼突出、流泪、双手足肿胀,服用泼尼松 30mg/d 1 个月,效果不佳。入院后体格检查:双眼突出,双眼睑肿胀,流泪,甲状腺不大,双手肿胀,尤以各指骨部位明显,握拳困难,双踝以下皮肤增粗增厚似"象皮腿",毛囊孔增大,踝关节活动尚可,无痛,杵状指趾。实验室检查:TSH<0.01mIU/L,FT$_4$ 16.3pmol/L,FT$_3$ 4.7pmol/L,T$_4$ 88.4nmol/L,T$_3$ 1.87nmol/L,TgAb 5.0%,TMAb 3.3 %,肝、肾功能及红细胞沉降率正常,类风湿因子、C- 反应蛋白均阴性。头颅 CT 示:眼外肌不同程度梭形肥大,眼球突出明显,余无异常。X 线平片检查:双手掌骨、各指骨第 1、2 节骨干增粗,广泛的花边样或葱皮样骨膜增生(图 7-2-1,图 1),双侧尺、桡、胫、腓骨远端、各跖骨呈葱皮样骨膜增生,诸关节未见明显变化。放射性核素骨显像:静脉注射 99Tcm-MPD 925MBq(中国原子能科学研究院同位素研究所提供)2h 后行全身及四肢远端骨平面显像,仪器为 Elscint APEX SPX 型,配平行孔低能高分辨准直器。结果显示:除双手及双足有局限性放射性浓聚外,余骨骼放射性分布均匀。四肢远端骨显像:尺桡骨远端、第 1、2、5 掌骨有放射性浓聚,第 3、4 掌骨放射性不规则分布,各指骨的第 1、2 节呈梭形膨大,有放射性浓聚(图 7-2-1,图 2),第 1、5 跖骨及胫腓骨远端呈放射性浓聚。

讨论 甲状腺肢端病是一种罕见的甲状腺疾病并发症[1],多见于自身免疫性甲状腺疾病,如 Graves 病,慢性淋巴细胞性甲状腺炎等,常合并有胫骨前黏液性水肿和眼球突出[2]。肢体改变为四肢远端皮肤过度角化,皮肤增粗增

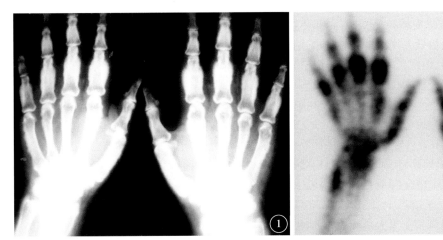

图 7-2-1 图 1 X 线平片示双手掌骨、第 1、2 节指骨广泛的骨膜增生,呈花边样,诸关节未见明显变化。图 2 核素骨显像。掌骨、第 1、2、5 掌骨、各指骨的第 1、2 节膨大,放射性浓聚,第 3、4 掌骨放射性不规则分布

厚,可有色素沉着,手足软组织肿胀,杵状指/趾,一般无痛[3]。X 线平片的主要表现为指趾的软组织梭形肿胀,四肢远端骨骨膜增生呈花边样、针刺样或泡沫样,最常累及掌骨、跖骨、第 1、2 节指趾骨,关节一般不受累[4]。本例行核素骨显像并与 X 线平片比较发现,骨膜增生明显的部位放射性异常浓聚尤为明显,其范围与 X 线检查骨膜增生部位相同,浓聚部位以管状骨明显,手掌改变似"糖葫芦"样,关节不受累。因此核素骨显像结合 X 线平片可提高该病诊断准确性。

本文直接使用的缩略语:

FT$_3$(free triiodothyronine),游离三碘甲状腺原氨酸

FT$_4$(free thyroxine),游离甲状腺素

MDP(methylene diphosphonate),亚甲基二膦酸盐

T$_4$(thyroxine),甲状腺素

TgAb(thyroglobulin antibody),甲状腺球蛋白抗体

TMAb(thyroid microsomal antibody),甲状腺微粒体抗体

TSH(thyroid stimulating hormone),促甲状腺激素

参考文献

[1] FATOURECHI V,PAJOUHI M,FRANSWAY AF. Dermopathy of Graves' disease(pretibial myxedema):review of 150 cases. Medicine,1994,73(1):1-5.

[2] GIMLETTE TM. Thyroid acropachy. Lancet,1960,1(7114):22-24.

[3] FATOURECHI V,GARRITY JA,Bartley GB. Orbital decompression in Graves' ophthalmopathy associated with pretibial myxedema. J Endocrinol Invest,1993,1(6)6:33-437.

[4] PARKET LN,SING-YUNG WU,LAI MK. The early diagnosis of atypical thyroid acropachy. Arch Intern Med,1982,142(9):1749-1750.

(摘自中华核医学杂志 2004 年第 24 卷第 5 期,第一作者:刘剑锋)

二、儿童桡骨干朗格汉斯细胞组织细胞增生症骨三相显像一例

患儿男,1 岁 10 个月。因左前臂肿痛半个月入院。家属诉 2011 年 10 月 18 日发现患儿左前臂按压时疼痛,自主活动减少。1 周后患儿左前臂肿胀,局部皮肤无异常。2011 年 11 月 3 日入院体格检查示左前臂中段肿胀,压痛明显。胸部 X 线检查双肺未见异常;腹部彩超肝、胆、胰、脾未见异常。左侧前臂 CT 平扫示:左侧桡骨中段不规则骨质破坏区,范围约 27mm×6mm,未见明显死骨及钙化影,骨皮质变薄、不连续,可见层状骨膜反应,邻近软组织肿胀。考虑

恶性肿瘤可能性大。MRI示左桡骨中段髓腔条片状异常信号影，T_1WI呈等或稍高信号，T_2WI呈高信号，压脂相呈明显高信号；横断位示病灶突破骨皮质与外相通，局部环绕低信号影（为骨膜反应增生）；邻近软组织肿胀、信号异常，T_1WI呈稍低信号，T_2WI、压脂相呈大片状高信号。增强扫描左桡骨中段可见髓腔内外不规则强化，灶周呈厚壁状强化，病灶中间呈低信号，周围软组织见大片状异常强化信号改变，考虑感染性病变。

$^{99}Tc^m$-MDP（广州市原子高科同位素医药有限公司产品）骨三相+全身骨显像（美国GE Infinia VC Hawkeye SPECT/CT）示：①血流相，左侧前臂区放射性摄取较右侧增高；②血池相，左侧前臂放射性摄取增高影更加明显；③延迟相，左侧前臂条状放射性浓聚影（图7-2-2，图1）。全身骨显像（图7-2-2，图2）和断层显像可见左侧前臂条状放射性浓聚影，核素显像与定位CT融合显像示左侧桡骨干放射性摄取增高伴局部骨皮质不连，未累及两端关节。全身其他骨骼未见异常。鉴于血流增高、代谢活跃，考虑左侧桡骨干恶性病变可能性大。

患儿于2011年11月8日在全身麻醉下行左桡骨干中段病灶刮除+人工植骨术。冰冻送检灰红色碎组织（约6mm×4mm×3mm），病理结果示：LCH。临床考虑慢性骨髓炎不能完全除外。后送检灰白色碎组织（约10mm×10mm×3mm），光学显微镜下见大量胞质丰富的组织细胞样细胞增生，呈巢片状分布；增生细胞体积大，呈椭圆形，核浅染，染色质细腻，核沟明显；较多嗜酸性粒细胞浸润、散在多核巨细胞及灶状淋巴细胞浸润，间质小血管增生。免疫组织化学检查示：CD_{1a}（+）、S-100蛋白（+）、LCA（+）、p63（-）。以上符合左桡骨中段LCH表现。病理检查结果见图7-2-2，图3。

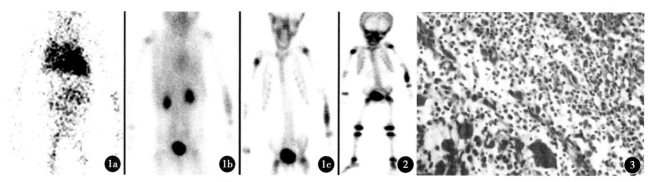

图7-2-2　图1 LCH患儿（男，1岁10个月）$^{99}Tc^m$-MDP骨三相显像图。血流相（1s/帧，共60帧；1a为第19帧）、血池相（1min/帧，共9帧；1b为第5帧）、延迟相（2h后静态采集1帧；1c）均示左前臂放射性较对侧增高。图2该患儿$^{99}Tc^m$-MDP全身骨显像图。可见左前臂条状放射性浓聚影。图3该患儿病理检查图（HE×100）。光学显微镜下见大量胞质丰富的组织细胞样细胞增生，较多嗜酸性粒细胞浸润、散在多核巨细胞及灶状淋巴细胞浸润

讨论　LCH是一种伴有系统性播散的克隆性疾病，由骨髓树突状细胞肿瘤性增生而成，包括嗜酸性肉芽肿、韩-薛-柯病、勒-雪病及先天性自愈性网状组织细胞增生症4个亚型。WHO将LCH定义为生物学行为未定肿瘤，其组织形态大多呈良性表现，细胞异型不明显；但其预后可从自行消退到致命性播散不等，大多通过病变累及范围和受累器官的功能障碍程度来判断[1]。LCH发病率约为5/100万，儿童多见，男女比例为3:1~5:1。本病可发生于任何年龄，可累及多个部位及系统，骨骼受累常见。有文献[2]报道，LCH患者中骨骼受累者占80%。受累骨骼中，颅骨（尤其是顶骨与颞骨）、脊椎（胸椎和腰椎）及长骨（股骨、肱骨、胫骨）是LCH最常见累及部位。

LCH为少见疾病，长骨单发病灶LCH骨三相显像报道少见。本例为发生在儿童桡骨干的单一系统、单发病灶LCH。由于发生于长骨的LCH多为侵袭性病变，呈溶骨性改变，有时伴有骨膜增生，在CT或MRI表现上，这种单发病灶LCH易与转移瘤、尤因肉瘤和局灶性感染混淆[3]。既往研究[4]认为，全身骨显像中较强成骨反应引起的放射性浓聚多见于骨肉瘤、软骨肉瘤及成骨性的转移瘤，这提示高度放射性摄取的骨肿瘤多为恶性。本例患儿患侧桡骨在血流相、血池相及延迟相的放射性浓聚程度均高于对侧，定位CT示骨皮质破坏，为骨血运及代谢增加所致。具有上述特点的骨三相显像除要考虑恶性肿瘤外，还要与炎性病变及带侵袭性的良性病变（如骨巨细胞瘤）相鉴别。

本文直接使用的缩略语：

LCA（leukocyte common antigen），白细胞共同抗原

LCH（Langerhans cell histiocytosis），朗格汉斯细胞组织细胞增生症

MDP（methylene diphosphonate），亚甲基二膦酸盐

WI（weighted imaging），加权成像

参考文献

[1] 郝兰香,殷平.儿童朗格汉斯细胞组织细胞增生症临床病理分析.临床医学工程杂志,2011,18(1):37-38.
[2] 申超,吕宽,吴志兴.36例朗格罕氏细胞组织细胞增生症的放射性核素骨显像特征.医学影像学杂志,2010,20(12):1868-1871.
[3] KASPER EM, AGUIRRE-PADILLA DH, ALTER RY, et al. Histiocytosis X: characteristics, behavior, and treatments as illustrated in a case series. Surg Neurol Int, 2011, 2:57.
[4] 李原,王茜,岳明纲,等.核素骨显像在骶骨肿瘤术前诊断中的应用.中华核医学杂志,2010,30(4):237-241.

（摘自中华核医学与分子影像杂志2013年第33卷第5期,
第一作者:李师思,通信作者:欧阳伟）

三、骨纤维异常增殖症 $^{99}Tc^m$-MDP 骨显像一例

患者男,46岁,既往无肿瘤病史。因颈椎病来院复查,颈椎X线片示左锁骨上区软组织密度增高,左侧第1、2肋骨及锁骨密度增高,骨小梁显示不清。颈部B超示左锁骨上窝及颈动脉旁多处淋巴结肿大,可疑锁骨上淋巴结及骨转移性病变,转至核医学科行全身骨显像。静脉注射 $^{99}Tc^m$-MDP 740MBq 后3h行全身骨显像。仪器为 GE Discovery VH SPECT 仪,配低能高分辨准直器,连续采集模式,速度20cm/min,采用自动人体轮廓轨迹方式同时完成全身前、后位显像。结果示:胸骨、左侧锁骨、第1~5肋骨呈放射性不均匀浓聚,以胸骨、左侧锁骨及第5肋骨最明显(图7-2-3,图1),浓聚影沿骨长径走行,其范围与骨横径一致。其余部位未见明显异常。全身骨显像后加做胸部骨断层显像,根据X线片确定断层范围40cm,先行CT透射扫描:矩阵256×256,层厚1cm,获得40个横断层面;探头自动复位后行SPECT发射扫描:矩阵128×128,放大倍数1.0,双探头各旋转180°,6°/帧,30s/帧;OSEM迭代重建获得128帧横断面图像及相对应的冠状、矢状面及三维图像,并行SPECT和CT数据配准的图像同机融合。结果表明上述显像剂浓聚区范围与骨横径一致,浓聚部位骨骼呈膨胀性改变,且骨质密度不均匀性增高,部分骨质密度增高影中可见囊状透亮区(图7-2-3,图2)。根据上述表现,考虑良性骨病可能性大,经临床会诊,诊断为骨纤维异常增殖症,经病理检查证实。

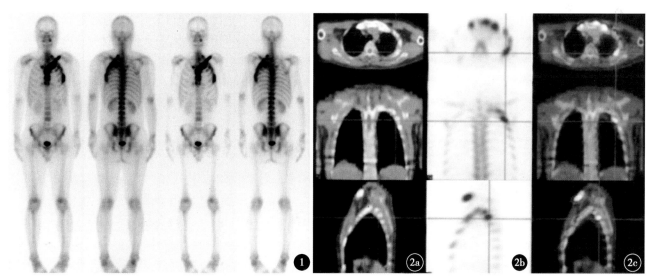

图7-2-3　图1 $^{99}Tc^m$-MDP全身骨显像示胸骨、左侧锁骨、第1~5肋骨显像剂不均匀浓聚。图2胸部骨断层显像及CT融合图像示:胸骨及肋骨放射性浓聚部位骨骼呈膨胀性改变,骨密度增高。横断图像显示:骨质密度增高影中可见小囊状透亮区。a.胸部骨CT图像;b.核素胸部骨断层显像;c.胸部骨断层显像及CT融合图像

讨论　骨纤维异常增殖症是一种罕见的病因不明、以骨小梁被纤维组织逐渐取代为特点的自限性良性骨疾病,好发于儿童及青年,女性多见,颅面骨、股骨、胫骨为好发部位,其次为骨盆、腓骨、肱骨、桡骨和尺骨等,可累及单一骨骼或多处骨骼,部分多骨型可伴有内分泌症状[1]。临床表现为缓慢进行性局部骨性肿块,由于肿块压迫邻近器官

组织,从而出现不同临床表现。本病一般结合病史、病灶部位、体征及影像学检查即可确诊。本例患者为成年男性,肋骨、锁骨等非常见部位骨骼受累,临床无症状,在骨纤维异常增殖中较为罕见。由于有多处骨质受累并锁骨上淋巴结肿大,易疑为骨转移性病变,但经仔细阅片发现:其病变骨骼彼此邻近,缺乏典型骨转移性病变散在无规律分布的特点;病变只限于一侧肢体,范围不超过中线;相邻多根肋骨出现病变,在单一肋骨上又表现为多处病变,浓聚影均与受累横径一致[2];病变骨骼呈膨胀性生长,密度增高;病变部位无骨痛。注意到以上特点则骨转移不难排除。而 X 线片上,主要为囊状透光区纤维组织表现和磨砂玻璃状新生骨砂砾样钙化表现。有学者认为骨显像在确定病变范围上比 X 线片更准确,对确定手术范围更有帮助[3]。而两者信息互补,特别对于一些良性病变,其诊断能力较全身骨显像明显提高。

本文直接使用的缩略语:

MDP(methylene diphosphonate),亚甲基二膦酸盐

OSEM(ordered subsets expectation maximization),有序子集最大期望值迭代法

参考文献

[1] 史轶蘩. 协和内分泌和代谢学. 北京:科学出版社,1999. 1578.

[2] 孙达. 放射性核素骨显像. 杭州:浙江大学出版社,2000. 148.

[3] COURT PM,INGEMANN JL,BJERRAGAARD B,et al. Intramuscular myxoma and fibrous dysplasia of bone-Mazabrarlds' syndrome. Acta Radiol,1997,38(3):368-371.

(摘自中华核医学杂志 2004 年第 24 卷第 6 期,第一作者:董峰)

四、$^{99}Tc^m$-MDP 全身骨显像诊断外伤性骨化性肌炎一例

患儿女,14 岁。因右大腿根内侧疼痛 20 天入院。外院 MRI 检查考虑为"滑膜肿物"。体格检查:右下肢屈髋屈膝强迫体位,于右大腿根内侧向下可触及条索状质硬肿物,边界清,压痛明显。CT 检查示右股骨粗隆旁肿物。右髋关节 X 线片示右股骨小转子旁肿块影,性质待定。$^{99}Tc^m$-MDP 全身骨显像(图 7-2-4,图 1)示右下肢强迫体位,右髋关节内侧软组织内可见一异常放射性浓聚影;结合患儿临床表现,考虑骨化性肌炎可能性大,但不除外骨外骨肉瘤。患儿随后行 B 超引导下穿刺活组织病理检查,结果为神经来源梭形细胞肿瘤可能,建议术后取大标本行病理检查以明确诊断。于全身骨显像后 13d 行右下肢肿物动脉造影 + 栓塞术(图 7-2-4,图 2)示:右大腿近股骨颈内侧可见一类椭圆形、血供较丰富、边界较清晰染色区域,主要供血动脉为旋髂内动脉。次日行肿物切除术,术中见肿物与股骨小粗隆粘连,髂肌受累,周围肌肉组织呈炎症反应。肿物病理检查示外伤性骨化性肌炎。

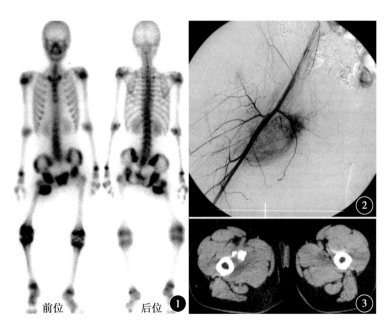

前位　　后位　①　②　③

图 7-2-4　图 1 $^{99}Tc^m$-MDP 全身骨显像图。图 2 动脉造影图像。图 3 CT 图像

讨论　外伤性骨化性肌炎的发病机制目前尚不清楚,临床多见于青壮年,少见于儿童和新生儿。患者大多有外伤史,先感觉局部疼痛,可触及软组织肿块,肿块早期质软,后缩小变硬;少数无外伤史而仅有软组织肿块。病变多发生在暴露和易受撞击的部位,如肘、大腿、臀部、肩和小腿。骨化性肌炎的基本病理改变为肌肉坏死引起的自限性修复反应,成熟的病灶细胞分化程度由中心向外逐渐升高,可大致分为中心、中间及外周3层(带):外周为致密板样骨,中间为大量骨样组织和丰富的成骨细胞,其中有许多纤细的松质骨,中心为X线可穿透的软组织,有未分化间叶细胞,细胞呈梭形,染色质丰富,有多形性细胞核,有时可见有丝分裂。X线及CT检查特点:早期(3~6周)为软组织影;软组织钙化(伤后10天~6周)早期呈点状、片状,逐渐扩大并变化为絮状;中期(6~8周)可见清晰的骨化周边(图7-2-4,图3)。早、中期病变血供较丰富,CT可见明显强化,动脉造影可见肿物清晰染色,与恶性骨肿或软组织肿瘤不易鉴别(图7-2-4,图2)。本例患者由于受B超引导下穿刺活组织检查取材的局限,未能反映病变全貌,造成病理检查误诊。在病变的早、中期,由于病灶中有大量成骨细胞和未成熟的胶原成分,因此,在骨显像时病灶可大量摄取骨显像剂而显影。骨外骨肉瘤虽也有很强的成骨活性,但该肿瘤在侵犯周围神经或骨皮质前,多表现为无痛性肿块。也有文献[1]报道外伤性骨化性肌炎67Ga显像阳性,但^{99}Tc^m-MIBI显像阴性;而骨外骨肉瘤2种显像多均为阳性。

本文直接使用的缩略语:

MDP(methylene diphosphonate),亚甲基二膦酸盐

MIBI(methoxyisobutylisonitrile),甲氧基异丁基异腈

参考文献

SHIH WJ, HACKETT MT, STIPP V, et al. Myositis ossificans demonstrated by positive gallium and ^{99}Tc^m-HMDP bone imaging but negative ^{99}Tc^m-MIBI imaging. J Nucl Med Technol, 1999, 27(1):45-50.

(摘自中华核医学杂志2007年第27卷第4期,第一作者:付占立)

五、成骨不全症^{99}Tc^m-MDP骨显像一例

患儿女,4岁。外院确诊为OI。患儿自1岁起,反复发生四肢长骨骨折,至本院就诊时已达10多次。骨折多发生于轻微外力后,有时则无明显诱因,多次骨折导致四肢畸形。其母诉:患儿为第1胎,足月剖宫产,母孕史、出生史无异常,剖宫产原因为脐带绕颈,出生时体重3 400g,身长50cm。1岁前与健康婴儿无明显差异,但下肢力量弱,不能爬行。1岁后不能独自站立及行走,且极易骨折。智力发育正常。体格检查:营养不良,体格矮小,皮肤白皙,不能独自站立。视力和听力正常。前额较宽,无蓝色巩膜,乳牙20颗。胸骨突出,呈"鸡胸"畸形。四肢关节活动可,下肢力量减弱,上肢力量可。多次查血钙正常。患儿父母非近亲结婚,父母无类似家族史。本院四肢X线片示:左上肢及双下肢骨质密度降低,骨皮质明显变薄,长骨弯曲畸形,诊断为OI。骨显像仪器为双探头SPECT仪(荷兰飞利浦公司FORTE),配低能高分辨准直器,静脉注入^{99}Tc^m-MDP 37MBq后4h行全身骨显像(图7-2-5)示:四肢长骨弯曲畸形,且放射性分布不均匀,呈散在多发放射性浓聚影。四肢长骨骨骺显影尚清晰。颅骨、椎骨、骨盆骨、肋骨放射性分布尚均匀,未见明显异常局灶性放射性浓聚、稀疏或缺损。诊断为四肢长骨畸形,多发骨折改变,符合骨发育异常、成骨不全。

讨论　OI发病与Ⅰ、Ⅲ型胶原比例及组装异常有关。其又名"脆骨病",患者有"玻璃人"之称。由于患者骨形成不良,皮质薄,骨细小、脆弱,反复骨折,骨关节严重进行性畸形,易致严重病变。根据患者的临床表现、体格检查、相关影像学检查可作出诊断。OI是基因变异的典型例证,其主要病理改变为骨黏连蛋白、聚糖蛋白减少;骨组织内胶原类型改变;骺生长板肥大,原始矿化区矿化紊乱等。目前尚无根治之法。小心护理、避免骨折发生、骨折发生后及时治疗以防止畸形仍是基本治疗措施。近年有学者用二膦酸盐治疗取得了一定的疗效[1]。对严重OI,国外有进行同种异体骨髓基质细胞移植治疗的报道[2]。OI的类型不同、

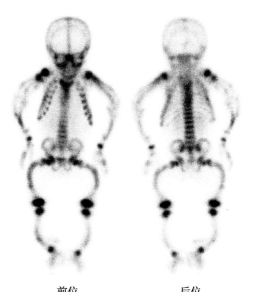

前位　　　　　后位

图7-2-5　OI患儿^{99}Tc^m-MDP显像图

严重程度不同,其预后也不同。虽然本病的诊断以 X 线片为主要依据,但全身骨显像有其骨代谢显像的自身特点,虽无很强特异性,但能据其了解患儿全身骨骼的发育现状,并判断有无合并其他代谢性骨病,有益于治疗及预后判断。

本文直接使用的缩略语:

MDP(methylene diphosphonate),亚甲基二膦酸盐

OI(osteogenesis imperfecta),成骨不全症

参考文献

[1] FALK MJ,HEEGER S,LYNCK KA,et al. Intravenous bisphosphonate therapy in children with osteogenesis imperfecta. Pediatrics,2003,111(3):573-578.

[2] HORWITZ EM,GORDON PL,KOO WK,et al. Isolated allogeneic bone marrow-derived mesenchymal cells engraft and stimulate growth in children with osteogenesis imperfecta:implications for cell therapy of bone. Proc Natl Acad Sci USA,2002,99(13):8932-8937.

(摘自中华核医学杂志 2007 年第 27 卷第 5 期,
第一作者:陈贵兵,通信作者:吴华)

六、石骨症 $^{99}Tc^m$-MDP 骨显像一例

患者男,18 岁。进行性贫血、脾大、发育迟缓以及身材矮小 9 年。体格检查示重度贫血貌、面色苍黄、发育明显滞后、营养差、体形消瘦,但智力正常,脾明显肿大,压痛。血常规检查示白细胞 2.2×10^9/L、红细胞 1.23×10^{12}/L、血红蛋白 38g/L、血小板 60×10^9/L。骨髓穿刺进针阻力极大,多次干抽,病理检查示未见骨髓组织。头颅、胸部、骨盆及四肢近端 X 线片示骨密度呈对称、弥漫性异常增高,头颅内板增厚,椎体呈"夹心饼干"样改变(图 7-2-6a)。经静脉注入 $^{99}Tc^m$- 亚甲基二膦酸盐(MDP)740MBq,3h 后行全身骨显像(仪器为美国 GE Millennium MPR SPECT 仪,配低能高分辨准直器)示:全身骨骼弥漫性放射性摄取增加,全身软组织、双肾及膀胱影极淡,呈"超级骨显像"表现,伴颅顶骨、面颅骨、长骨两端放射性摄取增强(下肢骨骨骺端较明显),双股骨下端及胫骨两端干骺端呈杵状膨大(图 7-2-6b)。临床诊断为石骨症(osteopetrosis,过渡常染色体隐性型)。

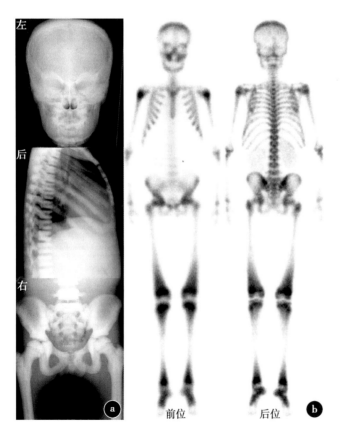

图 7-2-6　石骨症患者 X 线检查及骨显像图。
a. 头部、胸部侧位及骨盆 X 线检查;b. $^{99}Tc^m$-MDP 全身骨显像

左　后　右　前位　后位　a　b

讨论　石骨症又称 Albers-Schonberg 病、骨样硬化、广泛性脆性骨质硬化症等,是以破骨细胞活性异常、骨吸收缺陷及骨硬化为特征的遗传性疾病。其分为 3 种类型:婴儿恶性常染色体隐性遗传型、中间(过渡)常染色体隐性遗传型、常染色体显性遗传型。石骨症 X 线检查基本表现为全身骨密度普遍增高,特征性表现有"夹心"椎征、髂骨翼"同心圆环状"征、"骨中骨"征、长骨干骺端杵状膨大等。X 线检查具有确诊价值,临床表现及实验室检查对分型及鉴别诊断有指导意义。治疗包括刺激破骨细胞的分化,骨髓移植以及防治感染、输血、使用肾上腺皮质激素等,对神经压迫、骨折、肢体畸形等并发症可行相应外科手术予以纠正[1]。

石骨症骨显像报道较少,本例为过渡常染色体隐性型,骨显像表现与 el-Desouki 等[2]报道基本一致。正常骨的发育依赖于成骨细胞不断的成骨活动及破骨细胞不断的破骨吸收,两者缺一不可。石骨症患者破骨细胞活性异常,骨吸收缺陷,成骨细胞活性相对增强,全身成骨代谢活跃,骨显像表现为全身骨骼弥漫性放射性异常浓聚,甚至呈"超级骨显像"表现。由于承重的需要,下肢骨干骺端成骨更活跃,干骺端粗,骨影呈杵状膨大。放射性核素骨显像可以从整体上反映全身骨骼血流量、骨盐代谢及成骨活性变化,从而了解全身骨骼病理生理学变化情况。本病例骨显像表现与其全身骨盐代谢情况一致。骨显像还有助于全身骨折、骨髓炎等并发症的发现、范围评估及疗效评价[3]。本例患者目前未发现骨折、骨髓炎征象,应积极采取措施预防。

参考文献

[1] SHAPIRO F. Osteopetrosis:current clinical considerations. Clin Orthop Relat Res,1993,294:34-44.

[2] EL-DESOUKI M,AL HERBISH A,AL RASHEED S,et al. Bone scintigraphy and densitometry in children with osteopetrosis. Clin Nucl Med,1995,20(12):1061-1064.

[3] 马寄晓. 提高骨显像质量及扩展其适应证. 中华核医学杂志,2002,22(2):69.

(摘自中华核医学杂志 2008 年第 28 卷第 2 期,第一作者:谢来平)

七、Letterer-Siwe 病骨显像一例

患者男,30 岁。因右肩部肿胀、疼痛伴低热 1 年入院。患者于 1 年前无明显诱因出现右肩部疼痛、肿胀,伴低热,偶有夜间盗汗,但无咳嗽、咳痰症状。其右肩部有一局限性肿块,1 年来肿块逐渐增大。体格检查:体温 36.8℃,心、肺、腹无明显异常。在右肩胛骨区可扪及大小约为 10cm×10cm×5cm 肿块,触之呈囊性感,边界不清,有深压痛,皮肤温度不高,右肩关节活动正常。患者曾患肝炎。肿块穿刺物抗酸染色阴性。右肩关节 B 超检查提示右侧肩胛骨区黏稠性占位。X 线发现右肩胛骨体呈片状骨质破坏,边缘稍硬化,有条片状死骨形成,性质待定。CT 检查考虑为肿瘤可能性大。$^{99}Tc^m$-MDP 全身骨显像(图 7-2-7)示:除右侧肩胛骨区出现放射性不均匀性浓聚外,其余骨组织未发现明显异常。结合临床表现及病史初步考虑:肩胛骨结核或骨肿瘤待排除。肝 B 超检查示,肝实性占位,疑继发性肝癌;肝 CT 检查示,肝实质散在多个低密度灶,考虑为肿瘤转移可能。

病理学检查结果:肩关节肿块、肝内实质肿块及距肛门 38cm 黏膜内均见朗格汉斯细胞;免疫组织化学检查示,CD_{1a}(+)、S-100 蛋白(+),符合 LCH。

讨论　LCH 是一种较为罕见的疾病,因其病理学特征为组织细胞增生而得名,是儿童组织细胞增生症中最常见的一种。根据累及部位的不同将其分为 3 种[1]:孤立性嗜酸性肉芽肿;汉德 - 许勒尔 - 克里斯琴(Hand-Schüller-Christian)病;累及多系统的莱特雷尔 - 西韦(Letterer-Siwe)病。本例患者累及多系统、多脏器,属于 Letterer-Siwe 病,该类型 LCH 呈暴发性、多灶、多器官病变,累及骨、皮肤、肝、脾及淋巴

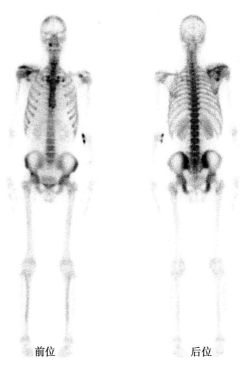

前位　　　　后位

图 7-2-7　本例患者 $^{99}Tc^m$-MDP 骨显像示,右侧肩胛骨区有不规则放射性浓聚影,其余骨组织未发现明显异常

结等部位,一般见于 3 个月 ~3 岁男性儿童。单发骨骼病灶的 LCH 对治疗敏感,预后好,甚至可自愈,其治疗一般仅采取局部手术切除或刮除;多发病灶则需进行全身化疗或局部放疗,且有复发倾向。本例患者经肩胛骨病灶切除并植骨后,行 3 个疗程化疗,无明显不适,肝病灶体积缩小。

X 线检查能发现较明显的骨质破坏,但难以发现早期骨质破坏和软组织肿块;CT 能清楚显示骨质破坏和软组织肿块;MRI 能显示较早期骨质破坏和明确软组织肿块的范围,但其显示骨质破坏的范围不如 X 线和 CT。^{99}Tc^m-MDP 骨显像能更早发现骨结构的异常,但仅提示成骨细胞活动和病变区血供,对本病诊断无特异性。^{99}Tc^m-MDP 骨显像能以较小的辐射损伤和较低的费用显示全身骨骼状况,同时也能为鉴别诊断提供一定的依据;且在治疗后随访中也存在一定的价值,邵虹等[2]报道 5 例 LCH 患者治疗后骨显像表现的变化,认为这对临床治疗方案的修改有价值。近年来,PET 在 LCH 中的价值也引起了有关学者的重视,Binkovitz 等[3]认为 ^{18}F-FDG PET 对于发现骨骼病灶较 ^{99}Tc^m-MDP 骨显像和其他影像学检查更有特异性,且对监测治疗反应也较有优势。但最终诊断则需依靠病理学检查结果。

本文直接使用的缩略语:

FDG(fluorodexyglucose),脱氧葡萄糖

LCH(Langerhans cell histiocytosis),朗格汉斯组织细胞增生症

MDP(methylene diphosphonate),亚甲基二膦酸盐

参考文献

[1] AZOUZ EM,SAIGAL G,RODRIGUEZ MM,et al. Langerhans'cell histiocytosis:pathology,imaging and treatment of skeletal involvemen. Pediatr Radiol,2005,35(2):103-115.

[2] 邵虹,施美华,王静蕾,等. 骨显像在儿童朗格汉斯细胞组织细胞增生症诊断及随访中的价值. 中华核医学杂志,2005,25(1):52-53.

[3] BINKOVITZ LA,OLSHEFSKI RS,ADLER BH. Coincidence FDG-PET in the evaluation of Langerhans' cell histiocytosis:preliminary findings. Pediatr Radiol,2003,33(9):598-602.

(摘自中华核医学杂志 2008 年第 28 卷第 6 期,第一作者:解朋)

八、McCune-Albright 综合征伴 Cushing 综合征 ^{99}Tc^m-MDP 骨显像及 CT 检查一例

患者男,71 岁。患 Cushing 综合征 4 年。患者满月脸,向心性肥胖,双下肢肌肉萎缩,皮肤见咖啡色色素沉着斑块,四肢皮肤菲薄、皮下血管走行明显。入院时血常规和肝肾功能检查正常,ALP 217(正常参考值 15~112)IU/L,ACTH 19.2(正常参考值 1.6~13.9)pmol/L;血皮质醇 8:00、16:00、次日 0:00 及次日 8:00 分别为 676.2,618.2,607.2 和 560.3nmol/L,昼夜节律无明显变化,口服 1g 地塞米松后 8:00 为 731.4nmol/L,次日 8:00 为 626.5nmol/L,表明血皮质醇不受外源性地塞米松的抑制。超声检查双肾上腺未见明显异常,蝶鞍增强 CT 检查疑似小垂体瘤。2007 年 8 月 24 日行垂体探查及部分切除术,术后病理检查示垂体腺瘤。术前骨显像示:双侧前肋见多个放射性浓聚灶,T$_{11}$、T$_{12}$、L$_1$、L$_2$、L$_4$ 椎体放射性浓聚(图 7-2-8a)。胸部 CT 检查见多根肋骨以纤维成分为主,化骨多而广泛,呈磨砂玻璃样改变,有些肋骨混杂有软骨组织,表现为云雾状,骨皮质变薄、膨胀,但无骨膜反应,诊断为 OFD(图 7-2-8b)。

讨论 OFD 亦称骨纤维异样增殖症,属于肿瘤样骨病。其可分为 3 种类型:单发性 OFD、多发性 OFD、多发性 OFD 伴内分泌障碍(MAS)。前二者骨显像特点笔者已作系统报道[1],而 MAS 是极罕见的病种,其有三大特点:①患者皮肤有咖啡-牛奶混合样色素沉着斑点(cafe-au-lait cutaneous spots);②多发性 OFD;③同时有 1 个或多个内分泌腺体功能障碍,最常见是女性儿童性腺发育异常伴性早熟[2],但也有成年人和伴其他内分泌腺体功能障碍,如甲状腺、垂体和肾上腺等[3-6]。

本例符合 MAS 三大特点。诊断的关键在于:①成年人也可患 MAS。Chanson 等[7]报道成年人 MAS,认为 MAS 病因尚不明。多数学者认为 MAS 是先天性疾病[8-9],但临床发现有成年人时期才表现的 MAS。内分泌障碍可表现于甲状腺:甲状腺功能亢进症、甲状腺结节、甲状腺肿;肾上腺:Cushing 综合征;垂体:肢端肥大症、面畸形腺瘤、手足肥大等[10]。这很难用单一的先天性疾病来解释。② OFD 的诊断。本例无骨穿刺病理检查证明为 OFD,主要依靠 X 线。X 线检查对 OFD 的诊断具有很高的特异性[11]。根据病灶骨纤维成分多少,主要表现为 3 种类型:以纤维成分

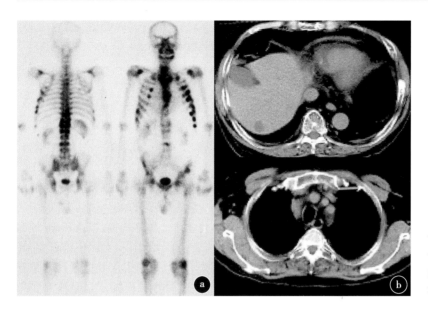

图 7-2-8　患者男,71 岁,MAS 伴 Cushing 综合征。a. 骨显像示双侧前肋见多个放射性浓聚灶,T_{11}、T_{12}、L_1、L_2、L_4 椎体放射性浓聚;b. 胸部 CT 检查示多肋骨呈磨砂玻璃或云雾状改变,骨皮质变薄、膨胀,但无骨膜反应

为主,大片骨质疏松区或有囊腔形成;化骨多而广泛,磨砂玻璃样改变;混杂有软骨组织,呈云雾状。本例的 CT 图表现符合这些特点。③骨显像。OFD 的骨显像特点:四肢长骨骨干呈管状放射性浓聚,肋骨呈条索状放射性浓聚而颅骨呈块状放射性浓聚[1]。MAS 的骨显像特点:多发骨病灶,病灶骨摄取 ^{99}Tc^m-MDP 明显增加,病灶骨好发部位依次为四肢长骨、肋骨、面颅骨、其他骨。本例患者病理诊断为垂体腺瘤,有典型 Cushing 综合征和皮肤色素斑块,完全符合 MAS 诊断。

由于 OFD 或 MAS 在骨显像中的特征表现,骨显像诊断 OFD 或 MAS 有较大临床价值,特别是对于多骨型 OFD 和 MAS 的诊断,一次全身扫描就可诊断,患者受照剂量较少。但在临床应用时还需注意与原发性骨肿瘤和多发性骨转移灶鉴别。原发性骨肿瘤是单发病灶,MAS 是多发病灶。多骨型 OFD 或 MAS 病变好发于肢体骨、肋骨、颅骨、髂骨,但多发性转移灶可分布于全身诸骨;OFD 成干、条索或块状,而转移灶不规则,放射性分布可缺损(溶骨性病变),也可浓聚(成骨性病变),呈多种变化。

因此,骨显像对 OFD 或 MAS 的诊断有一定的特异性,只要认识其图谱特点,结合病史及 X 线检查资料,不难鉴别 OFD 或 MAS。

本文直接使用的缩略语:

ACTH(adrenocorticotrophic hormone),促肾上腺皮质激素

ALP(alkaline phosphatase),碱性磷酸酶

MAS(McCune-Albright syndrome),McCune-Albright 综合征

MDP(methylene diphosphonate),亚甲基二膦酸盐

OFD(osteofibrous dysplasia),骨纤维结构不良

参考文献

[1] 朱瑞森,罗琼,陆汉魁,等. 骨纤维结构不良症 ^{99}Tc^m-MDP 骨显像特点及诊断. 上海交通大学学报(医学版),2008,28(1):36-38.

[2] 彭依群,廖二元,罗湘杭,等. McCune-Albright 综合征一例报道. 中华内分泌代谢杂志,2005,21(2):185-186.

[3] 郑蕾. 伴甲状腺功能亢进的 McCune-Albright 综合征一例. 现代实用医学,2006,18(10):439.

[4] 廖东. McCune-Albright 综合征合并垂体肿瘤一例. 中华儿科杂志,2005,43(3):224-225.

[5] SALLUM AC,LEONHARDT FD,CERVANTES O,et al. Hyperthyroidism related to McCune-Albright syndrome:report of two cases and review of the literature. Arq Bras Eudocrinol Metab,2008,52(3):556-561.

[6] OZCAN-KARA P,MAHMOUDIAN B,ERBAS B,et al. McCune-Albright syndrome associated with acromegaly and bipolar affective disorder. Eur J Intern Med,2007,18(8):600-602.

[7] CHANSON P,SALENAVE S,ORCEL P. McCune-Albright syndrome in adulthood. Pediatr Endocrinol Rev,2007,4 Suppl:453-462.

[8] PONOMAREV VV,SKLIMENOK AA,ANTONENKO AI. A case of diagnosis of familial Albright's disease. Klin Med(Mosk),2001,

79(7):66-67.

[9] DANEMAN A, DANEMAN D. McCune-Albright syndrome. J Pediatr Endocrinol Metab, 2007, 20(12):1265.

[10] XAVIER SP, RIBEIRO MC, SICCHIERI LG, et al. Clinical, microscopic and imaging findings associated to McCune-Albright syndrome:report of two cases. Braz Dent J, 2008, 19(2):165-170.

[11] 郭启勇.实用放射学.3 版.北京:人民卫生出版社,2007:1188.

（摘自中华核医学杂志 2009 年第 29 卷第 3 期,第一作者:朱瑞森）

九、低血磷性骨软化症核素骨显像一例

患者男,30 岁。多发骨痛、乏力 2 年;双侧胸背、双足跟痛 1 周,于 2009 年 6 月就诊。体格检查:步态蹒跚,颈部未触及包块,双侧肋区轻度压痛;脊柱四肢骨关节无畸形,四肢肌力 IV 级。发病以来无多饮、烦渴,无尿中排石史,身高减少 2cm。无外伤史、消化系统手术史,既往史、家族史无特殊,饮食结构正常。门诊血、尿常规及肝肾功能检查正常,ALP 512(正常参考值 40~140)IU/L。X 线检查胸部未见异常;股骨颈骨质疏松、骨小梁模糊。双能量 X 线吸收骨密度检查:腰椎 T 值 -1.5、股骨颈 T 值 -2.6,提示骨质疏松。为排除骨转移癌行核素骨显像,患者静脉注射 ^{99}Tc^m-MDP(江苏省原子医学研究所江原制药厂提供)555MBq,3h 后全身显像(美国 GE Discovery VH SPECT 仪)示:双侧肋软骨连接处、多根肋骨,双侧肱骨近端、股骨颈、耻骨上支、胫骨近端及跟骨等对称性分布放射性浓聚灶,形态以"串珠"、点状、线状为主,提示骨软化症可能性大(图 7-2-9,图 1)。患者入住内分泌科后的多次检查发现血磷降低,为 0.38~0.5(正常参考值 0.8~1.6)mmol/L,任意饮食 24h 尿磷 43(正常参考值 <22.4)mmol,血钙 2.3(正常参考值 2.25~2.75)mmol/L,离子钙 1.05(正常参考值 1.13~1.23)mmol/L,血钾、钠、氯正常,完整 PTH 20(正常参考值 8~70)ng/L,肾小管磷重吸收率 78%(正常参考值 52%~95%),血 25-羟维生素 D_3 为 11(正常参考值 9~38)μg/L,1,25- 双羟维生素 D_3 为 16(正常值 20~50)ng/L,动脉血气分析正常。血免疫球蛋白、肿瘤标志物、尿 β$_2$ 微球蛋白、血 λ 及 κ 轻链、尿氨基酸均正常。X 线检查提示双侧手、踝、股骨、膝关节、脊柱及骨盆骨密度降低且不均匀,符合骨软化改变。MRI 提示双侧股骨颈、髋臼、耻骨假骨折(图 7-2-9,图 2)。临床明确诊断为低血磷性骨软化症,考虑肿瘤源性可能性大。为寻找肿瘤病灶,在外院行奥曲肽显像,未见异常,建议行 MIBI 亲肿瘤或 PET 显像,患者拒绝。给予骨化三醇、碳酸钙及中性磷溶液治疗,半年后随访血磷上升至 0.7mmol/L,骨痛有所缓解。

讨论　骨软化症是指骨骺生长板闭合以后新形成的骨基质(类骨质或称骨样组织)不能正常矿化的一种代谢性骨病,同佝偻病病理生理学特点类似,只是在不同年龄组显示不同的临床表现。病因可有维生素 D 摄入不足或代谢障碍、缺乏日照;化学中毒及抗癫药物、肾小管酸中毒及肾小球肾炎、Fanconi 综合征;遗传性、获得性或肿瘤性低血磷等。临床表现为进行性广泛发生的骨痛和肌无力,负重后加重,进展后可出现骨骼畸形和骨折。诊断依靠影像学、骨代谢的生化检查和骨活组织检查。骨软化症常被误诊为一般的骨质疏松,而二者的治疗有很大不同,因此骨软化症的准确诊断十分重要。

X 线诊断骨软化症有重要价值,其典型表现为"假骨折",即在已矿化的骨质和类骨质连接处有 2~5mm 的透光带,往往垂直于骨长轴,对称、多发;好发于肋骨、耻

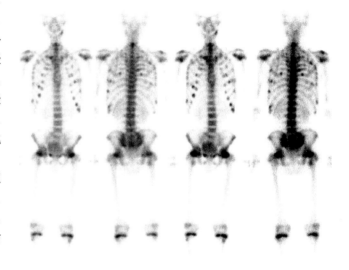

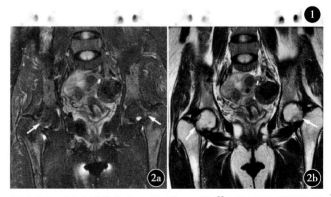

图 7-2-9　图 1 骨软化症患者,男,30 岁,^{99}Tc^m-MDP 骨显像示全身多发、对称性放射性浓聚,提示磷酸盐矿化不全区,即"假骨折"。图 2 MRI T$_2$WI 压脂(a)和非压脂(b)成像示双侧股骨颈对称性"假骨折"(箭头示)

骨、股骨颈、肩胛骨、四肢长骨近端内侧缘。但在疾病早期 X 线片可能为阴性，或仅表现为骨小梁结构模糊而不易与骨质疏松鉴别，且对肋骨的探查较难。文献[1]报道的 26 例骨软化症中，骨密度减低的有 23 例，仅 7 例可见 X 线典型的"假骨折"。核素骨显像探查"假骨折"比 X 线片更加灵敏，MDP 为磷酸盐类似物，可敏感地聚集在骨转换加快的矿化不全区，且一次检查全身显像可显示累及的范围和程度，对骨软化症的筛查、诊断和疗效评价都有重要价值[1-3]。该病典型的核素显像特点为肋软骨连接处"肋串珠"、负重关节骨骺处点状、线条状对称性放射性浓聚。骨显像一般不能鉴别"假骨折"、"真骨折"、应力性骨折，但该患者多发放射性浓聚灶的部位、形态及对称性分布特点结合 X 线片的阴性表现，考虑为"假骨折"。骨软化症可继发或合并甲状旁腺功能亢进，此时骨显像往往具备"黑颅"、"领带征"、"肋串珠"、下颌骨放射性浓聚等代谢性骨病的一般特点。个别病例可表现为放射性非对称性浓聚，应注意和骨转移瘤、多发性骨髓瘤鉴别。该患者临床诊断为 TIO，TIO 是由一些间叶组织肿瘤分泌调磷素（即成纤维细胞生长因子 23），引起肾小管重吸收磷障碍和 1,25- 双羟 - 维生素 D_3 合成障碍，表现为低血磷、高尿磷和 / 或低 1,25- 双羟 - 维生素 D_3 水平及骨软化。这些肿瘤发生部位隐匿，好发于四肢骨骼或肌肉内、鼻旁窦，生长缓慢，良性居多，可在骨软化症多年后才被发现，积极寻找肿瘤并切除，骨软化症可以完全治愈。多种核素显像是寻找这些肿瘤的有力工具，这些肿瘤多表达生长抑素受体，因此奥曲肽显像是首选的检查[4-5]。奥曲肽显像阴性的还应该选用成本效益比良好的 MIBI、^{201}Tl 等亲肿瘤显像[6]。^{18}F-FDG PET/CT 诊断 TIO 很有价值，但由于其常规扫描不包括四肢，可能遗漏病灶，因为 TIO 的肿瘤往往位于四肢[7]。因此，熟悉骨软化症的核素显像特点有利于早期诊断和治疗。

本文直接使用的缩略语：

ALP（alkaline phosphatase），碱性磷酸酶

FDG（fluorodeoxyglucose），脱氧葡萄糖

MDP（methylene diphosphonate），亚甲基二膦酸盐

MIBI（methoxyisobutylisonitrile），甲氧基异丁基异腈

PTH（parathyroid hormone），甲状旁腺激素

TIO（tumor-induced osteomalacia），肿瘤性骨软化症

WI（weighted imaging），加权成像

参考文献

[1] REGINATO AJ, COQUIA JA. Musculoskeletal manifestations of osteomalacia and rickets. Best Pract Res Clin Rheumatol, 2003, 17 (6): 1063-1080.

[2] 彭京京, 张连娜. 骨软化症的 ^{99}Tc^m-MDP 影像特征. 中华现代影像学杂志, 2006, 3 (1): 59-60.

[3] CHUN KA, CHO IH, WON KJ, et al. Osteoblastoma as a cause of osteomalacia assessed by bone scan. Ann Nucl Med, 2003, 17 (5): 411-414.

[4] DUET M, KERKENI S, SFAR R, et al. Clinical impact of somatostatin receptor scintigraphy in the management of tumor-induced osteomalacia. Clin Nucl Med, 2008, 33 (11): 752-756.

[5] 蔡胜, 袁岩, 姜玉新, 等. 瘤原性佝偻病致病肿瘤的影像定位诊断. 中国医学影像技术, 2006, 22 (12): 1873-1876.

[6] KIMIZUKA T, OZAKI Y, SUMI Y. Usefulness of 201Tl and ^{99}Tc^m-MIBI scintigraphy in a case of oncogenic osteomalacia. Ann Nucl Med, 2004, 18 (1): 63-67.

[7] HESSE E, MOESSINGER E, ROSENTHAL H, et al. Oncogenic osteomalacia: exact tumor localization by co-registration of positron emission- and computed tomography. J Bone Miner Res, 2007, 22 (1): 158-162.

（摘自中华核医学杂志 2011 年第 31 卷第 4 期，第一作者：张庆）

十、特殊骨髓炎全身骨显像二例

病例 1　患者女，43 岁。因面部红肿、伴黄色分泌物 4 个月，咳嗽、发热 4 天就诊。患者于 4 个月前无明显诱因下出现面部红肿，伴黄色分泌物，外院抗生素治疗疗效欠佳，全身皮损逐渐增多，伴高热、咳嗽等，并渐出现左肩关节痛，右肩疼痛。既往史无特殊。体格检查：体温 40.0℃，面部、胸前见大小不一脓肿，有大量黄色分泌物，右肩关节可见肿物，伴压痛。实验室检查：白细胞 19.9×10^9/L，中性粒细胞 92.8%，血红细胞沉降率为 65（正常参考值

0~20) mm/1h,结核抗体(+),真菌、血培养阴性。胸部 X 线检查示右下肺野斑片状致密影。患者在本科室行全身骨显像示:胸骨、双侧肩关节、肩胛骨、肋骨多处放射性异常浓聚影(图 7-2-10,图 1)。其后行四肢骨 CT 示:双侧胸骨、胸骨端、肩胛冈、胸骨柄骨质疏松,内见不规则骨质破坏,未见骨质增生,右胸锁关节及左肩锁关节面受累。患者入院后经多次局部皮损活组织病理检查,并经中国医学科学院皮肤病研究所病理会诊,确诊"非结核分枝杆菌感染",后经利福平、克拉霉素、乙胺丁醇治疗后皮损明显好转。

病例 2　患者男,56 岁。因反复发热 1 年余,关节疼痛 2 个月就诊。患者近 1 年来反复出现发热,体温波动在 37.8~39.0℃之间,并渐出现四肢及关节疼痛。曾在外院行抗生素治疗,疗效欠佳。既往史无特殊。体格检查:体温 38.5℃,全身皮肤见多处脓疱,腋窝淋巴结肿大,右肺可闻及湿啰音。实验室检查:白细胞 31.4×10^9/L,中性粒细胞 73.1%,血红细胞沉降率为 152(正常参考值 0~20) mm/1h,结核抗体(−),HIV 抗体阴性,真菌、血培养阴性。在本科室常规行全身骨显像示:双侧肱骨、双侧锁骨、右肩关节、双侧胫骨处放射性异常浓聚影(图 7-2-10,图 2a)。多次局部表皮脓疱、淋巴结活组织检查均示炎性改变,特殊染色可见圆形酵母样物,结合临床考虑播散性深部真菌感染。经氟康唑、伏立康唑、两性霉素 B 脂质体等抗真菌治疗后,复查全身骨显像示放射性浓聚影较前变淡(图 7-2-10,图 2b),症状改善。

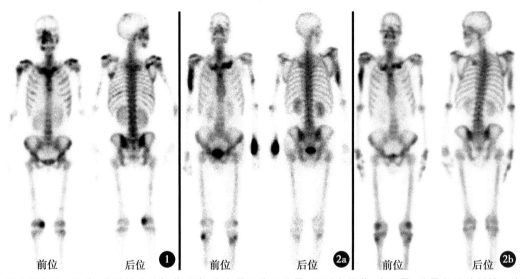

图 7-2-10　图 1 患者女,43 岁,非结核分枝杆菌感染,全身骨显像示胸骨、双侧肩关节、肩胛骨、肋骨多处放射性异常浓聚影。图 2 患者男,56 岁,播散性深部真菌感染。a. 全身骨显像示双侧肱骨、双侧锁骨、右肩关节、双侧胫骨处放射性异常浓聚影,左前臂浓聚影为注射部位;b. 经抗真菌治疗后复查骨显像,病灶较前改善

讨论　骨的感染有化脓性和非化脓性感染,前者包括化脓性骨髓炎和骨脓肿,临床最常见的为葡萄球菌感染所致的化脓性骨髓炎;后者以骨结核或结核性骨髓炎较常见,而非结核分枝杆菌感染、真菌性骨髓炎在临床中较少见。非结核分枝杆菌感染大多发生于免疫功能受损的患者,特别是服用免疫抑制剂的器官移植和 HIV 感染患者,常累及皮肤、淋巴结、关节及骨骼等[1]。其在骨骼方面的影像学报道国内较少见,临床上多以皮肤丘疹、斑块、脓疱、伴感染的结节、溃疡或孢子丝菌病样皮损等为首要表现,以四肢多见;其在骨骼中的表现常与败血症性关节炎或皮肤感染的局部侵犯有关,发生率为 13.8%[2],故病灶常累及足、踝关节、膝关节、肘关节的骨骼,多在病后几周内出现,相关 X 线片及 MRI 扫描常显示骨边缘溶解、骨质破坏,邻近软组织炎性改变[3]。深部真菌感染在临床中亦较少见,但有逐年增高的趋势,多见于有基础疾病的患者,如 HIV 感染、恶性肿瘤、糖尿病等,且主要由条件致病性真菌,如念珠菌、曲霉菌和隐球菌属所致[4]。据文献报道[5],骨及骨髓的感染率为 18.0%,常累及脊柱、足及下肢,但有关骨显像的报道较少见。

此 2 例患者临床均以发热为主要症状,同时合并全身多发皮下脓肿,常规行血培养均未能发现病原菌,临床经普通抗生素治疗后疗效欠佳,经反复活组织病理检查及试验性治疗后才确诊,整个病程时间较长,诊断相对较困难。此 2 例全身骨显像影像特点为:①以多发病灶为主;②病变部位主要累及胸骨、锁骨、肩胛骨等肩带骨及四肢长骨;③病灶形态呈片状或条片状放射性浓聚影,沿骨骼长轴分布;④病灶放射性轻至中度浓聚。在临床上,少见的非化脓性骨感染有时易误诊为骨转移瘤或其他恶性病变。通过对这 2 例患者的全身骨显像图的分析,为临床诊断类似感染性疾病提供帮助。

本文直接使用的缩略语：

HIV（human immunodeficiency virus），人类免疫缺陷病毒

参考文献

[1] 周汛,何晓琴,李惠.非结核分枝杆菌感染致皮肤慢性溃疡.临床皮肤科杂志,2007,36(8):508-510.

[2] DING LW,LAI CC,LEE LN,et al. Disease caused by non-tuberculous mycobacteria in a university hospital in Taiwan,1997-2003. Epidemiol Infect,2006,134(5):1060-1067.

[3] ELSAYED S,READ R. Mycobacterium haemophilum osteomyelitis:case report and review of the literature. BMC Infect Dis,2006,6:70.

[4] 李光辉.深部真菌感染诊断治疗进展.中国感染与化疗杂志,2008,8:277-280.

[5] TROKE P,AGUIRREBENGOA K,ARTEAGA C,et al. Treatment of scedosporiosis with voriconazole:clinical experience with 107 patients. Antimicrob Agents Chemother,2008,52(5):1743-1750.

（摘自中华核医学与分子影像杂志 2012 年第 32 卷第 3 期，
第一作者：彭盛梅，通信作者：覃伟武）

十一、$^{99}Tc^m$-MDP 骨显像呈多发性骨转移表现的骨嗜酸性肉芽肿一例

患者男,41 岁。左上臂疼痛 3 个月,因跌倒后左肱骨骨折入院。行 $^{99}Tc^m$-MDP(北京原子高科股份有限公司产品,740MBq)全身骨显像,结果(图 7-2-11,图 1)示颅骨、下颌骨、左肱骨、肩胛骨、肋骨、椎骨、骨盆、下肢骨等多处异常放射性浓聚,考虑多发性骨转移。同期左肩关节 MRI(图 7-2-11,图 2)示左肱骨骨干和周围软组织异常信号,考虑恶性肿瘤伴病理性骨折。胸部螺旋 CT 检查(图 7-2-11,图 3)见双侧肩胛骨及多根肋骨具有硬化边缘的虫蚀样骨破坏,胸椎见斑片状高密度影,考虑胸椎、双侧肩胛骨和肋骨多发转移;与骨显像比较,相应胸部区域内所示病灶数目更多。患者接受左肱骨肿瘤大段切除及钢板内固定术。术后病理诊断:(左肱骨)EG 骨皮质破坏,横纹肌侵犯,上下切缘阳性;免疫组织化学检查:CD_{1a}(+),钙结合蛋白 S-100(+),CD_{68}(-),人类白细胞共同抗原(+),细胞增殖核抗原 Ki67 6%(+)。患者术后接受 4 个疗程的化疗(长春花碱 + 抗代谢剂 + 激素)后出院。2 年后患者因跌倒后右股骨上段病理性骨折再次入院,$^{99}Tc^m$-MDP 骨显像(图 7-2-11,图 4)示左肱骨上段呈术后放射性分布缺损;与前次骨显像比较,右股骨骨折部位放射性异常浓聚程度增高,双胫骨下段新见放射性分布轻度增高,全身其他部位骨病灶内放射性浓聚程度减低或无明显进展。行右股骨病理性骨折切开复位内固定 + 骨水泥填充术治疗。术后病理诊断:(右股骨)EG。

讨论　骨 EG 又称组织细胞增多症 X,是 LCH 中最常见的良性类型。LCH 还有另外 2 种表现形式:韩 - 薛 - 柯病(表现为突眼、糖尿病尿崩和溶骨病变三联征)及勒 - 雪病(Letterer-Siwe disease,表现为婴幼儿期迅速进展的致死性多系统疾病)。EG 是一种病因不明的骨炎性反应性疾病,各年龄人群均可发病,儿童和青少年多见。骨质侵犯可发生在任何部位骨组织,通常表现为单发或多发的骨破坏,后者相对少见,而单发病灶约 10% 会最终发展为多发病灶[1]。本例 EG 虽侵犯全身多处骨骼,但患者无糖尿病尿崩和突眼症状,易与韩 - 薛 - 柯病相鉴别。

局部疼痛通常为 EG 骨侵犯的首发症状,但也有患者因病理性骨折才被发现。EG 主要病理学特征为在骨肉芽组织形成区域的溶骨性骨破坏,并可引起骨膜反应和边缘硬化;骨受侵犯部位通常在颅骨、下颌骨、骨盆、椎骨、肋骨和长骨[2]。EG 的 X 线表现多样,溶骨性病灶最为常见[2]。在疾病活跃期,长骨上的病灶可表现为与恶性病变类似的浸润性骨质破坏,病灶周边可出现层状骨膜增生[3]。EG 骨显像常表现为中心呈放射性缺损的异常放射性浓聚区。但在 EG 进展的不同时期,由于骨破坏程度不同,病灶内能明显摄取显像剂的残存细胞或反应性骨组织数量也有所不同,因此其骨显像病灶内放射性浓聚可增高、降低或正常[3-4]。一般认为,骨显像探查 EG 骨病灶的灵敏度较 X 线检查略低[3]。本例患者胸部 CT 较骨显像可发现更多病灶,与上述研究相符。骨显像可与 X 线检查互补,探查 EG 时若 X 线检查无法发现或结果可疑,可考虑 $^{99}Tc^m$-MDP 骨显像[3]。骨显像对肿瘤引起的骨代谢改变诊断灵敏,但难以鉴别治疗后反应或愈合情况及肿瘤的进展。本例患者术前骨显像、MRI 和 CT 检查均提示骨恶性病变,经术后病理检查才确诊为 EG,表明单纯从影像学表现上区分本病与恶性肿瘤骨转移仍有难度。

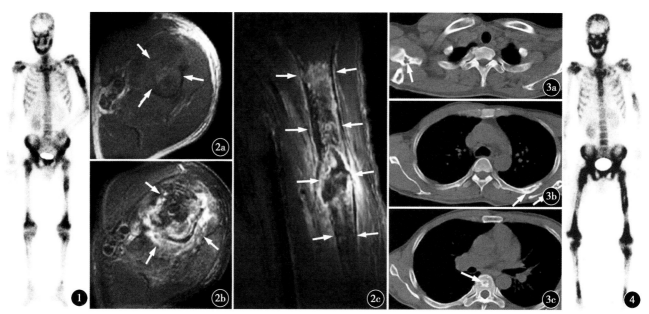

图 7-2-11　图 1 骨 EG 患者（男，41 岁）^{99}Tc^{m}-MDP 全身骨显像图。可见全身多处骨骼异常放射性浓聚。图 2 同一患者左肩部 MRI 及 Gd-DTPA 图像（箭头示病灶）。MRI 示病灶位于肱骨骨干和周边软组织内，T$_1$WI 示等信号和轻度低信号（a），T$_2$WI 示高信号（b），Gd-DTPA 增强造影示不均匀强化（c）。图 3 同一患者胸部螺旋 CT 检查图（箭头示病灶）。可见肩胛骨和肋骨虫蚀样骨破坏（a. 右肩胛骨；b. 左肩胛骨和左第 5 后肋），胸椎斑片状高密度影（c）。图 4 同一患者 2 年后再次入院时全身骨显像图。左肱骨上段见术后放射性分布缺损

　　EG 是一种良性炎性反应性疾病，患者病情可相对稳定。在 EG 疗效评价和随访方面，^{99}Tc^{m}-MDP 骨显像较 X 线检查更可靠[3]。本例患者 2 年后再行骨显像，与前次检查相比，除了右股骨病理性骨折部位放射性浓聚程度增高外，全身其他大部分骨骼的骨代谢活跃程度减低或无明显进展，也反映出 EG 的良性本质。

　　本文直接使用的缩略语：

　　DTPA（diethylene triamine pentaacetic acid），二乙基三胺五乙酸

　　MDP（methylene diphosphonate），亚甲基二膦酸盐

参考文献

[1] NGUYEN BD,ROARKE MC,CHIVERS SF. Multifocal Langerhans cell histiocytosis with infiltrative pelvic lesions：PET/CT imaging. Clin Nucl Med,2010,35(10)：824-826.

[2] ZHANG KR,JI SJ,ZHANG LJ,et al. Thoracic rib solitary eosinophilic granuloma in a child. J Pediatr Orthop B,2009,18(3)：148-150.

[3] WANG K,ALLEN L,FUNG E,et al. Bone scintigraphy in common tumors with osteolytic components. Clin Nucl Med,2005,30(10)：655-671.

[4] 邵虹,施美华,王静蕾,等. 骨显像在儿童朗格汉斯细胞组织细胞增生症诊断及随访中的价值. 中华核医学杂志,2005,25(1)：52-53.

（摘自中华核医学与分子影像杂志 2013 年第 33 卷第 2 期，第一作者：赵春雷）

十二、^{99}Tc^{m}-MDP 骨显像示肺性肥大性骨关节病治疗前后变化一例

　　患者男，48 岁。间断咳嗽、咳痰 2 个月余。胸部 CT 示：右肺上叶肿物，直径 10cm 左右，堵塞上叶支气管，诊断为右肺上叶占位，右肺癌？支气管镜检查示：右肺上叶支气管开口处见大块状白色坏死物完全阻塞支气管开口，于该处取活组织病理检查示：右肺上叶肿瘤。术前全身 ^{99}Tc^{m}-MDP 骨显像示：双股骨及胫骨骨皮质放射性摄取明显增强，以双股骨下段明显，诊断为 HPOA（图 7-2-12a）。患者行右半"河蚌"切口肺上叶袖式切除术 + 胸腔淋巴结清

扫＋肋间神经冷冻术。术后病理证实为：鳞状细胞癌（简称鳞癌）伴神经内分泌化、多中心坏死、支气管周围淋巴结转移癌。术后给予吉西他滨＋顺铂化疗5次。术后6个月再行$^{99}Tc^m$-MDP全身骨显像示：双股骨及胫骨骨皮质放射性基本消失，双下肢HPOA基本缓解（图7-2-12b）。

讨论　HOA有原发性和继发性2种，临床表现相似。前者多与遗传因素有关；后者可继发于肺和胸膜疾病、心血管疾病及胸腔外疾病等。继发性HOA患者中约80%继发于肺癌，故又称HPOA[1]。几乎所有病理类型的肺癌都可以继发HPOA，尤其是腺癌和小细胞肺癌。HPOA发病机制尚不明，可能与神经和内分泌因素有关。一些非内分泌或内分泌组织来源的肿瘤（如肺癌）可分泌类激素样物质，这些物质在外周组织异常增多，刺激周围组织内的血管内皮增生、软组织肿胀及新生骨生成等。切除肿瘤后，类激素样物质降至正常水平，异常症状也随之缓解。

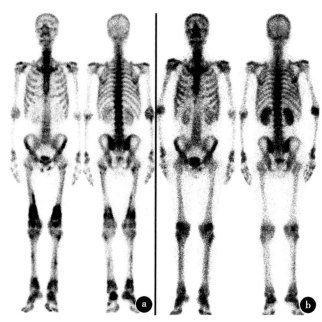

图7-2-12　肺性肥大性骨关节病患者（男，48岁）$^{99}Tc^m$-MDP骨显像。a. 术前（2011年5月25日）；b. 术后（2011年11月24日）

HPOA的病理改变主要表现为慢性增生性骨膜下骨炎，骨膜下骨样基质沉淀，周围软组织内肉芽组织增生，淋巴细胞浸润。HPOA早期X线检查多无骨骼改变；晚期多表现为病变部位对称性骨膜增生，一般由骨干远端向近端蔓延。其X线平片和病理学结果无特异性，易被误诊为类风湿关节炎。$^{99}Tc^m$-MDP骨显像诊断HPOA灵敏度比X线检查高。HPOA患者典型骨显像表现为：四肢长骨骨干和干骺端骨皮质对称性、弥漫性放射性增高，即"双轨征"（或称"双条征"）；关节周围由于继发性骨膜炎亦呈放射性摄取增高，下肢比上肢更明显；少数患者可表现为长骨骨干不对称、不规则性放射性摄取增高（如本例患者表现），从而与肿瘤骨转移进行区分。肺癌骨转移患者癌细胞首先通过血液传播转移到骨组织，侵犯血液供应丰富的骨髓腔而非骨皮质，这与HPOA首先侵犯骨皮质的特征完全不同。依据上述骨显像特征并结合病理检查结果，诊断本例患者为右肺上叶鳞癌伴HPOA。

手术切除原发病灶是治疗HPOA的主要方法。大部分HPOA患者骨显像的典型改变可在术后1~3个月消失[3]，本例患者术后6个月全身骨显像示HPOA影像学改变已基本消失。此外，约1/3肺癌患者HPOA症状可早于呼吸道症状3个月~3年出现，约20%亚临床肺癌患者可根据骨显像或X线表现明确诊断。因此，$^{99}Tc^m$-MDP全身骨显像可用于HPOA的诊断和鉴别，以及肺癌术后和放化疗后的疗效监测。

本文直接使用的缩略语：

MDP（methylene diphosphonate），亚甲基二膦酸盐

HOA（hypertrophic osteoarthropathy），肥大性骨关节病

HPOA（hypertrophic pulmonary osteoarthropathy），肺性肥大性骨关节病

参考文献

［1］MITO K，MARUYAMA R，UENISHI Y，et al. Hypertrophic pulmonary osteoarthropathy associated with non-small cell lung cancer demonstrated growth hormone-releasing hormone by immunohistochemical analysis. Intern Med，2001，40（6）：532-535.

［2］MARTINEZ-LAVIN M，VARGAS A，RIVERA-VIÑAS M. Hypertrophic osteoarthropathy：a palindrome with a pathogenic connotation. Curr Opin Rheumatol，2008，20（1）：88-91.

［3］陶宝华，朱瑞森，陆汉魁，等. 肺性肥大性骨关节病的骨显像研究. 中华核医学杂志，2001，21（2）：109-110.

（摘自中华核医学与分子影像杂志2013年第33卷第4期，
第一作者：张丽，通信作者：童冠圣）

十三、进行性骨干发育不良症 ⁹⁹Tc^m-MDP 骨显像一例

患者女,31 岁。双下肢疼痛 1 年,行走多时乏力,后症状加重于本院就诊。采用美国 GE 公司生产的 Millennium VG 型 SPECT 仪,行 ^{99}Tc^{m}-MDP 全身骨显像(MDP 由上海欣科医药有限公司生产)示,四肢长骨骨干成管状对称性放射性浓聚,余骨未见异常(图 7-2-13),考虑可能为 PDD。X 线检查示长骨骨内、外膜骨化明显,骨皮质增厚、硬化,骨髓腔狭窄(图 7-2-14,图 1a)。MRI T$_1$WI 示胫骨骨干明显增粗,形态不规则,远端见低信号区(图 7-2-14,图 1b);T$_2$WI 远端见高信号(图 7-2-14,图 1c),进一步证实为 PDD。实验室检查:血红蛋白为 87(正常参考值 113~142)g/L,血钙、磷和 PTH 未见异常,ALP 为 217(正常参考值 15~112)IU/L,β Ⅰ型胶原端肽为 715(绝经前女性正常参考值 <573)ng/L,血红细胞沉降率升高为 67(正常参考值 <20)mm/ h。经随访发现该患者有明显的家族史,其家族患病图谱见图 7-2-14,图 2。

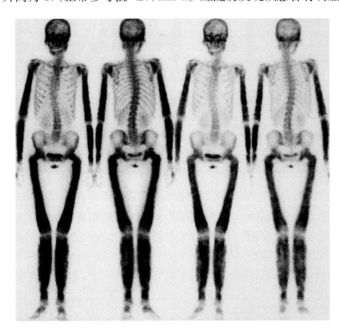

图 7-2-13　进行性骨干发育不良症(PDD)患者 (女,31 岁)^{99}Tc^{m}-MDP 全身骨显像图。可见四肢长骨骨干成管状对称性放射性浓聚,余骨未见异常

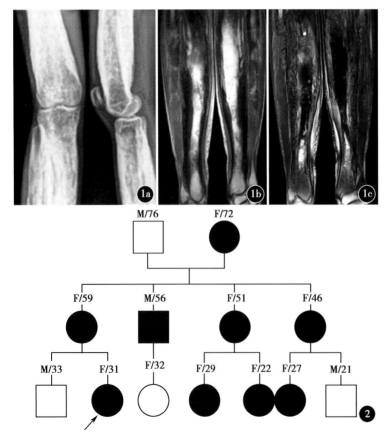

图 7-2-14　图 1 PDD 患者(女,31 岁)X 线及 MRI 检查图。1a. X 线平片示骨皮质增厚、硬化,骨髓腔有狭窄的趋势;1b. MRI T$_1$WI 示远端低信号(水肿),骨膜、骨皮质显示增厚;1c. MRI T$_2$WI 示远端高信号(水肿)。图 2 该患者三代家族患 PDD 图谱(箭头所示为本例患者);黑色图形为患病者,白色图形为未患病者;M 为男性,F 为女性

综合患者家族史、骨显像特征图谱、X线及MRI结果、血液检查中骨代谢指标及血红蛋白异常等辅助诊断，最终明确诊断患者为PDD。

讨论 PDD又称增殖性骨膜炎或对称性硬化性厚骨病,1922年由Camurati首先报道,因此又称为Camurati-Engelmann病[1]。

该病是1种罕见的先天性常染色体显性遗传性疾病[2],其致病基因位于染色体19q13,标记定位在此区的DL9S425(58.7cm,19q13.1)和DL9S900(67.1cm,19q13.2)间。该病病损始于骨干,并向长骨两端发展,骨干膨大呈梭形,骨皮质增厚,骨内、外膜下新骨形成,与骨皮质融合后呈层状结构。骨外层胶原纤维排列紊乱,呈不成熟的交织骨,骨小梁粗且排列紊乱,小梁间纤维化。由于骨皮质渐增厚,压迫髓腔,使髓腔变窄并伴纤维化,严重时髓腔闭塞,从而影响红细胞的生成,故患者可伴有贫血症状。

PDD可见于各年龄段,但小儿多发,男女发病无明显差异[3]。此病起病缓慢隐匿,症状轻者一般表现为肢体疼痛、肌无力,重者在婴儿期可见步行晚、步态不稳,有的可呈"鸭步",人消瘦、矮小,不能跳跃、奔跑,可出现贫血容貌。其诊断主要依据明显的家族史和X线检查[3]。PDD X线检查表现为:①长管骨,骨内、外骨膜骨化而附加于原皮质表层,致使骨皮质增厚、硬化,髓腔狭窄或完全消失,可有斑片状密度减低区,可见骨周围软组织萎缩。受累肢体骨呈对称性,干骺端受累轻。骨受累部位按发生频率由高到低依次为:胫骨、股骨、肱骨、尺桡骨和腓骨。②短管骨,跖骨常受累,双侧病变对称,皮质增厚,骨干增粗。

近年来,^{99}Tc^{m}-MDP全身骨显像逐步应用到PDD的诊断中,并成为PDD临床辅助诊断的依据[4-7]。其骨显像的图谱特征为四肢骨骨干呈对称性放射性浓聚。PDD主要累及四肢长骨,但还可累及颅骨、脊柱和骨盆等处,对这些散在病灶,全身骨显像同样可以灵敏地检测到[7]。本例患者有明显的家族史,家族图谱完整,有轻度贫血倾向,^{99}Tc^{m}-MDP全身骨显像和X线检查均符合PDD的影像学表现,最终明确诊断为PDD。

PDD是遗传性、骨发育不良引发的骨硬化症中的1种,一般需与Van Buchem病、石骨症和脆骨症(又称成骨不全症)相鉴别。主要从以下几方面区分。①发病年龄及病灶部位:PDD以小儿期发病多见,主要发病部位为四肢长骨的骨干;Van Buchem病小儿期即发病,颅骨、下颌骨发病较多,其次为长骨,病变部位骨畸形;石骨症小儿期即发病,由于骨吸收障碍,钙盐沉积,全身骨密度增加,骨骼成形异常;脆骨症小儿期即发病,骨畸形,全身骨质松脆。②X线检查特点:PDD表现为四肢长骨内、外膜增厚,髓腔变窄;Van Buchem病常见中面部、颌骨畸形,眼距增宽,骨干骨内膜增厚,髓腔变窄;石骨症表现为广泛性骨硬化,呈无结构的密度增高,骨小梁消失,皮质增厚,髓腔变窄;脆骨症表现为骨畸形,全身骨骨质疏松,常见多发性骨折。③^{99}Tc^{m}-MDP骨显像特点:PDD可见四肢长骨骨干对称性放射性浓聚;石骨症全身骨骼摄取^{99}Tc^{m}-MDP增高,骨干与骨骺端、肋骨与脊柱间摄取放射性比值减低;脆骨症全身骨骼摄取^{99}Tc^{m}-MDP减低,因此骨显影欠清晰,骨畸形,由于易发骨折,全身可见多处放射性浓聚灶(骨折部位)。

PDD至今尚无较好的治疗方法。临床上主要用降钙素、皮质激素和二磷酸盐进行对症治疗[8]。骨显像对判断PDD的治疗效果有积极的意义[9]。

本文直接使用的缩略语:

ALP(alkaline phosphatase),碱性磷酸酶

MDP(methylene diphosphonate),亚甲基二膦酸盐

PTH(parathyroid hormone),甲状旁腺激素

参考文献

[1] MUNDRA V,TAXEL P. Camurati-Engelmann disease:a rare cause of bone pain. Conn Med,2012,76(1):33-37.

[2] PARK SJ,YOON CS,PARK HW,et al. The first Korean case of Camurati-Engelmann disease(progressive diaphyseal dysplasia) confirmed by TGFB1 gene mutation analysis. J Korean Med Sci,2009,24(4):737-740.

[3] JANSSENS K,VANHOENACKER F,BONDUELLE M,et al. Camurati-Engelmann disease:review of the clinical,radiological,and molecular data of 24 families and implications for diagnosis and treatment. J Med Genet,2006,43(1):1-11.

[4] HARISANKAR CN,KAMLESHWARAN KK,BHATTACHARYA A,et al. ^{99}Tc^{m}-MDP bone scintigraphy in Engelmann-Camurati disease. Indian J Nucl Med,2011,26(1):44-45.

[5] MOMOSE M,YOSHIDA K,YANAGISAWA S,et al. Camurati-Engelmann disease on a ^{99}Tc^{m}-HMDP bone scan. Eur J Nucl Med Mol Imaging,2008,35(11):2143.

[6] DAMIÁ ADE B,MORÓN CC,PÉREZ PA,et al. Bone scintigraphy in Engelmann-Camurati disease. Clin Nucl Med,2010,35(7):

559-560.

［7］NARANG D,BHARATI B,BHATTACHARYA A,et al. Radionuclide bone scintigraphy in Engelmann-Camurati disease. Arch Dis Child,2004,89(8):737.

［8］TROMBETTI A,CORTES F,KAELIN A,et al. Intranasal calcitonin reducing bone pain in a patient with Camurati-Engelmann disease. Scand J Rheumatol,2012,41(1):75-77.

［9］INAOKA T,SHUKE N,SATO J,et al. Scintigraphic evaluation of pamidronate and corticosteroid therapy in a patient with progressive diaphyseal dysplasia(Camurati-Engelmann disease). Clin Nucl Med,2001,26(8):680-682.

（摘自中华核医学与分子影像杂志 2013 年第 33 卷第 6 期，第一作者：朱瑞森）

十四、原发性厚皮性骨膜增生症骨显像一例

患者男，22 岁。主因进行性肢端肥大 6 年、双膝关节疼痛 1 年余入院。患者于 6 年前无明显诱因出现四肢末端进行性增粗增大，伴有皮肤增厚，面容改变，额纹增大增深。4 年前曾就诊外院，给予非甾体抗炎药治疗，效果不明显。1 年前患者逐渐出现双膝关节疼痛，蹲下、起立等体位改变时双膝关节疼痛加重。患者不规律服用非甾体抗炎药治疗，效果欠佳。既往体健，否认肺癌等恶性病病史。父母非近亲结婚，母孕期无用药史、顺产，其兄面容及四肢末端改变与患者相似。

入院体格检查：患者皮肤颜色正常，背部及面部有痤疮，上眼睑下垂，面部皮肤增厚，额纹增大增深，心肺腹部未见明显异常，双下肢无水肿，病理征未引出，四肢末端肥大，杵状指／趾（图 7-2-15，图 1）。入院后进行血、尿、便常规、风湿及类风湿等相关指标及激素水平检测等：C 反应蛋白 52.9(0~8)mg/L（括号内为正常参考值范围，下同）；雌二醇 141.58(20~75)ng/L；泌乳素 18.00(2.64~13.13)μg/L；生长激素 1.504(0.003~0.970)μg/L；血红细胞沉降率 58.00(0~15)mm/h，余无明显异常，T_3、T_4 及 TSH 水平均在正常范围。肺部 X 线检查示：双肺未见明显异常。骨骼 X 线检查示：双膝关节及双胫腓骨、双侧尺桡骨、双手及腕骨骨皮质增厚，局部骨髓腔变窄（图 7-2-15，图 2）。为进一步明确诊断及了解患者全身骨受累情况，行全身骨显像检查。

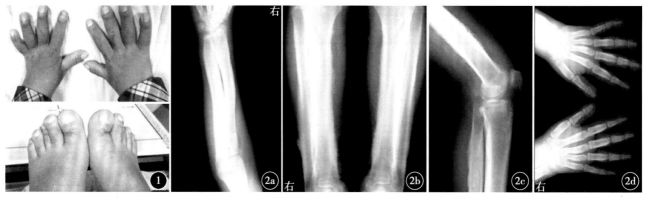

图 7-2-15 图 1 原发性 PDP 患者（男，22 岁）手指及脚趾照片图。可见明显的杵状指及杵状趾。图 2 该患者 X 线检查结果。可见尺骨、桡骨(2a)、胫骨、腓骨(2b)、膝关节(2c)及双侧掌骨、指骨(2D)骨干增粗、骨皮质增厚，局部骨髓腔变窄

采用美国 GE 公司 Infinia Hawkeye 型 SPECT 仪行 $^{99}Tc^m$-MDP 全身骨显像（$^{99}Tc^m$-MDP 由北京师宏药物研制中心提供）。显像示：四肢长骨明显增粗，可见沿四肢长骨皮质分布的明显异常放射性摄取，以尺骨、桡骨、胫骨及腓骨为著，呈"双轨征"；双侧腕关节、膝关节及踝关节处亦可见轻度异常放射性浓聚影，余骨未见明显异常放射性浓聚影或稀疏减淡区（图 7-2-16）。

结合患者家族史及杵状指／趾、皮肤增厚及骨膜增厚 3 大特征，符合 Matucci-Cerinic 等[1]关于完全型 PDP 的诊断标准。

讨论 PDP 是以受累皮肤和四肢的骨膜肥厚性变化为特征的综合征，为自限性良性疾病，大多于青春期起病，进展数年至数十年后变为静止状态。PDP 属于多变的常染色体显性遗传病，男女发病比例为 9:1，约 1/3 患者有家族史[2-3]。本例患者为男性，年龄 22 岁，且有家族史，与 PDP 的流行病学状况[4-5]一致。

本病临床表现以皮肤及骨关节病变为主，主要表现为：缓慢进展的骨膜成骨亢进、杵状指／趾、头面部和肢端的

皮肤增厚,且排除继发因素(严重的肝病、支气管肺癌或上皮样腺癌、支气管扩张、肺脓肿等肺部疾患)。Matucci-Cerinic 等[1]建议本病诊断标准如下。①3 条主要标准:杵状指/趾、皮肤增厚及骨膜增生;②9 条次要标准:皮脂溢出、毛囊炎、多汗、关节炎(关节痛)、指/趾端骨质溶解、胃溃疡和/或胃炎、植物神经综合征(如脸红、苍白)、肥厚性胃病及脑回状头皮。符合 3 条主要标准和数条次要标准者可诊为完全型,符合 2 条主要标准和数条次要标准者为不完全型,符合 1 条主要标准和数条次要标准者为轻型。本例患者满足 3 条主要标准,可以诊断为 PDP(完全型)。本例患者同时还伴有血红细胞沉降率及泌乳素等激素水平的异常,这些表现并无特异性,与部分文献[4]报道一致,但其原因尚不明确,需进一步研究。

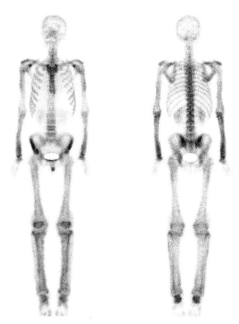

　　$^{99}Tc^m$-MDP 全身骨显像在反映骨代谢方面灵敏度高,且可同时观察到全身骨骼的受累情况,在骨骼病变的诊断及病变分期中发挥着重要作用。但 $^{99}Tc^m$-MDP 全身骨显像在 PDP 中的应用报道较少见,可能系 PDP 非常罕见。本例 PDP 在全身骨显像中的表现为四肢长骨明显增粗,可见沿四肢长骨皮质分布的明显异常放射性摄取,以尺骨、桡骨、胫骨、腓骨为著,呈"双轨征",这与文献[5-6]报道一致。关于显像剂摄取增高的原因,Bomanji 等[7]认为可能是疾病活动期病变部位血流量增加所致。但笔者认为是因存在骨膜的增生增厚,骨代谢会明显增加,进而产生沿骨膜分布的异常放射性浓聚影。需注意的是,本例虽然出现了杵状指/趾,但四肢末端却没有明显异常的放射性浓聚影,这可能与患者病程等多种因素有关[7]。总之,$^{99}Tc^m$-MDP 骨显像有助于临床上对该疾病的诊断,并能够显示全身骨骼的受累情况,利于临床分期及判断预后。

图7-2-16　原发性PDP患者(男,22岁)$^{99}Tc^m$-MDP 骨显像图。全身骨显像示:四肢长骨明显增粗,且可见沿四肢长骨皮质分布的明显异常增浓的放射性摄取,以尺骨、桡骨、胫骨及腓骨为著,呈"双轨征";四肢大关节处亦可见轻度异常放射性浓聚影

　　$^{99}Tc^m$-MDP 全身骨显像在 PDP 的鉴别诊断中也具有一定的价值。肢端肥大症患者存在颅骨的增大与放射性摄取增浓,且表现为骨关节及骨端的增粗而骨干相对变细,在四肢骨上表现为关节端的异常放射性浓聚;甲状腺性肢端肥厚者放射性浓聚则往往局限于手和腕的骨干处,一般不侵及四肢长骨;而继发性肥大性骨关节病则较 PDP 呈现出更浓的放射性摄取,尤其是在胫骨、腓骨、尺骨和桡骨处[8]。

　　本文直接使用的缩略语:

MDP(methylene diphosphonate),亚甲基二膦酸盐

PDP(pachydermoperiostosis),厚皮性骨膜增生症

T_3(triiodothyronine),三碘甲状腺原氨酸

T_4(thyroxine),甲状腺素

TSH(thyroid stimulating hormone),促甲状腺激素

参考文献

[1] MATUCCI-CERINIC M,LOTTI T,JAJIC I,et al. The clinical spectrum of pachydermoperiostosis(primary hypertrophic osteoarthropathy). Medicine(Baltimore),1991,70(3):208-214.

[2] ANSELL BM. Hypertrophic osteoarthropathy in the paediatric age. Clin Exp Rheumatol,1992,10 Suppl 7:15-18.

[3] EL AOUD S,FRIKHA F,SNOUSSI M,et al. Bilateral ptosis as a presenting feature of primary hypertrophic osteoarthropathy(pachydermoperiostosis):a case report. Reumatismo,2014,66(3):249-253.

[4] 李东明,王飞,马向华,等.厚皮性骨膜增生症一例报道.中华内分泌代谢杂志,2014,30(8):705-707.

[5] 于世荣,向芳,居哈尔,等.原发性骨膜增生厚皮症一例.中华医学遗传学杂志,2011,28(4):479.

[6] MUDALSHA R,JACOB M,JORA C,et al. $^{99}Tc^m$-MDP bone scintigraphy in a case of Touraine-Solente-Gole syndrome. Indian J Nucl Med,2011,26(1):46-48.

[7] BOMANJI J,NAGARAJ N,JEWKES R,et al. Pachydermoperiostosis:technetium-99m-methylene diphosphonate scintigraphic pattern. J Nucl Med,1991,32(10):1907-1909.

[8] SEIGEL RS,THRALL JH,SISSON JC. $^{99}Tc^m$-pyrophosphate scan and radiographic correlation in thyroid acropachy:case report. J Nucl Med,1976,17(9):791-793.

（摘自中华核医学与分子影像杂志 2016 年第 36 卷第 2 期,第一作者:解朋）

十五、骨化性肌炎 SPECT/CT 骨显像一例

患者男,16 岁。3 周前无明显诱因出现左侧腹股沟疼痛,无包块,未予以治疗,后疼痛加剧,逐渐出现疼痛性包块,无午后低热、盗汗,无咳嗽、咳痰。体格检查:跛行步态,左侧腹股沟前内侧可见一"鹌鹑蛋"样包块,皮肤表面血管无充盈扩张,无红肿;左侧腹股沟包块压痛明显,边界清楚,活动度差,皮温不高;左下肢因疼痛活动部分受限,双下肢等长。实验室检查(括号中为正常参考值):白细胞 10.5(4.0~10.0)×10^9/L,单核细胞 0.81(0.12~0.80)×10^9/L,中性粒细胞、淋巴细胞、红细胞、血红蛋白、血细胞比容、血红细胞沉降率、C 反应蛋白、血钙均未见异常。

X 线片提示左侧大腿根部内侧软组织内可见片状稍高密度影,骨盆骨质未见异常,软组织肿块性质待查。MRI 表现(图 7-2-17a)为:左侧闭孔外肌、大收肌及短收肌见一圆形软组织团块,大小约 4.6cm×4.7cm×5.6cm,边缘光滑,似有包膜,边界尚清晰,呈混杂长 T_1 长 T_2 信号,内见多发形态不一低信号条索分隔,T_2WI 明显,增强扫描边缘明显强化不均,早晚期强化范围及程度无明显差异,中央呈不规则放射状无强化区,周围肌群肿胀,呈片状模糊长 T_1 长 T_2 信号,增强不均匀强化,骨盆骨质未见异常信号,考虑神经源性肿瘤合并感染。$^{99}Tc^m$-MDP SPECT/CT 骨显像(图 7-2-17b)示:左侧腹股沟处见一环形放射性高摄取浓聚灶,局部骨断层显像示放射性浓聚灶位于左侧大腿根部闭孔外肌、大收肌和短收肌肌间隙内,同机 CT 扫描示左侧腹股沟处肌间隙内见一软组织肿块,边界不清,4.5cm×5.6cm×6.5cm,肿块中央呈等密度影,边缘见一环形骨化高密度影,周围肌群水肿呈低密度影。根据 SPECT/CT 骨显像与同机 CT 影像,并结合病史及实验室检查结果,诊断为骨化性肌炎。

术后病理大体标本:灰红色肿块,大小约 6.5cm×5.0cm×4.4cm,边界清楚,有包膜,切面灰白、灰红色,灶性黏液样变,实性,质中,灶性钙化,肿物旁附少量肌肉组织。镜下观察(图 7-2-17c):病变组织有分带现象,中央带为增生的肌纤维母细胞,灶性分布,核肿大,异型不明显,中间带为骨化组织及软骨样基质,软骨细胞分化尚成熟,外周带为分化成熟的骨小梁,形态不规则,小梁间可见成排的骨母细胞,血管间质增生伴炎性细胞浸润,肿物周围见分化良好的肌肉组织。免疫组织化学(图 7-2-17d):波形蛋白(+)、平滑肌肌动蛋白(+)、CD$_{99}$(+),细胞角蛋白(−)、桥粒蛋白(−)、S-100 蛋白(−)、CD$_{34}$(+)、细胞增殖核抗原 Ki-67(约 10%+)。病理诊断:符合骨化性肌炎。

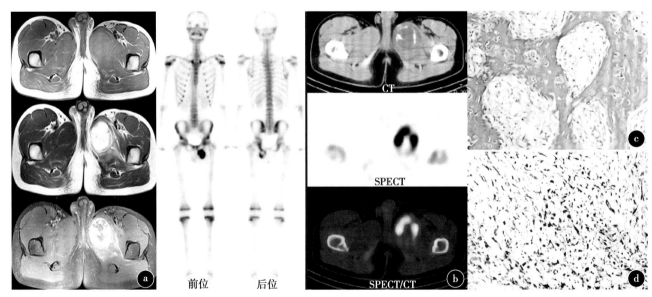

图 7-2-17 骨化性肌炎患者(男,16 岁)影像学及病理检查图。a. MRI 示左侧大腿根部内侧一圆形软组织团块,边缘光滑,似有包膜,边界尚清晰,呈混杂长 T_1 长 T_2 信号,内见多发形态不一低信号条索分隔,T_2WI 明显,增强扫描边缘明显不均强化,中央呈不规则放射状无强化区,周围肌群肿胀,呈片状模糊长 T_1 长 T_2 信号,增强不均匀强化;b. $^{99}Tc^m$-MDP 骨显像示,左侧腹股沟处见一环形放射性高摄取浓聚灶,CT 示左侧大腿根部一软组织肿块,边界不清,肿块中央呈等密度影,边缘见一环形骨化高密度影,周围肌群水肿呈低密度影;c. 病理检查(HE×100)可见外周带成熟骨小梁;d. 免疫组织化学检查(×400)示,平滑肌肌动蛋白表达阳性

讨论 骨化性肌炎又称异位骨化[1]，是一种非肿瘤性病变，病因不清，约75%的患者有直接外伤史[1-5]。此外，反复轻微的机械损伤、缺血、炎性病变、神经损伤也可能是其病因[6]。本例患者无明确外伤史。该疾病好发于儿童及青年，男性多见，多发生于皮肤、皮下组织、骨骼肌和关节附近的纤维组织内，也可发生于韧带、血管壁，偶尔还可发生于腹膜腔，但最常发生在四肢和骨盆的肌肉组织内。影像学表现主要分为3期[7]：早期为水肿期，肿块及钙化不明显；中期为增殖期，肿块明显，水肿减轻，可见边缘骨化钙化灶；晚期为钙化修复期，水肿基本消失，可见致密骨化钙化灶，一般比较容易诊断。一般早期、中期在影像上容易误诊。骨化性肌炎典型的病理特征是带状分布，外围带为成熟骨组织，骨小梁排列规则，中间带为富有细胞的类骨组织，形成骨小梁，中央带为增生活跃的纤维母细胞，可有核分裂象。

^{99}Tc^m-MDP能与骨骼中的羟基磷灰石晶体及未成熟的骨胶原结合，从而对全身骨进行显像。本例骨化性肌炎呈环形高摄取浓聚灶，结合其病理特征及骨显像原理分析，外周带成熟骨组织和中间带类骨组织是引起高摄取的病理基础。^{99}Tc^m-MDP在骨骼中的沉积会因局部血流量的增加、代谢旺盛、成骨活跃和新骨形成而增多。骨化性肌炎早期，成骨活动不活跃，无或仅有少量新生骨形成，软组织肿块不明显，以水肿为主，SPECT/CT表现为轻度放射性摄取；中期局部血流量增多，成骨活跃，代谢旺盛，放射性摄取高；晚期可见大量成熟骨化骨，形成质硬肿块，局部血流量明显减少，成骨活动明显减缓，SPECT/CT表现为轻度或无放射性摄取。因此，骨化性肌炎的SPECT/CT影像表现与其分期密切相关，可根据放射性摄取的高低及局部断层CT的影像表现准确判断分期和病变范围，对指导临床治疗具有积极意义。

骨化性肌炎有时易误诊为间叶来源性肿瘤（软骨肉瘤、滑膜肉瘤、骨外骨肉瘤及神经源性肿瘤等）。间叶来源肿瘤钙化一般呈结节状、团块状无规律分布，而骨化性肌炎一般是从外周向中心逐渐骨化、钙化。骨化性肌炎一般发病年龄较轻，而软骨肉瘤、骨外骨肉瘤等好发于中老年人。软骨肉瘤的钙化不均匀，分布在软组织肿块内部，表现为肿瘤内低信号影，与骨化性肌炎的环状低信号、内部高信号不同，增强后边缘和间隔强化[8]。神经鞘瘤的好发年龄段为30~50岁，多附着于神经干的一侧，长轴与神经干方向一致，瘤体两端连有"神经蒂"，T$_1$WI呈等或低信号，T$_2$WI呈混杂高信号，增强呈环形、不均质明显强化。滑膜肉瘤可发生于任何年龄，边界清晰，肿瘤内见钙化，瘤体较小者密度均匀，体积较大者密度不均匀，可见囊壁、坏死、出血，T$_1$WI呈低信号，T$_2$WI呈混杂信号，增强实性部分强化[9]。

本文直接使用的缩略语：

MDP（methylene diphosphonate），亚甲基二膦酸盐

WI（weighted imaging），加权成像

参考文献

［1］劳群，章士正. 骨化性肌炎的发病机制、病程与影像学的关系. 浙江医学，2007，29（3）：294-295.

［2］王学清，张学川，李建良. 局限性骨化性肌炎的X线、CT表现. 医学影像学杂志，2009，19（10）：1326-1328.

［3］何淑玲，冯晓源. 骨化性肌炎的临床和MRI表现分析. 医学影像学杂志，2008，18（12）：1448-1450.

［4］付占立，张旭初，范岩，等. ^{99}Tc^m-MDP全身骨显像诊断外伤性骨化性肌炎一例. 中华核医学杂志，2007，27（4）：252.

［5］CHOUDHARY AK，SAHOO NK，CHATTOPADHYAYPK. Myositis ossificans traumatica of the medial pterygoid muscle：a case report. J Oral MaxillofacSurg Med Pathol，2012，24（4）：241-244.

［6］TORRES AM，NARDIS AC，DA SILVA RA，et al. Myositis ossificans traumatica of the medial pterygoid muscle following a third molar extraction. Int J Oral Maxillofac Surg，2015，44（4）：488-490.

［7］LACOUT A，JARRAYA M，MARCY PY，et al. Myositis ossificans imaging：keys to successful diagnosis. Indian J Radiol Imaging，2012，22（1）：35-39.

［8］杨本涛，王振常，刘莎，等. 鼻眶部软骨肉瘤的CT和MRI诊断. 中华放射学杂志，2006，40（6）：572-576.

［9］管帅，郝大鹏，刘学军，等. 滑膜肉瘤CT及MRI特征. 中国医学影像技术，2014，30（9）：1395-1398.

（摘自中华核医学与分子影像杂志2017年第37卷第11期，

第一作者：康满云，通信作者：欧阳林）

十六、$^{99}Tc^m$-MDP 联合 ^{18}F-FDG 显像辅助诊断 SAPHO 综合征一例

患者女,56 岁。因腰背痛 2 个月,右侧大腿痛 1 个月于 2009 年 7 月初至本院就诊。患者 2009 年 5 月无明显诱因出现腰背部疼痛,夜间明显。2009 年 6 月出现右侧大腿持续性疼痛,由髋部放射至膝关节前方。针灸等保守治疗效果差。当地医院 MRI 示 T_9 椎体信号异常,椎管未见狭窄征象。CT 示未见椎管狭窄及腰椎间盘突出。股骨头及股骨干未见异常。既往史:2009 年 2 月双手皮肤脓疱、脱皮,当地医院诊断掌指脓疱病。体格检查:L_1~L_5 椎旁肌压痛(+);右侧股四头肌肌力 IV 级,其余下肢肌力 V 级;右侧膝腱反射减弱。2009 年 7 月 7 日 $^{99}Tc^m$-MDP 全身骨显像(德国 Siemens 公司双探头 SPECT 仪)示:左侧胸锁关节、左侧第 5 侧肋、T_9 及右侧股骨中上段异常放射性摄取增高灶(图 7-2-18)。2009 年 7 月 17 日于本院行 T_9 椎体穿刺活组织检查和椎体成形术。术后病理检查可见少许骨及骨髓组织,骨髓组织中造血组织减少,脂肪组织比例增高,造血组织中粒系、红系细胞比例大致正常,可见巨细胞。病理检查提示骨髓组织表现呈良性改变,可除外肿瘤性病变。术后患者腰背痛明显缓解,右大腿仍疼痛。2009 年 7 月 31 日行 ^{18}F-FDG PET/CT(德国 Siemens Biograph Truepoint True V 型)显像示:左侧胸锁关节、左侧第 5 侧肋及 T_9 见高密度影,局部及周围放射性摄取增高,SUV 为 1.3~3.6。右侧股骨上段见骨质破坏,放射性摄取增高,SUV_{max} 为 3.6(图 7-2-19,图 2)。2009 年 8 月 7 日于本院行右股骨病变活组织检查术。术后病理检查可见(髓外、髓内)破碎的骨组织及增生的纤维组织,骨组织增生,有钙盐沉积,纤维组织增生,小血管增生,较多淋巴细胞及浆细胞浸润(图 7-2-19,图 3)。病理检查提示骨髓内有纤维组织增生,但无恶性病变证据。手部 X 线检查表现:右手拇指指间关节、右第 2、3 掌指关节骨质增生;右第 5 掌骨、尺骨不规则,考虑骨质吸收。实验室检查:肿瘤标志物系列、蛋白质电泳、血红细胞沉降率、甲状旁腺激素及血清游离钙结果正常。抗结核抗体、抗可提取核抗原抗体均阴性。ALT 14(参考值范围 0~40)IU/L。临床综合诊断为 SAPHO 综合征,应用非甾体抗炎药物治疗。半年后患者症状明显好转,复查 $^{99}Tc^m$-MDP 骨显像示左侧胸锁关节、左侧第 5 侧肋、T_9 及右侧股骨中上段异常摄取较前明显减低,提示病情好转(图 7-2-18b)。

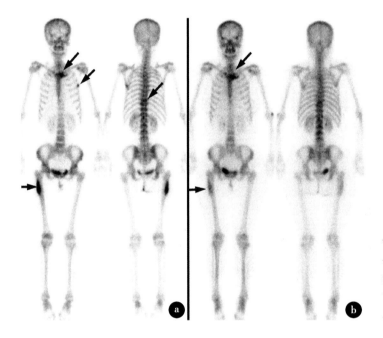

图 7-2-18　患者女,56 岁,SAPHO 综合征治疗前后 $^{99}Tc^m$-MDP 全身骨显像图。a. 治疗前骨显像示左侧胸锁关节、左侧第 5 侧肋、T_9、右侧股骨中上段异常放射性摄取增高灶(箭头示);b. 治疗后骨显像示左侧胸锁关节、右侧股骨中上段异常摄取较前明显减低(箭头示),左侧第 5 侧肋、T_9 异常放射性摄取增高不明显

讨论　SAPHO 综合征由 Chamot 等[1]在 1987 年首次提出。符合下述条件之一者即可诊断为 SAPHO 综合征[2]:①特征性脓疱疮或痤疮、无菌性滑膜炎、骨肥厚或骨炎;②无菌性滑膜炎、骨肥厚或骨炎,累及中轴骨或外周骨(特别是前胸壁、椎体、骶髂关节),有或无特征性皮肤病变;③无菌性滑膜炎、骨肥厚或骨炎,累及中轴骨或外周骨(特别是儿童多个长骨的干骺端),有或无皮肤病变。此病国内报道较少,所见报道多关注 X 线、CT 等影像学表现[3-5]。本病例同时具备 ^{18}F-FDG PET/CT 显像及治疗前后 $^{99}Tc^m$-MDP 全身骨显像随访结果。

此病病因不明,被认为是自身免疫性疾病,属于血清学阴性脊柱关节病。既往放射科医师对骨关节病变的观察在本病诊断中起重要作用。其主要表现为受累骨增粗、硬化,髓腔变窄,可出现骨质破坏;肌腱韧带附着处新骨形成;受累关节侵蚀破坏,间隙变窄甚至消失。全身骨显像可发现多发骨病变,特别是无症状病灶,且易于发现本病的特征性病变部位[6],如胸肋锁关节区,典型者全身骨显像表现为"牛头"征(胸肋锁骨区放射性浓聚)[7]。本例示 $^{99}Tc^m$-

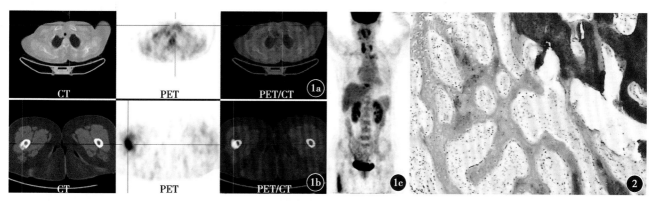

图 7-2-19　图 1 患者女,56 岁,SPAHO 综合征治疗前 ^{18}F-FDG PET/CT 显像。横断面图像示左胸锁关节代谢增高(a),股骨病灶骨质破坏处代谢增高,周围软组织代谢增高(b);c. 全身最大密度投影图。图 2 同一患者右股骨病变活组织检查术后病理图(HE×100)。可见髓外、髓内破碎的骨组织及增生的纤维组织,骨组织增生,有钙盐沉积,纤维组织增生,小血管增生,较多淋巴细胞及浆细胞浸润

MDP 及 ^{18}F-FDG 在左侧胸锁关节病变处均明显浓聚。^{18}F-FDG PET/CT 显像在对病灶观察同时,可明确有无可疑肿瘤性原发病灶,除外肿瘤性病变。本例中 ^{18}F-FDG PET/CT 显像示同机 CT 所见病灶骨质破坏部位 ^{18}F-FDG 明显浓聚,伴周围软组织 ^{18}F-FDG 轻度放射性摄取增高,提示 SAPHO 综合征骨关节病变生物学特征为成骨性病变伴葡萄糖代谢明显增强。本病主要依据临床特征综合血清学指标及 X 线特征进行临床诊断。^{99}Tc^{m}-MDP 全身骨显像联合 ^{18}F-FDG PET/CT 显像可同时提供病灶的骨代谢及糖代谢特征,并可用于治疗后随访观察疗效。

本文直接使用的缩略语:

ALT(alanine aminotransferase),丙氨酸氨基转移酶

FDG(fluorodeoxyglucose),脱氧葡萄糖

MDP(methylene diphosphonate),亚甲基二膦酸盐

SAPHO(synovitis-acne-pustulosis-hyperostosis-osteitis),滑膜炎 - 痤疮 - 脓疱疮 - 骨肥厚 - 骨炎

SUV(standardized uptake value),标准摄取值

SUV$_{max}$(maximum standardized uptake value),最大标准摄取值

参考文献

[1] CHAMOT AM,BENHAMOU CL,KAHN MF,et al. Acne-pustulosis-hyperostosis-osteitis syndrome. Results of a national survey. 85 cases. Rev Rhum Mal Osteoartic,1987,54(3):187-196.

[2] EARWAKER JWS,COTTEN A. SAPHO:syndrome or concept? Imaging findings. Skeletal Radiol,2003,32(6):311-327.

[3] 阚保会. SAPHO 综合征三例临床影像分析. 中国医疗设备,2009,24(6):126-128.

[4] 刘晓梅,李冬雪,黄建敏. SAPHO 综合征一例报道并文献复习. 中国综合临床,2010,26(11):889-890.

[5] 孙洋,孟悛非. SAPHO 综合征的影像学表现. 国外医学:临床放射学分册,2005,28(2):93-95.

[6] 刘晓梅,魏玲格,黄建敏,等. ^{99}Tc^{m}-MDP 骨显像对 SAPHO 综合征的诊断价值. 中华核医学杂志,2011,31(2):125-127.

[7] PAHLAVAN PS,LESLIE WD. Multiple imaging findings in SAPHO syndrome. Clin Nucl Med,2008,33(12):912-915.

(摘自中华核医学与分子影像杂志 2012 年第 32 卷第 5 期,

第一作者:邱李恒,通信作者:林岩松)

十七、腰椎骨纤维结构不良 PET 阳性显像一例

患者男,53 岁。因 2 个半月前无明显诱因下出现腰背部疼痛不适并逐渐加剧入院。入院时体格检查:腰部活动稍受限,腰骶部无压痛,皮肤触痛觉正常,无皮肤色素沉着。腰椎 CT 示:L$_4$ 椎体右后部近椎弓根处见一软组织密度占位,向后突出硬膜外腔,硬膜囊受压,其内可见点状钙化。腰椎 MRI 示:L$_4$ 椎体及右侧椎弓根骨质信号异常,考虑转移瘤。血清肿瘤标志物检查示:血清铁蛋白 350.7(正常参考值 6.9~282.5)μg/L,AFP、CEA、CA12-5、

CA19-9、前列腺特异抗原均正常。骨髓涂片示：粒细胞系增生活跃，中性粒细胞碱性磷酸酶积分稍增高，排除骨髓瘤。全身骨显像示：L$_4$ 椎体浓聚灶，考虑转移瘤。临床初步诊断为 L$_4$ 椎体转移瘤，遂行放疗。放疗 2 周后，为查找原发病灶行 ^{18}F-FDG PET/CT 检查。PET 图像可见 L$_4$ 椎体部位 FDG 代谢异常增高，早期显像 SUV$_{max}$=5.72，延迟（3h）显像 SUV$_{max}$=6.01；同机 CT 示局部溶骨性骨质破坏，边缘不规则且骨质硬化，累及右侧椎弓根，考虑 L$_4$ 椎体恶性骨肿瘤（图 7-2-20）。L$_4$ 椎体穿刺活组织病理检查初步排除恶性病变，遂行 L$_4$ 椎体病灶切除术，术后病理检查示 FD。

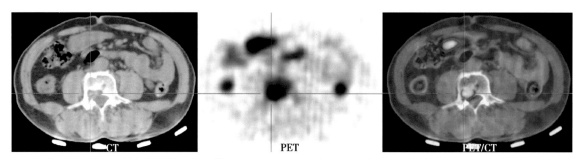

图 7-2-20　患者男，53 岁，L$_4$ 骨纤维结构不良。^{18}F-FDG PET/CT 局部延迟显像示：L$_4$ 椎体 FDG 代谢增高灶，SUV$_{max}$=6.01（早期显像 SUV$_{max}$=5.72），同机 CT 示局部不规则溶骨性骨质破坏，边缘骨质硬化，累及右侧椎弓根

讨论　　FD 又称骨纤维异常增殖症，是一种以正常骨松质被纤维组织或纤维骨样组织替代为特征的良性纤维骨性病变，发生于 30 岁以上者少见，可发生于全身任何骨骼，好发于长骨、肋骨及颅骨，发生于脊柱者少见。大多数早期病变可存在多年而患者无症状，病变严重时可引起病灶处不适、骨痛或活动障碍，并发症为病理性骨折。脊柱骨受累的首发症状为局部疼痛，较多累及椎体及椎弓根，严重者可出现神经压迫症状[1]。笔者分析，本例 L$_4$ FD 误诊为骨恶性病变的原因有：①发病年龄 53 岁，属于肿瘤好发年龄。李杰等[2] 报道脊柱 FD 的好发年龄可相对较大，最高年龄为 49 岁。②病灶位于腰椎，病灶部位不典型，脊柱 FD 极少见。③病灶累及右侧椎弓根，此为骨肿瘤样病变的典型表现。④病灶 FDG 代谢异常增高，SUV$_{max}$>2.5 且延迟显像增高。

FD 为良性病变，通常认为 ^{18}F-FDG PET 显像时，FD 病灶部位 FDG 摄取不增高[3]。但也有呈高代谢的病例报道，大多是在恶性肿瘤患者行 PET 或 PET/CT 检查时意外发现而误诊为转移灶[3-5]。FD 病灶部位的 SUV$_{max}$ 从 2.9[5] 到 6.0[3] 不等。国内李芳等[6] 曾报道 1 例 FD 恶变 PET 显像阳性。PET 显像中 FD 病灶 FDG 代谢差异的原因尚不清楚，Strobel 等[5] 认为是因 FD 患者初始骨组织向成熟骨组织转化过程中出现异常，不同患者及其疾病不同阶段骨组织重塑的速率不同，这就造成 FDG 代谢活跃程度不同；成纤维细胞是 FD 病灶的主要增殖细胞，其数量不同或代谢活跃程度不同均可能导致 SUV 的差异。鉴于脊柱 FD 的许多不典型性，诊断较困难，其确诊还需有病理证据。

本文直接使用的缩略语：

AFP（alphafetoprotein），甲胎蛋白

CA（carbohydrate antigen），糖类抗原

CEA（carcinoembryonic antigen），癌胚抗原

FD（fibrous dysplasia），纤维结构不良

FDG（fluorodeoxyglucose），脱氧葡萄糖

SUV$_{max}$（maximum standardized uptake value），最大标准摄取值

参考文献

［1］潘肃，高中礼. 骨纤维结构不良的研究进展. 国外医学骨科学分册，2004，25（3）：161-163.

［2］李杰，吕梁. 脊椎骨纤维异常增殖症的 CT 诊断. 中国临床医学影像杂志，2009，20（5）：316-318.

［3］KIM M, KIM HS, KIM JH, et al. ^{18}F-FDG PET-positive fibrous dysplasia in a patient with intestinal non-Hodgkin's lymphoma. Cancer Res Treat, 2009, 41（3）：171-174.

［4］DE LA MOTA J, THOMAS MB, MICAILY B, et al. Polyostotic fibrous dysplasia mimicking bone metastases in a patient with advanced-stage cervical cancer. GynecolOncol, 2010, 116（3）：584-585.

[5] STROBEL K, BODE B, LARDINOIS D, et al. PET-positive fibrous dysplasia—a potentially misleading incidental finding in a patient with intimal sarcoma of the pulmonary artery. Skeletal Radiol, 2007, 36 Suppl 1:S24-28.

[6] 李芳,张祥松. PET/CT 诊断骨纤维结构不良恶变一例. 中华核医学杂志, 2009, 29(5):338.

（摘自中华核医学杂志 2011 年第 31 卷第 5 期,第一作者:任东栋）

十八、多发肌肉结核 ^{18}F-FDG PET/CT 显像二例

病例 1　患者男, 33 岁。肢体肌肉疼痛伴肌无力 1 年,加重 2 个月。患者入院前 1 年无明显诱因出现右大腿后外侧肌肉疼痛,伴肌肉肿胀、局部皮温升高;入院前 8 个月自觉右大腿外侧局部肿块,触之疼痛。外院查 MRI 示:双侧骨盆及大腿肌肉弥漫性病变,考虑肌炎可能。入院前 2 个月无诱因出现左大腿、双上臂肌肉疼痛,伴四肢近端无力,呈进行性加重。体格检查:四肢肌肉明显萎缩,双上肢近端肌肉挤压痛。四肢近端肌力Ⅳ级。住院期间体温反复升高,多于中午出现,最高达 39℃,抗感染治疗效果不佳。患者自发病来体质量减轻约 9kg。实验室检查:白细胞 9.0(正常参考值 4.0~10.0)×10⁹/L,中性粒细胞占 78.4(正常参考值 50.0~70.0)%,血红细胞沉降率 106(正常参考值 0~15)mm/h, CK 及 CK 同工酶(CK-MB)正常。四肢肌电图示肌源性损害,自身免疫抗体全套中只有抗核抗体不正常,滴度为 1:320(正常参考值为 1:100),余均正常。^{18}F-FDG PET/CT(美国 GE Discovery LS16 型)显像示:枕部、双上肢内侧肌群、左侧冈下肌、右侧竖脊肌、双侧臀肌、右侧髂内肌、双侧大腿后部肌群、右侧小腿外侧肌群多发结节状、片状不均匀放射性异常浓聚灶,SUV$_{max}$ 为 2.6~8.4(图 7-2-21a~c);诊断为多发性肌炎。左大腿活组织检查:左大腿切开后流出多量脓性分泌物,涂片检查示抗酸杆菌(++++);病理示:各肌束结构欠清,可见轻~重度圆形或长条形萎缩肌纤维,较多肌纤维溶解坏死,见再生肌纤维,内核纤维增多,间质纤维结缔组织水肿伴少量炎性细胞浸润(图 7-2-21d);抗酸染色强阳性(图 7-2-21e)。最终诊断为多发肌肉结核,患者经抗结核治疗后症状好转。

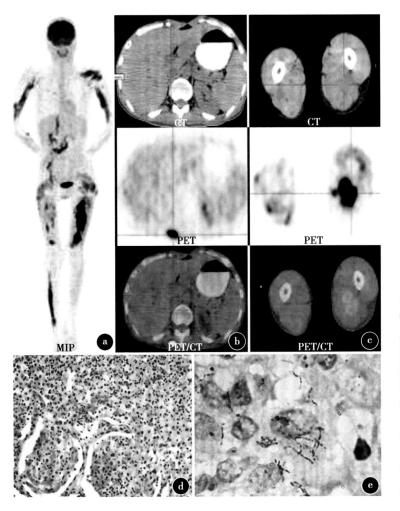

图 7-2-21　肌肉结核患者(男, 33 岁)^{18}F-FDG PET/CT 全身显像及病理图。a. MIP 图像示:枕部、双上肢内侧肌群、左侧冈下肌、右侧竖脊肌、双侧臀肌、右侧髂内肌、双侧大腿后部肌群、右侧小腿外侧肌群等多发高代谢灶;b. 右侧竖脊肌病灶横断面图像示结节状高摄取,肌肉肿胀、密度减低,边缘模糊(十字交叉示);c. 左大腿肌肉病灶横断面图像示片状高摄取,肌肉肿胀、密度减低,边缘模糊;d. 左大腿肌肉活组织病理检查(HE×100):间质小血管增生,大量慢性炎性细胞浸润,另见上皮样结节,未见坏死,考虑特异性肉芽肿。e. 左大腿肌肉活组织病理检查抗酸染色(×400):强阳性

病例2 患者男,28岁。反复皮疹、乏力13个月,间断发热2个月。患者入院前13个月无明显诱因出现出血、皮疹,散在分布于面颊部、双手背,伴全身乏力;7个月前皮疹加重,弥漫分布颜面部、颈部、双手背,四肢无力,行左侧三角肌肌肉活组织检查示:小灶性溶解变性,伴淋巴细胞和组织细胞浸润,间质纤维轻度增生,临床诊断为"皮肌炎",激素治疗后皮疹略有改善;入院前1个月无明显诱因出现发热,体温高达40℃,全身肌肉疼痛,抗感染治疗效果不佳。体格检查:四肢肌肉无压痛,肌力Ⅳ级。实验室检查:白细胞13.7×10^9/L,中性粒细胞占92.5%,血红细胞沉降率49mm/1h,CK及CK-MB正常,自身免疫抗体全套正常。四肢肌电图:肌源性损害(活动期),上下肢周围神经轻度损害。为明确诊断,行^{18}F-FDG PET/CT显像,结果示:四肢、肋间肌、双侧腰大肌及骨盆肌肉等弥漫性不均匀代谢增高,SUV_{max}为3.0~7.1,相应部位CT见肌肉肿胀,密度减低,肌间隙模糊(图7-2-22a)。PET/CT显像次日加行腹部增强CT扫描示肌肉强化减低,肌间隙模糊(图7-2-22b)。最终诊断:全身肌肉非特异性炎性反应。右侧股四头肌活组织病理检查:间质小血管增生,大量慢性炎性细胞浸润,另见上皮样结节,未见坏死,考虑特异性肉芽肿;特殊染色结果:抗酸染色(+),过碘酸-雪夫染色(-),过碘酸乌洛托品银染色(-),综合考虑为结核可能性大。患者抗结核治疗后症状逐渐改善。

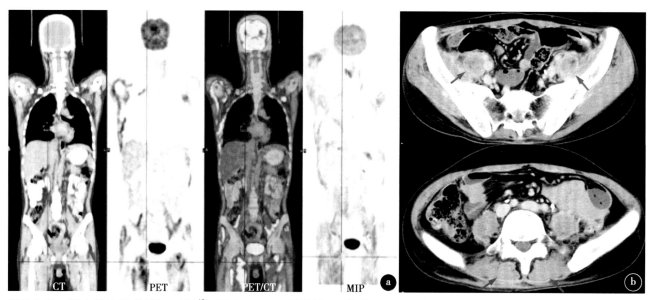

图7-2-22 肌肉结核患者(男,28岁)^{18}F-FDG PET/CT及增强CT检查图。a. 冠状面PET/CT示四肢、肋间肌、双侧腰大肌、竖脊肌及骨盆肌肉等肿胀,密度减低,肌间隙模糊,有弥漫性不均匀放射性异常浓聚,SUV_{max}为3.0~7.1(十字交叉示右大腿内侧肌肉高代谢灶);b. CT增强扫描示双侧腰大肌(红箭头示)、竖脊肌(蓝箭头示)及骨盆肌肉肿胀,密度减低,肌间隙模糊,强化减低

讨论 近年来,结核病发病率急剧回升,肺外结核病如心肌结核、脾结核、皮肤结核、喉结核等均有报道[1-3],但发生于四肢软组织(包括肌肉组织及肌腱等)的结核少见,临床易误诊[4]。软组织结核多见于20~30岁的青壮年,半数以上患者合并肺或其他处结核病变,一般发病较缓慢,病程多在1年左右。存在多发病变或合并身体其他部位活动性结核的患者可能有发热、盗汗、食欲不振、消瘦等全身症状;局部的主要症状是疼痛、肿块和功能障碍,常可触到数个散在、大小不等的肿块,当肿块形成脓肿或窦道时,才出现跛行或手指屈伸功能障碍。苟丽娟等[5]统计了2000~2010年国内文献报道的20例肌肉结核患者,其中19例为单发性肌肉受累。本病可累及体内任何肌肉,以四肢肌肉较多见,腓肠肌最多,躯干肌肉次之,头颈部肌肉更少。

肌肉结核早期常为非特异性炎性反应,主要是充血、水肿,中性粒细胞和淋巴细胞浸润,有时可找到结核杆菌。肌肉结核的诊断比较困难,若合并肺内活动性结核则有助于诊断,确诊依靠病灶病原学诊断和病理检查,抗结核治疗有效。肌肉结核的^{18}F-FDG PET/CT显像文献报道较少。Yago等[6]认为^{18}F-FDG PET对"冷"脓肿形成的软组织结核具较特异的表现:周边中等放射性浓聚,而中央干酪坏死区低浓聚。不过本组2例患者PET显像无明显"冷"脓肿表现,CT增强扫描也无特异性表现。结核灶因能够摄取^{18}F-FDG而不易与恶性肿瘤相鉴别[7-8]。该2例患者年轻、病情反复、病程较长,PET示高代谢部位广泛,但只累及肌肉组织,CT有部分炎性反应的影像表现,因此未首先考虑恶性病变。Kim等[9]用双时相FDG PET显像对肺结核病变进行研究,发现病灶延迟相SUV_{max}高于早期相SUV_{max},两者差值的百分数在活动性结核中高于非活动性结核,认为该值是预测结核活动性的一个潜在指标。本研究的

2 例患者均未行双时相显像,若充分考虑双时相显像活动性结核灶与一般炎性病灶的不同表现,对本病的正确诊断,以及其与非特异性炎症、皮肌炎等的鉴别可能有帮助。皮肌炎有皮疹、Gottron 丘疹等皮肤改变,可有皮损。本文第 2 例患者曾出现皮疹,继而伴肌炎表现,因此临床曾误诊为皮肌炎。皮肌炎、多发性肌炎还常累及多种器官,伴发肿瘤及其他结缔组织病。患者肌酸磷酸激酶、乳酸脱氢酶、氨基转移酶和醛缩酶有改变,而本组病例 CK 及 CK-MB 均未见异常,且自身免疫抗体全套未见明显异常,可有助于鉴别。

总之,对反复发热而抗感染效果不佳、肌肉多发病变的年轻患者,如 ^{18}F-FDG PET/CT 表现为全身肌肉多发广泛代谢增高,建议行延迟显像、CT 增强扫描及实验室相关检查,考虑肺外结核的可能,以减少误诊。

本文直接使用的缩略语:

CK(creatine kinase),肌酸激酶

FDG(fluorodeoxyglucose),脱氧葡萄糖

MIP(maximum intensity projection),最大密度投影

SUV_{max}(maximum standardized uptake value),最大标准摄取值

参考文献

[1] 周庆伟,陈文新,林美福,等.心肌结核 ^{99}Tc^m-MIBI 血流灌注及 ^{18}F-FDG PET/CT 显像一例.中华核医学杂志,2010,30(4):281-282.

[2] 蒋淑梅,沈喜梅.皮肤结核病四例误诊分析.临床误诊误治,2000,13(3):193.

[3] 张雷,李文雅.喉结核七例误诊分析.临床误诊误治,2000,13(5):374-375.

[4] 邹逸伟.股四头肌腱结核一例.中国防痨杂志,2000,22(2):87.

[5] 苟丽娟,苏金梅,赵岩,等.肌肉结核 20 例临床分析.中华医学杂志,2012,92(3):206-208.

[6] YAGO Y,YUKIHIRO M,KUROKI H,et al. Cold tuberculous abscess identified by FDG PET. Ann Nucl Med,2005,19(6):515-518.

[7] 陈文新,林美福,田嘉禾,等.^{18}F-FDG 与 ^{18}F-FLT PET/CT 在肺结核瘤与恶性肿瘤鉴别诊断中的应用.中国临床医学影像杂志,2012,23(12):837-840.

[8] 赵军,林祥通,管一晖,等.双时相 PET 显像在肺良恶性病变鉴别诊断中的应用.中华核医学杂志,2003,23(1):8-10.

[9] KIM IJ,LEE JS,KIM SJ,et al. Double-phase ^{18}F-FDG PET-CT for determination of pulmonary tuberculoma activity. Eur J Nucl Med Mol Imaging,2008,35(4):808-814.

(摘自中华核医学与分子影像杂志 2014 年第 34 卷第 5 期,第一作者:陈彩龙,通信作者:陈文新)

十九、颈部增生性肌炎 PET/CT 显像一例

患者男,71 岁。因发现右颈部包块 10 余天入院。患者 10 余天前无意中发现右侧颈部硬质包块,约 2.0cm 大小,可移动,无压痛;无血涕、咳嗽、咳痰、咯血,无发热、盗汗。于当地医院行右颈部肿块穿刺涂片:见恶性肿瘤细胞,建议行活组织检查。为求进一步诊治,患者入本院。体格检查:右颈部触及硬质肿块 1 枚,大小约 2.5cm × 2.5cm,可移动,有轻度压痛,表面无破溃,余全身浅表淋巴结未触及肿大。血、尿常规和血生化检查未见异常;肿瘤标志物:神经特异性烯醇化酶 18.78(正常参考值 0~16.3)μg/L,CA724 10.44(正常参考值 0~20)kIU/L,CEA、CA19-9、鳞状细胞癌抗原、细胞角蛋白 19 片段抗原 Cyfra21-1、CA12-5、CA15-3、前列腺特异抗原均在正常范围。胸部 CT:慢性支气管炎、肺气肿;两下肺少许机化性炎性反应;纵隔及双侧腋窝多发淋巴结。PET/CT(德国 Siemens Biogragh 16 型)显像:右侧颌下区、颈部肌肉肿胀,FDG 摄取轻度增高(图 7-2-23,图 1)。穿刺活组织病理检查示(图 7-2-23,图 2):右颈部 PM。患者遂出院,未行特殊治疗,随访至 1 个月时,右颈部包块已消失,随访至 1 年无复发。

讨论 PM 临床报道少,是一种横纹肌组织的纤维间隔和筋膜的增生性病变。该病发病机制不明,部分病例可能与机械性损伤有关,发病部位多见于四肢、躯干、头颈部等处的横纹肌,大多为无意间发现,通常发病初期无疼痛,病变生长迅速,逐步发展为疼痛性肿块,境界不清楚,肿块无包膜,较易误诊为恶性肿瘤[1-2]。

^{18}F-FDG 为葡萄糖类似物,可以反映肿瘤的葡萄糖摄取情况。恶性肿瘤具有高代谢的特性[3],因此在大多数软

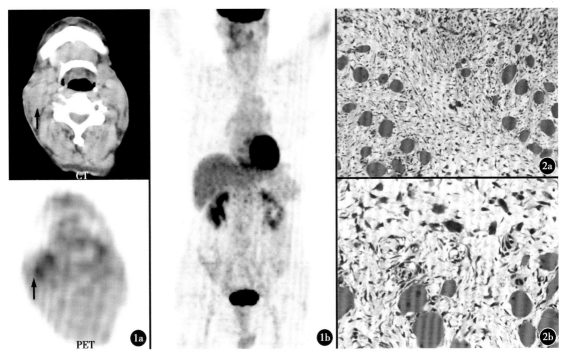

图 7-2-23　图 1 PM 患者（男,71 岁）^{18}F-FDG PET/CT 显像图。1a. CT 示右侧颈部肌肉稍肿胀,PET 上见放射性摄取轻度增加（箭头示）;1b. MIP 图像。图 2 本例患者右颈部肿块穿刺病理检查图（2a. HE×100;2b. HE×200）。横纹肌间出现大量的纤维母细胞,核为圆形及不规则形,黏液基质内和胶原纤维间可见嗜碱性巨细胞,细胞呈圆形、多边形,胞质丰富

组织恶性肿瘤中 ^{18}F-FDG 摄取会明显增加。PET/CT 还能提供全身病灶形态及代谢分布情况,为疾病的分期提供依据[4]。PM 影像学表现缺乏特异性,本例患者 PET/CT 表现为右侧颈部肌肉 ^{18}F-FDG 低摄取,形态学上仅表现为肌肉肿胀,无明显密度异常改变,病变周围亦无肿大淋巴结,全身其他部位肌肉亦无代谢异常,因此诊断不支持软组织恶性肿瘤。PM 诊断需与软组织恶性肿瘤、骨化性肌炎、多发性肌炎等相鉴别[5]。骨化性肌炎是一组肌肉、肌腱、腱膜等骨干周围软组织内出现钙化的病变,分为创伤性、进行性,创伤性病变可伴有外伤史,早期表现为肌肉肿胀,随着病情进展,可出现骨化、钙化,放射性摄取增高。多发性肌炎可表现为所累及肌肉群体积缩小,肌间隙增宽,肌筋膜增厚。本病确诊需依赖病理诊断,本病在光学显微镜下有 2 个主要病理特征:①大量侵及肌外膜、肌束膜和肌内膜的成纤维细胞增生,呈梭形;②与神经节细胞或横纹肌细胞相似的大的嗜碱性巨细胞[6]。

PM 属于良性病变,因其细胞结构罕见,且有过度生长行为,早期常误诊为恶性肿瘤,导致过度治疗。该病治疗主要为局部手术切除,预后良好,且该病有自愈倾向[7]。本例患者出院后未行特殊治疗,随访至 1 个月时病变自然消失,随访至 1 年时未见复发。

本文直接使用的缩略语:

CA（carbohydrate antigen）,糖类抗原

CEA（carcinoembryonic antigen）,癌胚抗原

FDG（fluorodeoxyglucose）,脱氧葡萄糖

MIP（maximum intensity projection）,最大密度投影

PM（proliferative myositis）,增生性肌炎

参考文献

［1］谢洪,周晓红,昌红,等.头颈部增生性肌炎 1 例报道及文献复习.中国耳鼻咽喉颅底外科杂志,2012,18(6):441-444.

［2］KLAPSINOU E,DESPOINA P,DIMITRA D. Cytologic findings and potential pitfalls in proliferative myositis and myositis ossificans diagnosed by fine needle aspiration cytology:report of four cases and review of the literature. DiagnCytopathol,2012,40(3):239-244.

［3］宋建华,赵晋华,邢岩,等.^{18}F-FDG PET/CT 对原发不明颈部淋巴结转移癌患者原发灶检出的价值.中华核医学与分子影像杂志,2013,33(6):417-420.

［4］孙龙,江茂情,吴华.^{18}F-FDG PET/CT 诊断儿童朗格汉斯细胞组织细胞增多症一例.中华核医学与分子影像杂志,2013,33(4):

309-310.

[5] 黎军强,刘彪,谭海涛,等.增生性肌炎的 MRI 与病理对照(附 1 例报告并文献复习).临床放射学杂志,2007,26(1):1057-1058.

[6] BROOKS JK,SCHEPER MA,KRAMER RE,et al. Intraoral proliferative myositis case report and literature review. Head Neck,2007,29(4):416-420.

[7] COLOMBO JR,DAGHER W,WEIN RO. Benign proliferative myositis of the sternohyoid muscle:review and case report. Am J Otolaryngol,2015,36(1):87-89.

(摘自中华核医学与分子影像杂志 2015 年第 35 卷第 4 期,
第一作者:吉蘅山,通信作者:朱虹)

二十、^{18}F-FDG PET/CT 诊断儿童朗格汉斯细胞组织细胞增多症一例

患儿女,1 岁 9 个月。2011 年 9 月发现右眼眶外侧一黄豆大小包块,未予特殊处理。后包块呈进行性增大并伴右上臂不适。体格检查:右眼眶外侧上方软组织肿胀,局部包块无移动。当地医院右肱骨 X 线片示:右肱骨中段溶骨性改变(图 7-2-24,图 1a);MRI 检查示:右眼眶外侧新生物伴骨质破坏伴明显强化(图 7-2-24,图 1b,1c);相关实验室检查未见异常。临床诊断:尤因肉瘤可能。为进一步明确诊断,并明确全身其他部位骨骼有无肿瘤侵犯,行 ^{18}F-FDG PET/CT 检查。显像结果示:右眼眶外侧上方肿块,最大截面约 3.7cm×1.9cm,SUV$_{max}$ 为 4.4;右眼球向前突出,邻近眼眶骨质破坏吸收。左顶骨、双肱骨中段、T$_2$、T$_{12}$ 椎体、右髂骨、左股骨中段多发溶骨性骨质破坏,代谢升高,SUV$_{max}$ 为 5.3(图 7-2-24,图 2a~2g)。全身麻醉下由 PET/CT 引导行右髂骨溶骨性病灶穿刺活组织检查术,组织病理检查证实:LCH(图 7-2-24,图 2h,2i)。确诊后行化疗,随访 3 个月,患儿一般情况尚可。

讨论 LCH 又称组织细胞增多症 X,临床类型包括嗜酸性肉芽肿(eosinophilic granuloma)、勒 - 雪(Letterer-Siwe)病和韩 - 薛 - 柯(Hand-Schüller-Christian)病。其主要病理特点为朗格汉斯细胞异常增生,可伴有嗜酸性粒细胞、巨噬细胞及淋巴细胞浸润,电镜下主要表现为朗格汉斯细胞胞质内可见特征性 Birbeck 颗粒[1]。本病男性患者居多,可发生于任何年龄,但婴幼儿最多,其发病率约为二十万分之一[2]。LCH 以骨骼病变最为常见[3],多累及颅骨、长骨及扁骨,主要表现为局部肿块或病灶,呈膨胀性或浸润性生长。临床常见皮疹、发热、肝脾及全身淋巴结肿大。Bartnick 等[4]报道:不同类型和级别的 LCH,其治疗方案和预后亦不同。因此,早期对 LCH 分型和分级对临床制定治疗方案非常重要。

LCH 的影像学缺乏特异性。骨骼 LCH X 线片和 CT 表现多样,MRI 为评价神经系统受累的首选检查,但由于 LCH 经常同时侵犯多系统多器官,且临床医师对本病认识较少,易出现漏诊或误诊。Azouz 等[5]认为,LCH 的病变主要侵犯骨骼系统,导致溶骨性病变及骨质破坏,故可行骨显像发现病灶。本例患者未行骨显像,国外相关文献[6]表明:虽骨显像对 LCH 疗效评价能力优于 X 线片,但两者均不能在早期作出评判,存在假阳性可能。LCH 骨显像表现因病程而异。早期 LCH 增生形成灶性肉芽肿而替代骨组织,表现为溶骨现象,骨显像示放射性稀疏或缺损,灵敏度较低。因此,骨显像对 LCH 的诊断和疗效评价有局限性[7]。LCH 的确诊依赖于病理诊断,即在光学显微镜下可见病灶内的组织细胞中含有病理性的朗格汉斯细胞,电镜下病变细胞胞质内见 Birbeck 颗粒或免疫组织化学检查示病变细胞表面 CD$_{1a}$ 染色阳性。

与传统影像检查相比,PET/CT 可早期检测全身活性病灶,明确全身病灶形态及代谢分布情况,为 LCH 的分型及分级提供依据。由于本病多发生于儿童,行 PET/CT 显像时必须考虑射线和镇静剂对患儿的影响。已有报道[8]指出在 LCH 患儿检查时,应注意减少辐射剂量。本中心通过低剂量 ^{18}F-FDG PET/CT 检查诊断 1 例儿童 LCH,并通过病理检查确诊。患儿化疗后随访 3 个月,一般情况尚可。LCH 的发病率很低,临床病例有限,因此 ^{18}F-FDG PET/CT 对 LCH 的诊断及预后评价价值仍需更多病例验证。

本文直接使用的缩略语:

FDG(fluorodeoxyglucose),脱氧葡萄糖

LCH(Langerhans cell histocytosis),朗格汉斯组织细胞增多症

SUV$_{max}$(maximum standardized uptake value),最大标准摄取值

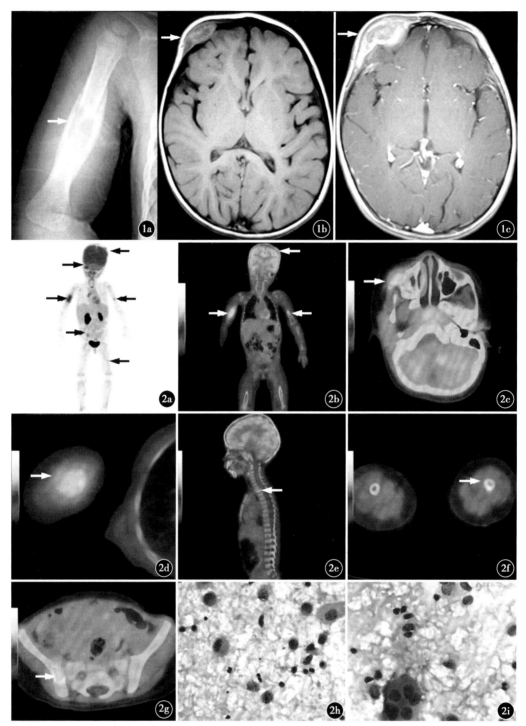

图 7-2-24　图 1 LCH 患儿（女，1 岁 9 个月）X 线及 MRI 检查图（箭头示病灶）。1a. X 线检查示右肱骨中段溶骨性改变；1b. MRI 示右眼眶外侧肿块 T_1WI 为等信号；1c. MRI 示肿块 T_1WI 信号均匀强化。图 2 该患儿 ^{18}F-FDG PET/CT 显像图（箭头示病灶）及病理图。2a. 左顶骨、右颞骨、右肱骨中段、右髂骨多发高代谢病灶，左肱骨、左股骨中段稍高代谢病灶；2b. 左顶骨、双肱骨中段高代谢病灶；2c. 右眼眶外侧上方肿块，SUV_{max} 4.4，右眼前突，邻近骨质破坏；2d~2g. 右肱骨中段、T_2 椎体、左股骨中段、右髂骨多发溶骨性病灶，SUV_{max} 5.3；2h,2i. 病理切片见大量单核细胞，多核朗格汉斯细胞及嗜酸性粒细胞（HE×400）

参考文献

［1］LAMAN JD,LEENEN PJ,ANNELS NE,et al. Langerhans-cell histiocytosis' insight into DC biology. Trends Immunol,2003,24（4）:190-196.

［2］COCHRANE LA,PRINCE M,CLARKE K. Langerhans' cell histiocytosis in the paediatric population:presentation and treatment of head and neck manifestations. J Otolaryngol,2003,32(1):33-37.

［3］KILPATRICK SE,WENGER DE,GILCHRIST GS,et al. Langerhans' cell histiocytosis(histiocytosis X)of bone. A clinicopathologic analysis of 263 pediatric and adult cases. Cancer,1995,76(12):2471-2484.

［4］BARTNICK A,FRIEDRICH RE,ROESER K,et al. Oral Langerhans cell histiocytosis. J CraniomaxillofacSurg,2002,30(2):91-96.

［5］AZOUZ EM,SAIGAL G,RODRIGUEZ MM,et al. Langerhans' cell histiocytosis:pathology,imaging and treatment of skeletal involvement. Pediatr Radiol,2005,35(2):103-115.

［6］KASTE SC,RODRIGUEZ-GALINDO C,MCCARVILLE ME,et al. PET-CT in pediatric Langerhans cell histiocytosis. Pediatr Radiol,2007,37(7):615-622.

［7］邵虹,施美华,王静蕾,等.骨显像在儿童朗格汉斯细胞组织细胞增生症诊断及随访中的价值.中华核医学杂志,2005,25(1):52-53.

［8］NGUYEN BD,ROARKE MC,CHIVERS SF. Multifocal Langerhans cell histiocytosis with infiltrative pelvic lesions:PET/CT imaging. Clin Nucl Med,2010,35(10):824-826.

（摘自中华核医学与分子影像杂志 2013 年第 33 卷第 4 期，
第一作者：孙龙，通信作者：吴华）

二十一、朗格汉斯组织细胞增多症 PET/CT 显像四例

病例 1 患儿男，8 个月。1 个多月前发现头颅 3 个包块，拒触碰。20 余天前无诱因发热，伴全身散在皮疹，当地门诊予抗感染等处理，未见好转，皮疹逐渐增多、渐出现双眼肿胀，以右眼突出较明显。MRI、CT、骨髓穿刺及多项生化检查发现患者多系统多器官损害（头颅、眼眶、双侧颌骨、皮肤、肝、脾等重度贫血，血小板减少）。入院体格检查：神志清，精神疲倦，皮肤苍白，肢端冰凉；头皮、躯干、腹股沟及肛周可见较多红色皮疹，略高出皮面，压之不褪色；头皮可触及 2 个 2cm×2cm 及 1 个 3cm×4cm 的包块，质软，有波动感，拒触碰；颌下、颈部、腋窝及腹股沟等处可扪及数颗绿豆至花生米样大小的淋巴结，质软，活动，表面光滑，无触痛；双眼睑浮肿，双眼结膜苍白，双侧眼球突出；左右齿龈可见 2 处 1.5cm×2cm 的溃烂面；呼吸急促，双肺听诊正常；腹稍膨隆，肝右肋下未触及，脾位于左肋下 6cm，质中、边缘钝，肠鸣音正常；双下肢明显水肿。皮肤活组织病理检查示 LCH。

病例 2 患儿男，2 个月。出生后 1 周即出现颜面、躯干部红色斑丘疹，针尖至粟粒样大，部分呈溃疡、糜烂、结痂脱屑及色素缺如，渐发展至全身，曾在当地医院拟诊湿疹，给予对症治疗，效果欠佳。1 个月前发现口腔溃疡，大小为 0.2cm×0.2cm 至 0.8cm×0.8cm，无白膜，渐出现吸吮障碍。左侧颧骨表面略微肿胀。未触及肿大浅表淋巴结，腹部平软，肝脾不大，未触及包块。皮肤活组织病理检查诊断为：LCH，S-100（+），CD_{1a}（+）。

病例 3 患儿男，6 岁。4 个月前因外伤后头痛入院，发现头颅肿块，遂行手术切除，病理诊断为朗格汉斯细胞组织细胞增生症。随后出现头顶枕部圆形结节，诉近 1 周有颈部疼痛，胸痛，气促，间歇性发热，CT 示纵隔占位。体格检查：颈、腹股沟多发淋巴结肿大，大小从绿豆至花生米样不等，有触痛。肝脾肿大。双肺呼吸音不对称，右下肺明显减弱，右肺细湿啰音。胸腔镜下取纵隔肿块，免疫组织化学染色示：S-100（+），CD_{1a}，CD_{68}（+），结合 HE 形态判断，病变较符合朗格汉斯细胞肉芽肿。专家会诊后最终诊断为 LCH。

病例 4 患儿男，3 岁。1 周前无明显诱因出现右大腿疼痛，痛不剧烈，无发热，无肢体畸形及活动异常，无皮肤溃烂、窦道形成等。入院手术取右股骨中段髓腔内的组织成分，结合组织学形态及免疫组织化学结果［肿瘤细胞 S-100（+），CD_{1a}（+），CD_{21}（+），CD_{35} 部分（+）］，诊断为右股骨 LCH。

病例 1~4 PET/CT 显像结果见图 7-2-25 和表 7-2-1。

讨论 LCH 是一种发病原因不明，起源于骨髓（骨髓 CD_{34} 阳性干细胞[1]）并以朗格汉斯组织细胞增生为特征的一类瘤样类疾病，可累及全身多系统且临床表现多样。依其所累及的部位，轻者可自行缓解，重者则威胁生命[2]。此病多发生于儿童，男性约为女性的 2 倍。Lieberman 等[3]回顾了 50 年内遇到的 238 例患者，发病年龄为 1 个月 ~66 岁，56.6% 发病在 15 岁以内。本文 4 例均为男性患者，年龄 2 个月至 6 岁。

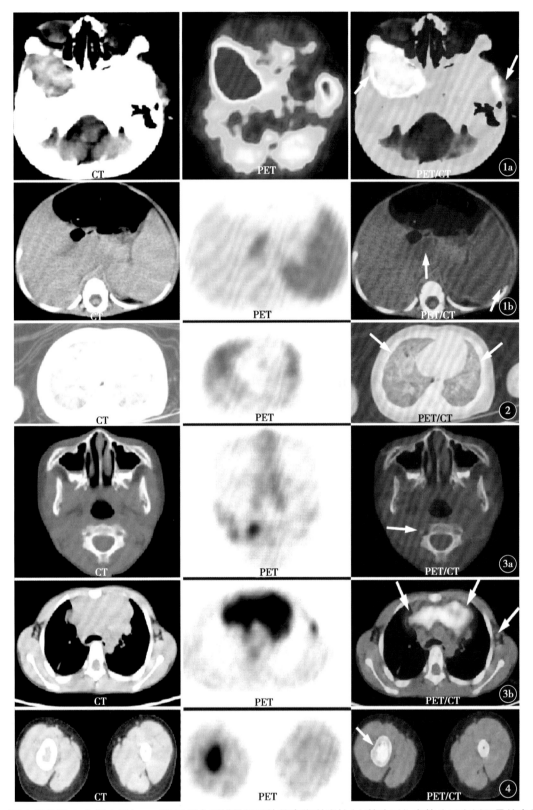

图 7-2-25　图 1 患儿男，8 个月，LCH。a. PET 于右侧蝶骨见团块状高代谢病灶（左箭头示），右箭头示左侧颞骨的高代谢灶，CT 于上述部位见明显溶骨性骨质破坏并伴软组织肿块形成；b. PET 示脾代谢弥漫性增高，腹膜后淋巴结增大伴代谢增高。图 2 患儿男，2 个月，LCH。PET 示双肺弥漫性代谢增高（箭头示），CT 示肺纹理增多、增粗，弥漫分布斑片影及条索影，部分呈囊泡状及网格状改变。图 3 患儿男，6 岁，LCH。a. PET 示颈 2 椎体结节状稍高代谢灶（箭头示），CT 示明显溶骨性骨质破坏；b. PET 示前纵隔不规则团块状高代谢灶（中间两侧箭头示），右箭头示腋下淋巴结肿大伴代谢增高，CT 于上述部位示明显软组织肿块影。图 4 患儿男，3 岁，右股骨 LCH。PET 示右侧股骨高代谢病灶（箭头示），CT 示骨髓腔明显扩大

表 7-2-1　4 例朗格汉斯细胞组织细胞增多症 PET/CT 显像阳性部位

例号	骨骼	淋巴结	脏器	皮肤
例 1	右顶骨、右枕骨、左颞骨、右侧眶后壁、右侧颧骨、蝶骨大翼右侧及左上颌骨（图 7-2-25，图 1a）	双颈部（Ⅱ区）、双腋下、腹膜后及双侧腹股沟区	脾（图 7-2-25，图 1b）	双侧腹股沟区及肛周皮肤
例 2	枕骨、右侧髂骨	无	双肺（图 7-2-25，图 2）、甲状腺右叶、前上纵隔	无
例 3	颈 2 椎体右侧椎动脉孔前缘（图 7-2-25，图 3a）	右侧颈部（Ⅱ区）、双侧颈部（Ⅲ、Ⅳ区）、左侧锁骨上、左侧腋下、纵隔（2、4、5、6 组，图 7-2-25，图 3b）	肝右叶前下段	无
例 4	右股骨中上段骨髓腔及骨皮质内（图 7-2-25，图 4）	无	无	无

目前临床多将 LCH 分为多系统多灶性 LCH、单系统多灶性 LCH 和单灶性 LCH 3 类。多系统多灶性 LCH 相当于以往的莱特勒 - 西韦（Letterer-Siwe）病，多发生于 3 岁以内，表现为广泛的红斑样鳞屑或湿疹样皮疹，肝、脾、淋巴结肿大，多发生溶骨性损害（有或无疼痛），发热，贫血，血小板减少等，侵及肺部则咳嗽、气促，反复感染。病变发展快，不治疗常迅速死亡。如本文第 1 例和第 2 例患儿，起病较急，症状较重，年龄分别为 8 个月和 2 个月，都有全身散在红色斑丘疹，牙龈溃疡，骨骼系统、双肺、脾等脏器、淋巴结受累等；PET 显像示病灶部位呈不同程度放射性摄取增高。第 3 例也属于多系统多灶性 LCH，骨骼系统、淋巴结、肝等都受累及，但全身未见到明显的皮疹、斑丘疹。单系统多灶性 LCH 常累及骨骼系统，其次为淋巴结、皮肤、女性生殖系统、消化系统和肺。单灶性 LCH 常发生于儿童和青少年，多累及骨骼系统，严重者可致病理性骨折。如第 4 例患儿，仅有右股骨中上段疼痛，PET 显像示骨髓腔及骨皮质内条状及结节状放射性摄取增高影，骨髓腔内病变最大显示层面上约 1.9cm×2.5cm 大小，长约 7.9cm，标准摄取值最大值为 4.5，平均值为 3.2；CT 示病变段股骨明显增粗，骨髓腔扩大，骨髓腔内见软组织密度影，CT 值约 33.9HU，骨皮质环状不均匀增厚，增厚骨皮质内见结节状低密度影，局部未见骨膜反应及软组织肿块形成。文献[4]报道单独侵犯肺者，表现为咳嗽、气促、胸痛、发热、咯血及体质量下降；单独累及淋巴结者，多为疼痛性淋巴结肿大（以颈部及腹股沟多见）；亦可见单独累及胸腺、甲状腺、颌下腺和软组织者；发生于骨者病变常呈惰性进展，可以自愈，或经局部切除或放疗治愈。

本组 4 例患者均有骨骼系统累及，3 例累及颅面骨，1 例累及椎体，1 例累及髂骨，1 例累及股骨，均为溶骨性骨质破坏，部分伴软组织肿块形成。前上纵隔累及 2 例。儿童常见恶性肿瘤神经母细胞瘤也可见纵隔肿块形成，但其多位于后纵隔，且密度不均匀，钙化与囊变常见，实验室检查尿儿茶酚胺代谢产物阳性，与本病易于鉴别。双肺弥漫受侵犯 1 例，表现为双肺纹理增多、增粗，弥漫性的多发斑片影及条索影，部分呈囊泡状及网格状改变，且 PET 示弥漫性轻度放射性摄取异常增高。有淋巴结增大者 2 例，累及颈部、腋窝及腹膜后等部位，其分布没有特征性，且代谢增高也不明显。第 4 例仅见右侧股骨中上段骨髓及骨皮质高代谢病灶，因股骨的骨质膨胀性改变，当时被误诊为骨纤维异常增殖症。

综上所述，LCH 侵犯部位不同，临床表现各不相同。PET/CT 全身显像能发现 LCH 比较隐蔽的病灶，如第 2 例患儿甲状腺右叶的病灶、第 3 例患儿肝右叶及颈 2 椎体右侧椎动脉孔周围的病灶，均因体积较小，PET/CT 检查前临床未发现，故行 PET/CT 全身显像对检查 LCH 累及部位及诊断有重要作用。

本文直接使用的缩略语：

LCH（Langerhans cell histocytosis），朗格汉斯组织细胞增多症

参考文献

［1］WRIGHT-BROWNE V，MCCLAIN KL，TALPAZ M，et al. Physiology and pathophysiology of dendritic cell. Hum Pathol，1997，28（5）：563-579.

［2］张孔，曾辉，陈伟琪 . 朗格汉斯细胞组织细胞增生症的临床特征与诊断 . 癌症，2006，25（1）：88-91.

［3］LIEBERMAN PH，JONES CR，STEINMAN RM，et al. Langerhans cell（ensinophilic）granulomatosis. A clinicopathologic study encompassing 50 years. Am J Surg Pathol, 1996, 20(5):519-552.

[4] 龚西骆. 朗格汉斯细胞组织细胞增生症的病理与临床. 临床与实验病理学杂志, 2000, 16(2):149-153.

（摘自中华核医学与分子影像杂志 2012 年第 32 卷第 1 期，第一作者：王佩琦）

二十二、双能 X 射线骨密度检查发现 Fanconi 综合征一例

患者男，56 岁。因全身多处骨痛 2 年，加重 2 个月就诊。患者 2 年前出现全身多处骨痛，主要部位为双侧膝关节，近半年出现腰骶部、双侧肋骨疼痛伴活动受限，无红肿晨僵。2 个月前疼痛加重，尚能行走。外院腰椎 CT 示腰椎退行性病变，诊断为双膝关节炎，未予特殊治疗。本院双能 X 射线骨密度检查示 T 值：L_{1-4} 为 -2.8，左侧股骨颈为 -2.9，全髋为 -2.6；X 线检查（图 7-2-26，图 1）示：T_{12}、L_1 压缩性骨折，双侧胫腓骨密度不均，股骨、骨盆构成骨可疑低密度影，提示严重骨质疏松。$^{99}Tc^m$-MDP 全身骨显像（图 7-2-26，图 2）示多发性椎体及肋骨病变，双侧膝关节病变。患者既往有肝炎、肝硬化病史，2006 年开始口服阿德福韦酯 10mg/d、拉米夫定各 100mg/d 治疗至今。体格检查：双侧膝关节及腰椎、肋骨压痛，伴活动轻度受限。未发现其他阳性体征。入院检查：血常规白细胞 3.93(4~10)×10^9/L，血小板 53(125~350)×10^9/L；碱性磷酸酶 301(50~135)IU/L。骨髓涂片细胞形态未见明显异常。血清蛋白电泳未见单克隆抗体升高；免疫固定电泳、尿本周蛋白电泳、骨髓流式细胞检测未见明显异常，PTH、空腹血糖、甲状腺功能、免疫抗体、类风湿指标、血红细胞沉降率、肿瘤指标均未见明显异常。尿常规：尿糖(++)，尿蛋白(++)，潜血(+)。电解质：钾 3.41(3.5~5.3)mmol/L，磷 0.69(0.87~1.45)mmol/L，氯 114.50(99.0~110.0)mmol/L，钙 2.25(2.10~2.55)mmol/L；提示低钾、低磷、高氯。25- 羟基维生素 D 为 21.08（正常

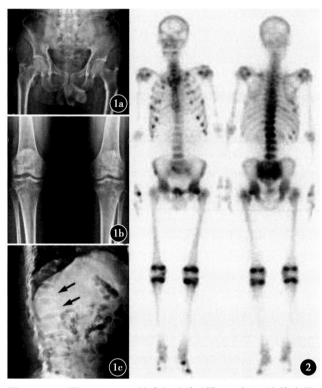

图 7-2-26 图 1 Fanconi 综合征患者（男，56 岁）X 线检查图。1a. 股骨、骨盆构成骨见可疑低密度影；1b. 双侧胫腓骨密度不均；1c. T_{12}、L_1 压缩性骨折（箭头示）。图 2 该患者 $^{99}Tc^m$-MDP 骨显像图。显像示多发性椎体及肋骨局灶性放射性浓聚，双侧膝关节异常放射性浓聚影

参考值大于 50）nmol/L，提示维生素 D 缺乏。肾功能：胱抑素 C 1.97(0.6~1.55)mg/L，β 微球蛋白 5.8(0.8~2.8)mg/L，肌酐 150.9(39.8~134.0)μmol/L；提示肾功能不全。血气分析：HCO_3^- 为 17.70(35~45)mmol/L，提示代谢性酸中毒。临床诊断为范可尼（Fanconi）综合征。

讨论 本例患者双能 X 射线骨密度检查示：T 值 L_1~L_4 为 -2.8，左侧股骨颈为 -2.9，全髋为 -2.6；腰椎侧位片示多发椎体骨折，提示严重骨质疏松；全身骨显像表现为多发肋骨、椎体骨代谢活跃病变，双膝关节面可见对称性放射性浓聚。患者异常病灶未见穿凿样或虫蚀样溶骨性破坏，肿瘤标志物检查均未见异常，因此暂不考虑恶性肿瘤骨转移，而首先考虑继发性骨质疏松所致椎体多发性骨折[1]。患者骨显像表现与代谢性骨病[2]不同，无黑颅、领带胸、串珠肋及四肢长骨对称性放射性摄取增加；且患者 PTH 值正常，可排除甲状旁腺功能亢进症引起的骨代谢疾病。本例患者因多发性骨痛 2 年就诊，血常规白系减少，碱性磷酸酶增高，疑为多发性骨髓瘤。骨髓涂片细胞形态未见明显异常。血清蛋白电泳未见单克隆抗体升高，免疫固定电泳、尿本周蛋白电泳、骨髓流式细胞检测未见明显异常，排除多发性骨髓瘤可能。对不明原因的严重骨质疏松、同时伴肝硬化病史，且长期服用阿德福韦酯的中老年男性患者，此时需考虑药物相关性疾病。本例结合全身骨显像、骨代谢指标、25- 羟基维生素 D 可考虑低磷性骨软化症、获得性 Fanconi 综合征。

Fanconi 综合征是一种遗传性或获得性近端肾小管复合转运缺陷病，是由于近端肾小管广泛功能异常而引起氨基酸尿、葡萄糖、磷酸盐、碳酸氢盐和其他溶质随尿排泄过多导致的临床综合征，临床多表现为酸中毒、电解质紊乱、维生素 D 缺乏、骨软化和发育不良等[3]。

本例患者肾小管功能受损,最终诊断为获得性 Fanconi 综合征。诊断依据为:①蛋白尿、糖尿而血糖正常;②肾小管酸中毒:低钾血症,高氯性代谢性酸中毒;③钙磷代谢紊乱所致骨软化病:低磷血症、血钙正常、碱性磷酸酶升高、25- 羟基维生素 D 水平低下、PTH 正常,严重骨质疏松。有文献[4]报道服用阿德福韦酯常规剂量 10mg/d 48 周以上时,可能出现肾毒性,表现为肾小管损伤,肾功能异常伴血磷下降。本例患者用药 8 年,无基础肾损害,但停用阿德福韦酯后,口服 25- 羟基维生素 D,血钾、血磷逐渐恢复至正常范围,高度提示本次发病与阿德福韦酯有关。有研究[5]认为阿德福韦酯与肾近曲小管上皮细胞的阴离子转运蛋白 -1 有较强的亲和力,后者可主动摄取阿德福韦酯,而较高浓度的阿德福韦酯则可抑制线粒体 DNA 聚合酶 γ,导致肾小管线粒体 DNA 水平降低及细胞损伤,明显影响肾近曲小管吸收与分泌功能。此时可改用其他抗病毒药物,服用中性磷合剂及 25- 羟基维生素 D 和钙剂进行治疗[6]。

Fanconi 综合征需与维生素 D 缺乏所致的佝偻病及骨软化相鉴别。前者是由于 25(OH)D₃-1α- 羟化酶缺乏,不能合成 $1,25(OH)_2D_3$;后者是由于 $1,25(OH)_2D_3$ 受体缺陷导致,$1,25(OH)_2D_3$ 正常或升高,患者的血钙血磷均降低[7],与本例患者低血磷、血钙正常不符。原发性维生素 D 缺乏还需考虑患者居住地区纬度、季节、年龄、性别、种族肤色、文化习俗等[8],如沙特阿拉伯人群本身合成维生素 D_3 就较少[9]。

双能 X 射线骨密度仪在核医学科的普及应用和骨代谢指标检测的开展,利于及时发某些特征性骨病。核医学医师在判读图像时应充分结合患者病史,加强与临床医师沟通,以减少对患者的误诊或漏诊。部分药物性 Fanconi 综合征停药后肾小管损伤具有部分可逆性,及时停药后恢复良好[10-11],早发现、早诊断对于此类患者具有重要的临床意义。

本文直接使用的缩略语:

MDP(methylene diphosphonate),亚甲基二膦酸盐

PTH(parathyroid hormone),甲状旁腺激素

参考文献

[1] 孟德刚,孙晓光,黄钢,等. 口服不同对比剂对 PET/CT 胃肠道充盈及 FDG 摄取影响. 中华核医学杂志,2010,30(4):272-275.

[2] 朱瑞森,罗琼,陆汉魁,等. 117 例原发性甲状旁腺功能亢进症的核素骨显像分析. 中华核医学杂志,2010,30(1):38-41.

[3] LAW ST,LI KK,HO YY. Nephrotoxicity,including acquired Fanconi's syndrome,caused by adefovir dipivoxil-is there a safe dose? J Clin Pharm Ther,2012,37(2):128-131.

[4] 陈新征,李霞. 阿德福韦酯致肾小管病 2 例. 药物不良反应杂志,2011,13(1):51-52.

[5] IZZEDINE H,HULOT JS,LAUNAY-VACHER V,et al. Renal safety of adefovir dipivoxil in patients with chronic hepatitis B:two double-blind,randomized,placebo-controlled studies. Kidney Int,2004,66(3):1153-1158.

[6] 卓玉凤,陈小敏,段少银,等. 成人低血磷性骨软化病 1 例并文献复习. 中国骨质疏松杂志,2009,15(11):835-837.

[7] 刘石平,周宇,李建伟,等. 继发性 Fanconi 综合征 1 例并文献复习. 中华骨质疏松和骨矿盐疾病杂志,2010,3(1):54-58.

[8] MASON RS,SEQUEIRA VB,GORDON-THOMSON C. VITAMIN D:the light side of sunshine. Eur J Clin Nutr,2011,65(9):986-993.

[9] ELSAMMAK MY,AL-WOSAIBI AA,AL-HOWEISH A,et al. Vitamin d deficiency in Saudi Arabs. Horm Metab Res,2010,42(5):364-368.

[10] EVEN-OR E,BECKER-COHEN R,MISKIN H. Deferasirox treatment may be associated with reversible renal Fanconi syndrome. Am J Hematol,2010,85(2):132-134.

[11] GARA N,ZHAO X,COLLINS MT,et al. Renal tubular dysfunction during long-term adefovir or tenofovir therapy in chronic hepatitis B. Aliment Pharmacol Ther,2012,35(11):1317-1325.

(摘自中华核医学与分子影像杂志 2015 年第 35 卷第 3 期,

第一作者:施秀敏,通信作者:王峰)

第八章 淋巴、造血系统

第一节 淋巴瘤与造血系肿瘤显像

一、原发性骨淋巴瘤全身骨显像及 PET/CT 检查一例

患者女,26 岁。因发现左侧胸背部包块 8 年,背部疼痛 2 个月,双下肢感觉、运动障碍 2 周入院。体格检查左侧胸背部(其中心大致位于左侧腋后线平胸 9 椎体水平)一 8cm×6cm 包块突出皮面,局部皮肤完整,包块边界清晰,活动度差,质地稍硬,无压痛。双下肢肌力 4 级,肌张力正常,胸 9 椎体平面以下粗触觉减退,双侧膝反射亢进,Babinski 征(+)。辅助检查:血常规、C- 反应蛋白、血清肿瘤标志物甲胎蛋白、癌胚抗原、非小细胞肺癌抗原、骨特异性碱性磷酸酶均正常。X 线检查示:胸 9 椎体形态失常,密度不均匀,左侧第 9 肋骨虫蚀样骨质破坏。CT 示:胸 9 椎体及左侧第 9 后肋溶骨性破坏。MRI T_1 加权示:胸 9 椎体信号及形态异常,椎旁组织肿胀,并累及左侧胸壁软组织,可见病变沿肋骨向前外侧扩散。MRI 诊断考虑:肿瘤? 结核? 入院诊断"骨软骨瘤?"。为明确其他部位有无病灶,行常规 $^{99}Tc^m$-MDP 全身骨显像,仅见胸 9 椎体及左侧第 9 后肋异常放射性浓聚(图 8-1-1a)。^{18}F-FDG PET/CT 全身显像示:胸 9 椎体附件及左侧第 9 肋可见弥漫性骨质破坏,局部形成软组织肿块,邻近椎管受侵,肿块内见云絮状不规则高密度影;PET 显示上述骨质破坏处 ^{18}F-FDG 摄取异常增高,其 SUV_{max} 为 19.73,诊断为胸 9 及左侧第 9 肋恶性肿瘤(图 8-1-1b)。患者病情进行性加重,遂行手术治疗,术中见胸 9 椎体、椎弓根及椎板等骨质破坏,较多鱼肉样组织,并有部分突入椎管压迫脊髓。术后免疫组织化学染色及基因重排检测病理诊断:非霍奇金淋巴瘤,弥漫大 B 细胞淋巴瘤(2011 年 WHO 造血和淋巴组织肿瘤病理学遗传学分型方案,侵袭性;图 8-1-1c)。

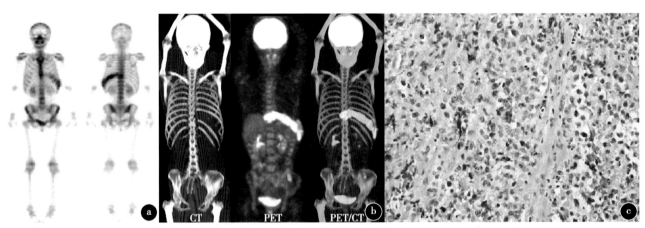

图 8-1-1 患者女,26 岁,原发性骨淋巴瘤。a. $^{99}Tc^m$-MDP 全身骨显像:胸 9 椎体及左侧第 9 后肋呈显著异常放射性浓聚,结合其他影像学检查考虑结核可能性大;b. PET/CT 示胸 9 椎体附件及左侧第 9 肋可见弥漫性骨质破坏,局部形成软组织肿块,邻近椎管受侵,肿块内部见云絮状不规则高密度影,骨质破坏区 ^{18}F-FDG 摄取异常增高,其 SUV_{max} 为 19.73;c. 病理图见瘤细胞中等大小,弥漫排列,细胞核圆形及不规则形,核膜较厚,染色质致密,胞质及核分裂少,大部分细胞核仁分裂不明显(HE×400)

讨论 PBL 是指病变仅限于骨骼系统,或周围软组织浸润,但无全身症状的淋巴瘤[1]。临床上 PBL 较少见,多为非霍奇金淋巴瘤。病变可发生于任何骨骼,但大多文献[2]报道好发部位是下肢长骨,日本有文献[3]报道亚洲人好发部位是骨盆。该病临床多表现为患骨及周围软组织疼痛、肿胀,疾病后期出现病理性骨折,一般无发热、消瘦、盗

汗等全身症状[1]。

PBL影像学表现对诊断有帮助但不能定性,骨病变部位的病理组织学及免疫组织化学检测是确诊依据。本例患者年仅26岁,平面骨显像示病变累及整个左侧第9肋骨,并伴有膨大变形,与骨与关节的感染性疾病及骨纤维异常增殖症不易鉴别,故误诊为良性病变。骨纤维异常增殖症在X线及CT等形态学影像上有膨胀、囊变及磨玻璃样变等较特异征象,可帮助鉴别;而感染性疾病与本病形态学表现可以类似,骨显像等功能影像上也都可以表现为高代谢病灶,有时难以鉴别。该患者第9胸椎同时受累,表明该病变为髋关节病变,这一特征易致误诊为感染性疾病,因为髋关节病变在恶性肿瘤中极其罕见。淋巴瘤是少数易突破关节直接侵犯邻近骨组织的恶性病变。核医学影像诊断者在遇到此类髋关节病灶时,要考虑到本病。

本文直接使用的缩略语:

FDG(fluorodeoxyglucose),脱氧葡萄糖

MDP(methylene diphosphonate),亚甲基二膦酸盐

PBL(primary bone lymphoma),原发性骨淋巴瘤

SUV$_{max}$(maximum standardized uptake value),最大标准摄取值

参考文献

[1] 沈志祥,朱雄增.恶性淋巴瘤.北京:人民卫生出版社,2003:698.

[2] 郭睿,刘铁军,卢炳丰,等.骨原发性淋巴瘤的影像学表现(附6例报告).医学影像学杂志,2006,16(6):608-611.

[3] MARUYAMA D,WATANABE T,BEPPU Y,et al. Primary bone lymphoma:a new and detailed characterization of 28 patients in a single-institution study. Jpn J Clin Oncol,2007,37(3):216-223.

(摘自中华核医学杂志2011年第31卷第6期,
第一作者:骆磊,通信作者:欧晓红)

二、髌骨弥漫性大B细胞淋巴瘤 ^{18}F-FDG PET/CT 显像一例

患者男,55岁。2010年10月无诱因出现左膝关节疼痛、肿胀,外院就诊,X线检查未见明显异常,临床考虑韧带撕裂,给予抗感染对症治疗,患者自觉疼痛减轻后出院。2010年12月患者因左膝关节疼痛加重于本院就诊,X线检查示髌骨骨密度减低(未予重视);MRI示髌骨信号减低且不均匀,关节腔见少量液体信号影(图8-1-2a),考虑滑膜炎,经休息、热敷、频谱治疗后好转。2011年5月患者扭伤后左膝关节疼痛再次加剧,局部软组织肿胀,行走困难,封闭治疗效果差,X线检查示髌骨局限性骨质破坏(图8-1-2b),遂再次于本院就诊。入院体格检查:左膝肿胀,皮温不高,左髌骨触痛明显,浮髌试验阴性,膝关节活动度明显受限。自发病以来,患者无发热、乏力,体质量无明显减轻。血常规、肝肾功能、血红细胞沉降率、大小便常规检查均正常,骨髓流式细胞检查基本正常。为明确病变性质,行体部及膝关节 ^{18}F-FDG PET/CT(美国 GE Discovery LS 型)扫描。患者空腹4h以上,空腹血糖5.6mmol/L,静脉注射 ^{18}F-FDG 370MBq,平静休息60min后行PET/CT扫描。PET采集3min/床位,CT扫描条件:120kV、200mA、层厚3.75mm、螺距1.375:1,应用CT数据进行衰减校正,OSEM重建得到PET全身断层图像(图8-1-2c,d)。髌骨见不规则软组织肿块影,大小约为6.1cm×3.2cm×6.0cm,密度欠均匀,其内见少量弧形残留骨组织,代谢明显增高,SUV$_{max}$为17.3,符合恶性病变征象,建议穿刺活组织检查。后行髌骨切除术,同时取部分髂骨代替髌骨。术后病理学检查(图8-1-2e):符合DLBCL(免疫母细胞型);免疫组织化学检查:CD$_3$(-)、CD$_{20}$(+)、CD$_{79a}$(+)、细胞增殖核抗原Ki67 80%(+)、CD$_{138}$(+)。

讨论 髌骨是人体最大的籽骨,发生于髌骨的肿瘤少见,文献[1]多为个案报道,如骨巨细胞瘤、软骨性肿瘤、骨肉瘤和转移瘤等。DLBCL属于非霍奇金淋巴瘤,临床上多以无痛性淋巴结增大为首发症状,PET显像常表现为肿瘤部位异常放射性浓聚,CT显示病灶为均匀的软组织密度影,增强后常为轻中度均匀强化。病变大多先侵犯浅表和/或纵隔、腹膜后、肠系膜淋巴结,40%~50%较易侵犯淋巴结外器官,以胃肠道、骨髓、中枢神经系统多见[2],而本例为原发于髌骨的淋巴瘤,实属罕见。

本例患者以膝关节疼痛、肿胀为首发症状,缺乏特征性,早期X线改变不明显,易误诊为一般的膝关节病变,如膝关节滑膜炎、关节退行性变等老年患者常见的疾病。回顾分析X线片,患者髌骨密度逐渐减低(包括2010年12月MRI显示髌骨信号减低,但未被影像科医师重视),后进展为溶骨样改变,周围软组织肿块形成。髌骨密度弥漫性

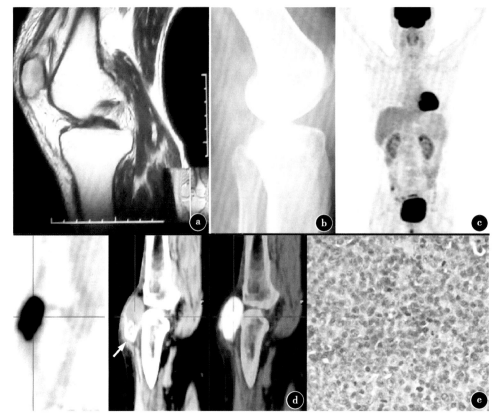

图 8-1-2 DLBCL 患者(男,55 岁)影像检查结果及病理图。a. MRI 示髌骨信号减低且不均匀,关节腔见少量液体信号影;b. X 线检查示髌骨局限性骨质破坏,周围软组织肿胀明显;c. 全身 ^{18}F-FDG PET MIP 图;d. 膝关节 PET/CT 示左侧髌骨见不规则软组织肿块影,密度欠均匀;e. 光学显微镜下可见大量中到大的淋巴样细胞,大部分细胞核内具有位于中央、大且深染的核仁(HE × 40)

或局限性减低常见于髌骨骨肉瘤、髌骨转移瘤等恶性肿瘤。髌骨骨肉瘤多发生于骨骺生长活跃的部位,如股骨下段、胫、腓骨上段及肱骨上段,多表现为局部疼痛、膝关节软组织肿胀及功能障碍,但常无明显肿块形成,多数患者伴有病理性骨折[1];髌骨转移瘤则需要有原发恶性肿瘤病史,而本例患者其余部位 PET/CT 并未发现异常征象。因此,对于反复发作性膝关节疼痛、肿胀、功能障碍逐渐加重,X 线检查示髌骨密度弥漫性或局限性减低的患者,应提高警惕,考虑恶性淋巴瘤的可能。

文献[3]报道 PET/CT 对淋巴瘤的辅助诊断、分期、治疗评估、复发检测等有重要意义,尤其对 DLBCL 的检出率较高。DLBCL 特点为细胞大、胞质丰富、核大、染色质疏松、核仁中等或较大、核分裂象多见、增殖程度高。典型 DLBCL 的免疫标记至少表达 1 种全 B 细胞抗原,包括 CD_{19}、CD_{20}、CD_{22}、CD_{79a},Ki67,酶标染色大多为阳性(++)或强阳性(+++)[4]。本例患者 CD_{20}、CD_{79a} 均为阳性。文献[5]报道活组织检查部位的 SUV 与 Ki67 呈线性正相关,PET/CT SUV 可以反映细胞的增殖情况及病灶的侵袭程度。本例患者 Ki67 80%(+),SUV_{max} 高达 17.3,提示对于 PET/CT 检查阳性的患者应及早行病理学活组织检查,以免延误病情。

本文直接使用的缩略语:

DLBCL(diffuse large B-cell lymphoma),弥漫性大 B 细胞淋巴瘤

FDG(fluorodeoxyglucose),脱氧葡萄糖

MIP(maximum intensity projection),最大密度投影

OSEM(ordered-subsets expectation maximization),有序子集最大期望值迭代法

SUV(standardized uptake value),标准摄取值

SUV_{max}(maximum standardized uptake value),最大标准摄取值

参考文献

[1] 张蔚,李强,曲建力,等. 髌骨骨肉瘤一例附文献复习. 中国骨肿瘤骨病,2004,3(4):222-225.

［2］沈志祥,朱雄增.恶性淋巴瘤.2版.北京:人民卫生出版社,2011:508-512.

［3］管樑,Elstrom R,Zhuang HM,等.¹⁸F-FDG PET 显像对不同亚型淋巴瘤的诊断价值.中华核医学杂志,2004,24(4):207-209.

［4］JAFFE ES,HARRIS NL,STEIN H,et al.造血与淋巴组织肿瘤病理学和遗传学.周小鸽,陈辉树,译.北京:人民卫生出版社,2006:2-5.

［5］高海燕,宋文忠,谢红军,等.PET/CT SUV$_{max}$值、核抗原 Ki-67 与淋巴瘤分期之间的相关性探讨.中国医学影像学杂志,2010,18(3):285-288.

（摘自中华核医学与分子影像杂志 2013 年第 33 卷第 2 期,
第一作者:田蓉蓉,通信作者:赵铭）

三、PET/CT 诊断迷走及臂丛神经淋巴瘤病一例

患者女,52 岁。因咳嗽伴喘息 2 个月余入院。1 年前患者行右侧乳腺包块穿刺检查,诊断为弥漫大 B 细胞淋巴瘤,后化疗 4 个疗程,PET 检查提示未见肿瘤残留征象,遂出院随访。2 个月前患者出现受凉后咳嗽伴喘息,以饮水后刺激性干咳为主,自服二代头孢类抗生素及抗过敏药无效。入院后完善相关检查:支气管激发试验阳性;肺功能检查示肺功能中度受损;血红细胞沉降率及结核抗体阴性;真菌 G 试验及痰培养阴性;白细胞介素、降钙素原以及 C- 反应蛋白等炎性反应预测指标均阴性;胸部 CT 提示右肺少许条索影,系陈旧性病变,未发现炎性病灶。入院时患者自觉右侧第 3、4、5 指麻木并逐步蔓延至右上肢及右侧肩部。入院后给予抗过敏药物及抗感染药物治疗后无缓解,症状逐步加重并出现喉鸣音。临床考虑声带麻痹伴喉梗阻,行气管切开术。基于患者既往病史,为了解有无淋巴瘤复发可能,行 PET/CT 检查。结果示右侧颈段迷走神经及臂丛神经走行区域分别见一长度约 40mm 和 129mm 的带状¹⁸F-FDG 摄取增高灶,SUV$_{max}$ 分别为 6.1 和 4.3(图 8-1-3),考虑淋巴瘤累及神经可能性大。为了解右侧臂丛神经病变,随后行磁共振神经水成像,结果示右侧臂丛神经较对侧增粗,信号增高(图 8-1-4,图 1),需除外臂丛神经炎可能。后经神经内科、血液科及核医学科会诊,临床诊断为 NL,即淋巴瘤累及迷走神经及右侧臂丛神经,导致呛咳及同侧上肢麻木及疼痛。基于上述诊断,临床医师调整治疗方案,给予利妥昔单克隆抗体 600mg(D0)+ 顺铂 150mg(D1,静脉滴注 10h 以上)+ 阿糖胞苷 3 000mg(D2,静脉滴注 12h),地塞米松 35mg(D1~D3,静脉滴注;二线治疗方案),并给予大剂量(100mg)甲氨蝶呤鞘内注射 2 次。治疗后患者呛咳及右上肢疼痛明显好转,再次行 PET/CT,结果提示原右侧迷走神经区域及右侧臂丛神经区域未见异常(图 8-1-4,图 2)。目前患者恢复良好。

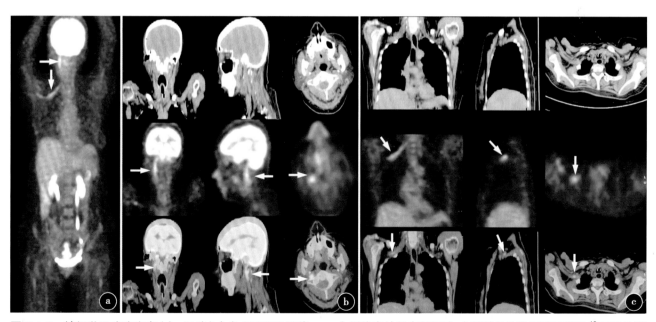

图 8-1-3 神经淋巴瘤病患者(女,52 岁)全身 PET/CT 图像。a. 右侧迷走神经走行区域、右侧臂丛神经区域见带状 ¹⁸F-FDG 摄取增高(箭头示);b. 自颈静脉孔出颅处至约颈 3 椎体水平的颈段迷走神经 ¹⁸F-FDG 摄取增高(箭头示);c. 沿锁骨上动脉及腋动脉走行的臂丛神经 ¹⁸F-FDG 摄取增高(箭头示)

讨论 NL 是指颅神经、外周神经及神经鞘受到淋巴瘤侵犯。该病十分罕见,据国际原发性中枢神经系统淋巴瘤协作组织(International Primary Central Nervous System Lymphoma Collaborative Group,IPCG)的报道[1],在 5 个国家 12 个中心 1993~2008 年的病例中总共搜集到 50 例 NL。50 例中原发型 NL(以神经系统恶性肿瘤为首发表现的)有 14 例,继发型 NL(以神经系统恶性肿瘤为继发表现)有 36 例。美国麻省理工大学医学院的文献[2]报道,在 1972~2000 年的病例里也只搜集了 72 例,其中包括该院脑肿瘤中心诊断的 25 例及文献报道的 47 例。该文献中患者以男性居多,约占 60%,平均年龄为 55.5(18~80)岁;约有 90% 的患者为 NHL,其中大部分为弥漫大 B 细胞淋巴瘤,其次是滤泡性淋巴瘤。该病具有高侵袭性,患者中位生存期为 10 个月,仅有 24% 的患者生存期可超 3 年。虽然临床上鲜有 NL 的报道,Baehring 等[2]引用的 1976 年的 1 份尸体检查

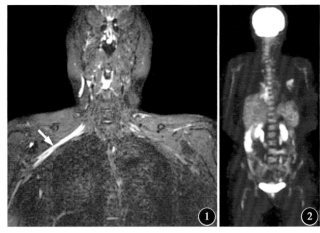

图 8-1-4 图 1 神经淋巴瘤病患者(女,52 岁)MR 弥散水成像图。右侧臂丛神经较对侧增粗,信号增高(箭头示)。图 2 该患者治疗后 PET/CT 显像图。图像示原右侧迷走神经走行区域及右侧臂丛神经区域未见摄取 ^{18}F-FDG 异常增高

报告显示,在 145 例死于 NHL 的患者中,约 40% 的患者的外周神经中能够找到淋巴瘤侵犯的证据。大部分患者漏诊,原因除了 NL 的症状不特异,易与其他非肿瘤性的神经症状混淆之外,主要是缺少有效的诊断方法。虽然病理诊断是"金标准",但是半数以上的 NL 活组织检查取材困难,并且可能造成外周神经不可逆的损伤[3]。Baehring 等[2]认为在目前的诊断方法中,影像学检查对 NL 最有意义,以 MRI 及 PET/CT 为主。MRI 图像上病变神经或神经鞘增粗,信号增高(图 8-1-4,图 2),也有病变神经在 MRI 上呈阴性的报道[4]。PET/CT 图像上通常可以看到在病变神经走行的相应区域 ^{18}F-FDG 摄取异常增高(图 8-1-3)。根据病变的代谢程度,PET/CT 可以为临床提供最佳的活组织检查取材部位,对制定局部外照射方案也有一定帮助。文献[1]中 50 例患者中 MRI 的阳性率达到 77%,PET/CT 的阳性率达到 84%,而该研究报道中回顾的 2001~2008 年的文献中 MRI 的阳性率达到 80%,PET/CT 的阳性率高达 90%。目前鲜见 PET/MR 诊断 NL 的相关报道,但其在诊断神经损伤方面有相当的价值[5]。临床症状也是诊断 NL 的重要线索,在 IPCG 报道的病例中,有 76% 的患者出现相应部位神经受损的症状,伴或不伴疼痛感,分布不对称,进展迅速[1]。

目前为止,对 NL 的诊断及疗效评估尚无统一的标准,但近年来诊断率逐步提高。对既往有淋巴瘤病史的患者在其出现相应神经损伤症状时,或在 MR 为阴性但有相关神经症状时,应该考虑到 NL 的可能。PET/CT 对该病具有重要价值[6-7]。

本文直接使用的缩略语:

FDG(fluorodeoxyglucose),脱氧葡萄糖

IPCG(International Primary Central Nervous System Lymphoma Collaborative Group),国际原发性中枢神经系统淋巴瘤协作组织

NHL(non-Hodgkin's lymphoma),非霍奇金淋巴瘤

NL(neurolymphomatosis),神经淋巴瘤病

SUV_{max}(maximum standardized uptake value),最大标准摄取值

参考文献

[1] GRISARIU S,AVNI B,BATCHELOR TT,et al. Neurolymphomatosis:an International Primary CNS Lymphoma Collaborative Group report. Blood,2010,115(24):5005-5011.

[2] BAEHRING JM,DAMEK D,MARTIN EC,et al. Neurolymphomatosis. Neuro Oncol,2003,5(2):104-115.

[3] VAN DEN BENT MJ,DE BRUIN HG,BOS GM,et al. Negative sural nerve biopsy in neurolymphomatosis. J Neurol,1999,246(12):1159-1163.

[4] HONG CM,LEE SW,LEE HJ,et al. Neurolymphomatosis on ^{18}F-FDG PET/CT and MRI Findings:a case report. Nucl Med Mol Imaging,2011,45(1):76-78.

［5］TREGLIA G,PAONE G,CERIANI L,et al. Metastatic brachial plexopathy from breast cancer detected by ^{18}F-FDG PET/MRI. Rev Esp Med Nucl Imagen Mol,2014,33(1):54-55.

［6］BAEHRING JM,BATCHELOR TT. Diagnosis and management of neurolymphomatosis. Cancer J,2012,18(5):463-468.

［7］LIN M,KILANOWSKA J,TAPER J,et al. Neurolymphomatosis:diagnosis and assessment of treatment response by FDG PET-CT. Hematol Oncol,2008,26(1):43-45.

（摘自中华核医学与分子影像杂志 2015 年第 35 卷第 6 期，
第一作者:江雪,通信作者:黄蕤）

四、原发性渗出性淋巴瘤 ^{18}F-FDG PET/CT 显像一例

患者男,39 岁。因腹痛、腹胀伴消瘦 1 周入院。既往无慢性病、肿瘤及传染病病史。体格检查:全身浅表淋巴结未触及,心、肺听诊无异常,腹部稍膨隆,腹软,无压痛及反跳痛,移动性浊音阳性。实验室检查(括号中为正常参考值范围):WBC 10.1(3.5~9.5)×10^9/L,Hb 128(130~175)g/L,AST 14(15~40)IU/L,ALT 70(9~50)IU/L;肝炎标志物、EB 病毒、HHV-8、HIV 和肿瘤标志物均阴性,血红细胞沉降率 2(0~15)mm/1h。腹水检查示:有核细胞 6.4×10^{10}/L,其中分叶核细胞占 5%,淋巴细胞占 71%,间皮细胞占 24%;Rivalta 试验结果阳性,乳糜定性结果阳性,腺苷脱氨酶 21IU/L(>40IU/L 提示结核可能性大),乳酸脱氢酶 2 174IU/L(>1 270IU/L 提示恶性腹水可能性大),细菌培养结果阴性,腹水甲胎蛋白、癌胚抗原、糖类抗原 19-9 均阴性。腹水 HHV-8 聚合酶链反应也是阴性。胃镜及肠镜检查结果正常。影像学检查:腹部 CT(图 8-1-5a)表现为大量腹水伴网膜污垢样改变,增强 CT 表现为大量腹水,腹膜、肠系膜、大网膜呈弥漫性增厚,呈污垢状改变,部分呈轻中度强化;腹腔、后腹膜未见肿块或肿大淋巴结。双肺散在炎性灶伴两侧胸腔少量积液。^{18}F-FDG PET/CT 检查(图 8-1-5b,c)示:腹盆腔及肠壁弥漫病变伴广泛代谢增高。因 3 次腹水脱落细胞学检查结果均未发现恶性肿瘤细胞,为进一步明确病因,患者进行了腹腔镜大网膜活组织检查(图 8-1-6),发现了细胞核巨大、具有 B 细胞表型、胞质丰富的淋巴瘤细胞。免疫组织化学染色显示:CD$_{10}$(+)、CD$_{20}$(++++)、CD$_{79a}$(++++)、细胞增殖核抗原 Ki-67(95%+),多发性骨髓瘤基因 1(++),但间变性淋巴瘤激酶、B 细胞淋巴瘤 -2 基因、B 细胞淋巴瘤 -6 基因、CD$_2$、CD$_{117}$、CD$_{21}$、CD$_3$、CD$_{30}$、CD$_{34}$、CD$_{43}$、CD$_5$、CD$_{56}$、CD$_{68}$、CD$_7$、CD$_{99}$、CD$_{1A}$、肌酸激酶、细胞周期蛋白

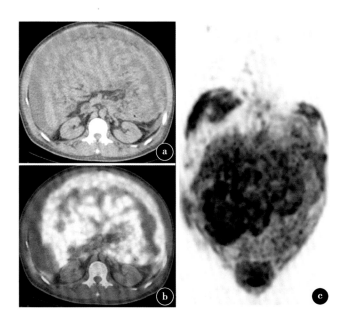

图 8-1-5 原发性渗出性淋巴瘤患者(男,39 岁)影像学检查图。a. CT 图像示,大量腹水伴网膜污垢样改变;b. ^{18}F-FDG PET/CT 图像示,腹腔及盆腔腹膜见不均匀增厚,肠管及肠管周边见放射性不均匀增高(SUV$_{max}$ 约 6.8),大网膜及肠系膜密度呈弥漫性增高、增厚,放射性摄取呈弥漫性条片状及灶性增高(SUV$_{max}$ 约 7.0);c. MIP 图示,病变范围广,累及腹部、盆部;两侧膈上及贲门周边淋巴结轻度增大,伴代谢轻度增高;双肺肺门及纵隔内未见明显肿大淋巴结及异常放射性摄取

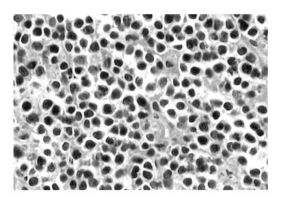

图 8-1-6 原发性渗出性淋巴瘤患者(男,39 岁)病理检查图(HE×400),可见核大且胞质丰富的淋巴瘤细胞

D1、EB 病毒编码的 RNA、上皮细胞膜抗原、颗粒酶 B、骨髓过氧化物酶、穿孔素和脱氧核糖核苷酸末端转移酶均阴性。该患者诊断为非 HHV-8 相关性原发性渗出性淋巴瘤。因拒绝进一步化疗,患者于确诊 1 个月后死亡。

讨论 原发性渗出性淋巴瘤属于一种独立的非霍奇金淋巴瘤类型,常发生在体腔,为 B 细胞淋巴瘤的罕见亚型,以浆膜腔渗出为主要表现,不累及其他脏器,仅在浆膜渗出液中存在大量高度恶性的淋巴瘤细胞,一般不伴腔外肿块,无淋巴结肿大。该病好发于感染 HIV 和 / 或 HHV 的患者,其中男性居多,肿瘤多发生在疾病的进展期或免疫抑制的状态下(如器官移植后),极个别情况下,可见于免疫功能亢进者。该病的大部分患者常伴有 HHV-8 感染;当患者 HHV-8 阴性时,称为非 HHV-8 相关性原发性渗出性淋巴瘤[1]。原发性渗出性淋巴瘤的临床特点为浆膜腔积液而无明确的实体病灶。该病的恶性淋巴瘤细胞局限于体腔的生物学机制目前尚不清楚。该病的诊断多依靠受累组织的形态学、免疫表型、分子和病毒学检查[2]。该病患者的预后不佳,长期生存率低,平均生存期为 2~6 个月。目前尚无理想的原发性渗出性淋巴瘤治疗方案,联合化疗是常用疗法[3]。

根据 ^{18}F-FDG PET/CT 表现,本病需与以下疾病进行鉴别诊断:①结核性腹膜炎,好发于中青年,临床可表现为腹痛、腹胀、腹水,伴发热及其他结核中毒症状,血红细胞沉降率通常增高,腹水检查可见腺苷脱氨酶活性增高,PET 显像阳性与结核是否处于活动期有关,腹膜多为均匀增厚伴条状 ^{18}F-FDG 代谢增高,腹膜钙化为结核性腹膜炎的特征性改变[4];但本例患者无发热,腹水腺苷脱氨酶及血红细胞沉降率未见增高,结合 ^{18}F-FDG PET/CT 表现及腹腔镜大网膜病理活组织检查结果可排除该病。②转移性恶性肿瘤,常有非特异性表现及肿瘤原发病灶的表现,血及腹水肿瘤指标可见升高,腹水脱落细胞学检查可发现肿瘤细胞,影像学检查可发现原发病灶及肿大的淋巴结,^{18}F-FDG PET/CT 多表现为腹膜弥漫性不规则增厚,伴 ^{18}F-FDG 高代谢[4];但本例患者肿瘤指标不高,3 次腹水脱落细胞学检查结果均未发现恶性肿瘤细胞,影像学检查未发现肿瘤原发病灶及肿大的淋巴结,根据 PET/CT 表现及腹腔镜大网膜病理活组织检查结果可排除该病。

对良恶性腹水的鉴别,脱落细胞学检查的特异性高,但灵敏度低[5],并且不能提示恶性腹水的原发灶。^{18}F-FDG PET/CT 检查可通过检测恶性病变的原发灶间接地鉴别腹水的良恶性[5]。传统的影像学检查(如 CT、B 超、MRI)仅能反映解剖结构或血流情况,^{18}F-FDG PET/CT 可进行全身显像,对不明原因腹水的病因探查更有优势[6]。PET 能够提供活体组织的代谢信息,常在病变组织的形态结构改变之前即可发现代谢异常[7]。通过 ^{18}F-FDG 摄取状况,不但能了解病灶的功能代谢状态及病理生理特征,还能确定病灶的性质及病变范围,同时有助于确定活组织检查部位[8]。

本文直接使用的缩略语:

ALT(alanine aminotransferase),丙氨酸氨基转移酶

AST(aspartate aminotransferase),天冬氨酸氨基转移酶

FDG(fluorodeoxyglucose),脱氧葡萄糖

HHV(human herpes virus),人类疱疹病毒

HIV(human immunodeficiency virus),人类免疫缺陷病毒

MIP(maximum intensity projection),最大密度投影

SUV$_{max}$(maximum standardized uptake value),最大标准摄取值

参考文献

[1] TAKAHASHI T,HANGAISHI A,YAMAMOTO G,et al. HIV-negative,HHV-8-unrelated primary effusion lymphoma-like lymphoma:report of two cases. Am J Hematol,2010,85(1):85-87.

[2] 王学文. 原发性渗出性淋巴瘤. 临床肿瘤学杂志,2008,13(1):79-83.

[3] 宿杰阿克苏,石园,胡沁,等. 肾移植后原发性渗出淋巴瘤 1 例并文献复习. 中国临床医学,2014,21(1):56-58.

[4] 段钰,吴晶涛,徐岩峰. 结核性胸膜炎及腹膜炎 PET-CT 显像一例. 中华放射学杂志,2013,47(9):859-860.

[5] 杨忠毅,管樑,张立颖,等. 腹腔积液患者 14 例 ^{18}F-FDG PET 临床分析. 中华核医学杂志,2008,28(2):108-110.

[6] ZHANG M,JIANG X,ZHANG M,et al. The role of ^{18}F-FDG PET/CT in the evaluation of ascites of undetermined origin. J Nucl Med,2009,50(4):506-512.

[7] 陆东燕,侯莎莎,丁恩慈,等. 结核性与恶性腹膜弥漫性病变的 ^{18}F-FDG PET/CT 影像特征分析. 国际放射医学核医学杂志,2014,38(6):398-402.

[8] 王小松,邵晓梁,邵小南,等. 腹膜后血管瘤样纤维组织细胞瘤 ^{18}F-FDG PET/CT 显像一例. 中华核医学与分子影像杂志,

2014,34(2):148-149.

（摘自中华核医学与分子影像杂志2017年第37卷第9期，
第一作者：潘爽，通信作者：洪万东）

五、首发于骨骼肌的NK/T细胞淋巴瘤 $^{99}Tc^m$-MIBI显像阳性一例

患者女，31岁。发现右手掌大鱼际肌内侧肿物4个月，肿物逐渐增大，有异物压迫感，伴轻微疼痛，无红肿破溃，无手指麻痹乏力，右小腿肿胀3个月，活动时轻度疼痛。患病以来，反复发热，无咳嗽、咳痰，无胸闷、胸痛，无昏迷、呕吐，精神尚可，大小便正常。曾于外院诊治（具体不详），症状未见好转。体格检查：右手掌大鱼际肌内侧肿物稍隆起，触之质中，边界清晰，约3cm×3cm大小，表面光滑，轻压痛，稍可推，全身浅表淋巴结未触及肿大。四肢肌力、肌张力正常。辅助检查（括号内为正常参考值范围）：血常规示血红蛋白98（120~170）g/L，血细胞比容0.32（0.40~0.50），红细胞平均体积68.4（80.0~100.0）fl，红细胞平均血红蛋白量20.8（27.0~31.2）pg，白细胞4.0（3.2~10.0）×10^9/L，红细胞5.0（4.0~5.5）×10^{12}/L，血小板264（100~500）×10^9/L，中性粒细胞2.3（2.0~6.9）×10^9/L，尿β_2-微球蛋白205.1（0.8~13.6）nmol/L，血β_2-微球蛋白356.5（68.4~223.3）nmol/L；凝血常规示凝血酶原活度78%（80%~120%），纤维蛋白原1.7（2.0~4.0）g/L；生化检查示血清乳酸脱氢酶344（109~245）IU/L；术前4项、EB病毒3项、血红细胞沉降率、尿常规、大便常规均无明显异常；自身免疫组合、类风湿4项示抗环瓜氨酸肽抗体（+），IgG型类风湿因子（+），本周蛋白未见异常；CA19-9 37.0（0~37.7）kIU/L，血清铁蛋白242.4（6.9~233.1）mg/L；肥达试验示伤寒沙门菌（-）。胸部X线片、心电图未见异常。B超示双侧颈侧区稍大淋巴结（直径≤1cm），彩超示右手背肿胀、深部肌层实性包块；下肢血管彩超示右侧胫前静脉血栓形成，右侧腹股沟区及大腿根部多发稍大淋巴结（直径≤1cm）。右手MRI平扫+增强示右拇收肌、拇短展肌、拇短屈肌、对掌肌、第一骨间掌肌及部分第一骨间掌侧肌异常信号影，考虑为炎性病变或损伤改变；右侧小腿MRI平扫+增强示右侧小腿上段腘肌、胫骨后肌、比目鱼肌、踇长屈肌多发不规则团片状异常信号影，边界不清，信号不均匀，T_1WI呈略高信号，T_2WI及T_2WI压脂呈高信号，不规则环形强化，周围肌间隙模糊、积液，周围骨质信号未见异常，考虑为右侧小腿非肿瘤性病变，合并多发肌肉内血肿，不排除炎性反应。$^{99}Tc^m$-MIBI全身及局部亲肿瘤早期和延迟显像（图8-1-7，图1）示右手肿物亲肿瘤显像阳性，右上肢肱骨异常放射性摄取（不排除恶性骨组织病变），右小腿内侧上段较左小腿放射性浓聚明显（早期相较延迟相明显）。经对症保守治疗，发热有所控制，但一旦停用药物仍反复发热，体温最高达39.5℃，且肿物一直未见明显缩小，患者仍觉疼痛不适。遂行右手肿物活组织检查术，结果（图8-1-7，图2a）示，横纹肌肌束见大量细胞浸润，细胞有异形性，核扭曲，胞质透亮，侵犯并破坏肌束，免疫组织化学检查示白细胞共同抗原、CD_2、CD_3及CD_{38}均强阳性，粒酶B、穿孔素及T细胞浆内抗原均阳性，其他组织来源的标志物（如细胞角蛋白、肌浆蛋白、蛋白基因产物9.5）均阴性，细胞增殖核抗原Ki67（30%+），原位杂交示EB病毒编码小RNA（+），CD_{56}（散在+）。骨髓穿刺活组织检查（图8-1-7，图2b）示骨髓增生活跃，幼浆细胞占3%，成熟浆细胞占5%。因患者要求出院，未对其淋巴结及右小腿肌肉做活组织检查。患者最终诊断为骨骼肌NK/T细胞淋巴瘤，不排除淋巴结内淋巴瘤。

讨论 因该例患者以右手掌大鱼际肌肿物伴疼痛、发热为首发表现，无其他特异性症状和体征，且病史较短（仅4个月），故从常见病和多发病的角度出发，很难考虑淋巴瘤诊断。本例右手及右小腿MRI提示损伤或炎性病变。文献[1]报道MRI对骨骼肌淋巴瘤的影像诊断无特异性，表现多样，不管是原发于肌肉的淋巴瘤或是淋巴瘤继发侵犯肌肉组织，75%的患者可表现为肌肉内肿块，25%的患者仅表现为异常信号影，如T_1WI表现为较正常肌肉组织稍高的信号影，T_2WI表现为介于脂肪和肌肉组织之间的信号影，32%的患者增强扫描时无增强表现。另外，原发于骨骼肌的NHL甚是罕见，仅占所有淋巴瘤的0.1%~1.5%。目前文献[1-2]报道肌肉淋巴瘤主要累及下肢及盆部肌肉，其次是上肢，且具有侵袭性，以弥漫性大B细胞型淋巴瘤最多见，很少为HL。本例属罕见类型，经病理确诊为首发于上肢肌肉的NK/T细胞型淋巴瘤。该型淋巴瘤常为结外病变，主要分为2个亚型，即鼻型和结外型，前者常见于鼻腔及鼻窦，后者常见于其他结外器官，如胃肠道、骨髓、肺、四肢、眼睑、肾上腺、睾丸、中枢神经系统、皮肤和软组织等部位，以青年男性多见，乳酸脱氢酶常增高[3-4]。

淋巴瘤浸润肌肉主要有3种机制：淋巴结向结外组织转移、淋巴结对邻近肌肉组织的直接浸润及原发于肌肉组织的淋巴瘤[5]。多项辅助检查提示本例可能已是多系统损害，如尿β_2-微球蛋白、血β_2-微球蛋白及乳酸脱氢酶升高和Ki67（30%+），表明该例淋巴瘤具有侵袭性[6-7]。全身及局部$^{99}Tc^m$-MIBI亲肿瘤早期和延迟显像发现，右肱骨、右手掌及右小腿放射性异常浓聚，在无明确肿瘤或外伤病史情况下，上述多处散在的异常表现提示本例淋巴瘤已浸润骨骼，或同时侵犯右侧肱骨周围局部肌肉组织。此外，本例患者还伴有血栓性胫前静脉炎及右小腿肌肉病变。静脉炎可如淋巴瘤

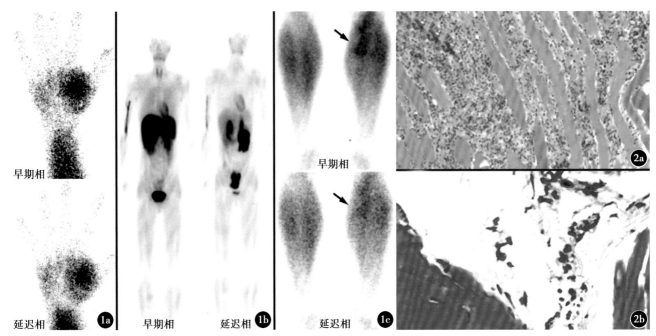

图 8-1-7 图 1 骨骼肌 NK/T 细胞淋巴瘤患者（女，31 岁）^{99}Tc^m-MIBI 早期（5min）及延迟（90min）显像图。1a. 右手肿物见异常放射性浓聚；1b. 右上肢肱骨异常放射性摄取；1c. 右小腿内侧上段（箭头示）较左小腿放射性浓聚明显。图 2 该患者活组织病理检查图。2a. 右手肿物活组织病理检查（HE×400）示横纹肌肌束中大量细胞浸润伴结构破坏；2b. 骨髓穿刺活组织病理检查（HE×400）示，骨髓增生活跃

一样导致肌肉肿胀，系淋巴瘤直接侵犯局部血管所致，可引起凝血活性异常，加速肿瘤生长及扩散。免疫组织化学检查结果显示，肿物中有 CD$_{56}$ 的散在分布，其可促进淋巴瘤样细胞更牢固地黏附在血管壁上，直接侵蚀破坏血管壁[8]。

^{99}Tc^m-MIBI 亲肿瘤显像常用来进行肺肿瘤、甲状腺结节、腮腺肿块等肿物的鉴别诊断。目前认为，显像阳性支持恶性病变的可能性大[9]。^{99}Tc^m-MIBI 显像在淋巴瘤方面的应用研究报道较少，多集中于淋巴瘤的疗效评估方面。Ohta 等[10]报道的 45 例 NHL 患者中有 40 例均呈阳性显像，但其浓聚程度与淋巴瘤分期和治疗转归均不相关，且对淋巴瘤是否复发的评价价值有限。

骨骼肌淋巴瘤最常见的临床表现有局部肿胀、疼痛、发热、盗汗等，且一般病史较短，以肌肉肿物为首发表现时，要注意与血栓性静脉炎、软组织肉瘤等肿瘤样病变鉴别[1,5]。对于骨骼肌淋巴瘤的诊断，目前尚存在一定的困难，部分早期患者无典型病理表现[5]。相关研究[11-12]显示，^{18}F-FDG PET/CT 显像对淋巴瘤诊断的灵敏度和准确性均较高，对除皮肤外的所有解剖区域的淋巴瘤浸润，均可早期发现，且可发现一些早期微小病灶及罕见的结外病灶，有助于提供准确的活组织检查部位。

本文直接使用的缩略语：

HL（Hodgkin's lymphoma），霍奇金淋巴瘤

MIBI（methoxyisobutylisonitrile），甲氧基异丁基异腈

NHL（non-Hodgkin's lymphoma），非霍奇金淋巴瘤

WI（weighted imaging），加权成像

参考文献

［1］CHUN CW，JEE WH，PARK HJ，et al. MRI features of skeletal muscle lymphoma. AJR Am J Roentgenol，2010，195（6）：1355-1360.

［2］ALEKSHUN TJ，REZANIA D，AYALA E，et al. Skeletal muscle peripheral T-cell lymphoma. J Clin Oncol，2008，26（3）：501-503.

［3］陈波，李晔雄，刘清峰，等 . 早期结外鼻型 NK/T 细胞淋巴瘤疗后远期复发因素分析 . 中华放射肿瘤学杂志，2013，22（3）：175-179.

［4］王晓芳 . NK/T 细胞淋巴瘤分期及预后研究进展 . 国际肿瘤学杂志，2010，37（10）：783-786.

［5］SASAKI K，YAMATO M，YASUDA K，et al. Rhabdomyolysis caused by peripheral T-cell lymphoma in skeletal muscle. Am J Emerg Med，2013，31（10）：1537. e3-5.

［6］黄海彬，罗晓丹，陈保荣，等 . 非霍奇金淋巴瘤患者 PET/CT 标准摄取值与血清乳酸脱氢酶、β$_2$ 微球蛋白及 Ki-67 阳性率的相

关性.临床血液学杂志,2013,26(4):477-479.

[7] 杨晓净,郑波慧,龚玉萍.33 例结外 NK/T 细胞淋巴瘤临床分析.临床血液学杂志,2013,26(2):177-179.

[8] 梁蓉,陈协群,王哲,等.结外鼻型 NK/T 细胞淋巴瘤 117 例临床病理分析.白血病·淋巴瘤,2013,22(4):215-219.

[9] 刘洪伟,李宁毅.^{99}Tc^m-MIBI 显像对腮腺区肿块的诊断价值.中华核医学杂志,2011,31(5):310-312.

[10] OHTA M,ISOBE K,KUYAMA J,et al. Clinical role of Tc-99m-MIBI scintigraphy in non-Hodgkin's lymphoma. Oncol Rep,2001,8 (4):841-845.

[11] BODET-MILIN C,EUGÈNE T,GASTINNE T,et al. The role of FDG-PET scanning in assessing lymphoma in 2012. DiagnInterv Imaging,2013,94(2):158-168.

[12] MOON SH,CHO SK,KIM WS,et al. The role of ^{18}F-FDG PET/CT for initial staging of nasal type natural killer/T-cell lymphoma:a comparison with conventional staging methods. J Nucl Med,2013,54(7):1039-1044.

(摘自中华核医学与分子影像杂志 2014 年第 34 卷第 6 期,第一作者:姚红霞)

六、同机 CT 引导 ^{125}I 粒子植入治疗左额复发淋巴瘤后 SPECT/CT 显像一例

患者男,73 岁。2004 年因左上眼睑肿物就诊于河北省某医院,行左上眼睑处肿物切除活组织检查术,术后病理结果为 NHL,术后行 CHOP[环磷酰胺 1 000mg,静脉注射(第 1 天);阿霉素 70mg,静脉注射(第 1 天);长春新碱 2mg,静脉注射(第 1 天);泼尼松 100mg/d,(第 1~5 天)]方案化疗 4 周期,患者好转出院。2007 年肿瘤局部复发,再次以 CHOP 方案化疗 6 周期,好转出院。2009 年肿瘤于左颧骨处复发,再次给予 CHOP 方案化疗 6 周期及放射治疗(总剂量 46Gy),放疗后肿瘤完全缓解,但左眼因放疗失明。2013 年 7 月患者无明显诱因出现左额颞部肿物,逐渐增大,2014 年 7 月就诊于保定市第一中心医院,诊断:①左上眼睑 NHL Ⅰ期术后化疗后,左颧部转移放化疗后,左额颞部转移;②慢性支气管炎伴肺气肿;③左下肢深静脉血栓漏网植入术后;④脑出血后遗症恢复期。体格检查见左眼睑下垂,左额颞部巨大肿瘤,大小 8.0cm×7.0cm×4.0cm,质地硬,无压痛,边界不清,固定。穿刺活组织病理检查示 NHL。此患者不能耐受进一步化疗,拒绝再次放疗,遂行 ^{125}I 放射性粒子植入治疗。结合淋巴瘤外放疗剂量,设定处方剂量 40Gy,应用美国 Prowess 3D Version 3.02 TPS 行术前计划,粒子(6711-99 型)活度 1.11×10^7 Bq,粒子周边分布,计算所需粒子数目为 70 颗。在超声及 SPECT 同机 CT 引导下用 18 G 粒子植入针穿刺肿瘤,针间距 1.0~1.5cm;超声及 CT 示粒子植入针位置无误后植入粒子,粒子间距 0.5~1.0cm。术后即刻行 SPECT/CT 显像,可见粒子分布于肿瘤内部,肿瘤区有明显的放射性浓聚(图 8-1-8)。应用 TPS 行计划验证,剂量体积直方图示 90% 靶体积的最小吸收剂量(D90)为 40.61Gy,90% 处方剂量覆盖的体积占靶体积的百分比(V$_{90}$)为 92.1%。术后 1 周肿瘤明显缩小;术后 3 周肿瘤消失,局部皮肤色素沉着;术后 3 个月患者无皮肤溃疡,无神经系统症状;术后 6 个月患者 CT 检查结果见图 8-1-9,患者因肺部感染肺炎克雷伯菌,抗生素医治无效,最终呼吸衰竭死亡,生存期间肿瘤无复发。

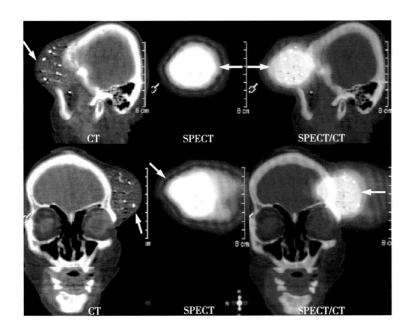

图 8-1-8 左额复发 NHL 患者(男,73 岁)^{125}I 粒子植入后 SPECT/CT 显像图。可见粒子分布于肿瘤内部,肿瘤区有明显放射性浓聚(箭头示)

讨论 文献[1]报道放射性粒子植入治疗前列腺癌必须进行术前治疗计划制定和术后验证,并评估剂量。我国粒子植入应用于各部位肿瘤,同样需要 TPS 评估剂量。TPS 治疗后验证是验证肿瘤粒子植入剂量分布情况的主要手段[2-3]。但 TPS 只是根据粒子的活度、位置等信息计算出粒子释放多少射线,所得到的剂量为计算结果,而计算结果与实际的剂量分布可能存在一定误差。鲜有研究探讨如何能像外照射放疗进行治疗前模体剂量检测和验证那样,探测粒子植入术后的实际放射性剂量分布。

SPECT 的 γ 相机探头可以探测从患者体内发射的 141keV γ 射线。 125I 放射性粒子发出的 γ 射线能量为 27~35keV,是否也能被 SPECT 探测并清楚成像呢?本例患者在 125I 粒子植入术后进行了 SPECT/CT 显像,全身骨显像时结果示 125I 粒子发出的 γ 射线可被探测,融合图像上可见植入粒子周围有明显的放射性浓聚,粒子于肿瘤内部分布与术前计划基本一致。术后随访肿瘤很快缩小并消失,且未见皮肤损伤、脑损伤等并发症。由术后计划等剂量曲线分布得知植入粒子的周边剂量为 40Gy,而 SPECT/CT 所示肿瘤周边的放射性浓聚程度与

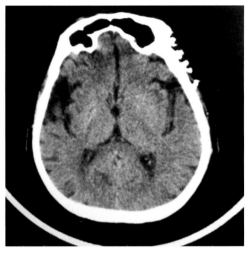

图 8-1-9 左额复发 NHL 患者(男,73 岁)125I 粒子植入术后 6 个月 CT 检查图。可见肿瘤消失,仅剩粒子影

40Gy 等剂量线吻合。如果能将不同的放射性浓聚程度与粒子的剂量一一对应,则术后 SPECT/CT 显像可能用来评估粒子植入的剂量分布。需注意的是,本病例粒子植入位置比较浅表,受软组织及骨的遮挡较少,因此成像效果较好。如粒子植入的位置较深,周围有不同密度的组织阻挡射线向外辐射,成像效果则可能受到影响。

本文直接使用的缩略语:

NHL(non-Hodgkin's lymphoma),非霍奇金淋巴瘤

TPS(treatment planning system),治疗计划系统

参考文献

[1] NAG S,BICE W,DEWYNGAERT K,et al. The American Brachytherapy Society recommendations for permanent prostate brachytherapy postimplant dosimetric analysis. Int J Radiat Oncol Biol Phys,2000,46(1):221-230.

[2] 李小东,张遵城,郑广钧,等. 125I 粒子植入治疗非小细胞肺癌的剂量学优化研究. 中华核医学与分子影像杂志,2015,35(1): 36-40.

[3] 骆红蕾,何敬东,喻晓娟,等. 125I 粒子植入联合化疗对不可手术切除III期非小细胞肺癌的临床疗效. 中华核医学杂志,2011, 31(3):191-195.

(摘自中华核医学与分子影像杂志 2017 年第 37 卷第 1 期,
第一作者:张宏涛,通信作者:王娟)

七、恶性组织细胞病 18F-FDG PET/CT 显像二例

恶性组织细胞病(MH,简称恶组)是一种极罕见的侵袭性组织细胞病。现报道 2 例该病患者的 18F-FDG PET/CT 显像结果。

病例 1 患者男,82 岁。持续高热伴体重进行性下降 1 个月余。患者体温波动在 39℃左右,呈弛张热型,抗炎治疗效果不佳。近 1 个月内体重下降约 10kg。体格检查:巩膜、皮肤轻度黄染,浅表未触及肿大的淋巴结,肝、脾明显增大,余无特殊。血常规检查示:白细胞 1.09×10^9/L,红细胞 2.46×10^{12}/L,血红蛋白 87g/L,血小板 13×10^9/L。B 超检查示脾脏增大,长径 15.5cm。骨髓象:骨髓增生,未见明显幼稚细胞。静脉注射 18F-FDG 307MBq,1h 后行 PET/CT 全身显像示全身骨髓放射性弥漫性增加,基本对称,未见明显灶状改变;肝、脾明显增大,放射性弥漫性增加(图 8-1-10,图 1)。再次骨髓涂片示:碱性磷酸酶减少,积分为 0。临床诊断为恶组。患者治疗无效,出院 2d 后即死亡。

病例 2 患者女,72 岁,发热伴体重进行性下降 4 个月余。患者无明显诱因出现发热,为弛张热型,一日内体温波动在 37.8~39.5℃,抗炎治疗效果不佳。体重下降约 15kg。体格检查:肝、脾、浅表淋巴结未触及,余无特殊。

SPECT 显像示全身骨骼未见明显异常。入院时(2004 年 6 月 28 日)血常规检查示:白细胞 2.8×10⁹/L、血红蛋白 112g/L、红细胞 3.93×10¹²/L,后三系血细胞均进行性减少。骨髓象(图 8-1-10,图 2):网状细胞百分率增高,占 6.5%,以单核样、戒指样及吞噬网状细胞为主,可见吞噬网状细胞吞噬数个结构完整的分叶粒细胞及 PLT,可找到双核网状细胞,碱性磷酸酶积分偏低。腹部 B 超检查示:肝、脾进行性损害。静脉注射 ¹⁸F-FDG 410MBq 后 1h 行 PET/CT 腹部显像(图 8-1-10,图 3)示:扫描视野内双侧多根肋骨,胸、腰椎多个椎体内及骨盆各组成骨的骨髓呈弥漫、不均匀性放射性浓聚,肝、脾增大,呈弥漫、均匀性明显放射性浓聚,腹、盆腔淋巴结增大并出现放射性异常浓聚。临床诊断为恶组。2004 年 7 月 31 日,患者病情进一步恶化,多器官衰竭而死亡。

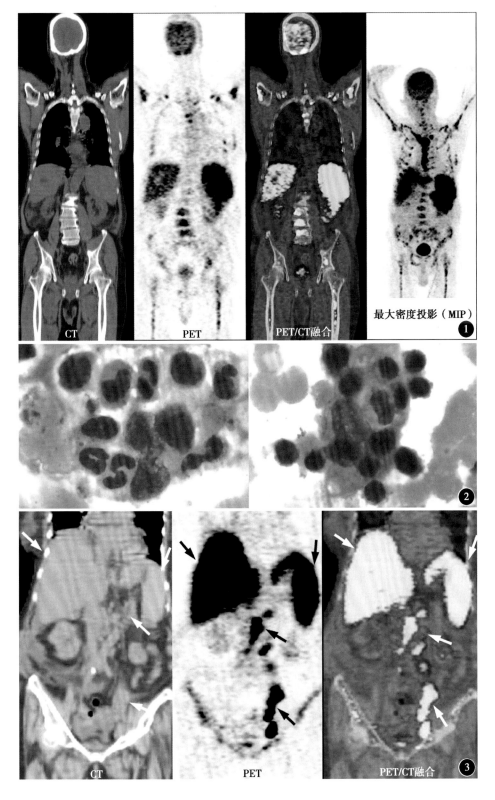

图 8-1-10　图 1 ¹⁸F-FDG PET/CT 显像全身冠状断层图。图 2 恶组患者骨髓涂片检查图(瑞氏染色 ×1000)。图 3 ¹⁸F-FDG PET/CT 显像腹盆部冠状断层图,箭头所示为弥漫性放射性浓聚的肝、脾及异常放射性浓聚的淋巴结病灶

讨论　恶组以恶性组织细胞的系统性增生为特点[1],其临床表现缺乏特异性,确诊依靠细胞和病理学,但部分患者由于肿瘤浸润器官的部位及程度极不一致,多次活组织检查及穿刺细胞检查也不能得到典型的病理结果,其最后诊断也可在综合临床表现、实验室检查、骨髓形态学及骨髓穿刺的结果并排除反应性组织增生症的基础上作出。此2例患者均具有典型的临床表现:明显高热、体重下降、全血细胞减少、器官进行性衰竭等,且病情发展迅速;骨髓象示骨髓增生活跃,碱性磷酸酶积分减低或为0;PET显像表现为肝、脾及骨髓放射性明显增加,呈弥漫、均匀性放射性浓聚,影像表现与该病的病理学改变吻合。例2有明显的淋巴结代谢增高,而例1淋巴结未累及。

恶组影像表现缺乏特异性,需与白血病、淋巴瘤和多发性骨髓瘤鉴别。韦树华等[2]报道白血病累及肝、脾CT图像上主要表现为弥漫性、多发结节性浸润。白血病在PET/CT可表现为骨髓弥漫性放射性浓聚,肝、脾也常累及,脾脏累及较肝脏常见,可呈结节状放射性浓聚,也可表现为弥漫性放射性浓聚,较难与恶组鉴别,常需结合临床及骨髓检查综合判断。非霍奇金淋巴瘤病情较重者与恶组患者有相似之处。淋巴瘤患者热型多不规则,可呈持续高热或间歇低热,热退时大汗淋漓可作为其特征性表现;而恶组热型多为弛张热,热退时没有大汗淋漓的表现。淋巴瘤患者虽可出现消瘦,但病情进展较缓慢,多器官衰竭不常见;恶组患者病情进展快,进行性消瘦、多器官衰竭明显。淋巴瘤化疗效果较好,但恶组目前尚无较好的治疗方法。PET/CT图像上多数淋巴瘤患者表现以淋巴结改变为主,为1处或多处淋巴结增大、放射性摄取增加,少数患者也可出现肝、脾、骨髓及其他结外脏器受累;而恶组多以骨髓、肝、脾弥漫性异常放射性浓聚为主,淋巴结可累及或不累及,且恶组患者肝、脾内病灶以弥漫性浸润为主,而淋巴瘤多表现为灶状。多发性骨髓瘤好发于颅骨、脊柱、骨盆和肋骨,少数可累及四肢骨远端或仅四肢骨受累,以骨髓改变为主,表现为骨质疏松基础上出现多发点片状、虫蚀状、穿凿状骨质破坏[3],骨质破坏区可完全被软组织肿块替代,皮质膨胀,边界清晰,常突破骨皮质在附近形成软组织肿块。其PET/CT显像常可表现为全身骨髓大范围、多灶性放射性浓聚,且浓淡不均,而骨髓弥漫性改变及肝、脾弥漫性放射性浓聚相对少见。

本文直接使用的缩略语:

FDG(fluorodeoxyglucose),脱氧葡萄糖

参考文献

[1]　郁知非.恶性组织细胞病的重新认识.中华血液学杂志,2000,21(11):565-566.

[2]　韦树华,赵家年.白血病髓外肝脾肾浸润CT表现及临床意义.实用医技杂志,2005,12(10):1264-1265.

[3]　黄斌,钟醒怀,黄永杰,等.多发性骨髓瘤的临床及影像学分析.昆明医学院学报,2005,4(4):103-106.

(摘自中华核医学杂志2007年第27卷第6期,

第一作者:周文兰,通信作者:吴湖炳)

八、以多发性肌炎为表现的多发性骨髓瘤一例

患者女,56岁。因四肢肌肉酸痛乏力1年于2009年7月29日在本科行 ^{18}F-FDG PET/CT 全身检查。^{18}F-FDG 由美国 GE MINItrace 加速器及化学合成系统生产,放化纯 >97%;采用美国 GE Discovery ST8 PET/CT 仪。患者检查前空腹6h以上,按体质量静脉注射 ^{18}F-FDG 4.81~7.40MBq/kg,平静休息 50~60min 后行 PET/CT 扫描。PET 采集用二维方式,3.5min/床位。检查结果(图8-1-11,图1a):CT示左侧锁骨胸骨头及颈3骨质密度减低,PET示全身肌肉多发放射性异常浓聚,以四肢肌肉及双侧肩胛肌、臀大肌、竖脊肌为著,考虑风湿免疫系统疾病,多发性肌炎可能性大,建议完善相关检查,治疗后复查。患者入住风湿免疫科,查血红细胞沉降率为28(正常参考值0~20)mm/h,AST 39(正常参考值0~37)IU/L,肌酸激酶同工酶24.1(正常参考值0~25)IU/L,乳酸脱氢酶167(正常参考值110~240)IU/L,球蛋白26(正常参考值20~30)g/L,免疫球蛋白G 20.49(正常参考值6.80~16.00)g/L,免疫球蛋白A 181(正常参考值700~4 000)mg/L,免疫球蛋白M 268(正常参考值230~2 570)mg/L,γ球蛋白30.7%(正常参考值12.7%~20%),血清 T_3、T_4、TSH 均在正常范围。肌电图及肌活组织检查诊断为多发性肌炎。给予激素免疫抑制剂对症治疗后,患者自觉肌肉无力缓解,患者言语明显较前流利,于2009年10月17日出院。2009年11月10日患者因咳嗽咳痰、气短、双下肢浮肿再次入院,出现神志淡漠,问答不能准确切题,家属诉其偶有"胡言乱语";气短活动后加重,有阵发性呼吸困难。体格检查:口唇发绀,颌下淋巴结肿大,腋下可触及肿大淋巴结,直径约1cm,光滑,无触痛,入院后行颈部淋巴结活组织检查无异常。多次蛋白电泳检查未见异常,肌酸激酶51(正常参考值0~250)IU/L,羟丁酸脱氢酶339

（正常参考值 72~182）IU/L，免疫球蛋白G 20.49g/L，血常规检测各项指标均在正常范围内。头颅 MRI 未见明显异常，^{99}Tc^m-MDP 骨显像结果（图 8-1-11，图 1b）：全身骨骼弥漫性骨盐代谢增高，以中轴骨为著，颅骨、L$_1$ 及髂骨异常放射性浓聚，CT 断层 L$_1$ 椎体未见明显骨质破坏，建议行骨髓穿刺。骨髓穿刺结果（图 8-1-11，图 2）：多发性骨髓瘤。患者最后诊断：肿瘤相关性炎性肌痛，多发性肌炎，MM。

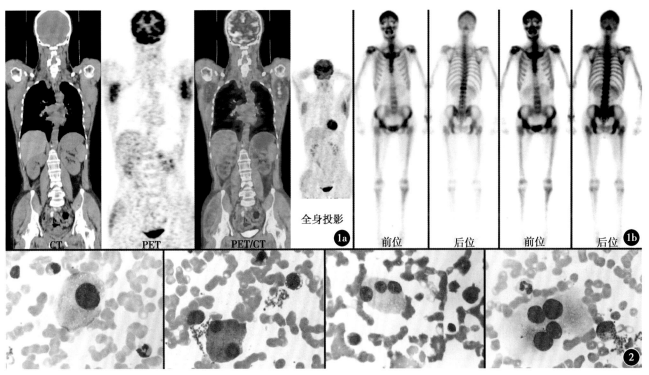

图 8-1-11　图 1 患者女，56 岁，表现为多发性肌炎。a. ^{18}F-FDG PET/CT 显像示全身肌肉多发放射性异常浓聚；b. ^{99}Tc^m-MDP 骨显像示全身骨骼弥漫性骨盐代谢增高，以中轴骨为著。图 2 该例患者骨髓穿刺病理结果为多发性骨髓瘤（瑞氏染色法 ×400）

讨论　MM 是以浆细胞异常增生为特征的恶性肿瘤性疾病，其临床表现复杂，发病进程变异很大，疾病的早期诊断和精确分期对治疗和预后有很大的影响。因其起病隐匿，误诊率达 49.9%~69.1%。乏力和骨痛为其最常见的症状，分别占 60.9% 和 54.9%；其次为出血和发热（20.8% 和 16%）；肝、脾和淋巴结肿大（15.7%）；反复感染，发生感染最多见的部位是呼吸道；或以神经精神系统症状为主[1]。Islam 等[2]于 1999 年首次报道了 1 例以多发性肌炎为首发症状的 MM 病例。本例患者第 1 次入院即出现乏力症状，PET/CT 检查发现全身肌肉显像剂异常浓聚，考虑多发性肌炎，随后的肌活组织检查及肌电图也证实了 PET/CT 的诊断，但是未考虑到 MM 的可能，回顾分析 PET/CT 中 CT 图像，颅盖骨、脊椎及骨盆的骨髓内均未见穿凿样、虫蚀样或块状低密度影。患者第 2 次入院后出现了神经精神症状，入院检查无明显呼吸系统感染征象，头颅 MRI 未见明显异常，排除了颅内病变可能，^{99}Tc^m-MDP 骨显像亦未见到局部显像剂浓聚，仅表现为中轴骨的异常弥漫性浓聚，最后骨髓穿刺明确 MM 诊断。

近年来研究[3]认为 ^{99}Tc^m-MDP 骨显像虽能检测 MM 伴有的骨质破坏，但不能直接反映 MM 瘤细胞负荷及活动性。^{18}F-FDG PET/CT 显像可以解决这一难题，可用于 MM 的早期诊断、临床分期及病情监测。对于 PET 未见骨髓代谢异常者，CT 可辅助诊断，CT 可表现为骨髓内穿凿样、虫蚀样或块状低密度影，多分布于颅盖骨、脊柱和骨盆，但本例 CT 仅左侧锁骨胸骨头及 C3 骨质密度减低。Schirrmeister 等[4]报道 ^{18}F-FDG PET/CT 显像对 MM 诊断的灵敏度、特异性和准确性分别为 83.8%（31/37）、100%（6/6）和 86%（37/43）。对于 ^{18}F-FDG PET/CT 显像提示多发性肌炎图像特征的病例应考虑到患 MM 可能。

本文直接使用的缩略语：

AST（aspartate aminotransferase），谷草转氨酶

FDG（fluorodeoxyglucose），脱氧葡萄糖

MDP（methylene diphosphonate），亚甲基二膦酸盐

MM（multiple myeloma），多发性骨髓瘤

T$_3$（triiodothyronine），三碘甲状腺原氨酸

T_4(thyroxine),甲状腺素

TSH(thyroid stimulating hormone),促甲状腺激素

参考文献

[1] KYLE RA,GERTZ MA,WITZIG TE,et al. Review of 1027 patients with newly diagnosed multiple myeloma. Mayo Clin Proc,2003, 78(1):21-33.

[2] ISLAM A,MYERS K,CASSIDY DM,et al. Malignancy:case report:muscle involvement in multiple myeloma:report of a patient presenting clinically as polymyositis. Hematology,1999,4(2):123-125.

[3] FONTI R,DEL VECCHIO S,ZANNETTI A,et al. Bone marrow uptake of ^{99}Tc^m-MIBI in patients with multiple myeloma. Eur J Nucl Med,2001,28(2):214-220.

[4] SCHIRRMEISTER H,BOMMER M,BUCK AK,et al. Initial results in the assessment of multiple myeloma using ^{18}F-FDG PET. Eur J Nucl Med Mol Imaging,2002,29(3):361-366.

(摘自中华核医学杂志 2011 年第 31 卷第 3 期,第一作者:王相成)

九、以鞍区占位为首发表现的多发性骨髓瘤 PET/CT 显像一例

患者男,50 岁。右眼外展受限 8 个月,视物模糊、重影 10 余天,加重伴头痛 3 天入院。头颅 MRI 示斜坡、蝶窦及鞍内团块状稍长 T_1WI、等或稍短 T_2WI 信号,增强扫描呈不均匀强化,垂体柄左偏,结论为"枕骨斜坡突向蝶窦及鞍内占位性病变,不除外脊索瘤"(图 8-1-12,图 1)。患者 2014 年 2 月就诊时血钙、血肌酐均正常,红细胞稍降低,为 4.14[正常参考值(下同)4.30~5.80]× 10^{12}/L,尿素氮为 9.14(3.2~7.0)mmol/L。为进一步明确诊断,行 ^{18}F-FDG PET/CT 检查,结果(图 8-1-12,图 2)显示:鞍区、斜坡区见放射性摄取增高肿块,大小约为 3.4cm × 2.8cm,SUV_{max} 28.9,该灶相邻骨质见破坏;除斜坡区骨质破坏伴局部软组织肿块外,头及躯干部另见 24 处放射性摄取增高灶,病变位于双侧肱骨及双侧股骨髓腔(9 处)、骨盆骨(6 处)、脊柱椎体及附件(4 处)、双侧肋骨(3 处)、颅底骨(1 处)、右侧锁骨(1 处),SUV_{max} 6.4~21.2,CT 示其中 10 处病灶(左侧肋骨、脊柱及骨盆骨)见骨质破坏,余 14 处未见明显骨质破坏。PET/CT 诊断:考虑 MM 或蝶窦恶性肿瘤伴骨转移癌均有可能。随后该患进行 2 次鼻咽镜活组织检查,病理(蝶窦和鼻咽)显示肿瘤细胞弥漫片状分布(图 8-1-12,图 3),免疫组织化学染色结果:白细胞共同抗原(+)、上皮膜抗原(局灶弱 +)、CD_{20}(−)、CD_{38}(+)、CD_{138}(部分 +)、CD_{79a}(+)、CD_3(−)、MM 基因 1(+)、CD_{10}(+)、细胞增殖核抗原 Ki-67(80%~90%,+)。病理诊断为淋巴造血系统恶性肿瘤,考虑为间变型浆细胞瘤。明确诊断后给予患者局部放疗,同时进行了 7 疗程化疗。确诊 4 个月后复查血液及生化指标,结果显示患者出现中度贫血,PLT 55.0(100~300)× 10^9/L、血钙 1.94(2.25~2.75)mmol/L、尿素氮 12.31(2.9~7.1)mmol/L、肌酐 543.0(44~133)μmol/L、$β_2$- 微球蛋白 1.61(2.14~4.06)mg/L、免疫球蛋白(IgG、IgA、IgM)和血(λ、κ)轻链均未见异常。患者后出现急性肾功能衰竭和电解质紊乱,于诊断 8 个月后死亡。

讨论 MM 是单克隆浆细胞恶性增生而引起的肿瘤性疾病,以骨髓中积聚大量异常浆细胞为特征;恶性浆细胞分泌大量的单克隆免疫球蛋白(M 蛋白)。其占全身恶性肿瘤总数的 1%,血液肿瘤的 10%~15%[1],临床上表现为骨痛、病理性骨折、贫血、高钙血症、肾功能损害及出现异常免疫蛋白等。MM 诊断标准:①血清中有大量 M 蛋白:IgG>25g/L,IgA>10g/L,IgD>20g/L,IgE>20g/L,IgA>10g/L 或尿本周蛋白 >0.2g/24h,M 蛋白大都属于单克隆性;②骨髓中浆细胞增多(>15%)或活组织检查有浆细胞瘤的证据;③无其他原因的溶骨性损害或广泛骨质疏松。具有上述 3 项中的任何 2 项可诊断,只有 2、3 两项者属于非分泌型[2]。结合病理结果、蛋白质表达和 PET/CT 表现考虑,本例患者符合非分泌型 MM。

MM 侵犯颅骨常见,但伴鞍区软组织肿块形成较少见。MM 侵犯鞍区主要起源于周围的骨质或者是颞骨岩部、蝶骨的黏膜[3],临床表现与鞍区原发疾病相近。Khan 等[4]的研究显示,至 2012 年 MM 侵犯鞍区的报道仅 26 例,临床表现为头痛、复视、视力缺损、上睑下垂和面部疼痛。由于临床表现和影像学缺乏特征性,易误诊。本例患者初始症状为头痛逐渐加重,伴有视力下降及复视,与垂体腺瘤表现很相似,MRI 诊断考虑脊索瘤,PET/CT 检查示除斜坡、鞍区高代谢肿块外,其余高代谢灶均位于骨骼,部分骨骼可见穿凿样骨质破坏,同时鞍区病灶相邻骨质有明显破坏,故首先考虑 MM 伴鞍区侵犯可能。但该患者影像学表现并非典型的 MM 表现,骨质疏松不明显,仅表现为散在的骨质破坏,FDG 摄取程度很高,非常容易误诊为蝶窦原发恶性肿瘤伴多发骨转移或淋巴瘤。

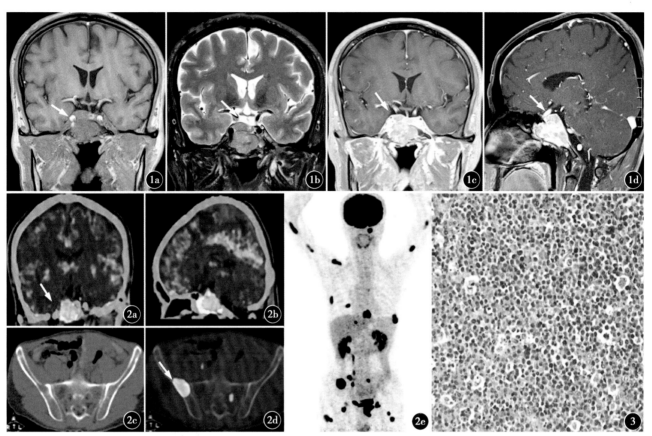

图 8-1-12　图 1 多发性骨髓瘤患者（男，50 岁）鞍区占位 MRI 图（箭头示病灶）。1a. MRI 显示鞍区及上斜坡可见异常信号，垂体柄左偏，T_1WI 像示病灶呈低信号；1b. T_2WI 示病灶呈等及稍高信号；1c,1d. T_1WI 增强冠状位及矢状位示病灶呈不均匀强化。图 2 该患者 ^{18}F-FDG PET/CT 图。2a,2b. 冠状位及矢状位 PET/CT 融合图示鞍区及上斜坡高代谢肿块（箭头示）；2c. 轴位 CT 示右侧髂骨及骶骨呈破骨样改变；2d. 轴位 PET/CT 融合图示右侧髂骨及骶骨高代谢灶（箭头示）；2e. 头部加躯干部 MIP 图示全身多发骨骼高代谢灶。图 3 该患者蝶窦及鼻咽区肿物病理检查图。细胞大小较一致，圆形、卵圆形，核较大呈圆形，胞质嗜碱性，肿瘤细胞弥漫片状分布（HE×400）

　　近年来，^{18}F-FDG PET/CT 广泛应用于 MM 的全身评价，还可用于预后评估。MM 因其细胞分化程度不同而 FDG 摄取程度不同，李现军等[5]总结的 26 例 MM SUV_{max} 为 3.81±2.17，低于骨转移灶的代谢程度。本例为间变型浆细胞瘤患者，就诊初期肾功能损伤不明显，确诊 4 个月内贫血及肾功能损失明显加重，明确诊断 8 个月后死亡，说明该类型骨髓瘤恶性度较高，进展快，SUV_{max} 可达 28.9，也表明通过 FDG 摄取程度高低可以预测患者预后。PET/CT 在本例中还发挥了全身显像和分子水平诊断的优势，发现了 14 处无骨质破坏的 MM 侵犯灶，有助于提供更加准确的临床分期。

　　本病需与以下疾病鉴别。①脊索瘤：是一种起源于胚胎脊索结构的残余组织，生长缓慢、为低度恶性肿瘤，头部 MRI 表现不能除外该病，但 PET 高代谢表现可排除此病；②鼻咽癌：鼻咽癌伴向上浸润时可累及鞍区、鼻旁窦及邻近骨质。本例患者突向鼻咽区域病灶有限，且未曾有鼻咽癌症状，可能性较小；③垂体瘤：良性多见，恶性少，转移的更少，PET 可以高代谢，但本例 MRI 增强显示垂体只是受压移位，不支持垂体瘤诊断；④淋巴瘤：低分化浆细胞肿瘤和弥漫性大 B 细胞淋巴瘤较难鉴别，蝶窦区淋巴瘤通常是淋巴瘤广泛播散后的一种表现，该患者除鞍区、斜坡区占位性病变的压迫症状外，无发热、脾不大、没有肿大淋巴结，故淋巴瘤可能性较小；⑤原发于蝶窦的恶性肿瘤，该类肿瘤非常少见，以鳞状细胞癌居多，CT 表现为局部软组织肿块形成伴相邻骨质破坏，MRI 表现为 T_1WI 为中等信号，T_2WI 为中高信号，增强扫描不均匀强化；PET 表现为 FDG 摄取明显增高，与该病较难鉴别。

　　典型 MM 临床诊断并不困难，但应注意以少见症状起病者，尽早筛查以赢得更好的治疗时机。PET/CT 诊断医师要有这种意识：鞍区可以发生 MM 侵犯颅底骨，形成较大软组织肿块，且 FDG SUV_{max} 可高达 20 以上。

　　本文直接使用的缩略语：

　　FDG（fluorodeoxyglucose），脱氧葡萄糖

　　Ig（immunoglobulin），免疫球蛋白

MIP（maximum intensity projection），最大密度投影

MM（multiple myeloma），多发性骨髓瘤

SUV$_{max}$（maximum standardized uptake value），最大标准摄取值

WI（weighted imaging），加权成像

参考文献

［1］ PALUMBO A，ANDERSON K. Multiple myeloma. N Engl J Med，2011，364（11）：1046-1060.

［2］ TOUZEAU C，MOREAU P. Multiple myeloma imaging. DiagnInterv Imaging，2013，94（2）：190-192.

［3］ ZAMAGNI E，NANNI C，TACCHETTI P，et al. Positron emission tomography with computed tomography-based diagnosis of massive extramedullary progression in a patient with high-risk multiple myeloma. Clin Lymphoma Myeloma Leuk，2014，14（3）：e101-104.

［4］ KHAN IS，JAVALKAR V，THAKUR JD，et al. Intrasellar plasmacytoma：an illustrative case and literature review. J Clin Neurosci，2012，19（2）：210-213.

［5］ 李现军，郑劲松，孙建梅，等 . ^{18}F-FDG PET/CT 显像对多发骨髓瘤与原发不明骨转移瘤的鉴别诊断价值 . 中华核医学与分子影像杂志，2015，35（4）：284-288.

（摘自中华核医学与分子影像杂志 2017 年第 37 卷第 9 期，
第一作者：赵红光，通信作者：林承赫）

十、急性淋巴细胞白血病髓外多器官浸润 PET/CT 显像一例

患者男，54 岁。畏寒、发热伴全身肌肉酸痛、行动受限 20 余天，于当地医院就诊。无明显贫血貌，下颌部麻木，右侧牙根疼痛，随后出现右侧面颊肿胀、疼痛。以发热待查、急性牙龈炎收入院。实验室检查（括号内为正常参考值）：白细胞 1.7（4.0~10.0）× 10^9/L，血红蛋白 107（110~160）g/L，血小板 125（100~300）× 10^9/L，血红细胞沉降率 85（0~20）mm/1h，降钙素 0.710（0.051~0.500）μg/L，C 反应蛋白 154.61（0~10）mg/L，乳酸脱氢酶 2 089（109~246）IU/L。MRI 示腰椎退行性改变，L$_2$~L$_3$、L$_4$~L$_5$ 椎间盘突出，椎管狭窄，T$_{12}$ 至骶椎椎体及附件、双侧髂骨翼多发异常信号，转移不除外。于本科行 ^{18}F-FDG PET/CT（美国 GE Discovery VCT 型 PET/CT 仪，^{18}F-FDG 由上海原子科兴药业有限公司提供，放化纯 >95%）显像示：全身骨骼多发 FDG 代谢异常增高灶（SUV$_{max}$ 11.2；图 8-1-13，图 1a），胃壁局限性 FDG 代谢异常增高灶，SUV$_{max}$ 6.7，延迟显像 SUV$_{max}$ 8.5；胰腺多发结节状 FDG 代谢异常增高灶，胰体、胰尾、胰头及钩突的 SUV$_{max}$ 分别为 9.3、6.3 和 10.6，延迟显像对应的 SUV$_{max}$ 分别为 11.6、8.6 和 14.3（图 8-1-13，图 1b）；胆囊壁局限性增厚伴 FDG 代谢异常增高，SUV$_{max}$ 5.9；双侧髂外血管旁肿大淋巴结 FDG 代谢异常增高（较大者位于右髂外，直径为 1.43cm，SUV$_{max}$ 8.2）。综上考虑为恶性血液病，骨髓穿刺活检组织检查（图 8-1-13，图 2）示 ALL（Burkitt 型）伴髓外多器官浸润。

讨论 白血病是一类造血干细胞因增殖失控、分化障碍、凋亡受阻而停滞在细胞发育的不同阶段的恶性克隆性疾病，根据自然病程和细胞分化程度，可分为急性和慢性 2 类。我国急性白血病比慢性多见，儿童以 ALL 多见。白血病临床主要表现为贫血、发热和出血，均为骨髓造血功能受抑和白血病细胞浸润的表现[1]。白血病往往伴有继发感染，以口腔炎、牙龈炎和咽峡炎最为

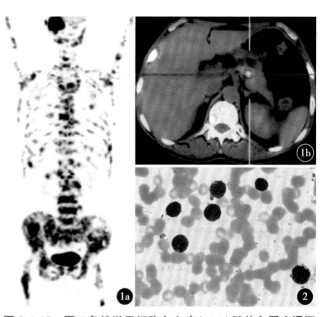

图 8-1-13　图 1 急性淋巴细胞白血病（ALL）髓外多器官浸润患者（男，54 岁）^{18}F-FDG PET/CT 显像图。1a. MIP 图示全身骨骼（包括颅骨、颅底骨、面颅骨、四肢骨）多发放射性摄取异常增高，SUV$_{max}$ 11.2；1b. PET/CT 示胰腺体部增粗伴放射性摄取异常增高，胰管未见扩张。图 2 该患者病理检查图（瑞氏染色 ×1000）。光学显微镜下可见大体积幼稚淋巴细胞，胞质少，嗜酸性，同时可见穿透性空泡及核仁，染色质呈粗颗粒状

常见。本病例起病急、全身肌肉酸痛、乳酸脱氢酶明显升高、右面颊肿胀(牙龈炎)是白血病的典型表现;但是未见肝、脾、淋巴结肿大及肺部浸润等白血病常见体征。

白血病的诊断主要依靠骨髓和血液检查。由于白血病细胞的高增殖特性,其浸润病灶在PET/CT呈FDG高代谢表现,且与白血病的增殖状态和恶性程度密切相关,因此[18]F-FDG PET/CT能从整体上显示白血病细胞的浸润情况。ALL PET/CT方面的文献较少,Ciarallo等[2]曾报道1例ALL干细胞移植治疗后胃部复发的PET/CT显像。

本病例除骨髓弥漫性浸润外,还累及胃、胰腺及胆囊等多个髓外器官。MRI检查仅能够对局部的骨髓浸润状况作出评判,而CT上除胆囊壁局限性增厚外,骨髓、胃及胰腺均未见明显形态异常和密度改变。[18]F-FDG PET/CT则可显示全身异常代谢病变,为临床选择有代表性的活组织检查穿刺部位提供依据,使其在ALL骨髓及髓外多器官浸润的诊断方面具有独特优势。WHO将Burkitt型ALL归入成熟B细胞肿瘤中,其PET表现与Burkitt淋巴瘤类似[3]。该病需与MH鉴别。MH是以肝、脾、骨髓、淋巴结等造血组织系统性肿瘤性增殖为特征、呈致死性转归的疾病,临床主要表现为持续性高热,全血细胞减少,肝、脾及淋巴结肿大,常伴有多器官衰竭,起病急、进展快(病程不超过9个月)、病情复杂、化疗反应差。MH的PET/CT表现主要为肝、脾及骨髓的均匀弥漫性FDG代谢增高,较难与ALL相鉴别,必须结合临床、病理及骨髓检查综合诊断[4]。

本文直接使用的缩略语:

FDG(fluorodeoxyglucose),脱氧葡萄糖

MH(malignant histiocytosis),恶性组织细胞病

MIP(maximum intensity projection),最大密度投影

SUV$_{max}$(maximum standardized uptake value),最大标准摄取值

参考文献

[1] 叶任高,陆再英.内科学.6版.北京:人民卫生出版社,2006:600-603.

[2] CIARALLO A,MAKIS W,NOVALES-DIAZ JA,et al. Extramedullary gastric relapse of acute lymphoblastic leukemia following allogeneic stem cell transplant:staging with ^{18}F-FDG PET/CT. Clin Nucl Med,2011,36(8):e90-92.

[3] KARANTANIS D,DURSKI JM,LOWE VJ,et al. ^{18}F-FDG PET and PET/CT in Burkitt's lymphoma. Eur J Radiol,2010,75(1):e68-73.

[4] 周文兰,吴湖炳,王全师,等.恶性组织细胞病[18]F-FDG PET/CT显像二例.中华核医学杂志,2007,27(6):378-379.

(摘自中华核医学与分子影像杂志2014年第34卷第2期,
第一作者:段钰,通信作者:吴晶涛)

十一、髓系白血病多发髓外粒细胞肉瘤一例

患者男,46岁。因左上臂疼痛1年余,右膝肿痛1个月余就诊。患者1年前出现无诱因的间断性左上臂疼痛,未予任何治疗,1个月前出现右膝肿痛,无明显发热,无肝脾肿大,饮食、大小便正常,睡眠无异常,体质量无明显改变。既往体健,无传染病、肿瘤病史。皮肤、巩膜未见黄染,体表未触及肿大淋巴结。实验室检查:铁蛋白786.8(正常参考值80~130)μg/L,C反应蛋白40.8(正常参考值0~10)mg/L,本周蛋白(-)。X线平片示左侧肱骨、右侧膝关节未见明显异常。下腹部CT平扫(图8-1-14,图1a)见腹膜后肿大淋巴结。右侧膝关节MRI(图8-1-14,图1b,c)示:右侧股骨远端、胫骨和腓骨上端、髌骨内均见不规则斑片状长T$_1$、长T$_2$信号影;膝关节腔内积液。予患者静脉注射^{99}Tc^m-MDP(由南京森科医药技术有限公司提供)925MBq,3h后行全身骨显像(美国GE Millennium VG5 Hawkeye双探头SPECT/CT仪),结果(图8-1-14,图1d)示颅骨有少量溶骨性病变,胸骨、左侧肱骨、左侧肘关节及右侧膝关节可见异常放射性浓聚。全身骨显像和MRI检查结果提示多发骨骼病变。

为明确病变性质并寻找原发病灶遂行[18]F-FDG符合线路显像:[18]F-FDG(由南京江原安迪科正电子研究发展有限公司提供)注射量370MBq(仪器为美国GE Millennium VG5 Hawkeye双探头SPECT/CT仪),结果(图8-1-14,图1e~1h)示:左侧肱骨、左侧肘关节、右侧膝关节处可见异常放射性高摄取;胸骨、左侧股骨下端、胫骨和腓骨上端、髌骨、双肾上极、腰椎旁可见多处异常局灶性放射性浓聚;双侧睾丸亦呈异常放射性浓聚。骨骼病灶与正常骨组织放射性摄取比值最大为4.5,睾丸病灶与正常软组织放射性摄取比值最大为5.5,诊断考虑睾丸恶性肿瘤伴多发转移可

能或 MM 不除外。检查后触诊示:双侧睾丸明显增大,质硬。锝标焦磷酸盐法标记红细胞,行睾丸血流血池显像未见明显异常。超声检查示:右侧睾丸 70mm×36mm,左侧睾丸 73mm×34mm,左侧睾丸鞘膜积液;双侧睾丸体积明显增大,轮廓欠规整,表面欠光滑,可见不均匀低回声,内部血流信号丰富;提示双侧睾丸肿瘤,需排除精原细胞瘤。骨髓穿刺活组织检查示:骨髓增生减低,以分类不明的原淋样细胞增生为主,细胞大小不一,胞质量少,无颗粒,核染色质较细,核扭曲明显,核仁常见,MPO 染色(−);其他细胞增生受抑,粒系占 12.4%,以分叶核阶段细胞增生为主,未见其他阶段细胞;未见红系有核阶段细胞,成熟红细胞形态未见异常;淋巴细胞占 12.0%,形态正常,未见巨核细胞,血小板少见。睾丸穿刺活组织检查(图 8-1-14,图 2a)示:生精细胞破坏,曲细精管残留;有少量生精细胞,管壁消失;大量原始幼稚粒细胞,极少量晚幼粒细胞。免疫组织化学染色(图 8-1-14,图 2b)示:曲细精管壁被破坏,部分残留,周围有髓 MPO 染色阳性的瘤细胞。CD_{99}(−),CD_{79}(−),B 细胞淋巴瘤征象弱阳性。$CD_{45}RO$(−);白细胞共同抗原(−),CD_{20}(−),CD_{79a}(+),CD_3(−),细胞增殖核抗原 Ki67(70%+),MPO(++),淋巴造血系统恶性肿瘤,符合 GS 或 ML 累及睾丸。最终诊断为 ML 多发髓外 GS 累及多处髓外器官,临床分期为Ⅳ期。

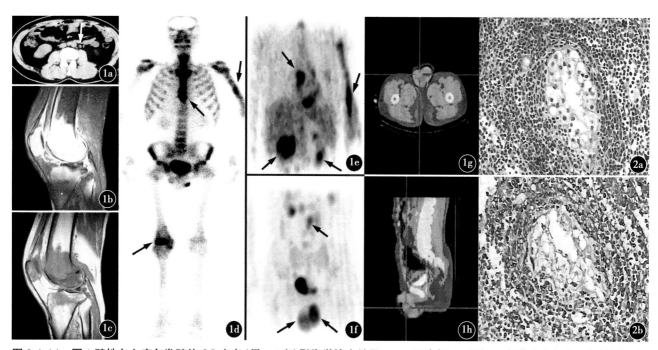

图 8-1-14　图 1 髓性白血病多发髓外 GS 患者(男,46 岁)影像学检查结果。1a. 下腹部 CT 平扫示腹膜后肿大淋巴结(箭头示);1b,1c. 右侧膝关节 MRI 示:股骨下端、胫骨和腓骨上端及髌骨内长 T_1、长 T_2 不规则片状异常信号影;1d. $^{99}Tc^m$-MDP 全身骨显像示:胸骨不均匀放射性分布,左侧肱骨、右侧膝关节股骨下端、胫骨和腓骨上端异常放射性浓聚(箭头示);1e. 胸部 ^{18}F-FDG 符合线路显像示:胸骨、双肾、左侧肱骨异常放射性浓聚(箭头示);1f. 腹盆部 ^{18}F-FDG 符合线路显像示:腹膜后淋巴结、双侧睾丸异常放射性浓聚(箭头示);1g,1h. 腹盆部 ^{18}F-FDG 符合线路/CT 融合图像(横断位、矢状位)示双侧睾丸异常显像。图 2 该患者睾丸穿刺标本病理图。2a. 光学显微镜下见大量原始幼稚粒细胞(HE×100);2b. 免疫组织化学染色(×100)示 MPO 染色(++)

讨论　GS 是一种少见的由幼稚粒细胞在髓外部位形成的局限性实质性肿块,由于幼稚粒细胞内存在 MPO,使得肿瘤呈绿色,因此又称绿色瘤。MPO 是 GS 的特异性标志。1988 年 Davery 提出了髓外髓细胞瘤的概念,分非白血病性 GS(孤立性或原发性 GS)和白血病性 GS(白血病髓外浸润 GS)[1]。GS 发病前可无任何白血病征象,好发于皮肤、淋巴结、睾丸、软组织,也见于乳腺、肾脏、肝脏[2-3]。

本例患者以骨痛为首发症状,外周血检查未见明显异常,无发热、肝脾肿大等白血病症状。全身骨显像示多处异常放射性浓聚,^{18}F-FDG 符合线路显像示胸骨、左侧肱骨及膝关节等处表现出与全身骨显像一致的异常放射性浓聚。此外,睾丸、腹膜后淋巴结及双肾也有异常放射性浓聚。骨髓和睾丸穿刺活组织检查结果提示为 ML 多发髓外 GS 并侵犯睾丸。

鉴别诊断:① MM 是一种骨髓浆细胞异常增生疾病,大部分首发于腰骶椎,以溶骨性破坏为主,多伴有贫血,可发展为肾功能衰竭,较少侵及睾丸等免疫豁免器官,免疫球蛋白为其特异性标志。本例患者虽骨显像不除外 MM,但该患者无贫血,本周蛋白(−),肾功能正常,主要的骨骼病变并未发生明显溶骨改变,通过临床症状和病理诊断可排除 MM。② ^{18}F-FDG 符合线路显像示双侧睾丸异常高代谢,睾丸肿大、质硬,睾丸血流血池相未见异常,排除睾丸缺血坏死,超声不排除精原细胞瘤;穿刺活组织检查排除睾丸肿瘤,考虑为血液学疾病。③ML 多发髓外 GS 累及睾丸或 NHL 累及睾丸均较少见。本例患者 CD$_{20}$(−)、CD$_3$(−)、MPO(++)、Ki67(70%+)、CD$_{79a}$(+),提示睾丸 GS。全身骨显像和骨髓穿刺活组织检查均提示有髓内病灶,因此虽未见白血病症状,但仍考虑为髓性白血病多发髓外 GS 侵犯骨骼和睾丸、肾脏及淋巴结等软组织,属于髓外白血病浸润 GS(Ⅳ期)。

GS 缺乏特异性的影像学表现[3]。^{18}F-FDG 代谢显像不同于 X 线、CT 及 MRI 等形态学影像方法,其从代谢水平对疾病的发生、发展和转归作出诊断,在 MM、淋巴瘤相关的骨髓浸润发现上较有优势[4-5]。此外,^{18}F-FDG 显像不但可以发现已经由免疫组织化学染色确诊为粒细胞白血病的髓外病灶,也可发现无临床症状的髓内、髓外病灶,有利于 ML 的准确分期[6]。本例患者 ^{18}F-FDG 图像由符合线路完成,图像质量受到一定影响,且无法计算 SUV,但结合骨显像及其他影像学检查,对发现未知髓内、髓外病灶以及确定临床分期有一定意义。

本文直接使用的缩略语:

FDG(fluorodeoxyglucose),脱氧葡萄糖

GS(granulocyctinc sarcoma),粒细胞肉瘤

MDP(methylene diphosphonate),亚甲基二膦酸盐

ML(myelogenous leukemia),髓系白血病

MM(multiple myeloma),多发性骨髓瘤

MPO(myeloperoxidase),髓过氧化物酶

NHL(non-Hodgkin's lymphoma),非霍奇金淋巴瘤

OSEM(ordered-subsets expectation maximization),有序子集最大期望值迭代法

SUV(standardized uptake value),标准摄取值

参考文献

[1] VOGEL MN, VOGEL W, BARES R, et al. Unusual distribution of red marrow mimicking chloroma in a patient with acute myelogenous leukemia. Skeletal Radio, 2007, 36(6):547-550.

[2] THACHIL J, RICHARDS RM, COPELAND G. Granulocytic sarcoma—a rare presentation of a breast lump. Ann R Coll Surg Engl, 2007, 89(7):W7-9.

[3] O'BRIEN J, BUCKLEY O, MURPHY C, et al. An unusual cause of persistent headache: chloroma(2008:2b). EurRadiol, 2008, 18(5):1071-1072.

[4] 李培勇, 张立颖, 江旭峰, 等. 淋巴瘤骨髓浸润的 ^{18}F-FDG PET 显像研究. 中华核医学杂志, 2002, 22(2):106-107.

[5] 姚树展, 孟繁禄, 刘松涛, 等. PET/CT 对多发性骨髓瘤的诊断价值. 中华核医学杂志, 2009, 29(2):82-84.

[6] STÖLZEL F, RÖLLIG C, RADKE J, et al. ^{18}F-FDG-PET/CT for detection of extramedullary acute myeloid leukemia. Haematologica, 2011, 96(10):1552-1556.

(摘自中华核医学与分子影像杂志 2013 年第 33 卷第 5 期,

第一作者:付彤,通信作者:王峰)

十二、急性淋巴细胞白血病骨显像肺胃摄取 ^{99}Tc^m-MDP 一例

患儿男,5 岁。无诱因左下肢疼痛 20 天,发现白血病 4 天。实验室检查(括号中为正常参考值):WBC 6.0(4.0~10.0)×10^9/L,RBC 3.2(3.5~5.5)×10^{12}/L,PLT 43(100~300)×10^9/L,Hb 85(110~170)g/L,ALP 246(20~110)IU/L,血钙 4.68(2.10~2.60)mmol/L,血磷 2.46(0.97~1.61)mmol/L,PTH 0.5(1.0~10.0)pmol/L,肝肾功能均在正常值范围,血红细胞沉降率 75(0~20)mm/1h;24h 尿量 3.1L。骨髓涂片示淋巴细胞增生,血涂片示杆状核 6%、分叶核 33%、淋巴细胞 48%、单核细胞 15%,提示急性淋巴细胞白血病(L1 型)。X 线检查示胸部无明显异常,左髂骨及左股骨骨质疏松及多处骨质破坏。头部 MRI 示蝶骨、枕骨骨髓异常信号,考虑白血病浸润。腹部 CT 示左肝、右肝后下段钙化灶形成及胆管结石,胆囊结石,双肾小结石。脑电图异常,背景活动慢。^{99}Tc^m-MDP 骨显像示:枕骨部位放射性稀疏缺损区,左肱骨上段放射性浓聚,提示肿瘤侵犯;双肺、胃异常放射性浓聚,考虑钙化;其余部位无异常放射性浓聚和稀疏(图 8-1-15a)。患者于治疗 4 个月后第 3 次住院复查全身骨显像,未见明显异常浓聚灶(图 8-1-15b)。

讨论 白血病以包括骨髓在内的造血组织中某型白细胞及其前体细胞异常弥漫性增生，并浸润其他脏器为特征，其中侵犯骨骼的占50%~70%。本病例全身骨显像有双肺和胃的MDP异常摄取，排除显像剂质量问题（放化纯>95%），提示广泛转移性钙化。其主要原因是白血病引起的多处骨质破坏导致高钙血症，进而引发内脏广泛钙沉积。关于高血钙导致心、肺、胃、肝、肾等脏器钙化已有报道[1]。一般认为如果钙磷乘积>70，则发生转移性钙化的概率明显增加，同时也会加剧肾功能恶化[2]。本例患者钙磷乘积高达143，提示其发生转移性钙化的概率较高，腹部CT诊断结果进一步证实了上述观点。此患者由于口服造影剂，胃壁高密度的原因不好判断。胸部X线片阴性不能排除肺钙化。Valdez等[3]对骨显像伴肺、胃显影而胸部X线片阴性的多发性骨髓瘤患者进行尸检，发现肺泡隔、心脏、胃和肾脏有广泛钙化。多器官广泛钙化的可能原因是：这些器官因自分泌等致其腔内环境为偏酸性，造成器官壁及其周围组织呈现相对的偏碱性环境，降低了钙盐的溶解性，高血钙时钙质容易在器官壁及其周围组织沉着形成钙化[4]。值得注意的是，本例患者在治疗4个月后的骨显像中肺、胃浓聚消失，说明转移性钙化可逆。类似现象国外[5]也有相关报道，治疗后血钙和血磷趋于正常是组织内钙化得以逆转的根本原因。

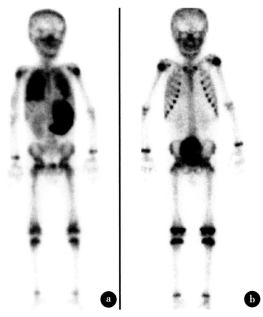

图8-1-15 急性淋巴细胞白血病患儿（男，5岁）治疗前后 $^{99}Tc^m$-MDP 骨显像图。治疗前骨显像（a）示枕骨部位放射性稀疏缺损区，左肱骨上段放射性浓聚，双肺、胃异常放射性浓聚；治疗后复查骨显像（b）示双肺、胃异常放射性浓聚影消失

骨显像剂的骨外异常摄取大部分为恶性肿瘤所致，少部分由良性病变引起[6]。儿童恶性肿瘤合并高钙血症较少见。McKay和Furman[7]对6 000多例恶性肿瘤住院患儿的临床资料进行研究显示，有25例合并高钙血症，其中11例为急性白血病。因此，本病例对了解白血病高钙血症具有一定的临床价值。本病例容易与骨显像剂放化纯不高所致的胃摄取相混淆，诊断时须考虑药物放化纯及患者自身骨骼情况等。

本文直接使用的缩略语：

ALP（alkaline phosphatase），碱性磷酸酶

MDP（methylene diphosphonate），亚甲基二膦酸盐

PTH（parathyroid hormone），甲状旁腺激素

参考文献

［1］SURANI SR，SURANI S，KHIMANI A，et al. Metastatic pulmonary calcification in multiple myeloma in a 45-year-old man. Case Rep Pulmonol，2013，2013：341872.

［2］HWANG GJ，LEE JD，PARK CY，et al. Reversible extraskeletal uptake of bone scanning in primary hyperparathyroidism. J Nucl Med，1996，37（3）：469-471.

［3］VALDEZ VA，JACOBSTEIN JG，PERLMUTTER S，et al. Metastatic calcification in lungs and stomach demonstrated on bone scan in multiple myeloma. Clin Nucl Med，1979，4（3）：120-121.

［4］GELFAND MJ，STRIFE JL，GRAHAM EJ，et al. Bone scintigraphy in slipped capital femoral epiphysis. Clin Nucl Med，1983，8（12）：613-615.

［5］GEZICI A，VAN DUIJNHOVEN EM，BAKKER SJ，et al. Lung and gastric uptake in bone scintigraphy of sarcoidosis. J Nucl Med，1996，37（9）：1530-1532.

［6］朱宝，尚玉琨，李舰南，等. 骨外软组织异常摄取骨显像剂的临床意义. 中华核医学杂志，2006，26（3）：171-173.

［7］MCKAY C，FURMAN WL. Hypercalcemia complicating childhood malignancies. Cancer，1993，72（1）：256-260.

（摘自中华核医学与分子影像杂志2014年第34卷第3期，第一作者：叶千春）

第二节　淋巴、造血系其他疾病显像

一、梅毒性淋巴结肉芽肿 ^{18}F-FDG PET/CT 显像阳性二例

病例 1　患者男,57 岁。体格检查发现右肺结节,为进一步明确诊断,行 ^{18}F-FDG PET/CT 检查。PET/CT 显像示右肺下叶背段可见一约 14mm×15mm 大小高代谢结节,SUV_{max}=5.4,延迟扫描浓聚增多,SUV_{max}=5.97(图 8-2-1,图 1a);纵隔内、颈部、腹膜后、盆腔及两侧腹股沟区可见多发高代谢淋巴结,SUV_{max} 介于 3.9~8.82 之间,未见明显融合,最大者直径约 13mm(图 8-2-1,图 1b);龟头处可见一结节样浓聚影,SUV_{max}=7.31,多次排尿后延迟扫描浓聚明显增多,SUV_{max}=10.13(图 8-2-1,图 1c)。龟头处病灶经皮肤科诊断为硬下疳,患者梅毒快速血浆反应素试验阳性(滴度 1:64),梅毒确诊实验(梅毒螺旋体血凝试验)阳性。锁骨上及腹股沟淋巴结穿刺检查均示慢性炎性反应。患者行右肺下叶切除并纵隔淋巴结清扫术,术后病理检查示右下肺肺泡细胞癌,纵隔淋巴结 13 枚癌细胞全部阴性(均为炎性肉芽肿)。

病例 2　患者女,50 岁。发现左颈部及右腋下淋巴结肿大 2 个月余,[18]F-FDG PET/CT 显像示左颈部及右腋下多发高代谢肿大淋巴结,SUV_{max} 介于 4.31~8.56 之间,界清,无融合,最大者直径约 10mm(图 8-2-1,图 2a)。患者入院后梅毒快速血浆反应素试验阳性(滴度 1:32);梅毒确诊实验(梅毒螺旋体血凝试验)阳性。行右腋下淋巴结活组织检查,示"右腋窝"淋巴结内纤维组织增生,浆细胞浸润,血管炎,结合临床考虑梅毒性淋巴结炎。患者同时伴有左侧乳房置入假体破裂致周围腺体肉芽形成,PET 示该处代谢增高,SUV_{max}=3.34(图 8-2-1,图 2b)。

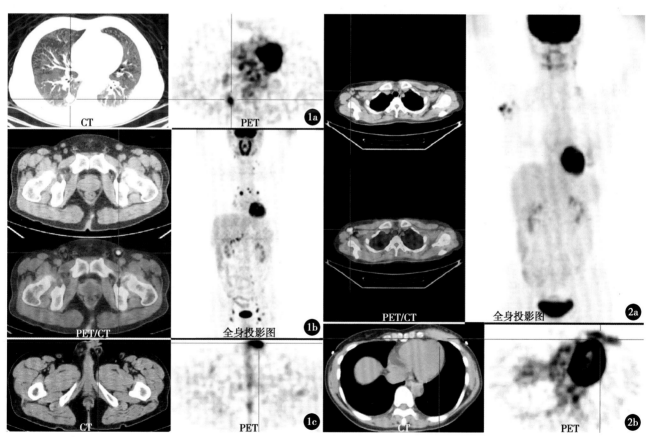

图 8-2-1　图 1 患者男,57 岁,[18]F-FDG PET/CT 显像图。a. 左肺下叶背段高代谢结节,大小约 14mm×15mm,SUV_{max}=5.4,延迟扫描 SUV_{max}=5.97。术后病理示肺泡细胞癌;b. 两侧腹股沟区多发高代谢淋巴结,穿刺活组织检查示慢性炎性反应;c. 龟头处结节样浓聚影,SUV_{max}=7.31,延迟扫描 SUV_{max}=10.13。经皮肤科诊断为硬下疳。图 2 患者女,50 岁,[18]F-FDG PET/CT 显像图。a. 右腋下高代谢肿大淋巴结,穿刺活组织检查示淋巴结内纤维组织增生,浆细胞浸润,血管炎,结合临床考虑梅毒性淋巴结炎;b. 左侧乳房置入假体破裂致周围腺体肉芽形成,SUV_{max}=3.34

讨论　梅毒是由苍白(梅毒)螺旋体引起的慢性、系统性性传播疾病,早期梅毒又可分为一期和二期;晚期梅毒也称三期梅毒。硬下疳(chancre)是一期梅毒标志性临床特征,阴茎、龟头(病例 1)是硬下疳好发部位之一。出现硬

下疳后 1~2 周,部分患者出现腹股沟或近卫淋巴结肿大,称为梅毒横痃。梅毒进入二期,TP 随血液循环播散,引发多器官、系统损害,出现全身症状,特别是全身的黏膜皮肤损伤(梅毒疹)和浅表淋巴结肿大。此时,所有的梅毒实验室诊断项目均为阳性。三期梅毒可以散布到骨和全身任何器官。

有关梅毒核医学显像的报道少见,刘增礼等[1]报道早期梅毒患者 90.6%(48/53)脑血流灌注减少。Pichler 等[2]在介绍神经梅毒的核医学诊断时提及,SPECT 脑灌注显像可以评估梅毒性血管病的小动脉内膜炎;^{18}F-FDG PET 也可用于评估神经梅毒,观察到其脑葡萄糖消耗减少,该技术可显示治疗反应,并可能优于形态学显像。Lin 等[3]报道 1 例因头痛行头颅 MRI 检查患者,提示脑脓肿或高等级脑胶质瘤,^{18}F-FDG PET 显像示病灶部位有很强的 FDG 浓聚,但病理和进一步的实验室检查证实为神经梅毒瘤。Pruzzo 等[4]报道 1 例为定性 2 个肺部结节而行 ^{18}F-FDG PET/CT 检查的患者,结果显示肺部病灶阴性,但远端直肠、肛门和局部淋巴结 FDG 摄取增加,SUV_{max}=7.9;髂骨链和腹股沟区高代谢淋巴腺病病灶,SUV_{max} 4.4~10.3;患者有不洁性行为,人类获得性免疫缺陷病毒抗体试验阴性,快速血浆反应素和色谱免疫分析(smart test)对梅毒阳性。该患者用青霉素治疗后皮肤损伤完全缓解,治疗后快速血浆反应素试验呈阴性。黄中柯等[5]报道了 1 例男性患者,因左侧胸痛行 CT 检查,发现左侧第 9 肋骨骨质缺损,FDG 符合线路显像示该部位 FDG 代谢增高,同时发现双侧腋下多发高代谢灶。第 9 肋骨病灶清除后行病理检查示梅毒性淋巴结炎,进一步的实验室检查证实为二期梅毒。FDG 并非恶性肿瘤的特异性显像剂,炎性病灶等对 FDG 摄取也可增高。而梅毒最突出的临床表现是炎性反应和肉芽肿,故梅毒 PET/CT 显像可表现为 FDG 摄取增加。典型的梅毒诊断并不困难,但由于临床上相对少见,PET 显像多呈阳性,患者又常刻意隐瞒相关病史,临床通常首先考虑恶性淋巴结病,因此为一个潜在的诊断误区。

梅毒性淋巴结肉芽肿 ^{18}F-FDG PET/CT 显像表现与其他炎性淋巴结肉芽肿相似,主要为大小不等高代谢淋巴结,平均直径约 10mm,边界清晰,SUV_{max} 多大于 3,延迟扫描可有放射性浓聚增加。但若见硬下疳伴有全身多发淋巴结显像阳性,且淋巴结大致对称性分布于两侧腹股沟及髂血管旁,应高度怀疑早期梅毒;若患者有不洁性交史,梅毒的可能性就更大,此时应进行梅毒螺旋体检查和梅毒血清反应检查等。本组 2 例中 1 例合并肺癌,另 1 例合并有乳房假体破裂致周围腺体肉芽肿形成,更容易忽略对梅毒的诊断。因此,当 ^{18}F-FDG PET/CT 显像发现淋巴结阳性时,要详细询问病史,并进行相关实验室检查,仔细分析其他影像学资料,在考虑淋巴结恶性病变(淋巴瘤、淋巴结转移癌等)的同时,还需要与一些良性淋巴结增生,如梅毒性淋巴结肉芽肿等相鉴别。

本文直接使用的缩略语:

FDG(fluorodeoxyglucose),脱氧葡萄糖

SUV_{max}(maximum standardized uptake value),最大标准摄取值

参考文献

[1] 刘增礼,施辛,吴锦昌,等. 早期梅毒患者的脑血流灌注显像. 中华核医学杂志,2003,23(3):158-159.

[2] PICHLER R,DOPPLER S,SZALAY E,et al. SPECT und FDG-PET in der diagnostik der neurolues. Wien KlinWochenschr,2008,120(19-20 Suppl 4):20-23.

[3] LIN M,DARWISH BS,CHU J. Neurosyphilitic gumma on ^{18}F-2-fluoro-2-deoxy-D-glucose(FDG)positron emission tomography:an old disease investigated with a new technology. J Clin Neurosci,2009,16(3):410-412.

[4] PRUZZO R,REDONDO F,AMARAL H,et al. Anal and rectal syphilis on ^{18}F-FDG PET/CT. Clin Nucl Med,2008,33(11):809-810.

[5] 黄中柯,楼岑,李伟,等. ^{18}F-FDG 符合线路显像梅毒性淋巴结炎一例. 中华核医学杂志,2007,27(5):311.

(摘自中华核医学杂志 2011 年第 31 卷第 4 期,第一作者:潘建虎)

二、继发性噬血细胞综合征 ^{18}F-FDG PET/CT 显像一例及文献回顾

患者女,62 岁。因气紧 15 天于 2013 年 9 月 24 日入院。入院后出现反复高热,体温最高达 38.6℃,并肝功能轻度异常(括号内为正常参考值,下同):ALT 42(10~40)IU/L,AST 50(10~40)IU/L,病毒学、免疫学检查无明显异常,真菌 G 试验示 1,3-β-D 葡聚糖 >1 000μg/L,结核菌素试验、T 细胞斑点试验、痰培养及巨细胞病毒 DNA 扩增均为阴性。骨髓穿刺检查提示骨髓增生活跃,骨髓活组织检查示增生偏低下,见少数淋巴细胞散在或小灶性分布,免疫组织化学染色考虑为反应性聚集。凝血功能及血常规示纤维蛋白原、Hb 及 PLT 均显著下降。HPS 突变分析结果示,所有

检测到的突变位点均不属于目前已经鉴定出来的 HPS 相关病理性突变位点。给予多种抗生素及甲泼尼龙琥珀酸钠静脉滴注后体温恢复正常。

患者于 2013 年 11 月 11 日行 ^{18}F-FDG PET/CT 检查,MIP(图 8-2-2,图 1)示脾脏体积增大伴 ^{18}F-FDG 摄取不均匀异常增高,肝门与脾门之间局灶性 ^{18}F-FDG 摄取异常增高;颈部及胸腹部均可见局灶性 ^{18}F-FDG 摄取增高。横断面及融合图像见双侧锁骨上、右侧腋窝及纵隔内病灶均为淋巴结,部分轻度肿大(图 8-2-2,图 2);脾门与肝门之间的 ^{18}F-FDG 摄取增高灶为腹腔及腹膜后淋巴结,部分为小淋巴结,SUV$_{max}$ 14.6;脾脏 SUV$_{max}$ 7.8,脾实质内见楔形低密度灶,并伴 ^{18}F-FDG 摄取降低(图 8-2-2,图 2)。

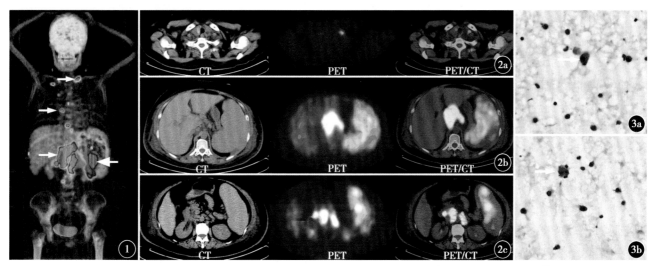

图 8-2-2　图 1 继发性 HPS 患者(女,62 岁)MIP 图像。可见左侧锁骨上、右侧腋窝及纵隔内多个团块状 ^{18}F-FDG 摄取异常增高灶(小箭头示);肝门及脾门之间见团块状 ^{18}F-FDG 摄取异常增高灶(小箭头示);脾脏体积增大伴糖代谢不均匀异常增高(大箭头示)。图 2 该患者 ^{18}F-FDG PET/CT 显像图。2a. CT 示双侧锁骨上窝见数个淋巴结,未见明显肿大,PET 示上述淋巴结 ^{18}F-FDG 摄取异常增高;2b. CT 示双侧腹腔及腹膜后见多个淋巴结,部分肿大并融合,最大者约 34mm×19mm,PET 示上述淋巴结 ^{18}F-FDG 摄取异常增高,SUV$_{max}$ 14.6;同时 CT 可见脾脏体积增大,脾实质密度欠均匀,PET 示脾脏内见不均匀 ^{18}F-FDG 摄取异常增高灶,SUV$_{max}$ 7.8;2c. CT 示腹膜后见多个淋巴结(部分稍肿大)及脾脏体积增大,PET 示上述淋巴结及脾脏内见 ^{18}F-FDG 摄取异常增高灶。图 3 该患者左侧锁骨上浅表淋巴结病理检查图(HE×400)。3a. 组织细胞质呈红色(箭头示);3b. 胞质内可见吞噬的血液成分和炎细胞(箭头示)

2013 年 11 月 11 日患者突发急性左室心力衰竭,巩膜黄染,体温再次升高,血常规提示血细胞减少:RBC 2.7(3.5~5.0)×10^{12}/L,Hb 79(110~150)g/L,PLT 6(100~300)×10^9/L,WBC 3.3(4.0~10.0)×10^9/L;凝血功能障碍:凝血酶原时间 18.4s,国际标准化比值 1.62,活化部分凝血酶原时间 54.6(31.0~43.0)s,纤维蛋白 1.0(2.0~4.0)g/L,D- 二聚体 12.74(0~0.26)mg/L。其他阳性检查结果:尿钠肽 4 169(0~334)ng/L;三酰甘油 5.8(<1.7)mmol/L;铁蛋白:663(24~336)μg/L;IL-2 受体 >7 500(正常参考值:223~710)kIU/L;给予利妥昔单克隆抗体抗肿瘤,地塞米松、环孢素治疗 HPS,对症处理及支持治疗。

2013 年 11 月 15 日患者行左侧锁骨上浅表淋巴结穿刺活组织检查,见淋巴样细胞及组织细胞噬血现象(图 8-2-2,图 3)。免疫组织化学提示:增生中等偏大淋巴样异型细胞为 CD$_{20}$(+),髓过氧化物酶(−),TdT(−),CD$_{68}$(−),葡萄糖磷酸变位酶(−),细胞增殖核抗原 Ki67(70%~80%,+),结合形态学及免疫组织化学提示 DLBCL。根据患者临床表现、实验室检查及病理检查结果,诊断为 NHL(弥漫大 B 型),并继发性 HPS。患者于 2013 年 11 月 29 日出现心率快、血压低、尿少等休克征象后死亡。

讨论　HPS 是由多种原因引起机体免疫系统异常活化,导致血液系统紊乱及多种实验室检查异常,以发热、肝脾肿大等为主要表现的临床综合征[1],又称 HLH。本例患者出现脾大,外周血细胞减少,高三酰甘油血症,纤维蛋白原减少,铁蛋白升高、IL-2 受体升高,淋巴结穿刺见噬血细胞,同时 HPS 突变分析未见阳性结果,故依据 HLH-2004[1] 诊断为继发性 HPS。

HPS 发病率极低,原发性 HPS 发病率约 1/50 000[2],继发性 HPS 常继发于感染及恶性肿瘤,尤其是血液系统恶性肿瘤[3],也有部分患者病因不明[4]。原发疾病的诊断对于继发性 HPS 患者的诊断及治疗有重要意义。Kim 等[5] 探讨了 ^{18}F-FDG PET/CT 显像对 HPS 原发疾病诊断的意义,结果显示 ^{18}F-FDG PET/CT 诊断 HPS 原发疾病的灵敏度、特异性及准确性分别为 83%、62.5% 和 71.4%。

HPS 早期缺乏特异性临床表现及实验室检查指标,同时由于骨穿刺部位的局限性及部分患者不出现骨骼受累,故诊断较困难。¹⁸F-FDG PET/CT 有助于临床穿刺位点的选定,本例即在 ¹⁸F-FDG PET/CT 指导下行左侧锁骨上浅表淋巴结穿刺,而明确诊断为继发性 HPS。HPS 未经治疗死亡率极高。有研究[6]报道约 20% 患者在诊断后 6 个月内死亡,而约 54% 治疗后的患者可长期存活。Yiu 等[7]报道 3 例患者均采用穿刺活组织检查及 ¹⁸F-FDG PET/CT 显像评估疗效,2 种检查结果一致。Suga 等[8]亦认为 ¹⁸F-FDG PET/CT 显像可作为 HPS 疗效评价的手段。Kim 等[5]将 HPS 患者 ¹⁸F-FDG PET/CT 显像的参数与多个临床及实验室参数进行多因素分析,发现 C 反应蛋白及中性粒细胞作为典型的炎性反应指标,与 PET/CT 的参数有关,治疗后 ¹⁸F-FDG PET/CT 显像恢复正常表明体内炎性反应消退。

HPS 的预后影响因子暂不明。Kim 等[5]对 14 例 HPS 患者的 ¹⁸F-FDG PET/CT 显像参数及 HPS 预后的相关性进行研究,结果显示骨骼 SUV$_{mean}$、脾脏 SUV$_{mean}$ 以及两者与肝脏 SUV$_{mean}$ 的比值与患者预后相关,SUV 越高,患者预后越差,说明 ¹⁸F-FDG PET/CT 显像结果在一定程度上可对 HPS 进行预后评估。

本文直接使用的缩略语:

ALT(alanine aminotransferase),丙氨酸氨基转移酶

AST(aspartate aminotransferase),天冬氨酸氨基转移酶

DLBCL(diffuse large B-cell lymphoma),弥漫性大 B 细胞淋巴瘤

FDG(fluorodeoxyglucose),脱氧葡萄糖

HLH(hemophagocytic lymphohistocytosis),噬血细胞性淋巴组织细胞增生症

HPS(hemophagocytic syndrome),噬血细胞综合征

IL(interleukin),白介素

MIP(maximum intensity projection),最大密度投影

NHL(non-Hodgkin's lymphoma),非霍奇金淋巴瘤

SUV$_{max}$(maximum standardized uptake value),最大标准摄取值

SUV$_{mean}$(mean standardized uptake value),平均标准摄取值

TdT(terminal deoxyribonucleotidyl transferase),末端脱氧核苷酸转移酶

参考文献

[1] MEHTA RS,SMITH RE. Hemophagocytic lymphohistiocytosis(HLH):a review of literature. Med Oncol,2013,30(4):740.

[2] HENTER JI,HORNE A,ARICÓ M,et al. HLH-2004:Diagnostic and therapeutic guidelines for hemophagocytic lymphohistiocytosis. Pediatr Blood Cancer,2007,48(2):124-131.

[3] DIERICKX D,CORTOOS A,VANDERSCHUEREN S. The haemophagocytic syndrome. Acta Clin Belg,2011,66(6):448-452.

[4] 赵明玄,洪愉,宋武战,等. 噬血细胞综合征 ¹⁸F-FDG PET/CT 显像一例. 中华核医学与分子影像杂志,2012,32(6):471-472.

[5] KIM J,YOO SW,KANG SR,et al. Clinical implication of ¹⁸F-FDG PET/CT in patients with secondary hemophagocytic lymphohistiocytosis. Ann Hematol,2014,93(4):661-667.

[6] RISMA K,JORDAN MB. Hemophagocytic lymphohistiocytosis:updates and evolving concepts. Curr Opin Pediatr,2012,24(1):9-15.

[7] YIU CR,KAO YH,PHIPPS C,et al. Positron emission tomography findings in patients with lymphoma-associated haemophagocytic syndrome. Singapore Med J,2011,52(7):e156-159.

[8] SUGA K,KAWAKAMI Y,HIYAMA A,et al. ¹⁸F-FDG PET/CT findings in a case of T-cell lymphoma-associated hemophagocytic syndrome with liver involvement. Clin Nucl Med,2010,35(9):116-120.

(摘自中华核医学与分子影像杂志 2014 年第 34 卷第 6 期,
第一作者:吉婷,通信作者:匡安仁)

三、噬血细胞综合征 ¹⁸F-FDG PET/CT 显像一例

患者男,29 岁。反复颈部淋巴结肿大 3 年余,畏寒发热 1 个月余入院。患者 3 年前曾确诊左颈部淋巴结及周围软组织结核,行抗结核治疗痊愈。1 年前发现右颈部淋巴结肿大,抗结核治疗 3 个月无效后自行停药。1 个月前突发寒战、大汗并高热,抗结核治疗 3 天无效,病情进行性恶化。体格检查:体温 39.7℃,脉搏 134 次/min,体质

消瘦,中度贫血貌,皮肤巩膜黄染明显。右颈部触及大小约4cm×4cm包块,有压痛,左肺呼吸音稍粗,右肺腋前线以下未闻及呼吸音。腹部饱满,右上腹轻压痛,肝下缘可触及。实验室检查示:全血象减低,三酰甘油5.52(0.23~1.88)mmol/L,乳酸脱氢酶2 763(109~245)IU/L,ALT 75(0~40)IU/L,纤维蛋白原0.96(2.00~4.00)g/L,凝血酶时间80(14~21)s,血清铁蛋白215 000(15~200)μg/L(以上括号中均为正常参考值),抗核抗体谱、人类疱疹病毒、弓形虫、风疹病毒、巨细胞病毒、单纯疱疹Ⅰ/Ⅱ型(toxopasma,rubella virus,cytomegalo virus,herpes virus,TORCH)检查、血培养及真菌培养等结果均为阴性。右侧颈部包块活组织检查示横纹肌部分肌组织萎缩、变性。骨髓检查结果示粒细胞增生降低。CT检查考虑鼻咽癌并右颈部淋巴结转移及双肺早期不典型转移可能。腹部B超考虑肝转移及腹膜后淋巴结转移。以"发热原因待查"于本科行¹⁸F-FDG PET/CT检查。患者空腹6h,静脉注射¹⁸F-FDG(美国GE公司MINItrace回旋加速器生产,放化纯>95%,按体质量5.55MBq/kg计算剂量)。患者注射后静卧休息60min,采用美国GE公司Discovery ST型PET/CT仪扫描。结果示:肝脾肿大,但未见明确实质病变,肿大的肝、脾及骨髓FDG代谢弥漫性增高;右侧颈部、纵隔内、腹膜后多发肿大淋巴结且FDG代谢增高;两肺示散在斑片影且FDG代谢轻度增高,右肺下叶不张并右侧胸腔积液;右侧鼻咽部FDG代谢轻度增高,但未见明确肿块影(图8-2-3,图1)。之后在患者病程不同阶段多部位行骨髓穿刺并淋巴结活组织检查发现噬血细胞,全血象进行性下降(图8-2-3,图2)。结合临床表现及实验室检查等结果,根据HPS诊断指南[1]诊断为HPS,原因不明。确诊后予HLH-2004方案(依托泊苷、环孢素、甲泼尼龙)行化疗及抗感染、保肝、输血等对症治疗,病情一度好转,但最终因肺部感染,呼吸、循环等多器官功能衰竭死亡。

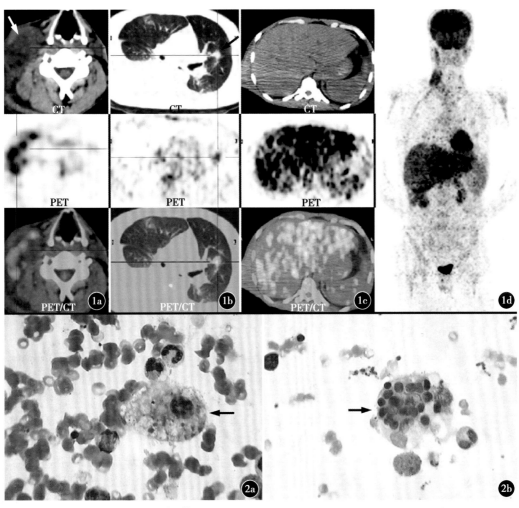

图8-2-3 图1噬血细胞综合征患者(男,29岁)¹⁸F-FDG PET/CT显像图。a. CT示右侧颈部多发肿大淋巴结及周围组织坏死,¹⁸F-FDG PET显像示放射性浓聚(箭头示);b. CT示肺部多发斑片影,¹⁸F-FDG PET显像示放射性轻度浓聚(箭头示);c. CT示肝脾轻度肿大,¹⁸F-FDG PET显像示肝脾放射性弥漫性浓聚;d. 全身最大密度投影图。图2该患者病理图(瑞特染色×100)。a. 骨髓增生活跃,噬血细胞吞噬成熟红细胞、血小板及空泡(箭头示);b. 噬血细胞吞噬幼红细胞(箭头示)

讨论 HPS又称HLH,属于组织细胞增生性疾病,分为原发性(遗传性及原因不明)和继发性(反应性),其潜在疾病可为感染(病毒、细菌、真菌和寄生虫)[2-4]、肿瘤[5]、免疫介导性疾病等,本例未证实有这些疾病的相关证据。

　　HPS 可通过综合其临床表现、实验室检查及骨髓涂片中发现噬血细胞确诊,尤其是在骨髓、淋巴结或受侵器官发现噬血细胞可作为诊断本病的病理学依据。但不是所有病例第 1 次骨髓穿刺均能发现噬血细胞,有时需在病程不同阶段多部位穿刺才可确诊,因此容易延误诊断。HPS 的 PET/CT 表现是非特异性的,但全身 PET/CT 在 1 次检查中能发现全身多器官受累情况,较普通 CT 检查灵敏。本例患者肝、脾及骨髓因缺乏实质性病变在普通 CT 检查中易被忽略,但在 PET/CT 检查中其 FDG 代谢增高,考虑受侵,进而明确检查方向,辅助鉴别诊断及监测病情进展和预后[6]。HPS 预后较差,病死率较高[7],其在 PET/CT 检查诊断时应结合患者的临床资料及实验室检查结果等综合判断。

　　本文直接使用的缩略语:

ALT(alanine aminotransferase),丙氨酸氨基转移酶

FDG(fluorodeoxyglucose),脱氧葡萄糖

HLH(hemophagocytic lymphohistiocytosis),噬血细胞性淋巴组织增生症

HPS(hemophagocytic syndrome),噬血细胞综合征

参考文献

[1] HENTER JI,HORNE A,ARICÓ M,et al. HLH-2004:Diagnostic and therapeutic guidelines for hemophagocytic lymphohistiocytosis. Pediatr Blood Cancer,2007,48(2):124-131.

[2] FOX CP,SHANNON-LOWE C,GOTHARD P,et al. Epstein-Barr virus-associated hemophagocytic lymphohistiocytosis in adults characterized by high viral genome load within circulating natural killer cells. Clin Infect Dis,2010,51(1):66-69.

[3] CLAESSENS YE,PENE F,TULLIEZ M,et al. Life-threatening hemophagocytic syndrome related to mycobacterium tuberculosis. Eur J Emerg Med,2006,13(3):172-174.

[4] FISMAN DN. Hemophagocytic syndromes and infection. Emerg Infect Dis,2000,6(6):601-608.

[5] CELKAN T,BERRAK S,KAZANCI E,et al. Malignancy-associated hemophagocytic lymphohistiocytosis in pediatric cases:a multicenter study from Turkey. Turk J Pediatr,2009,51(3):207-213.

[6] SUGA K,KAWAKAMI Y,HIYAMA A,et al. 18F-FDG PET/CT findings in a case of T-cell lymphoma-associated hemophagocytic syndrome with liver involvement. Clin Nucl Med,2010,35(9):116-120.

[7] SHABBIR M,LUCAS J,LAZARCHICK J,et al. Secondary hemophagocytic syndrome in adults:a case series of 18 patients in a single institution and a review of literature. Hematol Oncol,2011,29(2):100-106.

（摘自中华核医学与分子影像杂志 2012 年第 32 卷第 6 期,第一作者:赵明玄）

四、结外椎管 Rosai-Dorfman 病 ^{18}F-FDG PET/CT 显像一例

　　患者女,71 岁。以上行性双下肢麻木、无力 2 个月为主诉就诊。患者 2 个月前无明显诱因下出现右侧背部第 8~10 后肋水平疼痛,双侧膝关节以下麻木,伴有肢冷,近 1 个月症状渐进加剧,麻木症状延伸至脐水平,伴有双下肢无力,下楼梯时明显,摔倒 2 次。入院体格检查:一般情况好,浅表淋巴结未触及肿大。$T_{3~4}$ 平面痛觉消失、有束带感;双侧 T_4 平面以下痛觉减退,以右侧更为明显,振动觉减退。四肢肌张力正常,双上肢肌力 5 级,双下肢肌力 4 级。双侧腹壁反射不明显,双侧膝腱反射亢进,双侧巴宾斯基征阳性。

　　MRI 检查(图 8-2-4,图 1)示:T_4 椎体左后缘及 T_3~T_4 椎体水平椎管内团片状异常信号影,边界清楚,病变范围约 2.2cm×2.9cm×3.8cm,T_1WI 呈等信号,T_2WI 呈等低信号,压脂 T_2WI 呈稍高信号,病变与硬脊膜分界不清,相应层面病变向右后推压包绕脊髓,左侧椎间孔明显扩大,增强扫描图像上病变呈明显均匀强化。MRI 诊断:侵袭性脊膜瘤。^{18}F-FDG PET/CT 检查(图 8-2-4,图 2)示:$T_{3~4}$ 椎体水平椎管偏左侧见软组织密度影,病变与脊髓分界欠清,CT 值约 58HU,FDG 摄取增高,SUV_{max} 约 4.0;T_4 椎体左后部及左侧椎弓根可见虫蚀性骨质破坏,破坏的骨质周缘见骨质硬化改变。PET/CT 诊断:良性肿瘤(脊膜瘤)。

　　术后病理检查结果(图 8-2-4,图 3a):纤维组织中见大量淋巴细胞样细胞和少数上皮样组织细胞,其中上皮样组织细胞胞质丰富淡染,核染色质细腻无明显核沟,单核或双核,核分裂象不易见;免疫组织化学检查(图 8-2-4,图 3b)示组织细胞 S-100 蛋白(+),组织细胞 CD_{68}(散在+),组织细胞 CD_{163}(灶状+),IgG4(个别+),IgG(散在+),CD_{38}(部

分浆细胞+),病理诊断为(T$_{3-4}$椎管内)RDD。术后患者恢复良好,双下肢无力和麻木感缓解,无明显神经系统异常表现,未接受任何药物化疗或放射治疗。术后2个月复查MRI示病变仍有部分残留,术后9个月复查MRI示病变无进展,目前仍在随访中。

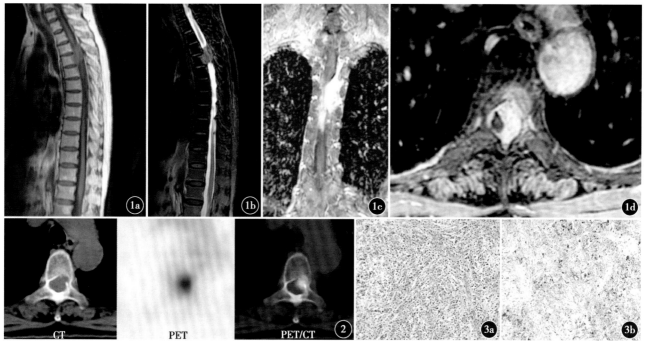

图 8-2-4　图1 Rosai-Dorfman 病患者(女,71岁)MRI 检查图。1a. 矢状位 T$_1$WI;1b. 矢状位压脂 T$_2$WI;1c. 冠状位强化 T$_1$WI;1d. 横断位强化 T$_1$WI。T$_4$ 椎体后缘及 T$_3$、T$_4$ 椎体水平椎管内见团片状异常信号影,T$_1$WI 呈等信号,压脂 T$_2$WI 呈等略高信号,增强扫描病变明显均匀强化,相应脊髓受压向右侧移位,邻近椎体及椎板及左侧椎间孔受侵及。图2该患者 ^{18}F-FDG PET/CT 显像图。T$_4$ 椎体水平椎管内软组织影伴 T$_4$ 椎体左后部及左侧椎弓根虫蚀性骨质破坏,破坏的骨质周缘骨质硬化,葡萄糖代谢增高,SUV$_{max}$ 约 4.0。图3该患者病理及免疫组织化学检查图。3a. 病理检查:纤维组织中见大量淋巴样细胞和少数上皮样组织细胞,其中上皮样组织细胞胞质丰富、淡染,核染色质细腻无明显核沟,单核或双核,核分裂象不易见(HE×100);3b. 免疫组织化学检查:组织细胞 S-100 蛋白阳性(Envision 二步法×100)

讨论　RDD 又称窦性组织细胞增生伴巨大淋巴结病变,是一类少见的组织细胞增生性疾病,分为淋巴结型、结外型和混合型3种,以淋巴结型最多见。结外型 RDD 好发于皮肤、眼眶、上呼吸道、骨骼和软组织,发生于中枢神经系统的结外 RDD 较少见,而原发于椎管内者则更为罕见。RDD 的发病原因不明,可能与机体对未知感染物的反应或免疫调节障碍有关,也可能与Ⅵ型人疱疹病毒及 EB 病毒等感染有关,增生组织细胞可能来源于单核细胞活化后的巨噬细胞[1]。

结外型 RDD 特征性病理表现为纤维组织增生伴大量以淋巴细胞和浆细胞为主的炎性细胞浸润的背景下见体积巨大、胞质丰富的组织细胞,胞质中可见“伸入现象”,组织细胞表达 S-100 蛋白和 CD$_{68}$[2]。尽管 RDD 的病理具有特征性表现,但 RDD 的临床诊断相当困难,特别在病变累及中枢神经系统及骨骼系统时。中枢神经系统 RDD 影像学表现无明显特征性,多为附于脑(脊)膜生长的颅内或椎管内单发或多发病灶,CT 表现为均匀稍高密度影,增强后明显强化,偶伴骨质侵蚀,通常无钙化;MRI 表现为 T$_1$WI 等信号,T$_2$WI 为不均匀等或低信号,增强后明显均匀强化;PET 表现为高代谢病灶,其机制为纤维组织和组织细胞增生导致葡萄糖利用增加;中枢神经系统 RDD 影像特征类似于脑(脊)膜瘤、淋巴瘤、炎性假瘤和朗格汉斯组织细胞增生症[3-4]。本病例临床症状为髓外硬膜下肿瘤的典型表现,MRI 示病变呈等 T$_1$ 稍短 T$_2$ 信号,压脂 T$_2$WI 呈稍高信号,边界欠清,向右后推压包绕脊髓,增强扫描呈均匀明显强化;PET 显像病变呈葡萄糖代谢增高,CT 见局部骨质破坏伴周围骨质硬化改变,与脊膜瘤难以鉴别。本例提示:如果临床发现椎管内病变具有髓外硬膜下肿瘤(脊膜瘤)的临床与影像学表现的特点,患者有免疫障碍或病毒感染的可能,尤其伴有其他部位的多发淋巴结肿大时,要考虑结外 RDD 的可能性,但确诊仍需病理学检查。PET/CT 是全身显像,可以用来评价病变的代谢活性以及全身累及情况,有助于临床诊断和治疗决策的制定,并且可以用来评价疗效。

RDD 大多为良性,进展较慢,但病变会因所处部位、脏器不同而临床症状不一,治疗方法包括手术、激素治疗、化疗及放疗等[5],临床治疗以手术完整切除为主,是否进行激素治疗或适形放疗还要依据疾病的转归情况而定。本例有局部浸润并累及周围组织的特点,通过手术对病变进行了部分切除,术后恢复比较理想、临床症状明显缓解,术后复查 MRI 病变无进展。

本文直接使用的缩略语:

FDG(fluorodeoxyglucose),脱氧葡萄糖

Ig(immunoglobulin),免疫球蛋白

RDD(Rosai-Dorfman disease),Rosai-Dorfman 病

SUV$_{max}$(maximum standardized uptake value),最大标准摄取值

WI(weighted imaging),加权成像

参考文献

[1] 廖悦华,李斌,李扬,等.原发性椎管内 Rosai-Dorfman 病影像学、临床和组织病理学分析.中国现代神经疾病杂志,2014,14(4):322-328.

[2] PRADHANANGA RB,DANGOL K,SHRESTHA A,et al. Sinus histiocytosis with massive lymphadenopathy(Rosai-Dorfman disease):a case report and literature review. Int Arch Otorhinolaryngol,2014,18(4):406-408.

[3] RASLAN OA,SCHELLINGERHOUT D,FULLER GN,et al. Rosai-Dorfman disease in neuroradiology:imaging findings in a series of 10 patients. AJR Am J Roentgenol,2011,196(2):W187-193.

[4] 王颖,冯彦林.Rosai-Dorfman 病 ^{18}F-FDG PET/CT 显像一例.中华核医学与分子影像杂志,2014,34(3):241-242.

[5] KIM DO Y,PARK JH,SHIN DA,et al. Rosai-Dorfman disease in thoracic spine:a rare case of compression fracture. Korean J Spine,2014,11(3):198-201.

(摘自中华核医学与分子影像杂志 2017 年第 37 卷第 8 期,第一作者:关建中)

五、脂质肉芽肿 ^{18}F-FDG PET/CT 显像一例

患者男,66 岁。2 个月前无明显诱因出现腰部及右腿疼痛,于当地医院就诊时发现镜下血尿;腹部超声示右肾积水;腰椎 MRI 示多发骨病变(图 8-2-5,图 1),^{99}Tc^m-MDP 骨显像示四肢长骨自关节端向骨干延伸的对称性放射性浓聚(图 8-2-5,图 2);腹部 CT 检查示右肾盂占位并积水,考虑肾盂癌。患者 5 年前被诊断为腰椎间盘突出症,行保守治疗。患者入住本院后行体格检查,结果示下腰部及双下肢活动受限、活动度尚可,无明显压痛及叩击痛;余无明显异常发现。胸部 X 线检查,血常规、尿常规、血生化等多项指标均无明显异常,肿瘤标志物检查示 PSA 15.42(正常参考值范围 0~4.00)μg/L。为进一步除外恶性病变行 ^{18}F-FDG PET/CT 显像(美国 GE Discovery VCT),结果如下(图 8-2-6,图 1):左心房、主动脉及肺动脉主干周围可见环形、弥漫性 FDG 摄取,SUV$_{max}$ 3.8,但相应部位平扫 CT 未见明确异常结构改变;右肾盂扩张,内见形态不规整的软组织密度肿物影,边缘毛糙,范围约 3.6cm×2.9cm×3.0cm,包绕上段输尿管,SUV$_{max}$ 4.9,同时见右肾盂积水;四肢长骨 FDG 摄取对称性增高,自关节端向骨干延伸,SUV$_{max}$ 3.2,相应部位 CT 见对称性骨质硬化,其中右股骨远端内侧髁见局部骨破坏及软组织密度影;脊柱及骨盆亦可见轻度不均匀性 FDG 摄取增高及类似骨质硬化性表现;全身其他部位未见明显异常。

对患者行右肾切除和右股骨内侧髁穿刺活组织检查术。右肾术后病理检查(图 8-2-6,图 2a)示,右肾盂肿物周围肾组织结构破坏,代之以增生的纤维组织,其间可见泡沫组织细胞、淋巴细胞及浆细胞,局部见淋巴滤泡形成,免疫组织化学染色:细胞角蛋白(−)、波形蛋白(+),白细胞共同抗原(淋巴细胞 +),CD$_{68}$(+),间变性淋巴瘤激酶(−),肌动蛋白(+),黑色素瘤相关抗原(−),S-100 蛋白(−),MelanA(−),细胞增殖核抗原 Ki-67(10%+);右股骨活组织病理检查(图 8-2-6,图 2b)示,右股骨病灶处见骨梁间大量泡沫状组织细胞及散在淋巴细胞浸润,免疫组织化学染色:细胞角蛋白(−),CD$_{68}$(+),S-100 蛋白(−)。诊断:脂质肉芽肿。

讨论　脂质肉芽肿又称 ECD,是一种罕见的非朗格汉斯细胞组织细胞增生症。ECD 发病年龄介于 7~84 岁间,平均年龄为 53 岁,男女发病比例为 3∶1[1]。该病的病因及发病机制仍不明确,有文献[2]报道 ECD 继发于桥本甲状腺炎和家族性血小板减少症,故推测其可能为一种自身免疫性疾病,与 T 淋巴细胞和巨噬细胞的免疫功能紊乱有关。ECD 的组织病理学特点为病变部位的大量泡沫样组织细胞呈黄素肉芽肿样巢状浸润,免疫组织化学染色可

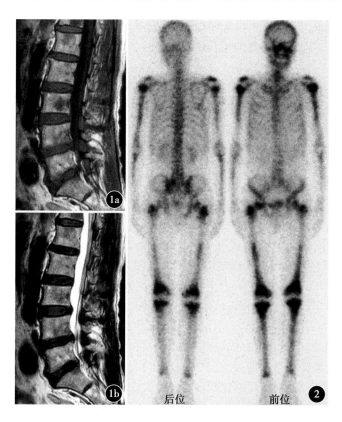

图 8-2-5　图 1 脂质肉芽肿患者（男，66 岁）外院腰椎 MRI 图。T_1WI（1a）及 T_2WI（1b）见多发长 T_1 短 T_2 信号。图 2 该患者外院 $^{99}Tc^m$-MDP 全身骨显像图。图中见四肢长骨放射性摄取对称性增强

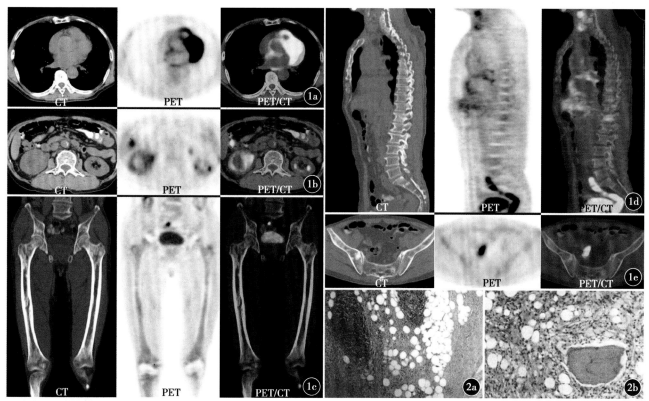

图 8-2-6　图 1 脂质肉芽肿患者（男，66 岁）^{18}F-FDG PET/CT 显像图。左心房、主动脉及肺动脉主干周围见环形、弥漫性 FDG 摄取（1a）；右肾盏至上段输尿管有 FDG 摄取增高灶（1b）；双下肢长骨有对称性 FDG 摄取（1c）；脊柱（1d）及骨盆（1e）有轻度不均匀性 FDG 摄取增高灶。图 2 该患者病理检查图。2a. 右肾术后病理图（HE×100）；2b. 右股骨远端穿刺活组织病理图（HE×100）

显示 CD_{68}（+）、CD_{1a}（-）、S-100 蛋白（-），电子显微镜下 Birbeck 小粒缺如[2]。

　　ECD 病变可累及骨骼、腹膜后组织及肾脏、心血管系统等多部位，临床表现多样化。依据受累器官的不同，其临床及常规影像特征表现如下：①骨骼，受累约占 96%[3]。临床表现为轻度、持续性骨痛，以膝关节及踝关节周围疼

痛为著。X线或CT图像上可见弥漫性骨质硬化,常见于长骨干骺端,双侧基本对称,骨显像呈双侧长骨放射性弥漫性、对称性增强[4]。上述影像表现具有特征性,在疾病的诊断与鉴别诊断中有重要意义。也可累及脊柱、骨盆等处,引起骨质硬化性改变。②腹膜后组织和肾脏,受累约占68%[5]。典型的CT表现为腹膜后或肾周均匀的低密度影,增强后轻微强化;MRI的T_1WI和T_2WI图像上均与肌肉呈等信号,增强后轻微强化[6]。病变可扩展至肾前或肾后脂肪间隙,表现为"毛发肾",还可累及肾窦、肾蒂、输尿管甚至肾动脉。患者早期多无明显症状,常在影像检查中偶然发现,而随着病情的进展,临床可出现尿路梗阻或肾血管性高血压的相关症状。③心血管系统,受累约占40%,常提示预后不良[7],其中以累及主动脉及其分支引起血管壁纤维化最常见,但由于患者缺乏相应的临床症状,常被忽视。CT的典型表现是主动脉周围软组织浸润,范围可从升主动脉至髂动脉分叉;在MRI上病变与血管壁之间有清晰的界面,T_1WI和T_2WI可见病变与血管外膜之间的高信号带。病变还可累及心包,导致心包增厚和心包积液;累及心肌,表现为右心房或房室瓣处的软组织影[7]。④ECD还可累及肺,引起间质性肺病及肺纤维化;侵及眼球、球后脂肪和视神经鞘,表现为球内或球后实性占位,临床出现突眼症状;累及皮肤,表现为黄色瘤样丘疹;累及乳腺和肌肉,形成形态不规整的软组织肿块;累及睾丸、甲状腺引起性腺功能减退等。目前对ECD治疗尚缺乏有效的方法,可试行的治疗措施包括皮质类固醇药物治疗、放疗、化疗、手术、免疫治疗和联合治疗,其预后与内脏器官浸润程度有关。

本例患者在骨骼、肾脏及心血管系统的常规影像表现与既往报道相符,FDG代谢显像表现同样具有特征性,特别是长骨病变的FDG分布情况与$^{99}Tc^m$-MDP骨显像大致相同,即表现为自关节端向骨干延伸的双侧对称放射性摄取,这一征象可作为识别ECD的依据。在鉴别诊断方面,本例首先需与肾盂癌伴多发骨转移鉴别。肾盂癌常为移行细胞癌,转移途径以直接侵犯输尿管、肾实质和经淋巴引流转移至腹膜后淋巴结为主,亦可经血行转移至肝、肺、骨等远隔脏器,在^{18}F-FDG PET/CT中肾盂癌表现为肾盂内密度高于尿液的软组织肿块,病变处FDG摄取明显增高,SUV_{max}可达12.4 ± 3.0[8],但其骨转移多表现为溶骨性骨破坏,这与本例多发骨质硬化性改变不符。此外,还需与LCH相鉴别。LCH是一种发病原因不明、起源于骨髓并以Langerhans组织细胞增生为特征的疾病,该病好发于儿童,多系统多灶性LCH可累及骨、皮肤、垂体、肝、脾、肺及骨髓等部位,引起骨痛、皮疹、尿崩及发热、贫血、肝脾淋巴结肿大等。在LCH的组织病理学检查中,光学显微镜下可见多核巨细胞、嗜酸性细胞、巨噬细胞和淋巴细胞浸润,免疫组织化学染色显示CD_{1a}(+),S-100蛋白(+)、CD_{207}(+),电子显微镜下可见Birbeck颗粒。尽管LCH病灶在^{18}F-FDG PET/CT显像中亦呈FDG摄取增高表现,但多发性溶骨性骨破坏,肝、脾及全身多发淋巴结肿大,以及皮肤或皮下结节等为其特征性表现[9]。

由于ECD患病率低,症状表现缺乏特异性,目前诊断该病主要依据临床、影像和组织病理学检查结果进行综合判断。从本例可以看出,^{18}F-FDG PET/CT显像不仅能够从脏器受累情况及病变影像特征等方面为正确诊断ECD提供帮助,还可指导活组织病理检查部位的选取,同时亦可作为病情观察及疗效评估的有效技术手段。

本文直接使用的缩略语:

ECD(Erdheim-Chester disease),埃德海姆-切斯特病

FDG(fluorodeoxyglucose),脱氧葡萄糖

LCH(Langerhans cell histiocytosis),朗格汉斯组织细胞增生症

MDP(methylene diphosphonate),亚甲基二膦酸盐

PSA(prostate specific antigen),前列腺特异抗原

SUV_{max}(maximum standardized uptake value),最大标准摄取值

WI(weighted imaging),加权成像

参考文献

[1] VEYSSIER-BELOT C,CACOUB P,CAPARROS-LEFEBVRE D,et al. Erdheim-Chester disease. Clinical and radiologic characteristics of 59 cases. Medicine(Baltimore),1996,75(3):157-169.

[2] CRUZ AA,DE ALENCAR VM,FALCAO MF,et al. Association between Erdheim-Chester disease,Hashimoto thyroiditis,and familial thrombocytopenia. Ophthal Plast ReconstrSurg,2006,22(1):60-62.

[3] HAROCHE J,ARNAUD L,AMOURA Z. Erdheim-Chester disease. Curr Opin Rheumatol,2012,24(1):53-59.

[4] SPYRIDONIDIS TJ,GIANNAKENAS C,BARLA P,et al. Erdheim-Chester disease:a rare syndrome with a characteristic bone scintigraphy pattern. Ann Nucl Med,2008,22(4):323-326.

［5］ARNAUD L,HERVIER B,NÉEL A,et al. CNS involvement and treatment with interferon-α are independent prognostic factors in Erdheim-Chester disease:a multicenter survival analysis of 53 patients. Blood,2011,117(10):2778-2782.

［6］COLIN P,BALLEREAU C,LAMBERT M,et al. Retroperitoneal infiltration as the first sign of Erdheim-Chester disease. Int J Urol, 2008,15(5):155-456.

［7］MASCI PG,ZAMPA V,BARISON A,et al. Cardiovascular involvement in Erdheim-Chester disease. Int J cardiol,2012,154(2):e24-26.

［8］宋建华,赵晋华,陈香,等. ^{18}F-FDG PET/CT 对肾脏肿瘤的诊断价值. 中华核医学与分子影像杂志,2013,33(3):184-187.

［9］PHILLIPS M,ALLEN C,GERSON P,et al. Comparison of FDG-PET scans to conventional radiography and bone scans in management of Langerhans cell histiocytosis. Pediatr Blood Cancer,2009,52(1):97-101.

**（摘自中华核医学与分子影像杂志 2015 年第 35 卷第 6 期，
第一作者:赵赟赟，通信作者:王茜）**

六、恶性组织细胞病骨显像一例

患者女,60 岁。因全身多发性骨痛 2 个月,伴发热、皮肤斑疹 3 天就诊。入院时体格检查:贫血貌,心、肺(–),肝、脾及全身淋巴结未触及肿大(入院后 15 天触诊脾肋下 3cm),全身骨疼痛,活动不受限。实验室检查:白细胞 3.2×10^9/L,血红蛋白 84g/L,血小板 78×10^9/L,红细胞沉降率:30mm/1h,60mm/2h,尿本蛋白阴性。X 线胸片提示:右下肺阴影,性质待定。胸部CT 示:双侧胸腔积液,左肺部分萎缩,右肺野内斑片、条索状影,考虑恶性组织细胞病肺内浸润表现,肿瘤不除外。2 次骨髓涂片检查均考虑恶性组织细胞增生症。因临床不除外全身骨转移瘤而行全身骨显像,示全身骨骼显示不佳,软组织(肌肉及肺)显影,肝、脾放射性浓聚增高,于后位右肺下叶基底段可见一圆形放射性浓聚灶(图 8-2-7),与 CT、X 线胸片所示部位相符,性质待定。患者于骨显像后第 15 天死亡。

讨论　恶性组织细胞病临床表现缺乏特异性,易误诊。病理学及细胞形态学检查为主要诊断依据,文献[1]报道主要分为肠型、皮肤型、神经型和多浆膜炎型。本例患者 2 次骨髓涂片结果均支持恶性组织细胞病诊断,其临床演变过程也符合多浆膜炎型特征,故诊断明确。但患者全身骨显像示骨外组织显影较少见。骨外组织摄取 $^{99}Tc^m$-MDP 多为恶性肿瘤所致,大多为胸壁、肺、脑、肝、心脏及盆腔软组织摄取。赵军等[2,3]认为软组织摄取骨显像剂是多种因素综合作用的结果,如间质容积扩大,局部血流变化,渗透性、钙化、内分泌改变,原发和转移性肿瘤,手术创伤等。本例患者肝、脾、肺、肌肉显影而全身显影不佳,该骨显像结果较为特殊,但不能作为恶性组织细胞

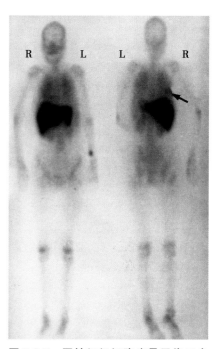

图 8-2-7　恶性组织细胞病骨显像示全身骨骼显示不佳,肝、脾、肺放射性浓聚增高,后位右肺下叶基底段圆形浓聚影

病的特异性诊断依据,可辅助判断该病的全身骨浸润及肝、脾等网状内皮系统的组织细胞吞噬情况。另外,在判断骨显像结果时还应注意下列因素影响:①标记药物影响。若显像剂出现沉淀则表明有亲网状内皮系统的胶体存在,会导致肝、脾、骨髓显像和放射性药物在胆道系统排泄而显影。与本例同时受检共 4 例,使用同一标记药物而其他患者骨显影清晰,因此可排除药物质量影响。②使用影响骨显像的药物及技术操作不当。使用激素、化疗药物及血浆代用品等可使含膦酸化合物的标记药总摄取量降低。③肝、脾及骨髓等网状内皮系统吞噬能力增强。恶性组织细胞病常累及多脏器,如肝、脾、骨髓、淋巴系统等,并呈多中心性病灶,异常组织细胞、多核巨型组织细胞及吞噬型组织细胞等异常增生及浸润[1],使其肝、脾等脏器吞噬示踪剂的能力增强而显像。④弥漫性全身骨骼受累、骨质破坏使骨吸收二膦酸盐减少。

本文直接使用的缩略语:

MDP(methylene diphosphonate),亚甲基二膦酸盐

参考文献

[1] 陈灏珠. 实用内科学. 10 版. 北京: 人民卫生出版社, 1997. 1980-1982.
[2] 赵军, 颜廷秀, 梁荣祥, 等. 肿瘤患者软组织摄取骨显像剂的临床价值. 中华核医学杂志, 1996, 16(1): 51.
[3] 翟全宜, 黄淮, 周建设, 等. 恶性肿瘤骨显像非转移性浓聚分析. 中华核医学杂志, 1995, 15(3): 190.

(摘自中华核医学与分子影像杂志 2003 年第 23 卷第 1 期, 第一作者: 冯珏)

第九章　胸部其他疾病显像

一、胸膜恶性黑色素瘤 ^{18}F-FDG PET 显像一例

患者男,45 岁。咳嗽 20 余天,活动后憋气、乏力 7 天入院。入院前先后从右侧胸腔抽出黄色微混胸腔积液 2 000ml,其实验室检查示:细胞数 50 个 / 高倍视野,其中中性粒细胞 58%;黎氏检查(±);血糖 7.12mmol/L;抗酸杆菌、癌细胞均(−)。胸部 CT 示右侧胸腔内大片状低密度影,右肺下叶受压,容积缩小,余肺内未见异常。ESR 25mm/h。既往胸部 X 线片检查曾发现肺内钙化灶,疑为陈旧性结核。吸烟 20 年,20 支 /d,现戒烟已 1 年余。其母亲有"结核"病史,否认遗传病家族史。入院时体格检查:背部多处激光术后瘢痕,右下肺呼吸音减低。腹壁见一黑痣。心、腹未见明显异常。诊断胸腔积液原因待查,结核性可能性大,肺癌待除外收入院。入院后即开始诊断性抗结核治疗。实验室检查:血常规,肝、肾功能,ESR 均正常;PPD(+);血清肺癌抗原(TPA、NSE、CYFRA)筛查、痰找肿瘤细胞、抗酸杆菌(−);支气管镜检查:正常,分泌物找肿瘤细胞、抗酸杆菌(−);1 个月内多次抽胸腔积液,总量约 5 000ml,为桔黄色渗出液,找肿瘤细胞(−)。胸部 CT 示右肺门增大伴右下肺致密影,右侧胸腔积液伴胸膜多发结节状增厚。抗结核效果不佳。^{18}F-FDG PET 全身显像示:右侧及叶间胸膜大片状、结节状放射性摄取增高,SUV 1.8~7.9。右侧锁骨下见一直径 1.2cm 放射性摄取增高结节,SUV 1.09,结合病史,右侧胸膜转移性病变可能性大(图 9-0-1)。经 CT 引导下右胸膜及肺实质活组织检查证实为恶性黑色素瘤。腹壁黑痣其特征不支持皮肤恶性黑色素瘤诊断。

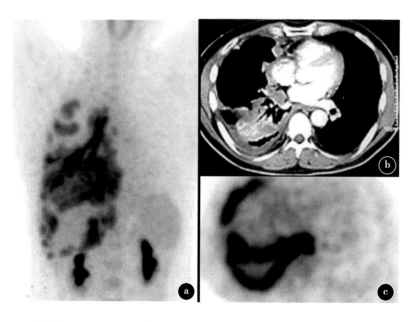

图 9-0-1　^{18}F-FDG PET 全身显像(a)、同期胸部 CT 断层(b)及与 CT 相同层面 ^{18}F-FDG PET 横断层显像(c)图

讨论　原发性黑色素瘤好发于皮肤,但在脉络膜、虹膜、睫状体等色素系统时有发生,另外一些较少存在黑色素细胞的部位,如上呼吸道、上消化道、肛管、直肠和阴道也可发生恶性黑色素瘤,其中以上呼吸道多见[1]。黑色素瘤可转移到人体任何器官和组织,局部淋巴结区域为最常见的转移部位,其次为局部皮肤、皮下组织和肺,胸膜转移非常少见[2]。有学者认为皮肤及眼内黑色素瘤可自行消退[1]。内脏器官已有转移时,原发病灶有时已不明显,因此肺内黑色素瘤既可为原发灶也可为转移灶,而胸膜恶性黑色素瘤原发灶和转移灶均十分罕见。恶性黑色素瘤的诊断主要依靠病理检查。局部病灶以手术切除为主,预后较好;弥漫性病灶则以全身化疗为主,预后较差。本例患者以

单侧胸腔积液伴同侧胸膜多发结节状增厚为主要临床表现,胸膜及肺实质活组织检查诊断为恶性黑色素瘤,病灶弥漫,故采用全身化疗。

胸膜恶性黑色素瘤临床罕见,CT等影像学检查缺乏特异性,同其他胸膜肿瘤一样表现为局部或弥漫性胸膜增厚伴胸腔积液,需与胸膜炎症(如结核性胸膜炎)和胸膜良性病变(如石棉肺)相鉴别[3]。18F-FDG PET显像在胸膜病变的诊断上同样缺乏特异性,任何原因引起的胸膜病变,在显像图上都可表现为胸膜局部或弥漫性18F-FDG摄取增加。但良、恶性表现有区别:胸膜恶性肿瘤表现为胸膜局部或弥漫性18F-FDG摄取不均匀增高,呈结节状,SUV≥10,弥漫性胸膜病变可清晰显示整个胸膜腔轮廓。伴恶性胸腔积液时,胸腔积液的18F-FDG摄取也呈不均匀轻度增高。而胸膜良性病变则表现为胸膜18F-FDG摄取轻度均匀增高,SUV约为1,即使CT出现局限性胸膜增厚或结节,该部位的代谢也不会异常增高。结核性胸膜炎活动期18F-FDG显像可表现为胸膜局部代谢增高,SUV可达2.5左右,但一般较局限,且分布较均匀。

另外,胸膜良、恶性病变的鉴别诊断不能单靠18F-FDG PET显像,胸膜活组织检查确定病理类型才是决定治疗方案的关键。18F-FDG PET显像有助于胸膜活组织检查定位,提高其准确性。

本文直接使用的缩略语:

CYFRA(cytokerantin fragment),细胞角蛋白片段

ESR(erythrocyte sedimentation rate),红细胞沉降率

FDG(fluorodeoxyglucose),脱氧葡萄糖

NSE(neuron-specific enolase),神经元特异性烯醇化酶

PPD(purified protein derivative),纯蛋白衍化物

SUV(standardized uptake value),标准摄取值

TPA(tissue polypeptide antigen),组织多肽抗原

参考文献

[1] DASGUPTA TK,BRASFIELD RD,PAGLAI MA. Primary melanomas in unusual sites. SurgGynecolObstet,1969,128(4):841-848.

[2] FRANK DS,ROBERT EV,CREAGH CE,et al. Varied presentations of metastatic pulmonary melanoma. Chest,1974,65(4):415-419.

[3] 冯亮,陈君坤. CT读片指南. 南京:江苏科学技术出版社,2000. 280-281.

(摘自中华核医学杂志2005年第25卷第2期,第一作者:霍力)

二、低度恶性纵隔孤立性纤维瘤 18F-FDG PET/CT 显像一例

患者男,55岁。2个月前曾因外伤在外院诊断为腰椎压缩性骨折、双侧胸腔积液、心功能不全、扩张型心肌病。入院前1周出现无明显诱因胸闷、气喘,活动后加重,无明显咳嗽、咳痰,无畏寒发热,无胸痛。胸部CT平扫+增强(图9-0-2,图1)示:左前中纵隔主动脉弓旁见软组织影,密度均匀,最大断面约3.00cm×6.10cm,与邻近大血管分界欠清,增强后呈轻中度强化;心影明显增大,心包增厚,心包腔、胸腔内见液体样密度影;胸椎周围见弥漫性软组织影,包绕血管,增强后呈明显异常强化。实验室检查:血清CA12-5 80.40(正常参考值<42.35)μg/L,其他肿瘤标志物未见异常。超声心动图:左室舒张功能减退,主动脉瓣、二尖瓣轻度反流,中等量心包积液。CT引导下纵隔肿块穿刺病理检查:镜下见增生的纤维组织及少量脂肪组织,纤维组织灶区胶原化,内有较多淋巴细胞等炎性细胞浸润;免疫组织化学检查示CD34(+)、Bcl-2(+)、CD99(+)。活组织检查后3天行18F-FDG PET/CT检查(图9-0-2,图2):纵隔内及腹膜后软组织肿块伴FDG代谢异常增高,胸椎周围软组织肿块伴FDG代谢异常增高,双侧肺门、膈上前组淋巴结、左肝内、外叶间结节、右肾下方多发结节伴FDG代谢异常增高,左侧耻骨及右侧髂骨翼FDG代谢异常增高,考虑为恶性病变及其转移可能性大。PET/CT检查后6天再次行纵隔肿块穿刺活组织检查,结合病理检查结果诊断为恶性纵隔SFT。患者未行任何治疗,随访22个月状态尚好。

讨论　SFT是一种少见的梭形细胞肿瘤,起源于表达CD34的树突状间叶细胞,这种细胞弥漫分布于全身各处结缔组织中。免疫组织化学检查SFT的CD34均为阳性。2002年版WHO肿瘤分类标准[1]将SFT归属中间性纤维母细胞肿瘤或肌纤维母细胞肿瘤。SFT可发生于全身任何部位,多见于胸膜。该病病因不明,多发生于中年人。SFT一般为单发,偶有多发。良性SFT生长缓慢,肿瘤较小时一般无临床症状,体积增大时可产生压迫症状;低度恶性的SFT

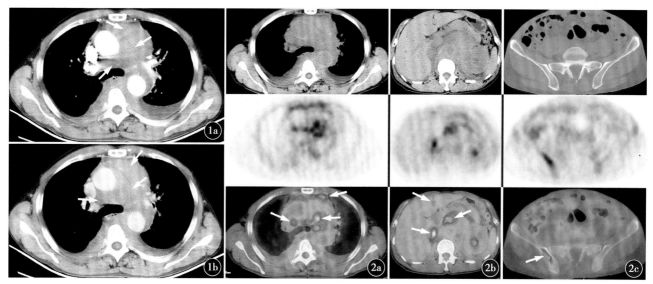

图9-0-2　图1低度恶性纵隔孤立性纤维瘤患者（男，55岁）胸部CT图像（箭头示病灶）。动脉期（1a）和静脉期（1b）图像示，纵隔间隙内见软组织密度影，密度均匀，与邻近大血管分界欠清，增强后动脉期呈轻度强化，静脉期呈中度强化。图2该患者 ^{18}F-FDG PET/CT显像图（箭头示病灶）。2a. 胸部断层显像示纵隔增宽、密度增高，前纵隔及大血管、气管间隙内充满等密度影，与纵隔内大血管界限模糊，尤以左前纵隔及主动脉弓旁为著，密度不均匀，CT值26~39HU，放射性摄取呈不均匀异常增高，SUV_{max}为5.0；2b. 腹部断层显像示腹膜后及腹主动脉周围充满软组织密度影，与血管及周围结构界限模糊，胰腺及胃受压前移，放射性摄取呈不均匀异常增高，SUV_{max}为4.4，延迟显像放射性摄取增高，SUV_{max}为5.5；2c. 盆腔断层显像示右侧髂骨翼局限性放射性摄取轻度异常增高，SUV_{max}为3.2，CT上相应部位未见异常密度改变

常局部侵袭性生长，远处转移少见，转移率<2%；MSFT生长迅速，边缘不规则，侵犯邻近组织，易出现胸腔积液及远处转移。由于肿瘤形态及组织学改变的多样性、缺乏特征性临床表现，MSFT术前诊断困难。Song等[2]的研究显示，如果肿瘤出现黏液样变性、坏死、出血及囊变则提示为恶性；SFT的良恶性与肿瘤大小密切相关，大于10cm的SFT通常为恶性。SFT发生于纵隔者少，但其比胸膜SFT更具侵袭性。PET/CT检查通过病灶对FDG的摄取程度反映其功能代谢状态及病理生理特性，有助于确定病灶的性质及恶性病变转移的范围，对肿瘤的诊断和分期有重要临床意义，并可根据代谢程度评估预后，同时协助确定活组织检查部位。文献资料[3]表明SUV与肿瘤的恶性程度相关，低度、中度及高度恶性的软组织肉瘤的SUV平均值分别为1.3、2.7及4.5；同样，高度恶性的SFT比良性SFT具有更高的FDG摄取。本例病变发生于纵隔、胸椎周围软组织及腹膜后，体积较大，密度不均匀，边界不清，未见包膜，伴双侧肺门、膈上前组淋巴结、腹腔及腹膜后多发淋巴结及左侧耻骨及右侧髂骨翼转移，呈低度及中度FDG代谢异常增高，具有恶性侵袭生物学行为。然而，不高的SUV提示其恶性程度较低。患者未行治疗，随访22个月，情况尚好，进一步证实其为低度恶性肿瘤。SFT的病理形态学表现和其生物学行为有时不一致，部分形态学表现"良好"的SFT可具有不确定的恶性潜能，而部分形态学表现较"恶"的SFT可表现偏良性的生物学行为[4]，因此SFT必须长期随访。

　　本文直接使用的缩略语：

CA（carbohydrate antigen），糖类抗原

FDG（fluorodeoxyglucose），脱氧葡萄糖

MSFT（malignant solitary fibrous tumor），恶性孤立性纤维瘤

SUV（standardized uptake value），标准摄取值

SFT（solitary fibrous tumor），孤立性纤维瘤

参考文献

[1] FLETCHER CDM, UNNI KK, MERTENS F. Pathology and genetics of tumours of soft tissue and bone//Kleihues P, Sobin LH. World Health Orgnization classification of tumours. Lyon: IARC Press, 2002.

[2] SONG SW, JUNG JI, LEE KY, et al. Malignant solitary fibrous tumor of the pleura: computed tomography-pathological correlation and comparison with computed tomography of benign solitary fibrous tumor of the pleura. Jpn J Radiol, 2010, 28(8): 602-608.

[3] KOHLER M, CLARENBACH CF, KESTENHOLZ P, et al. Diagnosis, treatment and long-term outcome of solitary fibrous tumours of

the pleura. Eur J CardiothoracSurg,2007,32(3):403-408.

[4] WATANABE S,NAKAMURA Y,SAKASEGAWA K,et al. Synchronous solitary fibrous tumor of the pleura and lung cancer. Anticancer Res,2003,23(3C):2881-2883.

（摘自中华核医学与分子影像杂志 2014 年 6 月第 34 卷第 3 期，
第一作者：段钰，通信作者：吴晶涛）

三、原发纵隔巨大内胚窦瘤 ¹⁸F-FDG PET/CT 显像一例

　　患者男，21 岁。因胸痛 10 余天就诊，CT 检查示纵隔占位性病变，性质待查。患者胸骨后疼痛，咳嗽、少痰，痰中偶有血丝，伴发热，体温最高达 39℃，易出汗。血常规检查示：白细胞 13.0×10^9/L，中性粒细胞 86%。结核抗体检查阴性，血红细胞沉降率 25mm/1h，甲胎蛋白>1 210μg/L。抗感染治疗 1 周余，复查 CT 示病灶体积增大近 1 倍，由 6.5cm×5.1cm×7.0cm 增至 12.5cm×8.6cm×13.8cm。患者无手术、外伤史，无结核、肝炎病史。行 ¹⁸F-FDG PET/CT 显像（仪器型号为德国 Siemens Biography HR 16）：CT 示巨大软组织肿块影，伴中央低密度液化坏死区，边缘 CT 值约 36.5HU，中央部 CT 值约 21.7HU，病灶与相邻心脏及大血管分界不清。PET 示右侧纵隔内见巨大环状放射性摄取异常增高影，大小约 12.5cm×8.6cm×13.8cm，边缘部 SUV_{max} 10.1，平均值 7.8，中央部放射性摄取缺损；纵隔（2，4 组）见多个稍增大（直径 0.8cm）淋巴结，放射性摄取增高，大小约 0.8cm×0.5cm，SUV 最大值 3.9，平均值 2.5（图 9-0-3，图 1）。PET/CT 诊断结论：①右侧纵隔内巨大环状高代谢占位，伴中央液化坏死，考虑恶性病变可能性大，不除外纵隔脓肿，建议抗感染治疗后复查，必要时行穿刺活组织检查。②纵隔多发稍增大淋巴结，代谢轻度增高，考虑淋巴结炎性增生。

　　手术切除右胸腔肿物，大小 9.0cm×13.0cm×2.5cm，为破碎暗红组织，部分为灰白色，质软，可见坏死组织。病理检查：（右胸腔）送检肿瘤组织广泛出血，光学显微镜下见肿瘤细胞呈迷路样、腺样排列，部分区域可见 S-D 小体样结构，结合免疫组织化学检查结果，诊断为内胚窦（卵黄囊）瘤（图 9-0-3，图 2）。因肿瘤体积较大，与相邻血管分界不清，肿瘤无法完全切除，后行化疗 1 个疗程，效果不明显，2 个月后患者死亡。

　　讨论 内胚窦瘤又称为卵黄囊瘤[1]，是一种生殖细胞来源的高度恶性肿瘤，多发生于男性，常累及生殖器官，但有约 20% 发生于性腺以外的部位，发生于纵隔者更少见，仅占纵隔肿瘤的 1%。纵隔内胚窦瘤的发生是生殖细胞从卵黄囊向生殖嵴移行过程中被阻隔在纵隔内或异常移居的结果[2]。患者的主要临床表现包括胸骨后疼痛、刺激性咳嗽、胸闷、呼吸困难和咳血，但这些临床表现没有特异性。该病患者发病年龄小，肿瘤标志物测定对其诊断有重要的价值，由于内胚窦能合成甲胎蛋白，故该病常伴有甲胎蛋白升高。病变的大体病理学特征为无包膜软组织肿块，切面常可见出血、坏死或囊变，即病理学所谓的"七彩瘤"。

　　影像学检查结果表明，内胚窦瘤表现为恶性肿瘤的征象，肿瘤较大，边界不清，大部分病变侵及周围结构，肿瘤与周围血管分界不清，可以合并胸腔积液，也可侵及前胸壁及邻近肺组织。¹⁸F-FDG PET/CT 显像可见病灶代谢明显异常增高，同时显示病变的解剖结构，较 CT 等常规检查更具优势。但与其他纵隔恶性肿瘤，如常见胸腺恶性肿瘤（侵袭性胸腺瘤、胸腺癌、非成熟畸胎瘤、精原细胞瘤和胚胎癌等）常难以鉴别，原因在于这些胸腺来源的恶性肿瘤也容易侵及周围结构，也可出现坏死，PET/CT 显像时可呈恶性高代谢表现。若结合临床和肿瘤标志物（甲胎蛋白）检查，可以帮助诊断，但最终确诊仍须依靠病理检查。¹⁸F-FDG PET/CT 显像还可用于对临床放化疗疗效的评价，也可为制订下一步治疗方案提供依据[3]。

　　内胚窦瘤恶性度很高，预后差，对放射线不敏感。近年应用联合化疗后，其 3 年存活率约 13%。该病转移途径为直接浸润及种植扩散，偶有淋巴结转移，极少有血行转移。本例患者术后化疗 1 个疗程，效果不明显，患者 2 个月后死亡。笔者认为原因如下：①纵隔内胚窦瘤恶性程度极高，病情发展快，预后差。②纵隔巨大内胚窦瘤术前未能获得病理检查结果并进行有效化疗，手术探查创伤大，肿瘤侵犯周围组织，与相邻血管分界不清，无法完全切除，手术预后不佳。③患者化疗仅 1 个疗程，效果不明显。④患者伴有高热、感染等并发症，病情无法得到有效控制。

　　本例患者 ¹⁸F-FDG PET/CT 诊断不除外纵隔脓肿，误诊原因分析：①纵隔内胚窦瘤临床罕见，诊断者对病变特性缺乏了解，缺乏诊断经验。②本例患者为青年男性，起病急，伴发热，最高体温 39℃，白细胞和中性粒细胞高，肿瘤生长时间较快。③炎性反应 ¹⁸F-FDG PET 显像可出现假阳性，本例 PET/CT 示右侧纵隔内见高代谢占位，中央伴大块液化坏死，似有分房，易与脓肿混淆。④纵隔淋巴结增大，代谢轻度增高，与炎性增生淋巴结特点相同；全身其他部位未见转移灶。

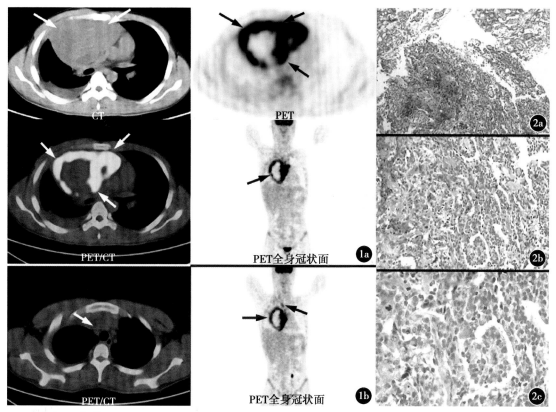

图 9-0-3　图 1 本例患者 ^{18}F-FDG PET/CT 显像。a. CT 示巨大软组织肿块影,伴中央低密度液化坏死区,边缘 CT 值约 36.5HU,中央部 CT 值约 21.7HU,病灶与相邻心脏及大血管分界不清,PET 示右侧纵隔内见巨大环状放射性摄取异常增高影,大小约 12.5cm×8.6cm×13.8cm,边缘部 SUV_{max} 10.1,平均值 7.8,中央部放射性摄取缺损;b. PET/CT 示纵隔(2 组)见稍增大淋巴结,放射性摄取轻度增高,大小约 0.8cm×0.5cm,SUV 最大值 3.9,平均值 2.5(箭头示病灶)。图 2 本例患者肿瘤组织病理检查图。a. 肿瘤呈多囊卵黄囊结构及腺泡、腺管结构(HE×40);b. 可见腺管结构及 S-D 小体,伴有出血(HE×100);c. 可见典型的 S-D 小体,中央为含有毛细血管的纤维性间质,周边围绕多层立方状上皮样细胞形成的袖套状结构,瘤细胞异型性明显,可见核分裂(HE×200)

本文直接使用的缩略语:

FDG(fluorodeoxyglucose),脱氧葡萄糖

SUV_{max}(maximum standardized uptake value),最大标准摄取值

参考文献

[1] 李艳英,刘悦,张在人,等.纵隔巨大内胚层窦瘤 1 例.中国医学影像技术,2007,23(5):682.

[2] 李相生,宋云龙,张挽时,等.胸腺内胚窦瘤的 CT 诊断.放射学实践,2007,23(3):275.

[3] 王欣璐,李向东,全江涛,等.PET/CT 诊断恶性淋巴瘤对肝和(或)脾的侵犯.中华核医学杂志,2008,28(3):164-167.

（摘自中华核医学杂志 2010 年第 30 卷第 5 期,第一作者:全江涛）

四、$^{99}Tc^m$- 替曲膦心肌灌注显像发现胸腺神经内分泌癌一例

患者女,66 岁。因背部疼痛 5 年余,胸闷 1 年余就诊。该患者 5 年前出现无明显诱因背部疼痛,呈阵发性隐痛,未予重视;近 1 年来出现胸闷、心悸,休息后缓解。患者无肝炎、结核、外伤及手术史。体格检查未见异常体征。实验室检查示:乳酸脱氢酶 359(正常参考值 110~240)IU/L,NSE 110.2(正常参考值 <16.3)μg/L。心电图示完全性右束支传导阻滞。为除外冠心病,行 $^{99}Tc^m$- 替曲膦(tetrofosmin,TF)运动负荷 MPI,仪器为德国 Siemens SPECT/CT Symbia T6 仪。显像(图 9-0-4,图 1)示:左心室 MPI 未见明显异常,前上纵隔可见一类圆形异常放射性浓聚区;同机 CT 示:左侧前中、上纵隔占位,考虑胸腺瘤可能;右侧肋骨及胸椎多发破坏。$^{99}Tc^m$-MDP 全身骨显像示:全身多发性转移性

骨病变。患者于外院行全身 ^{18}F-FDG PET/CT（德国 Siemens Biograph 16HR PET/CT 仪）检查示：左侧前中、上纵隔及骨骼多发葡萄糖代谢增加病灶（图 9-0-4，图 2）；结合病史，考虑胸腺恶性病变伴多发骨转移可能性大。最后于本院行 ^{131}I-MIBG 全身及局部断层显像示：左侧前中、上纵隔占位未见放射性摄取增加（图 9-0-4，图 3）。穿刺活组织检查结果示：胸腺高分化神经内分泌癌（胸腺类癌；图 9-0-4，图 4）。

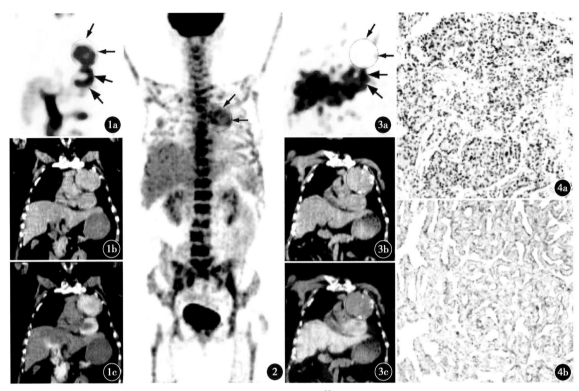

图 9-0-4　图 1 胸腺高分化神经内分泌癌（胸腺类癌）患者（女，66 岁）^{99}Tc^m-TF SPECT/CT 显像图。1a. 纵隔可见一类圆形异常放射性浓聚区（小箭头示），纵隔占位下方为心肌显影（大箭头示）；1b. 同机 CT 示左侧前中、上纵隔占位；1c. SPECT/CT 融合图。图 2 该例患者 ^{18}F-FDG PET 全身最大密度投影图。纵隔可见一类圆形不均匀性放射性摄取增高影（箭头示），SUV$_{max}$ 为 5.1，SUV$_{mean}$ 为 3.3。图 3 该患者 ^{131}I-MIBG SPECT/CT 显像图。3a. 纵隔占位未见放射性摄取增加（小箭头示），纵隔占位下方摄取增加影为心肌影像（大箭头示）；3b. 同机 CT 示：左侧前中、上纵隔占位；3c. SPECT/CT 融合图像。图 4 该例患者病理检查图。4a. HE 染色（×200）示瘤细胞呈典型的器官样结构，部分实性团块或呈小岛状排列，或以小梁和细带状排列，瘤细胞胞质呈颗粒状；4b. 免疫组织化学染色（×200）示突触素表达呈阳性

讨论　胸腺类癌是一种来源于胸腺内 Kultschitsky 细胞的神经内分泌癌。原发性胸腺类癌少见，占所有前纵隔肿瘤的 2%~4%，好发于男性，男女比例约为 3∶1，发病年龄 40~60 岁[1]。病灶多位于前纵隔，实性，多为分叶状，偶在肿块内有点状钙化影；大部分患者早期无临床症状，往往在胸部 X 线或其他影像学检查中意外发现。症状与肿瘤部位有关，表现为前胸疼痛、咳嗽、咳痰、气喘，少数有胸部压迫感、发热、盗汗、呼吸困难、心前区不适及心律不齐；若压迫或侵犯上腔静脉则可出现上腔静脉综合征。胸腺类癌系低、中等恶性肿瘤，与胸腺瘤不同，不伴有重症肌无力和单纯红细胞再生障碍性贫血；但较胸腺瘤有更多的侵袭行为，易远处转移，20%~50% 就诊时已发生侵犯与转移，最常见的转移部位为区域淋巴结、皮肤和骨骼[2]。因治疗后多年仍有复发可能，故对本病需长期随访。该病诊断主要根据临床症状和胸部 X 线及 CT 检查。CT 可见肿瘤内点状钙化灶，骨扫描可见多发异常放射性浓聚，均有助于本病的诊断。NSE 在神经内分泌肿瘤中的表达常增高[3]，本例 NSE 高于正常参考值 7 倍左右，这为最终确诊提供了帮助。

^{99}Tc^m-TF 是新型 MPI 药物，是带一价正电荷的脂溶性二膦化合物，其 MPI 诊断冠心病的灵敏度和特异性均较高，且制备简单、图像质量好，在冠心病诊断方面具有一定的优势[4]。此外，^{99}Tc^m-TF 也是一种新的亲肿瘤显像剂，但其亲肿瘤显像的机制目前尚不完全清楚。可能的机制是：^{99}Tc^m-TF 在肿瘤细胞中集聚是因为其所带的正电荷和线粒体所带的负电荷之间强烈的静电引力所致，其摄取量取决于病灶的血液供应和细胞的代谢状态，摄取量会随病灶新生血管的增多和细胞代谢活性的增加而增加[5]。本例患者在行 MPI 时意外发现类圆形异常放射性浓聚区，经进一步检查确诊为胸腺类癌，提示 ^{99}Tc^m-TF 也可用于胸腺肿瘤的诊断。神经内分泌肿瘤糖代谢可正常或略增加，因此并

不是 ^{18}F-FDG PET/CT 的首选适应证。本例高分化胸腺神经内分泌癌 ^{131}I-MIBG 显像阴性、^{99}Tc^m-TF 显像阳性,提示 ^{99}Tc^m-TF 亲肿瘤显像可与传统影像学诊断互相补充,为疾病的诊断、分期提供重要的临床信息。

致谢解放军八一医院放射科提供患者 ^{18}F-FDG PET 影像

本文直接使用的缩略语:

FDG(fluorodeoxyglucose),脱氧葡萄糖

MDP(methylene diphosphonate),亚甲基二膦酸盐

MIBG(metaiodobenzyl quanidine),间位碘代苄胍

MPI(myocardial perfusion imaging),心肌灌注显像

NSE(neuron-specific enolase),神经元特异性烯醇化酶

SUV$_{max}$(maximum standardized uptake value),最大标准摄取值

SUV$_{mean}$(mean standardized uptake value),平均标准摄取值

TF(tetrofosmin),替曲膦

参考文献

[1] KALE SB,SAKSENA DS,KOLE SD,et al. Carcinoid tumors of the thymus. Asian CardiovascThorac Ann,2006,14(2):e30-32.

[2] 张熙曾. 纵隔肿瘤学. 北京:中国医药科技出版社,2004:103-104.

[3] 王惠. 肿瘤标志物测定及其临床应用. 合肥:安徽科学技术出版社. 2007:170-171.

[4] 张乐乐,田伟,邵国强,等. ^{99}Tc^m- 替曲膦心肌灌注显像诊断冠心病的临床价值. 中华核医学与分子影像杂志,2012,32(5):332-336.

[5] 马寄晓,刘秀杰,何作祥. 实用临床核医学. 3 版. 北京:原子能出版社,2012:395.

(摘自中华核医学与分子影像杂志 2014 年第 34 卷第 1 期,
第一作者:张乐乐,通信作者:王峰)

五、乳腺脂肪坏死 ^{18}F-FDG PET/CT 显像一例

患者女,65 岁。10 余天前无意间发现右侧乳房内小结节,皮肤表面无明显红肿、渗液及皮肤增厚等异常改变,结节质地较硬,活动度欠佳,触及稍有疼痛。患者近期右侧乳房处无明显外伤史,既往无乳腺增生及腺瘤等病史。实验室血常规检查均在正常范围内,白细胞 7.00×10^9/L(括号中为正常参考值范围,下同;4.0×10^9/L~10.0×10^9/L)、中性粒细胞为 70.5%(50%~70%);肝功能及肾功能实验室检测均正常;肿瘤标志物检查:CEA 为 6.2(0~5)mg/L,CA15-3、CA50 及 CA12-5 均正常。乳腺钼靶 X 线检查示:右乳内一大小约 1.2cm×1.4cm 的实性结节影,周边可见毛刺,考虑乳腺癌可能性大(分类:乳腺影像报告和数据系统Ⅳb;图 9-0-5)。为进一步明确结节性质及全身情况行 PET/CT(仪器为荷兰 Philips Gemini TF64)检查。PET/CT 显像示:右侧乳房外上象限一软组织结节影,以软组织窗最大横截面长、短径及矢状面平行于身体最长径测量,大小约为 1.25cm×1.05cm×1.38cm,其内密度均匀,未见明显砂砾样钙化,边缘毛糙,隐约可见毛刺,PET 示相应部位点状异常高代谢,SUV$_{max}$ 为 4.2(图 9-0-5)。局部皮肤未见明显增厚;右腋下未见明显肿大淋巴结影。PET/CT 显像诊断:考虑右乳腺癌可能性大。患者行右侧乳腺结节切除术,标本大小为 1.5cm×1.5cm×1.3cm。病理常规 HE 染色示:脂肪细胞破坏,脂滴间可见大量急慢性炎细胞浸润,并见组织细胞及反应性纤维组织增生,考虑脂肪坏死(图 9-0-5)。

讨论 乳腺脂肪坏死是乳腺良性疾病,是局部脂肪细胞坏死液化后引起的非化脓性无菌性炎,临床上较为少见。该病发病率约为 5‰~8.3‰[1],各年龄组均可发病,以中青年多见,尤以乳房丰满的年轻女性多见。其临床表现复杂各异,主要表现为无痛性肿块或结节,常在无意中发现,质地较韧,边界多不清晰,可有压痛,少数患者可伴随皮肤增厚、内陷及腋下淋巴结肿大等。该病多由创伤引起,乳房外伤后乳房皮肤先出现瘀斑,随后出现结节,常可据此作出诊断。

该病影像学检查方法有超声、钼靶、CT 及 MRI 等,其中 CT 及 MRI 的相关研究较少。乳腺脂肪坏死的超声表现与病理基础密切相关,严松莉等[2]认为可分为囊肿型、混合回声结节型和低回声结节型。该病 X 线检查可表现为脂性囊肿、结节或肿物、不对称结构致密、斑片影、结构扭曲、钙化影以及脂肪层内的"星芒状""索条状""网状影"[3]。

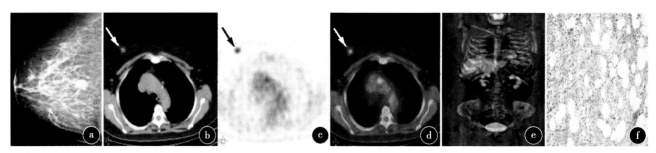

图 9-0-5　乳腺脂肪坏死患者（女，65 岁）影像学检查图及病理图。a. 乳腺钼靶图示右侧乳腺内可见一软组织结节影，边缘模糊，周边隐约可见毛刺；b~d. ^{18}F-FDG PET/CT 显像示右侧乳腺内一软组织结节影（箭头示），边缘可见毛刺，PET 伴异常高代谢；e. PET/CT 图上可见全食管显影，右侧腋窝部局限性显影，肝脏本底明显增加；f. 病理检查（HE×100）示脂肪细胞破坏，炎细胞浸润，组织细胞及反应性纤维组织增生

其中，腺体内的脂性囊肿及皮下脂肪内的局限"星芒状"、"索条状"、不规则"网状影"被认为是脂肪坏死的特征性表现。此外，脂肪坏死的 MRI 表现也呈多样化，曹静等[4]研究显示，乳腺脂肪坏死在 MRI 上可表现为脂肪层内小片状异常强化，含脂性囊肿，厚壁"花环样"强化及不规则结节样异常强化影。其中，大部分脂性物质内反转回复序列的信号明显降低，但坏死脂肪信号强度较周围正常脂肪低，即"黑洞征"[5]，被认为是脂肪坏死的特异性表现。

本例患者为老年女性，无意间发现右乳结节，无明显乳房受伤史，否认乳腺增生及腺瘤病史等。从 ^{18}F-FDG PET/CT 影像学表现看，右乳内软组织结节影伴异常高代谢，边缘毛糙，再结合钼靶 X 线检查、CEA 等，PET/CT 考虑恶性结节可能性大，最终经病理诊断为乳腺脂肪坏死。仅依据影像学表现鉴别乳腺脂肪坏死与乳腺癌存在一定困难。在病变早中期的炎细胞浸润阶段，血管内皮损伤激活各种凝血因子形成血栓，纤维母细胞及血管母细胞增生形成间质及新生血管，白细胞及巨噬细胞浸润，从而形成肉芽组织。此阶段以肉芽肿为病理表现者，脂肪坏死可表现出实质性结节或肿块的特点，病灶呈现 FDG 摄取增高，影像学表现类似乳腺癌，易误诊[6]。另外，Seo 等[7]报道了 3 例乳腺癌乳房切除后重建乳房发生脂肪坏死，其 FDG 摄取亦明显增高，需与乳腺癌的复发相鉴别。Kerridge 等[8]认为，尽管不主张将 CT 与 PET/CT 作为诊断乳腺癌和乳腺脂肪坏死的首选检查，但常将其用于这 2 种疾病的疗效监测及临床分期。^{18}F-FDG PET/CT 显像灵敏度较高，但特异性较低，常因生理性摄取、炎性病变或肉芽肿性病变呈现假阳性；^{11}C-MET PET/CT 显像特异性较高，较 ^{18}F-FDG 更有助于鉴别肿瘤和炎性病变[9]；^{18}F-FECH 显像 T/B 和 T/M 较高，炎性组织与本底、肌肉比值较低，也较 ^{18}F-FDG PET/CT 显像有优势[10]。

乳腺脂肪坏死需鉴别的疾病如下。①乳腺癌：大多结节无明显触痛，病灶边界不清，部分内部可伴砂砾样钙化，并多伴淋巴结肿大；本例结节与腺体分界明显，不伴肿大淋巴结。②纤维腺瘤：多见于年轻女性，伴疼痛，随月经周期而变化，肿块或结节边缘光滑，周围可见薄层"晕环"；脂肪坏死无此征象。③导管内乳头状瘤：主要表现为乳头溢液，可自发或挤压后出现，一般临床即可作出诊断。④乳腺增生：乳房疼痛，与月经周期关系密切，乳腺组织增厚，FDG 一般呈轻度摄取；脂肪坏死与月经周期无明显关系。

本病是自限性疾病，肿块或结节一般不随时间而增大，对于较小的病灶，可应用抗生素治疗或进行理疗；病灶较大或伴有明显疼痛时，可进行手术切除，术后效果良好。

本文直接使用的缩略语：

CA（carbohydrate antigen），糖类抗原

CEA（carcinoembryonic antigen），癌胚抗原

FDG（fluorodeoxyglucose），脱氧葡萄糖

FECH（fluoroethylcholine），氟乙基胆碱

MET（methionine），甲基蛋氨酸

SUV_{max}（maximum standardized uptake value），最大标准摄取值

T/B（tumor/background），肿瘤／本底放射性

T/M（tumor/muscle），肿瘤／肌肉放射性

参考文献

[1] 蔡丰，王立，张涛，等.乳腺脂肪坏死的 X 线诊断.中华放射学杂志，2001，35（5）：348-350.

[2] 严松莉，唐旭平，曹亚丽.乳腺脂肪坏死的超声表现及病理对照研究.中华超声影像学杂志，2008，17（5）：456-457.

［3］龙威.乳腺脂肪坏死的X线表现与鉴别诊断.医学影像学杂志,2011,21(9):1345-1348.

［4］曹静,娄鉴娟,张晶.乳腺脂肪坏死的钼靶及MRI特点.中国CT和MRI杂志,2014,12(9):81-84.

［5］TRIMBOLI RM,CARBONARO LA,CARTIA F,et al. MRI of fat necrosis of the breast:the "black hole" sign at short tau inversion recovery. Eur J Radiol,2012,81(4):e573-579.

［6］殷玉鹏,程岩,赵天娇.乳腺脂肪坏死误诊为乳腺癌.临床误诊误治,2013,26(2):38-39.

［7］SEO YY,YOO IER,HYUN O J,et al. FDG uptake in fat necrosis following transverse rectus abdominis myocutaneous(TRAM)flap reconstructed breasts:3 cases. Clin Nucl Med,2010,35(4):283-285.

［8］KERRIDGE WD,KRYVENKO ON,THOMPSON A,et al. Fat necrosis of the breast:a pictorial review of the mammographic, ultrasound,CT,and MRI findings with histopathologic correlation. Radiol Res Pract,2015,2015:613139.

［9］蔡莉,高硕,邢喜玲,等.多种显像剂PET/CT鉴别大鼠C6胶质瘤与不同炎性病变的实验研究.中华核医学与分子影像杂志,2015,35(5):396-402.

［10］LIANG X,TANG G,WANG H,et al. Comparative uptake of ^{18}F-FEN-DPAZn2,^{18}F-FECH,^{18}F-fluoride,and ^{18}F-FDG in fibrosarcoma and aseptic inflammation. Appl Radiat Isot,2014,90:158-164.

（摘自中华核医学与分子影像杂志 2016 年第 36 卷第 6 期,第一作者:尹培）

第十章 其 他

一、主动脉弓大动脉炎累及左侧喉返神经致左侧声带麻痹 ^{18}F-FDG PET/CT 显像一例

患者男,39 岁。因声嘶 2 个月伴咳嗽,体质量轻度减轻就诊。患者 2 个月前无明显诱因出现声嘶伴咳嗽,体质量轻度减轻,无发热。体格检查无阳性体征,无结核、肝炎病史,无颅底、喉部、颈部及胸部外伤手术史。电子喉镜检查示:患者呼吸和发"衣"时左侧声带固定不动,诊断为左侧 VCP。实验室检查:血红细胞沉降率 52(男性正常值 0~20)mm/1h,白细胞 12(正常参考值 4.0~10.0)×10^9/L;肝肾功能、肿瘤标志物均为阴性。在当地医院行头颈、胸部 CT 检查,结果示左侧声带萎缩,双颈部、纵隔、双肺门未见异常肿大淋巴结;颅内、双肺内未见异常病变。

为进一步明确诊断,行全身 ^{18}F-FDG PET/CT(美国 GE Discovery STE 型)检查,结果(图 10-0-1)示左侧声带体积减小、形态萎缩,代谢降低,SUV$_{max}$ 为 1.1;右侧声带代偿性 ^{18}F-FDG 代谢轻度升高,SUV$_{max}$ 为 2.1;主动脉弓处血管壁异常节段性轻度增厚,动脉管腔未见异常狭窄,管壁 ^{18}F-FDG 异常摄取增加,SUV$_{max}$ 为 3.0。结合病史、电子喉镜及实验室检查结果,本科医师给出的 ^{18}F-FDG PET/CT 诊断为:主动脉弓管壁炎性病变,累及左侧 RLN 走行区域致左侧 VCP 可能,建议治疗后随访。

患者经对症治疗后,血红细胞沉降率、白细胞降至正常,声嘶缓解,症状基本消失。复查喉镜示:左侧声带活动度较前增加。胸部增强 CT 复查结果提示主动脉弓壁较入院前轻度变薄。患者好转出院,随访 1 年,目前患者症状完全缓解。

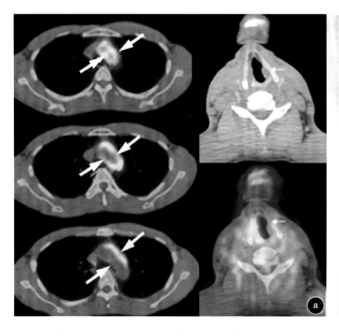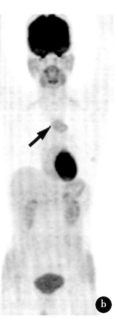

图 10-0-1　主动脉弓大动脉炎累及左侧喉返神经致左侧声带萎缩麻痹患者(男,39 岁)^{18}F-FDG PET/CT 显像图。a. 左侧声带萎缩,代谢降低(箭头示),SUV$_{max}$ 1.1,右侧声带代偿性 ^{18}F-FDG 代谢轻度升高,SUV$_{max}$ 2.1;b. 主动脉弓处血管壁异常轻度节段性增厚,^{18}F-FDG 异常摄取增加(箭头示),SUV$_{max}$ 3.0

讨论　VCP 是耳鼻咽喉科较常见的疾病,常引起声嘶、误咽、呛咳,甚至不能进食。双侧 VCP 还可造成喉梗阻,危及患者的生命。VCP 的病因繁多,支配声带的 VN 和其分支 RLN 受各种病变压迫、侵犯都可能引起 VCP。对 VCP 患者的左右侧发病情况进行统计发现:头颈部病变所致 VCP 双侧无差异,而胸部病变致左侧 VCP 明显多于右侧[1]。原因分析如下:在头颈部水平,双侧 VN 和 RLN 的长度基本相等,受肿瘤压迫和侵犯的机会也基本相等;但在

胸腔水平,左侧 RLN 走行路程较右侧长近 1 倍,且通过主肺动脉窗,故受侵犯的可能性更大。

对于 VCP 患者,除外源性损伤外,头颈部及胸部肿瘤是主要诱发因素,其中以肺癌和食管癌最为多见[2]。所以临床上发现 VCP 患者,要首先排除颈部、胸部存在肿瘤性病变的可能。^{18}F-FDG PET/CT 对头颈部及胸部肿瘤的检出率较高,有助于早期、准确诊断;可鉴别治疗后瘢痕与肿瘤复发、淋巴结及远处脏器转移等。临床对于 VCP 患者,若经常规检查仍无法明确诊断,则应用全身 ^{18}F-FDG PET/CT 检查排除肿瘤性病变[3]。

TA 系病因不明的慢性非特异性血管炎。因其是脑血管意外、心力衰竭和心肌梗死致死的重要原因之一,近年越来越多地受到关注。据文献[4-6]报道,14 个国家 22 000 余例尸体检查结果显示,TA 发病率为 0.6%。40 岁以下女性易患,20~30 岁为发病高峰,亚洲女性发病率较高[7]。研究[8]表明,^{18}F-FDG PET/CT 显像对大血管炎性疾病的诊断灵敏度为 77%~92%,特异性为 89%~100%。这种非侵袭性方法比传统影像技术能更早地诊断血管炎,也有助于定位活组织检查部位。^{18}F-FDG PET/CT 还可以有效监测大血管炎性疾病的治疗后反应。

国内 TA 以声嘶为首发症状、早期引起 VCP 损伤的案例十分罕见[9]。本例 TA 的病变累及主动脉弓,依照解剖走行,左侧 RLN 绕主动脉弓后走行于气管食管沟内,位置较固定。所以,主动脉弓动脉炎可以累及左侧 RLN 受损导致左侧 VCP。其他血管性疾病如主动脉弓动脉瘤、夹层动脉瘤等亦可压迫左侧 RLN 而导致 VCP[10],一些学者认为 VCP 症状的出现是动脉瘤破裂的前兆[11]。在 TA 的鉴别诊断中,一些发病率逐年上升的动脉内膜性疾病,如动脉粥样硬化也值得注意。与 TA 早期 ^{18}F-FDG PET/CT 显像所示血管壁呈连续线性的病变不同,动脉粥样硬化常表现为局限的片状异常改变[12]。

TA 症状通常是非特异性的,从首发症状出现到确诊需数月甚至数年,传统的影像学检查如 CT、MRI 等仅能发现明显的血管壁形态改变,而不能在血管发生结构改变之前发现炎性反应过程。更有甚者,如 Pacheco Castellanos Mdel 等[13]报道的 1 例 TA 患者,由于无典型的临床症状而导致误诊,造成严重后果。^{18}F-FDG PET/CT 属代谢功能检查,弥补了这一缺陷,特别是对于病情较轻、病变血管壁还没有明显形态改变的患者,更有早期诊断优势。对于以声音嘶哑为首发症状、常规检查仍不能明确诊断的患者,应尽早进行 ^{18}F-FDG PET/CT 全身显像。

本文直接使用的缩略语:

FDG(fluorodeoxyglucose),脱氧葡萄糖

RLN(recurrent laryngeal nerve),喉返神经

SUV$_{max}$(maximum standardized uptake value),最大标准摄取值

TA(Takayasu arteritis),大动脉炎

VCP(vocal cord palsy),声带麻痹

VN(vagus nerve),迷走神经

参考文献

[1] SONG SW,JUN BC,CHO KJ,et al. CT evaluation of vocal cord paralysis due to thoracic diseases:a 10-year retrospective study. Yonsei Med J,2011,52(5):831-837.

[2] GUPTA J,VARSHNEY S,BIST SS,et al. Clinico-etiolological study of vocal cord paralysis. Indian J Otolaryngol Head Neck Surg,2013,65(1):16-19.

[3] 何英,潘明志. ^{18}F-FDG PET 或 PET/CT 显像在头颈部肿瘤中的应用. 中国临床医学影像杂志,2009,20(3):189-191.

[4] 袁景,张泽福,任玉军,等. 大动脉炎致冠状动脉闭塞一例. 中国心血管杂志,2007,12(3):234-235.

[5] MASON JC. Takayasu arteritis-advances in diagnosis and management. Nat Rev Rheumatol,2010,6:406-415.

[6] DAGNA L,SALVO F,TIRABOSCHI M,et al. Pentraxin-3 as a marker of disease activity in Takayasu arteritis. Annals Inter Med,2011,155(7):425-433.

[7] SAER S,YILMAZ S,OZHAN M,et al. ^{18}F-FDG PET/CT findings of a patient with takayasu arteritis before and after therapy. Mol Imaging Radionucl Ther,2012,21(1):32-34.

[8] ZERIZER I,TAN K,KHAN S,et al. Role of FDG-PET and PET/CT in the diagnosis and management of vasculitis. Eur J Radiol,2010,73(3):504-509.

[9] PERERA GND,JAYASINGHE AC,DIAS LD,et al. Bronchiectasis and hoarseness of voice in takayasu arteritis:a rare presentation. BMC Res Notes,2012,5(1):447.

[10] SEOL SH,KIM HK,KIM DI,et al. Aortic aneurysm presenting with left vocal cord paralysis. Intern Med,2012,51(16):2247-2248.

[11] GNAGI SH,HOWARD BE,LOTT DG. Acute contained ruptured aortic aneurysm presenting as left vocal cord paralysis. Otolaryngol Head Neck Surg,2013,149(2 suppl):82.

[12] STOLZMANN P,SUBRAMANIAN S,ABDELBAKY A,et al. Complementary value of cardiac FDG PET and CT for the characterization of atherosclerotic disease. Radiographics,2011,31(5):1255-1269.

[13] PACHECO CASTELLANOS MDEL C,MÍNGUEZ VEGA M,MARTÍNEZ CABALLERO A,et al. Early diagnosis of large vessel vasculitis:usefulness of positron emission tomography with computed tomography. Reumatol Clin,2013,9(1):65-68.

（摘自中华核医学与分子影像杂志 2015 年第 35 卷第 5 期，
第一作者：郭崴，通信作者：孙龙）

二、系统性红斑狼疮致溶血性贫血 $^{99}Tc^m$-MDP 骨显像一例

患者女，44 岁。因发热、咳嗽并逐渐出现双下肢肿、乏力 1 个月余入院。患者有口腔溃疡、双下肢关节疼痛，有混合管型尿。血常规：WBC 3.5(4.0~10.0)×10⁹/L，Hb 27(110~150)g/L，PLT 101(100~300)×10⁹/L。骨髓涂片示：粒、巨细胞系增生，红细胞系减少，浆细胞比例增高。血液免疫检查示：IgG、IgA、IgM 均升高。按照标准[1]诊断为 SLE，予以输血，补充血浆，大剂量甲泼尼龙冲击治疗并泼尼松 30mg/d 维持治疗，同时予以抗感染治疗，患者病情好转后出院。2 个月后患者再次出现乏力及双下肢水肿，随后以 HA 收住本院血液科。入院检查：抗人球蛋白试验强阳性，抗 IgG 阳性，Hb 18g/L。予以输血、丙种球蛋白和利妥昔单克隆抗体输注及抗感染治疗后，病情渐好转，Hb 升至 80g/L，随即出院。为行利妥昔单克隆抗体维持治疗，患者于 1 个月后再次入院。血常规：WBC 3.92×10⁹/L，Hb 119g/L，PLT 115×10⁹/L。患者主诉有大小关节疼痛、晨僵及光过敏表现。自身抗体检查：抗核抗体阳性，抗 Ro 抗体阳性，抗 Sm 抗体阳性。结合之前病史，经专家会诊诊为 SLE 致慢性重度 HA。患者长期服用激素，自诉双膝关节及双肘关节疼痛明显，遂行全身骨显像检查。

患者经静脉注射 $^{99}Tc^m$-MDP 740MBq(放化纯 >95%)，3h 后行全身静态显像，结果（图 10-0-2）示：双股骨远段、双胫骨近段对称性放射性摄取明显增强，除骨皮质外骨髓腔内也有显像剂分布。双膝及踝关节摄取亦增强。全身骨显像诊断：①双股骨远段、双胫骨近段异常浓聚，考虑 HA 致骨髓代偿增生；②双膝双踝 SLE 关节炎性病变。骨髓检查（于左髂骨穿刺）示骨髓增生活跃，为 HA 治疗后缓解骨髓象。X 线检查示该患者膝关节及股骨、胫骨无骨质破坏。对症治疗后患者症状缓解出院，并接受维持性治疗。随访 1 年余，患者病情较稳定，关节肿胀疼痛消失，血常规复查各项指标正常；全身骨显像示：除膝、踝关节显像剂摄取较强外，双股骨、胫骨均正常（图 10-0-2）。

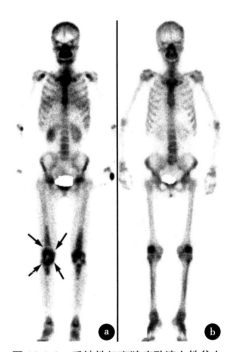

图 10-0-2 系统性红斑狼疮致溶血性贫血患者（女，44 岁）$^{99}Tc^m$-MDP 显像图。a. 全身骨显像可见双股骨远端和双胫骨近端明显放射性浓聚（箭头示）;b. 患者复查骨显像示双胫骨远端和双股骨近端放射性浓聚现象消失

讨论 SLE 是一种以产生自身抗体和组织损伤为特点的自身免疫性疾病，病变累及多系统和器官。关节疼痛是常见临床症状之一，表现为对称性多关节疼痛、肿胀，X 线片上多无关节破坏表现。SLE 以 HA 为首发症状者较为少见[1]。本患者根据其临床表现及相关检查，最终诊断为 SLE 所致 HA，其骨显像表现较为特殊，具体分析如下：①本例为 SLE 所致慢性 HA，贫血一度较严重（Hb 18g/L）。慢性重度 HA 时外周骨髓扩张率高，80% 可达重度骨髓扩张（骨髓显像超过膝关节），扩张部位以股骨和胫骨多见。成年人股骨和胫骨的骨髓被黄骨髓替代，失去造血功能。慢性 HA 患者外周骨髓扩张的同时多伴有髓外造血，此时黄骨髓可转化为红骨髓，发挥造血功能[2]。本例患者行全身显像前已确诊为重度 HA，且经过一段时间治疗；其骨显像呈双股骨、胫骨及骨髓腔对称性均匀摄取，不同于一般骨关节炎性反应的影像改变，故考虑为严重贫血后红骨髓代偿造血所致。骨髓检查显示骨髓增生活跃，为 HA 治疗后缓解骨髓象表现，从病理组织学角度佐证了上述推论。② SLE 表现为对称性多关节疼痛、肿胀。关节炎性病变亦可造成下肢骨骼放射性异常摄取，但一般只是关节部位异常浓聚，而本例浓聚范围较大，相对少见。影响骨骼摄取 $^{99}Tc^m$-MDP 的主要生

理因素包括:血流量、骨代谢活性及骨更新速率[3-4]。本例患者骨显像时双股骨、双胫骨 MDP 摄取增强,提示骨骼内血流丰富,骨局部代谢活跃,骨更新速率快。

SLE 需与缺血性骨坏死(或称骨梗死)和骨质疏松相鉴别。SLE 患者需接受大剂量激素冲击治疗,且需长期服用激素,这易导致关节及周围骨的缺血性骨坏死或骨质疏松。文献[5-7]报道骨梗死好发于髋关节,也可侵犯股骨、胫骨等,约 3%~30% SLE 患者会出现骨梗死,其骨显像表现为"炸面圈"征或表现为点、片状放射性浓聚。本例虽然有长期(4 个月)使用激素治疗的病史,但骨显像未出现骨梗死及骨质疏松常见的特征性改变,临床症状、实验室检查及随访也不支持骨梗死及骨质疏松,较易鉴别。HA 为 SLE 首发症状者较为少见,且本例患者骨显像表现也较为特殊,临床医师遇到类似情况,要考虑到 HA。

本文直接使用的缩略语:

ANA(antinuclear antibody),抗核抗体

HA(hemolytic anemia),溶血性贫血

Ig(immunoglobulin),免疫球蛋白

MDP(methylene diphosphonate),亚甲基二膦酸盐

SLE(systemic lupus erythematosus),系统性红斑狼疮

参考文献

[1] 陆再英,钟南山.内科学.7版.北京:人民卫生出版社,2012:857-860.

[2] 李烁,胡佳.血液病外周性及中心性骨髓 SPECT 显像规律初探.临床血液学杂志,2003,16(3):119-121.

[3] 朱宝,尚玉琨,李舰南,等.骨外软组织异常摄取骨显像剂的临床意义.中华核医学杂志,2006,26(3):171-173.

[4] 夏长所,叶发刚,邹云雯,等.用放射性核素监测组织工程骨修复效果的实验研究.中华核医学杂志,2004,24(4):203-204.

[5] 冯素臣,程克斌,程晓光,等.骨梗死的影像学改变及病理表现.中华放射学杂志,2004,38(3):249-253.

[6] 王茜,黄俐俐,秦淑玲,等.核素骨显像诊断 SARS 激素治疗后恢复期缺血性骨坏死的价值.中华核医学杂志,2005,25(6):329-332.

[7] 毛克亚,王继芳,王义生,等.酒精性股骨头缺血性坏死核素骨显像的早期变化.中华核医学杂志,2000,20(1):41-42.

(摘自中华核医学与分子影像杂志 2015 年第 35 卷第 1 期,

第一作者:庞小溪,通信作者:陈雪红)

三、^{18}F-FDG PET/CT 全身显像呈多发转移表现的泡性和囊性包虫病一例

患者女,25 岁,藏族,在牧区生活 25 年。以右上腹疼痛 3 年,加重 2 周为主诉入院。谷氨酰转移酶:65.8(正常参考值 11.0~50.0)IU/L,ALT 36.6(正常参考值 5.0~40.0)IU/L;乙肝 5 项定量检测:均(-);包虫 4 项检查:抗 Eg 抗体(±),抗 EgP 抗体(+),抗 EgB 抗体(-),抗多房棘球蚴抗体(-)。头颅 CT 示:右侧额叶皮质区及右侧丘脑病变,结合病史考虑泡球蚴。腹部 CTA 示:肝尾状叶囊性包虫病灶,其余肝内病变考虑泡状棘球蚴病变、并脾门区及腹膜后多发转移;双肺下叶胸膜下病变,考虑双肺泡球蚴病;门静脉肝主干受压变细,肝左及肝中静脉于病变边缘走行。肝胆 MRI 示:肝内多发占位,考虑多发肝包虫;脾脏轻度增大。

患者静脉注射 370MBq ^{18}F-FDG 后行 PET/CT(美国 GE Discovery VCT 64)检查,结果示:右侧额叶皮质、右侧丘脑钙化病灶,未见 ^{18}F-FDG 摄取;双侧颈内静脉旁、左侧颈根部、双侧腋下、双侧髂血管旁、双侧腹股沟可见多发肿大淋巴结,其内可见点状钙化灶,较大者约为 2.16cm × 1.12cm,^{18}F-FDG 摄取增高,SUV_{max} 3.77,双肺尖、右肺上叶前段、右肺下叶背段可见多发结节影,^{18}F-FDG 摄取轻度增高,SUV_{max} 1.00;肝实质内可见多发占位,其内可见结节状及轮圈状钙化影,^{18}F-FDG 摄取明显增高,SUV_{max} 3.97(图 10-0-3),肝尾状叶内可见一边界清晰的类圆形低密度影,其内可见子囊,病灶大小约为 5.78cm × 4.86cm,未见 ^{18}F-FDG 摄取;脾门区、腹膜后可见多发类似结节,^{18}F-FDG 摄取明显增高,SUV_{max} 3.69。

患者行手术治疗,术中发现肝多发泡性包虫病和肝尾状叶囊性包虫病表现,术后病理诊断为肝泡性包虫病、尾叶囊性包虫病。

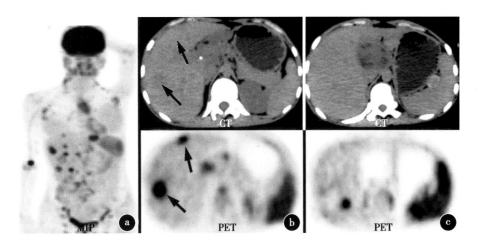

图 10-0-3　泡性和囊性包虫病患者（女，25 岁）^{18}F-FDG PET/CT 显像图。a. MIP 图示全身多部位 ^{18}F-FDG 高摄取；b. CT 平扫示肝左叶及肝右后叶内 2 枚低密度结节灶；PET 示结节有明显 ^{18}F-FDG 摄取，SUV$_{max}$ 3.97（箭头示病灶）；c. CT 示肝尾状叶内可见边界清晰的类圆形低密度影，其内可见子囊；PET 未见明显 ^{18}F-FDG 摄取

讨论　包虫病是棘球绦虫的幼虫寄生在人或动物体内引起的人畜共患病，又称棘球蚴病。在我国有多房棘球绦虫或泡状棘球蚴引起的泡性包虫病和细粒棘球绦虫引起的囊性包虫病。泡性包虫病早期临床不易发现，当发生明显肝脏功能受损时，虫体已经在肝脏广泛浸润并可发生肝外侵袭，所以该病根治率较低。如果不经治疗，患者 10 年病死率高达 93%。囊性包虫病对人体的危害更大，素有"虫癌"之称。本例患者全身多部位、多脏器受侵，且存在泡性包虫病与囊性包虫病共存的情况，十分罕见。

泡性包虫病的诊断依据：首先患者要有牧区生活史或牛羊接触史；其次临床表现有肝区疼痛、黄疸；再次血清学检查包虫抗 Eg 抗体、抗 EgP 抗体、抗 EgB 抗体、抗多房棘球蚴抗体阳性及肝功能异常等；另外 B 超、CT、MRI、PET/CT 均有较典型的表现。PET/CT 全身显像可以一次性显示所有病灶，不仅可以检测出肝脏泡性包虫病病灶的侵及部位、形态、个数、边界、内部钙化灶以及病变周边组织情况，还可以对肝脏泡性包虫病进行功能性动态诊断。Caoduro 等[1] 利用 PET 随访肝泡性包虫病病灶 ^{18}F-FDG 代谢的变化，发现当病灶液化区的边缘保持放射性稀疏时病灶就相对稳定，而变为局部浓聚时病灶的浸润性就增大，说明病灶边缘的增殖浸润带或活性病灶区是反映病灶发展趋势的重要征象。本例患者肝内、脾门区、腹膜后及盆腔内多发泡性包虫病灶均可见 ^{18}F-FDG 高摄取，SUV$_{max}$ 约 3.81，与前期报道的肝多层棘球蚴病 SUV$_{max}$（3.7±0.9）[2] 相近，提示病灶存在明显的浸润性。泡性包虫病灶周缘组织及病灶中存在的炎性细胞、增生的纤维母细胞及活性虫体造成了 ^{18}F-FDG 的摄取增高。本例患者囊性包虫病灶未见 ^{18}F-FDG 摄取，提示病灶不存在浸润性。

^{18}F-FDG PET/CT 全身检查发现了本例患者脑、肺、肝、脾门区、腹膜后及盆腔内多发的包虫病灶，区分了泡性包虫病灶及囊性包虫病灶，并且明确了泡性病灶的浸润性，为患者后续治疗方案的制定提供了重要的依据。

本文直接使用的缩略语：

ACT（alanine aminotransferase），谷丙转氨酶

CTA（CT angiography），CT 血管成像

Eg（Echinococcus granulosus），细粒棘球蚴

FDG（fluorodeoxyglucose），脱氧葡萄糖

MIP（maximum intensity projection），最大密度投影

SUV$_{max}$（maximum standardized uptake value），最大标准摄取值

参考文献

［1］CAODURO C，POROT C，VUITTON DA，et al. The role of delayed ^{18}F-FDG PET imaging in the follow-up of patients with alveolar echinococcosis. J Nucl Med，2013，54（3）：358-363.

［2］谢彬，李肖红，孙晓琰，等. 肝多房棘球蚴病 PET/CT 图像特点及其诊断价值. 中华核医学与分子影像杂志，2013，33（1）：66-67.

（摘自中华核医学与分子影像杂志 2014 年第 34 卷第 6 期，
第一作者：李肖红，通信作者：秦永德）

四、AIDS 并发全身多系统机会性真菌感染 PET/CT 显像一例

患者男,31 岁。无明显诱因出现纳差、乏力、间歇性头痛、双上肢酸痛、精神倦怠伴消瘦 1 个月余,近 1 周以来症状加重,并出现进食后呕吐入院。患者既往无高血压史,无手术史。入院查血压 120/70mm Hg(1mm Hg=0.133kPa),体温 36.4℃,呼吸 20 次 /min,脉搏 80 次 /min。血常规:中性粒细胞 92.4%(正常参考值 51%~75%)、淋巴细胞 3.9%(正常参考值 20%~40%)、白细胞 7.41(正常参考值 4~10)×10^9/L、红细胞 3.47(正常参考值 4.0~5.5)×10^{12}/L、血红蛋白 98(正常参考值 120~160)g/L。电解质:钙 1.93(正常参考值 2.25~2.58)mmol/L。肝功能:直接胆红素 11.6(正常参考值 0~7)μmol/L,白蛋白 30(正常参考值 35~55)g/L,ALT 80(正常参考值 0~40)IU/L,ALP 223(正常参考值 42~128)IU/L。血液肿瘤标志物未查。胸部 CT 检查:右肺占位性病变并纵隔淋巴结肿大,考虑右肺下叶周围型癌并纵隔淋巴结转移或肺内转移瘤。B 超:肝、脾稍大;双侧颈部、颌下、腋下淋巴结肿大。胃肠钡餐检查:胃炎。PET/CT(德国 Siemens biograph HR 16 型)检查:患者显像前空腹 6h 以上,测定空腹血糖为 6.0(正常参考水平 3.9~6.0)mmol/L,按患者体质量静脉注射 ^{18}F-FDG 7.40MBq/kg,患者静卧 60min,排尿后分别行体部及颅脑扫描,体部扫描范围从大腿中段至颅底平面。PET 体部扫描条件:层厚 4mm,矩阵 168×168,采集 2~2.5min/ 床位;颅脑扫描条件:层厚 4mm,矩阵 336×336,采集 5~8min/ 床位。重建层厚 4mm,PET/CT 三维图像重建通过 Wizard 工作站 MS-Viewer 同机融合。PET/CT 示(图 10-0-4):肠系膜、腹膜后、盆腔(左侧壁)、腹腔内、双侧膈肌脚后方、纵隔(2R、4、7 组)及双肺门(10 组)、双侧颈部(Ⅳ区)、左锁骨上区见广泛增大淋巴结,伴放射性摄取不均匀异常增高,大小为 0.5cm×0.9cm~2.7cm×2.3cm,SUV_{max} 为 2.7~7.3,SUV_{mean} 为 2.2~6.0;大脑皮质代谢减低,其中右侧额叶、右侧顶叶及左侧枕叶见片状低密度影,以右侧额叶明显,大小约 4.6cm×5.2cm,CT 值 19.9HU,伴放射性摄取减低。双侧腹股沟区见多发稍增大淋巴结,大小为 0.7cm×0.7cm~1.5cm×1.0cm,放射性摄取未见明显增高。右肺下叶后基底段见小结节影,紧贴相邻胸膜,大小约 1.0cm×1.2cm,放射性摄取稍增高,SUV_{max} 1.4,SUV_{mean} 1.3。肝体积稍增大,放射性摄取弥漫性增高,SUV_{max} 为 2.8~4.1,SUV_{mean} 为 2.6~3.9。脾体积较大,约占 11 个肋单元,放射性摄取轻度增高,SUV_{max} 2.3,SUV_{mean} 1.7。在严格无菌环境下对患者进行开腹手术取淋巴结,淋巴结病理检查示:淋巴结细胞胞质内见多量真菌孢子,提示真菌感染。实验室检查:HIV 抗体阳性。患者 1 个月内出现表情淡漠、少语、高热至昏迷,病情恶化、进展快,最终因全身免疫力低下,脑疝形成,抢救无效死亡。

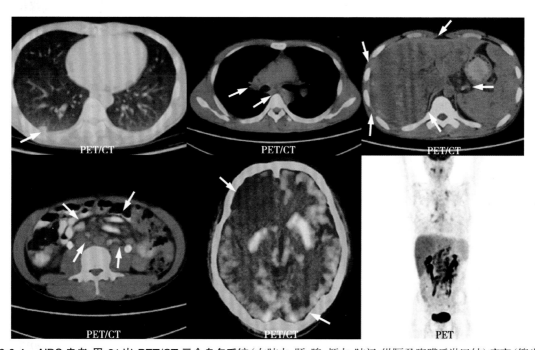

图 10-0-4 AIDS 患者,男,31 岁,PET/CT 示全身多系统(右肺内、肝、脾、颅内、肺门、纵隔及腹膜后淋巴结)病变(箭头示)

讨论 AIDS 是由 HIV 引起的严重传染病,俗称艾滋病,患者年龄以 20~49 岁为主[1]。其临床表现复杂多样,主要为全身免疫功能受损,从而并发各种机会性感染与肿瘤,以呼吸系统、消化系统、中枢神经系统、皮肤黏膜感染及全身淋巴结肿大为主要表现,病情个体差异较大。本例患者入院时以全身淋巴结肿大及神经系统病变为主要表现,PET/CT 示神经系统病变以额、顶叶受累为主,同文献[2]报道。入院后虽经积极治疗,最终因脑水肿继发脑疝,以致

中枢性呼吸、循环衰竭而抢救无效死亡。

本例患者因 CT 检查发现右肺占位性病变并纵隔淋巴结肿大而误诊为肺癌伴淋巴结转移。PET/CT 检查发现脑部多发低密度占位，右肺占位，肝脾肿大伴弥漫代谢增高及全身多发淋巴结肿大伴代谢增高，易误诊为肺癌伴淋巴结转移及脑转移，或淋巴瘤全身多系统转移。误诊原因：①脑部多发低密度占位伴代谢减低区，CT 表现与转移瘤周围水肿带特点相同，^{18}F-FDG PET 表现为放射性缺损区，20%~25% 脑转移瘤的 ^{18}F-FDG PET 可表现为放射性缺损区[3]；②右肺下叶后基底段见小结节影，边缘毛糙，似有分叶及短毛刺，伴胸膜粘连，代谢稍增高，与小结节型周围型肺癌类似；③肝脾肿大伴代谢增高，全身多发淋巴结肿大伴代谢增高，与淋巴瘤特点类似。但结合病史仔细分析图像，上述诊断均依据不足：①脑部多发低密度占位，但均未见明显转移瘤结节，上述多发病灶 PET 均未见代谢异常增高灶，脑转移瘤 PET/CT 证据不充分。②患者为青壮年，肺癌发生率低，右肺下叶结节代谢未见明显增高，虽然边缘毛糙，但无明显毛刺及胸膜牵拉；高代谢肿大淋巴结以腹腔、腹膜后明显；肺门及纵隔肿大淋巴结大小分布较对称且密度偏高，代谢轻度增高，与淋巴结转移特点不符。③脾增大及代谢增高程度不够明显，腹腔肿大淋巴结大小较均匀，全身浅表淋巴结（腋下、腹股沟等）未见明显肿大及代谢增高。上述表现与典型淋巴瘤表现不符。笔者认为，当影像学表现不典型时，诊断需结合病史并建议行进一步检查。肺癌患者一般有咳嗽、咳痰并伴血丝等临床特点，血液肿瘤标志物常阳性，常无发热及伴消瘦等。淋巴瘤患者常伴发热及乳酸脱氢酶、β$_2$ 微球蛋白水平升高。当上述检查仍未明确诊断，应想到特殊类型感染可能，行结核、AIDS 等相关检测，或在 PET/CT 指导下行穿刺活组织或手术病理检查，特殊情况下还可行诊断性治疗。

本文直接使用的缩略语：

AIDS（acquired immune deficiency syndrome），艾滋病

ALT（alanine aminotransferase），丙氨酸氨基转移酶

ALP（alkaline phosphatase），碱性磷酸酶

FDG（fluorodeoxyglucose），脱氧葡萄糖

SUV$_{max}$（maximum standardized uptake value），最大标准摄取值

SUV$_{mean}$（mean standardized uptake value），平均标准摄取值

HIV（human immunodeficiency virus），人类免疫缺陷病毒

参考文献

［1］戴翠萍．我国艾滋病流行现状及预防策略．卫生行政管理，2009，27：135．

［2］张锦炬，王磊，任月玲，等．AIDS 脑部病变 CT 和 MRI 表现及对比研究．中国 CT 和 MRI 杂志，2009，7（3）：22-26．

［3］田嘉禾．PET、PET/CT 诊断学．北京：化学工业出版社，2007：445．

（摘自中华核医学杂志 2011 年第 31 卷第 4 期，第一作者：全江涛）

五、PET/CT 检查中幽闭恐惧症处理一例

患者男，47 岁。因多项肿瘤标志物升高，行 PET/CT 检查寻找肿瘤病灶。检查当日接诊医师在询问一般病史时，患者告知其对幽闭环境有恐惧感，曾在外院做 MRI 检查时自行退出检查床。接诊医师随即请该患者在 PET/CT 检查床上进行试验，其在检查床刚进入环形机架时就试图爬出机架，自述恐惧、心慌、气急、无法忍受。针对这一情况，医师提出 2 种方案以保证检查顺利进行：①采用心理疗法使患者逐步适应；②予患者抗焦虑药物或镇静催眠药。与患者及其家属沟通后，采用了第 1 种方案，过程如下：①嘱患者将头部伸入环形机架内，感觉不适则退出，历时约 5min；②请患者躺在检查床上，医师控制检查床，缓缓将其送入环形扫描机架，来回数次，患者由极力抗拒到逐步适应，过程约 10min；③患者自述进入机架后心慌、气急，予其氧气吸入后继续进入机架适应大约 5min。进行上述适应性训练时，检查医师及患者家属均与患者沟通，进行心理疏导。经过上述训练后，患者自述恐惧感觉有所减轻，有信心完成检查。应患者要求，安排其在前一位患者进行 PET 扫描时到检查机房观察，以缓解紧张情绪。该患者正式检查时，医师为其连接吸氧装置，在完成定位及同机 CT 扫描后进行 PET 扫描时，请家属进入检查室与其谈话交流（家属说，患者听），检查医师在扫描过程中通过语音系统与其沟通交流。患者在检查过程中始终保持镇定，体位没有移动，顺利完成检查。

讨论 幽闭恐惧症属于恐惧症中较为常见的一种,是患者在封闭空间产生的焦虑症。大型医疗影像设备如CT、MRI和PET/CT等的检查机架都是封闭、狭窄的环形装置,这会使患有幽闭恐惧症的患者在进行上述检查时遇到困难。这一情况以往在MRI检查过程中较为常见[1]。随着PET/CT检查的广泛开展,这也会成为PET/CT检查中一个值得重视的问题。对于PET/CT检查来说,幽闭恐惧症带来的影响较其他检查更大,主要表现为:患者和检查技术人员不必要的射线接触;放射性药物的浪费。

笔者认为,解决这一问题需要从以下几个方面着手:①在检查预约过程中要询问患者有无相关症状,如果遇到未进行过大型医疗设备检查者或既往曾有幽闭恐惧症症状的患者,最好能请患者在PET/CT仪上先进行试验,以提前评估有无幽闭恐惧症及严重程度,进行相应处理;②对于必须要做PET/CT检查的幽闭恐惧症患者,可以与患者本人及其家属进行沟通,首先采用心理治疗,主要包括认识治疗法、系统脱敏法、暴露疗法等方法。对本例患者笔者结合使用了上述几种方法,经过和患者交流,得知其害怕进入机架后会缺氧窒息,笔者为其连接了吸氧装置,并且帮助患者逐步适应机架,其恐惧程度逐渐降低;③对于心理疗法无效的极少数患者可以使用镇静麻醉药物[2-3],该方法具有一定风险性,最好有临床医师在场协助,而且在这种情况下,患者无法进行检查体位的配合,检查技术人员在安排体位的过程中会增加受照剂量。

综上所述,笔者认为解决幽闭恐惧症对PET/CT检查影响的关键环节在于提前发现,处理重点在于心理治疗。

参考文献

[1] ESHED I,ALTHOFF CE,HAMM B,et al. Claustrophobia and premature termination of magnetic resonance imaging examinations. J Magn Reson Imaging,2007,26(2):401-404.

[2] HOLLENHORST J,MÜNTE S,FRIEDRICH L,et al. Using intranasal midazolam spray to prevent claustrophobia induced by MR imaging. AJR Am J Roentgenol,2001,176(4):865-868.

[3] TSCHIRCH FT,GÖPFERT K,FRÖHLICH JM,et al. Low-dose intranasal versus oral midazolam for routine body MRI of claustrophobic patients. Eur Radiol,2007,17(6):1403-1410.

(摘自中华核医学杂志2011年第31卷第4期,
第一作者:米宝明,通信作者:万卫星)